СЕКРЕТЫ

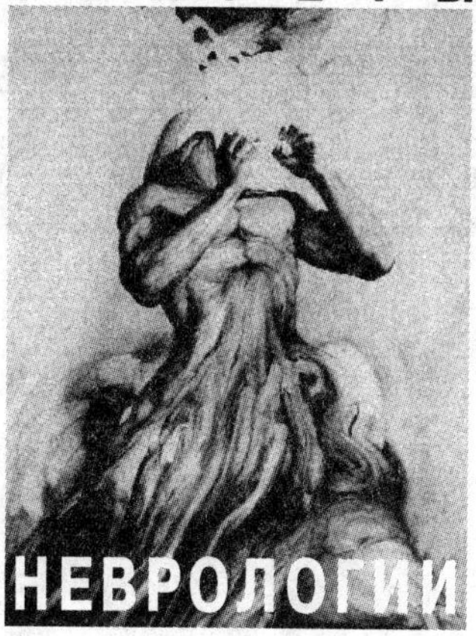

NEUROLOGY SECRETS

Fourth Edition

Loren A. Rolak M.D.
Director
Marshfield Multiple Sclerosis Center
Marshfield, Wisconsin

Clinical Professor of Neurology
University of Wisconsin College of Medicine
Madison, Wisconsin

Adjunct Professor of Neurology
Baylor College of Medicine
Houston, Texas

ELSEVIER
MOSBY

Лоран А. Ролак

СЕКРЕТЫ НЕВРОЛОГИИ

Перевод с английского
под редакцией профессора, докт. мед. наук О.С. Левина

Москва
Издательство БИНОМ
2012

УДК 616.8
ББК 56.1
Р67

Перевод с английского: И. Елагиной, Д. Олюнина, О. Пылаевой.

Ролак Л. А.

Р67 **Секреты неврологии.** / Пер. с англ. под ред. проф., докт. мед. наук О. С. Левина.— М.: Издательство БИНОМ, 2012.— 584 с., ил.

ISBN 978-5-9518-0234-7

«Секреты медицины» — одна из наиболее успешных серий медицинских изданий в мире. Прием, на котором построена вся серия «Секретов медицины», «Секреты неврологии» в частности, — форма вопросов и ответов — позволяет привлечь внимание к тем или иным аспектам сообщаемой информации, заострить проблему, показать ее остроумно, с необычной стороны, отличить главное от второстепенного. Перевод «Секретов неврологии» выполнен с четвертого издания этой книги на английском языке. Книгу отличает широкий охват тем, благожелательный тон и занимательность изложения, удачный иллюстративный материал. Читатель найдет здесь и результаты последних научных исследований, и практически важные клинические детали.

Книга будет незаменимым учебным пособием при обучении неврологии и в медицинском вузе, и в клинической ординатуре, и в аспирантуре, и в той главной для каждого врача школе, которой является клиническая практика.

УДК 616.8
ББК 56.1

ISBN 978-5-9518-0234-7
ISBN 978-1-56053-621-5 (англ.)

ПРЕДИСЛОВИЕ К ИЗДАНИЮ НА РУССКОМ ЯЗЫКЕ

«Секреты медицины» — одна из наиболее успешных серий медицинских изданий в мире. Удачно найденная оригинальная форма подачи подчас весьма сложной информации оказалась универсальной и широко востребованной как за рубежом, так и в нашей стране. На русском языке последовательно появлялись переводы «Секретов ревматологии», «Секретов эндокринологии», «Секретов клинической диагностики», «Секретов лечения боли», «Секретов психиатрии» и т. д. Пришел черед и «Секретов неврологии», перевод которого выполнен с четвертого издания этой книги.

Прием, на котором построена вся серия «Секретов медицины» и «Секреты неврологии» в частности, внешне кажется банальным: форма вопросов и ответов часто применяется в популярной литературе. Как показали «Секреты», этот прием замечательно работает в учебной и информационной литературе. Он позволяет привлечь внимание к тем или иным аспектам сообщаемой информации, заострить проблему, показать ее остроумно, с необычной стороны, отличить главное от второстепенного. Оказалось, что огромный массив знаний клинической неврологии можно весьма изящно «расчленить» на небольшие элементы и за счет своего рода «стробоскопического» эффекта существенно облегчить их понимание и запоминание. Нельзя не отметить широкий охват тем, благожелательный тон и занимательность изложения, удачный иллюстративный материал. Читатель найдет здесь и результаты последних научных исследований, и такую уникальную «россыпь» практически важных клинических деталей, которую можно долго искать в различных изданиях. Книга помогает не только находить верные ответы, но и правильно ставить вопросы, что, может быть, особенно важно, так как медицина во многом и есть искусство задавать правильные вопросы.

Впервые о «Секретах неврологии» я узнал более 10 лет назад от одного из самых блестящих клиницистов-неврологов нашего времени, прекрасного педагога, ныне покойного Давида Рувимовича Штульмана. Он высоко отозвался о тогда только появившемся английском издании этой книги. Даже для него, посвятившего всю жизнь раскрытию секретов неврологии, эта книга содержала немалое число откровений. Тогда же родилась идея о необходимости ее перевода на русский язык, реализовать которую удалось только сейчас. В связи с этим хотелось бы посвятить перевод книги на русский язык памяти Д. Р. Штульмана.

Книга будет незаменимым учебным пособием при обучении неврологии и в медицинском вузе, и в клинической ординатуре, и в аспирантуре, и в той главной для каждого врача школе, которой является клиническая практика.

О. С. Левин,
доктор медицинских наук,
профессор кафедры неврологии РМАПО

СОДЕРЖАНИЕ

ПРЕДИСЛОВИЕ

Человеческий мозг с его миллионами нейронов, образующих триллионы соединений, является самым сложным объектом во вселенной. Он наделяет нас индивидуальным характером, является субстратом наших мыслей и эмоций, делает нас людьми. В изучении мозга участвуют больше ученых, чем в исследовании любого другого объекта науки. Специалисты по нейронаукам более многочисленны, чем астрономы, химики, археологи или любая другая группа специалистов. За последнее десятилетие четыре невролога награждены Нобелевской премией.

Неврологические исследования значительно изменили наше понимание человеческого мозга и болезней, которые его поражают, а лечение неврологических заболеваний претерпело, возможно, значительно большие изменения, чем любая другая область медицины. При подготовке четвертого издания «Секретов неврологи» стало ясно, как далеко шагнула практическая неврология всего лишь за последние несколько лет. Изменилось лечение практически каждого неврологического заболевания, во многих случаях коренным образом изменилось наше понимание фундаментальных основ и патологических процессов. Таким образом, это новое издание потребовало исправления многих ответов, добавления новых вопросов и удаления устаревших вопросов. Учитывая скорость изменений, были добавлены указания на сайты в Интернете для более подробного ознакомления с предметом и обновления знаний.

Неврология – одна из наиболее динамичных медицинских специальностей, и это новое издание книги призвано помочь читателю продолжить задавать правильные вопросы и находить правильные ответы.

АВТОРЫ

Tetsuo Ashizawa, M.D.
Department of Neurology, University of Texas School of Medicine at Galveston, Galveston, Texas

Sudhir S. Athni, M.D.
Department of Neurology, Neurology of Central Georgia; Macon Northside Hospital, Macon, Georgia

Francisco Cardoso, M.D.
Department of Psychiatry and Neurology, The Federal University of Minas Gerais; Chief, Neurology Services, Hospital des Clinicas-UFMG, Minas Gerais, Brazil

David Chiu, M.D.
Associate Professor, Department of Neurology, Baylor College of Medicine, Houston, Texas

Igor M. Cherches, M.D.
Department of Neurology, Baylor College of Medicine; Texas Medical Center, Houston, Texas

Howard S. Derman, M.D.
Department of Neurology, Baylor College of Medicine; The Methodist Hospital, Houston, Texas

Rachelle Smith Doody, M.D., Ph.D.
Effie Marie Cain Professor, Department of Neurology, Baylor College of Medicine, Houston, Texas

Everton A. Edmondson, M.D.
Private practice, Houston, Texas

James D. Frost, Jr., M.D.
Professor, Department of Neurology, Section of Neurophysiology, Baylor College of Medicine; The Methodist Hospital, Houston, Texas

Clifton L Gooch, M.D.
Department of Neurology, Columbia University College of Physicians and Surgeons; Director, EMG Laboratory, Columbia Presbyterian Medical Center, New York Presbyterian Hospital, New York, New York

Betul Gundogdu, M.D.
Fellow, Department of Neurology, Baylor College of Medicine, Houston, Texas

Philip A. Hanna, M.D.
New Jersey Neuroscience Institute, Seton Hall University; JFK Medical Center, Edison, New Jersey

YadollahHarati,M.D.,FACP
Professor, Department of Neurology, Section of Neuromuscular Diseases, Baylor College of Medicine; Executive Director, Neurology Care, Houston Veterans Affairs Medical Center, Houston, Texas

Richard L. Harris, M.D.
Professor of Medicine, Associate Dean of Graduate Medical Education, Baylor College of Medicine; Director, Infection Control, The Methodist Hospital, Houston, Texas

Richard A. Hrachovy, M.D.
Professor, Department of Neurology, Baylor College of Medicine; Director, EEG Laboratory, Houston Veterans Affairs Medical Center, Houston, Texas

Steven B. Inbody, M.D.
Director, Consultative Neurology, Texas Medical Center, Houston, Texas

Joseph Jankovic, M.D.
Professor, Department of Neurology, and Director, Parkinson's Disease Center and Movement Disorders Clinic, Baylor College of Medicine; The Methodist Hospital, Houston, Texas

Maria Kataki, M.D.
Department of Neurology, Division of Neuroscience, Baylor College of Medicine, Houston, Texas

Yvonne Kew, M.D.
Department of Neuro-Oncology, Baylor College of Medicine, Houston, Texas

James M. Killian, M.D.
Professor and Vice-Chairman, Department of Neurology, Baylor College of Medicine; Deputy Chief and Senior Attending, The Methodist Hospital, Houston, Texas

Paul Kurle, M.D.
Department of Neurology, University of Wisconsin Medical School, Madison, Wisconsin

Eugene C. Lai, M.D., Ph.D.
Department of Neurology, Baylor College of Medicine, Houston, Texas

Jonathan N. Levine, M.D.
Department of Radiology, Baylor College of Medicine, Houston, Texas

Brian Loftus, M.D.
Clinical Associate Professor, Department of Neurology, Baylor College of Medicine; Diagnostic Clinic of Houston, Houston, Texas

Hazem Machkas, M.D.
Instructor, Department of Neurology, Baylor College of Medicine; Houston Veterans Affairs Medical Center, Houston, Texas

Dennis R. Mosier, M.D., Ph.D.
Assistant Professor, Department of Neurology, MDA Neuromuscular Clinic, Baylor College of Medicine; Neurology Service, Houston Veterans Affairs Medical Center, Houston, Texas

LorenA. Rolak, M.D.
Department of Neurology, University of Wisconsin Medical School, Madison, Wisconsin; Department of Neurology, Baylor College of Medicine, Houston, Texas; Director, The Marshfield Clinic Multiple Sclerosis Center, Marshfield, Wisconsin

David B. Rosenfield, M.D.
Professor, Departments of Neurology and Otolaryngology and Communication Sciences; Director, Stuttering Center, Speech Motor Control Laboratory, Baylor College of Medicine, Houston, Texas

Paul A. Rutecki, M.D.
Department of Neurology and Neurosurgery, University of Wisconsin Medical School; William S. Middleton Veterans Affairs Hospital, Madison, Wisconsin

Heike Schmolck, M.D.
Department of Neurology, Division of Neuroscience, Baylor College of Medicine, Houston, Texas

Paul Schulz, M.D.
Assistant Professor, Department of Neurology, Baylor College of Medicine, Houston, Texas

Ericka P. Simpson, M.D.
Assistant Professor, Department of Neurology, Baylor College of Medicine, Houston, Texas

Angus A. Wilfong, M.D., FRCPC
Departments of Neurology and Pediatrics, Baylor College of Medicine; Texas Childrens' Hospital, Houston, Texas

Merrill S. Wise, M.D.
The Methodist Hospital, Houston, Texas

Randall J. Wright, M.D.
Department of Neurology, Baylor College of Medicine, Houston, Texas

100 ОСНОВНЫХ СЕКРЕТОВ НЕВРОЛОГИИ («ГОРЯЧАЯ СОТНЯ» СЕКРЕТОВ)

Ниже приведены 100 наиболее важных положений. Они обобщают концепции, законы и наиболее значимые факты неврологии.

1. Первым шагом в лечении пациента с неврологическим заболеванием является определение локализации поражения.
2. Миопатии вызывают слабость проксимальных мышц без потери чувствительности.
3. Нарушение нервно-мышечной передачи вызывает повышенную мышечную утомляемость.
4. Поражение периферических нервов вызывает асимметричную слабость мышц, преимущественно в дистальных отделах конечностей, сопровождающуюся атрофией, фасцикуляциями, утратой чувствительности и болью.
5. Радикулопатии вызывают иррадиирующую боль.
6. Заболевания спинного мозга проявляются триадой, которая включает симметричную слабость преимущественно в дистальных отделах, нарушение тазовых функций, наличие уровня нарушения чувствительности.
7. Одностороннее поражение ствола головного мозга часто вызывает альтернирующие синдромы с дисфункцией ипсилатеральных черепных нервов и гемипарезом и/или гемианестезией на противоположной стороне.
8. Заболевания мозжечка вызывают атаксию и акционный тремор.
9. Поражения коры головного мозга могут вызывать афазию, эпилептические припадки и парциальный гемипарез (с вовлечением только лица и руки), тогда как субкортикальные поражения могут приводить к появлению дефектов полей зрения, нарушению первичных сенсорных модальностей, более полному гемипарезу (лицо, рука и нога).
10. Головной мозг изолирован от остального организма посредством гематоэнцефалического барьера.
11. Обучение и память возможны благодаря тому, что повторяющееся прохождение импульсов через синапсы может вызывать долгосрочные изменения функции нейронов (долговременное потенцирование).
12. Некоторые из наиболее частых и важных неврологических заболеваний вызваны изменениями в нейромедиаторных системах: болезнь Альцгеймера (ацетилхолин), эпилепсия (γ-аминомасляная кислота, или ГАМК), мигрень (серотонин) и другие.
13. Причиной многих наследственных неврологических заболеваний является увеличение числа (экспансия) повторяющихся тринуклеотидных последовательностей (триплетов).
14. Степпаж (вследствие слабости передней большеберцовой мышцы) может быть вызван поражением общего малоберцового нерва или корешка L5.
15. При поражении лицевого нерва (например, при параличе Бела) развивается слабость всей половины лица. При поражении проводящих путей, идущих от

коры к ядру лицевого нерва (например, при инсульте) развивается слабость только нижней половины лица.

16. Расширенный зрачок является признаком компрессии глазодвигательного нерва.
17. Коллатеральный кровоток через сосуды виллизиева круга иногда защищает от повреждения при инсульте.
18. Несообщающаяся (обструктивная) гидроцефалия часто является неотложным состоянием, поскольку нарушение циркуляции цереброспинальной жидкости приводит к повышению внутричерепного давления.
19. Диагноз миопатии часто основывается на уровне креатинфосфокиназы в крови, данных электромиографии и биопсии мышцы.
20. Миотоническая дистрофия — наиболее частая мышечная дистрофия у взрослых.
21. Возможность развития дыхательной недостаточности представляет наибольшую опасность при лечении большинства пациентов с миопатиями.
22. При дифференциальном диагнозе миопатий всегда необходимо учитывать токсичность лекарственных препаратов.
23. Злокачественный нейролептический синдром является неотложным состоянием с высокой летальностью.
24. У пациентов с миастенией при повторной стимуляции нервов выявляется декремент (постепенное затухание) мышечного ответа.
25. До 40% пациентов с миастенией испытывают временное ухудшение после начала лечения высокими дозами кортикостероидов, которое обычно длится 5–7 дней.
26. Миастенический синдром Ламберта–Итона напоминает миастению, но отличается вегетативной дисфункцией и возникает вследствие аутоиммунной атаки против потенциал-зависимых кальциевых каналов.
27. Миотония (замедленное расслабление мышцы после ее сокращения) наиболее часто встречается при мышечных дистрофиях, но возможна и при других заболеваниях.
28. У больных с мышечным заболеванием при ЭМГ выявляется полное сокращение всех мышц, но уменьшенные по амплитуде и длительности потенциалы двигательных единиц.
29. У больных с нейрогенными заболеваниями выявляются выпадение и урежение частоты интерференционной ЭМГ — при том потенциалы двигательных единиц увеличиваются по длительности и амплитуде. Могут наблюдаться также потенциалы фибрилляций и фасцикуляций.
30. Наиболее частыми причинами полиневропатии являются сахарный диабет и алкоголизм.
31. Наиболее частой моторной полиневропатией является синдром Гийена–Барре.
32. При диагностике полиневропатии необходимость в биопсии нерва возникает редко.
33. Наиболее часто просматриваемой причиной полиневропатии являются наследственные заболевания.
34. Для синдрома Гийена–Барре характерно повышение содержания белка в цереброспинальной жидкости при нормальном или незначительно повышенном цитозе.

35. Наиболее частым заболеванием двигательных нейронов является боковой амиотрофический склероз.
36. Показаниями к хирургическому вмешательству у пациентов с вертеброгенной радикулопатией являются некупируемая боль, прогрессирующие парезы или нарушения чувствительности, наличие симптомов, не реагирующих на адекватную консервативную терапию.
37. Нейрогенная перемежающаяся хромота обычно проявляется двусторонними асимметричными болевыми ощущениями в нижних конечностях, которые возникают при ходьбе (изредка при стоянии) и исчезают в покое.
38. Острое повреждение спинного мозга может вызвать спинальный шок, который приводит к временному вялому параличу, гипорефлексии, потере чувствительности и атонии мочевого пузыря.
39. Окклюзия артерии Адамкевича может привести к синдрому передней спинальной артерии, проявляющемуся двусторонними парезами, потерей болевой и температурной чувствительности ниже уровня повреждения с сохранением функций задних столбов (суставно-мышечной и вибрационной чувствительности).
40. Синдром конского хвоста является неотложным нейрохирургическим состоянием, которое проявляется парезами и потерей чувствительности в нижних конечностях, выраженной корешковой болью, анестезией промежности и недержанием мочи.
41. Симптомы ишемии ствола головного мозга обычно имеют множественный характер, тогда как изолированные симптомы (например, головокружение или диплопия) чаще вызваны периферическими повреждениями, затрагивающими отдельные черепные нервы.
42. Болезнь Меньера проявляется триадой симптомов: эпизодическим головокружением, звоном в ушах и тугоухостью. Она вызвана увеличением количества эндолимфы в средней лестнице. Патоморфологически в области макулы и преддверия наблюдается дегенерация волосковых клеток.
43. Кровоснабжение ствола головного мозга осуществляется вертебрально-базилярной системой.
44. Центральный понтинный миелинолиз преимущественно возникает у пациентов с нарушением питания или алкоголизмом, осложненных гипонатриемией. Предполагается, что причиной данного состояния является излишне быстрая коррекция гипонатриемии.
45. Опухоли задней черепной ямки составляют 50% от общего числа опухолей у детей. У взрослых они встречаются гораздо реже.
46. Повреждения полушария мозжечка вызывают нарушения движений на ипсилатеральной стороне вследствие двойного перекреста проводящих путей.
47. Снижение численности пигментированных дофаминергических нейронов в черной субстанции является патоморфологическим маркером болезни Паркинсона.
48. Препараты леводопы остаются наиболее эффективным средством лечения болезни Паркинсона.
49. Эссенциальный тремор — самая частая причина непаркинсонического тремора.

50. Спастическая кривошея – самая частая форма фокальной дистонии.
51. Препаратом выбора в лечении большинства фокальных дистоний является ботулотоксин.
52. Поздняя дискинезия – серьезный побочный эффект многих нейролептических препаратов.
53. Основные симптомы вегетативной недостаточности включают ортостатическую гипотензию, дисфункцию кишечника и мочевого пузыря, импотенцию и нарушения потоотделения.
54. Диабетическая полиневропатия – одна из наиболее частых причин вегетативной дисфункции.
55. Обморок редко бывает неврологической проблемой, значительно чаще потеря сознания вызвана патологией сердечно-сосудистой системы.
56. Традиционно диагностика рассеянного склероза требует наличия не менее двух симптомов, отражающих разную локализацию поражения и возникших в разное время, либо наличия очагов поражения, рассеянных во времени и пространстве.
57. Неправильная интерпретация результатов магнитно-резонансной томографии (МРТ) – самая частая причина ошибочной диагностики рассеянного склероза.
58. Не существует лечения, в отношении которого было бы доказано, что оно способно предотвращать развитие инвалидизации на поздней стадии рассеянного склероза.
59. Деменцию необходимо дифференцировать от делирия и депрессии.
60. Деменция это синдром, а не болезнь. Клиницист должен определить причину деменции.
61. Болезнь Альцгеймера редко вызвана унаследованной генетической мутацией. С другой стороны, пациенты могут наследовать факторы риска, предрасполагающие к развитию болезни Альцгеймера, такие как АРОЕ4.
62. Болезнь Альцгеймера, как и некоторые другие формы деменции, поддается лечению. Возможна коррекция как когнитивных, так и поведенческих симптомов, а длительная терапия может замедлять их развитие и помогает поддержать функциональный статус пациента.
63. Диагноз сосудистой деменции не может быть поставлен только на основании данных МРТ или КТ.
64. Частой причиной повышенной дневной сонливости является синдром обструктивных апноэ во сне.
65. Субъективная оценка самим пациентом качества и длительности его сна зачастую ненадежна. Полисомнография, проводимая в сомнологической лаборатории, – единственный объективный метод оценки нарушений сна.
66. Классическая тетрада, характерная для нарколепсии, включает повышенную дневную сонливость, катаплексию, сонный паралич и гипнагогические галлюцинации.
67. Глиомы – самые частые первичные опухоли головного мозга.
68. Наиболее частые опухоли спинного мозга – астроцитомы.
69. Метастатические опухоли головного мозга встречаются в 10 раз чаще, чем первичные опухоли.

70. Злокачественная опухоль, которая метастазирует в спинной мозг, обычно вызывает боль, нарушение чувствительности ниже уровня поражения, параплегию и тазовые нарушения. Метастазы в спинной мозг можно лечить облечением.
71. Многие пациенты со злокачественными опухолями умирают, мучаясь от боли, потому что врачи не могут адекватно лечить болевой синдром.
72. Дизартрия — это дефект, проявляющийся нарушением звучания речи, который может быть следствием множества причин, тогда как афазия характеризуется нарушением использования языка для выражения своих мыслей и чувств, которое возникает при поражении доминантного (обычно левого) полушария.
73. При менингите следует немедленно начать антибактериальную терапию, не дожидаясь пока будут выполнены все необходимые исследования.
74. Коровье бешенство — это вариант болезни Крейтцфельдта–Якоба, вызываемый прионом — белковым инфекционным агентом, который не требует присутствия ДНК или РНК для своей репликации и развития заболевания.
75. Энцефалит, вызванный вирусом простого герпеса, — самый частый спорадический энцефалит, проявляющийся очаговым неврологическим дефицитом, который должен «агрессивно» лечиться ацикловиром.
76. Неврологические проявления у пациентов с синдромом приобретенного иммунодефицита (СПИД) могут быть вызваны самим вирусом, лекарственными препаратами и возбудителями оппортунистической (условно патогенной) инфекции.
77. У большинства пациентов с головной болью, в основе которой лежит серьезное заболевание, можно выявить отклонения при физикальном осмотре. Внезапное возникновение «самой сильной головной боли в моей жизни» требует исключения внутричерепного кровоизлияния.
78. Категорически не рекомендуется использование наркотических анальгетиков для лечения головной боли.
79. Препаратами выбора для лечения приступа мигрени являются триптаны.
80. Наилучшим лечением хронической головной боли напряжения является прием амитриптилина в сочетании с нестероидным противовоспалительным препаратом (НПВП).
81. У пожилых пациентов с вновь возникшей головной болью необходимо исключить височный артериит.
82. На электроэнцефалограмме (ЭЭГ) здорового взрослого человека в состоянии расслабленного бодрствования с закрытыми глазами выявляется активность частотой 9–11 циклов/сек в задних отделах мозга (затылочных долях), которую называют альфа-ритмом.
83. Каждая стадия сна имеет характерный для нее паттерн ЭЭГ.
84. ЭЭГ — одно из самых важных методов подтверждения смерти мозга.
85. Инсульты бывают тромботическими, эмболическими, лакунарными или геморрагическими.
86. Клинические проявления, этиология и лечение инсультов различны в зависимости от того, вызваны ли они поражением каротидного или вертебрально-базилярного бассейна.

87. Наиболее важными курабельными факторами риска инсульта являются артериальная гипертензия, курение, заболевания сердца, гиперлипидемия и гипергомоцистеинемия. Другие модифицируемые факторы риска включают сахарный диабет, злоупотребление алкоголем и наркотическими средствами, прием оральных контрацептивов и ожирение.
88. При правильном применении тканевой активатор плазминогена (ТАП) является эффективным методом лечения острого ишемического инсульта.
89. Роль антикоагулянтов при цереброваскулярных заболеваниях состоит в предупреждении инсульта у пациентов с высоким риском кардиогенной эмболии.
90. Лучший способ предотвратить инсульт – контроль за факторами риска цереброваскулярного заболевания.
91. У пациентов с симптомным стенозом внутренней сонной артерии 70% и более хирургическое лечение более эффективно, нежели медикаментозная терапия.
92. Наиболее важными осложнениями субарахноидального кровоизлияния являются повторное кровоизлияние, ангиоспазм с вторичной ишемией, гидроцефалия, эпилептические припадки, синдромы неадекватной секреции антидиуретического гормона (СНСАДГ) или церебрального солевого истощения.
93. Правильная квалификация эпилептического припадка – условие адекватной противоэпилептической терапии.
94. Все парциальные эпилептические припадки требуют проведения МРТ.
95. Значительное изменение уровня противоэпилептического препарата в крови сигнализирует о несоблюдении режима приема либо о взаимодействии с новым препаратом.
96. Наиболее частая причина неэффективности противоэпилептической терапии – побочные эффекты препаратов.
97. Пациентов, у которых припадки резистентны к двум адекватно назначенным противоэпилептическим препаратам, следует направлять в эпилептологический центр для определения окончательного диагноза и консультации нейрохирурга.
98. Наиболее частая причина афазии у взрослых – инсульт.
99. Для афазии Брока характерно нарушение понимания, повторения, называния предметов и речевой продукции вследствие поражения левой лобной доли; для афазии Вернике – беглая речь, полная бессмысленных слов и фраз, которая возникает вследствие поражения левой височной доли.
100. Препарат, который неврологи выписывают наиболее часто, – ацетаминофен!

Глава 1. КЛИНИЧЕСКАЯ НЕЙРОБИОЛОГИЯ

Dennis R. Mosier

ВВЕДЕНИЕ

1. Почему важно понимать молекулярные и клеточные механизмы функционирования нервной системы в норме и при патологии?

Ответ на этот вопрос может потребовать написания отдельной книги. Ниже перечислены лишь некоторые положения, важные для практической работы врача:

1. Расширение возможностей диагностики и лечения
2. Более точный выбор диагностических тестов и более точная интерпретация их результатов
3. Предсказание побочных эффектов препаратов и лекарственных взаимодействий
4. Выбор оптимальной схемы приема лекарственных средств
5. Возможность критической оценки новых концепций и методов лечения
6. Понимание цели проводящихся клинических испытаний
7. Помощь в разъяснении сути заболевания пациентам и их семьям

2. Назовите несколько типов клеточных повреждений, которые могут приводить к неврологическим заболеваниям.

Ниже приведен неполный перечень.

1. Нарушение регуляции объема клетки (например, цитотоксический отек)
2. Анатомические повреждения:
   - утрата нейронов
   - утрата аксонов
   - утрата синаптических контактов
3. Аберрантные синаптические связи
4. Деафферентация (например, вследствие утраты рецепторов чувствительных окончаний)
5. Нарушение возбудимости мембран
6. Нарушение проведения возбуждения по аксону
7. Нарушение функции синапса
8. Разобщение процессов возбуждения и сокращения в мышце

КЛЕТОЧНАЯ АНАТОМИЯ

3. Укажите основные типы глиальных клеток ЦНС и их роль в развитии неврологических заболеваний.

1. **Астроциты** – крупные глиальные клетки, стабилизирующие внеклеточную концентрацию калия и ограничивающие накопление внеклеточного глутамата при

помощи специфических механизмов захвата. Пролиферация астроцитов происходит в ответ на повреждения ЦНС различного характера. Астроциты могут высвобождать нейрональные факторы роста и формировать барьеры на пути распространения инфекции.

2. **Олигодендроглия** – миелин-образующие глиальные клетки. Антигены миелина могут становиться мишенью для аутоиммунной атаки при рассеянном склерозе.

3. **Эпендимальные клетки** – нейроэпителиальные клетки, выстилающие желудочковую систему, сосудистые сплетения и центральный канал спинного мозга.

4. **Микроглия** – постоянно присутствующие в ЦНС мононуклеарные фагоцитирующие клетки, которые становятся активными при дегенеративных и демиелинизирующих заболеваниях, а также при любых острых поражениях ЦНС. Они вырабатывают множество цитокинов (которые регулируют процессы воспаления), «представляют» антигены Т-клеткам и секретируют ряд цитотоксических факторов (например, свободные радикалы, низкомолекулярные нейротоксины). Активированная микроглия способна усиливать повреждение нейронов при различных заболеваниях ЦНС и может рассматриваться как мишень для терапевтического вмешательства.

4. Из каких компонентов состоит гематоэнцефалический барьер?

Гематоэнцефалический барьер – не единое образование, а комплекс нескольких систем, который контролирует поступление различных веществ из крови в головной мозг:

1. **Эндотелиальные клетки** капилляров, соединенные щелевыми контактами и содержащие специализированные системы захвата для отдельных метаболических субстратов (например, глюкозы или аминокислот)

2. **Базальная мембрана** между эндотелием и прилегающими клетками

3. Прекапиллярные **астроциты**, контактирующие с капиллярами своими отростками

Аналогичным образом устроен эпителий сосудистых сплетений (гематоликворный барьер).

5. Какие области мозга лишены гематоэнцефалического барьера?

Гематоэнцефалического барьера, как правило, лишены срединные структуры мозга, расположенные вблизи желудочков. К их числу относятся area postrema, сосудистый орган терминальной пластинки, субфорникальный и субкомиссуральный органы, срединное возвышение гипоталамуса и нейрогипофиз.

6. При каких состояниях нарушается целостность гематоэнцефалического барьера?

- Воспаление или инфекция
- Осмотическое повреждение
- Злокачественная гипертензия
- Неоваскуляризация (особенно вокруг опухолей)
- Церебральная ишемия и реперфузия
- Эпилептические припадки.

Нарушение целостности гематоэнцефалического барьера можно заподозрить в случае резкого повышения концентрации белка в ЦСЖ и подтвердить с помощью контрастирования при нейровизуализирующих исследованиях. Следствием нарушения целостности гематоэнцефалического (гематоликворного) барьера могут быть вазогенный отек, более полное проникновение антибиотиков или иных лекарственных средств, увеличение поступления в мозг потенциально токсичных веществ из общего кровотока.

ПРОВЕДЕНИЕ ВОЗБУЖДЕНИЯ ПО НЕРВУ

7. Что такое потенциал действия?

В соответствии с классическим определением, потенциал действия — возникающий по принципу «все или ничего», самовоспроизводящийся, распространяющийся в определенном направлении, деполяризующий нервный импульс. В аксонах восходящая (деполяризующая) фаза потенциала действия опосредована током натрия через мембранные каналы, который приводит к деполяризации мембраны. Реполяризация мембраны обеспечивается двумя процессами: 1) прекращение тока натрия и 2) активация тока калия, который приводит к гиперполяризации мембраны. Во многих аксонах потенциал гиперполяризации, опосредованный одним или несколькими калиевыми каналами, следует за потенциалом действия. Когда натриевые каналы в основном инактивированы, и ток натрия прекращается, новый потенциал действия не может возникнуть (период абсолютной рефрактерности).

8. Что такое сальтаторное проведение?

В миелинизированных аксонах при распространении потенциала действия импульсы «перепрыгивают» от одного перехвата Ранвье к другому, вызывая деполяризацию не соседнего, а находящегося на некотором удалении участка мембраны. Такое распространение потенциала действия от одного перехвата Ранвье к другому, значительно увеличивающее скорость проведения, называется *сальтаторным проведением* (от лат. **saltare** — перепрыгивать).

СИНАПСЫ

9. Как осуществляется передача сигнала через химические синапсы?

В наиболее изученном возбуждающем химическом синапсе — нервно-мышечном синапсе — последовательно происходит следующее.

1. Деполяризация пресинаптического окончания мотонейрона пришедшим потенциалом действия.

2. Активация потенциал-зависимых кальциевых каналов.

3. Вхождение кальция приводит к локальному увеличению концентрации кальция в нервном окончании.

4. Синхронизированное дозированное («квантовое») высвобождение нейромедиатора из пресинаптического окончания (согласно везикулярной гипотезе,

нейромедиатор, упакованный в синаптические везикулы, высвобождается в синаптическую щель посредством экзоцитоза).

5. Диффузия нейромедиатора через синаптическую щель.

6. Связывание нейромедиатора со специфическими рецепторами постсинаптической мембраны.

7. Опосредованное рецептором открытие ионных каналов, которое приводит к формированию возбуждающего постсинаптического потенциала (потенциала концевой пластинки в нервно-мышечном синапсе).

8. Инициация потенциала действия в постсинаптическом нейроне, если постсинаптический потенциал достигает порога активации.

10. Могут ли синапсы подвергаться модификации?

Синапсы не являются статичными структурами. Они подвержены постоянным изменениям. При этом может отмечаться изменение числа синапсов (увеличение, например, в результате спрутинга или уменьшение синаптических контактов) либо эффективности синаптической передачи (например, в зависимости от предшествующей активности может наблюдаться облегчение процессов передачи возбуждения через синапс, потенциация или подавление функции отдельных синапсов). Оба типа синаптической модификации, часто называемые синаптической пластичностью, наблюдаются в синапсах как центральной, так и периферической нервной системы.

11. Кратко опишите клеточные процессы, которые, предположительно, лежат в основе обучения и памяти.

В большинстве моделей предполагается, что в основе обучения и памяти лежат изменения функции синапсов:

Долговременная потенциация – стойкое увеличение амплитуды синаптического ответа после стимуляции. Долговременная потенциация может быть индуцирована слабой, но непрерывной стимуляцией различных входных путей одного постсинаптического нейрона. Однако механизм, посредством которого долговременная потенциация способствует воспоминанию, является предметом дискуссий. Долговременные изменения функции синапсов могут лежать в основе не только нормальных явлений, таких как обучение и память, но и хронических болевых состояний, а также процессов восстановления после повреждения мозга.

Ji RR, Kohno T, Moore KA, et al: Central sensitization and LTP: Do pain and memory share similar mechanisms? Trends Neurosci 26:696–705, 2003.

Martin SJ, Grimwood PD, Morris RG: Synaptic plasticity and memory: An evaluation of the hypothesis. Annu Rev Neurosci 23:649–711, 2000.

НЕЙРОМЕДИАТОРЫ

12. Каким образом можно установить, что вещество является нейромедиатором?

К классическим признакам, доказывающим, что вещество является нейромедиатором, относятся.

1. Присутствие вещества внутри окончаний нейронов.
2. Высвобождение вещества при стимуляции нейронов.
3. Воспроизведение эффекта стимуляции пресинаптического нейрона при нанесении экзогенного вещества на постсинаптическую мембрану (в физиологических концентрациях).
4. Изменение кривой концентрация-ответ вещества, наносимого на постсинаптическую мембрану, под воздействием лекарственных веществ происходит таким же образом, как и изменение нормального постсинаптического ответа.
5. Существование местного механизма инактивации вещества (например, ферментативного расщепления, захвата нервными окончаниями или глией).

13. Что такое принцип Дейла?

Принцип Дейла гласит, что данный нейрон содержит и высвобождает только один нейромедиатор, а также оказывает одинаковый функциональный эффект в области всех своих окончаний. Например, спинальный мотонейрон содержит и высвобождает только один нейромедиатор (ацетилхолин), который вызывает один и тот же эффект (возбуждение) в области обоих своих окончаний (нервно-мышечный синапс и возвратный коллатеральный синапс на клетке Реншоу). Это полезное обобщение позволяет определять нейроны по их основным медиаторам и функциям (например, глутаматергический возбуждающий нейрон или холинергический тормозный нейрон).

Tsen G, Williams B, Allaire P, et al: Receptors with opposing functions are in postsynaptic microdomains under one presynaptic terminal. Nat Neurosci 3:126–132, 2000.

14. Назовите локализацию и функции нейромедиатора ацетилхолина (АЦХ).

Ацетилхолин синтезируется из ацетил-кофермента А и холина ферментом холинацетилтрансферазой.

В **периферических синапсах** ацетилхолин служит основным нейромедиатором в:

- мотонейронах, иннервирующих поперечнополосатые мышцы
- преганглионарных вегетативных нейронах
- постганглионарных парасимпатических нейронах
- симпатических судомоторных волокнах

Функции **центральных холинергических синапсов** и подтипы рецепторов, опосредующих их эффекты, менее изучены, чем периферические синапсы. К центральным холинергическим путям и ядрам относятся:

- оливокохлеарный пучок (эфферентная модуляция слуховой афферентации)
- педункулопонтинное ядро (регуляция процессов сна)
- септогиппокампальные проекции (регуляция гиппокампального тета-ритма, влияющего на процессы обучения и памяти)
- проекции к неокортексу от базальных ядер переднего мозга (в основном базальное ядро Мейнерта, которое поражается на ранних стадиях болезни Альцгеймера)
- локальные вставочные нейроны в стриатуме (регуляция двигательной активности)

15. Назовите и охарактеризуйте два основных типа ацетилхолиновых (АЦХ) рецепторов.

1. **Никотиновые АЦХ рецепторы** расположены в нервно-мышечных синапсах (в поперечно-полосатых мышцах), вегетативных ганглиях и головном мозге. Никотиновый АЦХ рецептор в нервно-мышечных синапсах действует как неселективный катионный канал. Он служит основной антигенной мишенью для аутоантител в большинстве случаев миастении. Мутации в генах, кодирующих субъединицы никотиновых рецепторов нейронов, связаны с некоторыми наследственными формами лобной эпилепсии.

2. **Мускариновые АЦХ рецепторы** расположены в зонах парасимпатической иннервации и в головном мозге. Активация мускариновых АЦХ рецепторов может открывать или закрывать ионофоры, активировать гуанилатциклазу или другие механизмы передачи сигналов. Модуляция мускариновых АЦХ рецепторов головного мозга может способствовать переключению фаз сна и бодрствования, а также влиять на порог возникновения эпилептических припадков. Эти рецепторы являются основной мишенью препаратов, улучшающих когнитивные функции у пациентов с деменциями.

16. Какое вещество является наиболее распространенным возбуждающим нейромедиатором в ЦНС? При помощи каких механизмов действует этот медиатор?

Глутамат – возбуждающий аминокислотный нейромедиатор – синтезируется из α-кетоглутарата путем трансаминирования либо из глутамата при помощи фермента глутаминазы. После высвобождения из пресинаптического окончания глутамат может взаимодействовать с несколькими типами рецепторов, однако наиболее важные его эффекты связаны с N-метил-D-аспартатными (NMDA) рецепторами. Предполагается, что эти рецепторы имеют особенно важное значение для процессов обучения и памяти, но при избыточной стимуляции они участвуют в кальций-зависимом повреждении нейронов.

17. Что такое ГАМК? Как она действует?

Гамма-аминомасляная кислота (ГАМК) – нейромедиатор, синтезируемый из глутамата при помощи фермента глутаматдекарбоксилазы (ГДК). Метаболизм ГАМК с образованием янтарного полуальдегида происходит с помощью ГАМК-трансаминазы. Выделяют два типа ГАМК-рецепторов: ГАМК$_A$ и ГАМК$_B$. Чаще всего встречаются ГАМК$_A$-рецепторы, функционирующие как хлорные каналы и вызывающие преимущественно тормозные эффекты. Многие лекарственные средства действуют через ГАМКергическую систему. Барбитураты и бензодиазепины модулируют ГАМК$_A$-рецепторы, а баклофен является агонистом ГАМК$_B$-рецепторов. Вигабатрин (γ-винил-ГАМК) – эффективный антиконвульсант, действие которого связано с торможением ГАМК-трансаминазы. Антитела к ГДК обнаруживаются у большинства пациентов с синдромом «ригидного человека», проявляются постоянной непроизвольной мышечной активностью.

18. Как осуществляются синтез и действие нейромедиатора дофамина? Синтез катехоламинов?

1. Тирозин → L-гидроксифенилаланин (L-ДОФА) (фермент тирозингидроксилаза – ТГ)

2. L-ДОФА → дофамин (фермент ДОФА-декарбоксилаза)

3. Дофамин → норадреналин (фермент дофамин-β-гидроксилаза – ДБГ)

4. Норадреналин → адреналин (фермент фенилэтаноламин-N-метилтрансфераза – ФНМТ)

Рецепторы. Идентифицированы пять типов дофаминовых рецепторов (D1–D5), которые отличаются уникальным фармакологическим профилем и нейроанатомическим распределением.

Завершение действия. Действие дофамина ограничивается преимущественно благодаря обратному захвату специфическими переносчиками. Кроме того, дофамин инактивируется путем катаболизма. Внутриклеточный дофамин подвергается окислительному дезаминированию моноаминоксидазой до гомованилиновой кислоты (ГВК), а внеклеточный дофамин метилируется катехол-О-метилтрансферазой (КОМТ) с образованием дигидроксифенилуксусной кислоты.

Fon EA, Pothos EN, Sun BC, et al: Vesicular transport regulates monoamine storage and release but is not essential tor amphetamine action. Neuron 19:1271–1283, 1997.

19. Перечислите основные функции дофамина в нервной системе.

1. Двигательный контроль (через нигростриарные проекции)

2. Модуляция кратковременной или рабочей памяти (через проекции от вентральной покрышки к префронтальной коре)

3. Поведенческое подкрепление (через мезолимбические проекции)

4. Гипоталамическая регуляция функции гипофиза (например, торможение секреции пролактина)

5. Регуляция областей мозга, контролирующих рвоту (например area postrema продолговатого мозга)

20. Что такое серотонин?

Серотонин, или 5-гидрокситриптамин (5-НТ), образуется из аминокислоты триптофана под действием двух ферментов – триптофангидроксилазы и декарбоксилазы ароматических аминокислот. После высвобождения 5-НТ в синаптическую щель его действие ограничивается обратным захватом в нервные окончания. Основным метаболитом серотонина является 5-гидроксииндолуксусная кислота (5-ГИУК), которая образуется в результате окислительного дезаминирования с помощью моноаминоксидазы.

21. В каких областях нервной системы действует серотонин?

Серотонинергические нейроны располагаются в **ядрах шва** ствола головного мозга. Путем N-ацетилирования серотонина клетками **шишковидной железы** (при помощи 5-НТ-N-ацетилтрансферазы) и последующего О-метилирования (при помощи гидроксииндол-О-метилтрансферазы) образуется гормон мелатонин. Описаны множество подтипов серотониновых рецепторов. 5-HT_{1B} и 5-HT_{1D} рецепторы,

КЛЮЧЕВЫЕ ФАКТЫ: НЕЙРОНЫ И НЕЙРОМЕДИАТОРЫ ✓

1. Головной мозг изолирован от остального организма гематоэнцефалическим барьером
2. В основе обучения и памяти лежат стойкие изменения функции нейронов (долговременная потенциация) в результате повторяющейся стимуляции синапса
3. Большинство нейронов содержит один нейромедиатор и обладает единственным механизмом действия, но из этого правила есть исключения

располагающиеся на **окончаниях тройничного нерва в краниальных кровеносных сосудах** и оболочках мозга, модулируют (уменьшают) вазодилатацию, связанную с головной болью при мигрени. Антагонисты 5-HT_3 рецептора, обладающие периферическим и центральным действием (например, ондансетрон), подавляют тошноту и рвоту.

22. Что такое денервационная гиперчувствительность?

Через две-три недели после гибели иннервирующего нейрона чувствительность постсинаптической мембраны иннервируемой клетки к нейромедиатору, который высвобождается пресинаптическим окончанием, повышается. Эта гиперчувствительность лежит в основе многих феноменов, наблюдаемых в клинической неврологии.

ИОННЫЕ КАНАЛЫ

23. Что такое ионный канал? Как он работает?

Ионные каналы формируются из мембранных белков, которые делают возможным избирательный и быстрый ток ионов через клеточные мембраны. Каналы контролируются специфическими стимулами, такими как изменение трансмембранного потенциала (потенциал-зависимые каналы) или действие химических агонистов (лиганд-зависимые каналы) либо отвечают на механическое растяжение или давление.

24. Что такое ионные каналопатии? Как они проявляются клинически?

Ионные каналопатии — заболевания, преимущественно связанные с дисфункцией ионных каналов и часто проявляющиеся кратковременными обострениями или пароксизмами тех или иных симптомов. При подобных заболеваниях (например, при периодическом параличе) в межприступный период функциональных нарушений нет, а приступы часто инициируются специфическими факторами (например, физической нагрузкой, изменениями температуры, испугом, лекарственными средствами). Помимо симптоматической терапии и терапии первичного заболевания (например, аутоиммунного процесса) терапия должна быть направлена на выявление и устранение провоцирующих факторов, а также включать лекарственные средства, корректирующих дисфункцию определенных ионных каналов, которая наблюдается на молекулярном уровне.

Ackerman MJ, Clapham DE: Ion channels — basic science and clinical disease. N Engl J Med 336:1575–1586, 1997.

25. При каких заболеваниях нервной системы важное значение имеет нарушение функционирования калиевых каналов?

1. **Синдром атаксии и миокимии** (эпизодическая атаксия 1-го типа, ЕА-1) — аутосомно-доминантное заболевание, проявляющееся миокимией и эпизодической атаксией и связанное с мутациями в гене калиевого канала, представленного в головном мозге и периферических нервах.

2. Два **синдрома удлиненного интервала Q-T** с аутосомно-доминантным наследованием (LQT-1 и LQT-2), которые могут проявляться синкопальными припадками, а также обычными обмороками и внезапной кардиальной смертью, связаны с мутациями в генах, кодирующих калиевые каналы.

3. Недавно установлена связь **доброкачественных семейных судорог раннего детского возраста** с аутосомно-доминантным наследованием и повышенным риском развития эпилепсии в зрелом возрасте с мутациями в генах калиевых каналов, представленных в головном мозге.

4. Некоторые случаи **синдрома Исаакса**, представляющего собой приобретенную нейромиотонию, предположительно связаны с образованием аутоантител против калиевых каналов моторных нервных волокон.

5. Некоторые **токсины змей** (например, дендротоксин африканской зеленой мамбы) действуют как блокаторы калиевых каналов.

Biervert C, Schroeder BC, Kubisch C, et al: A potassium channel mutation in neonatal human epilepsy. Science 279:403–406, 1998.

Curran ME, Splawski I, Timothy KW, et al: A molecular basis for cardiac arrhythmia: HERG mutations cause long QT syndrome. Cell 80:795–803, 1995.

Hart IK, Waters C, Vincent A, et al: Autoantibodies detected to expressed K^+ channels are implicated in neuromyotonia. Ann Neural 41:238–246, 1997.

26. При каких неврологических заболеваниях повреждение или дисфункция кальциевых каналов играют ключевую роль?

- миастенический синдром Ламберта–Итона: аутоиммунная атака против потенциал-зависимых кальциевых каналов в окончаниях мотонейронов
- гипокалиемический периодический паралич: мутация в гене, кодирующем потенциал-зависимые кальциевые каналы в скелетной мускулатуре
- семейная гемиплегическая мигрень и эпизодическая атаксия 2 типа: мутация в гене, кодирующем кальциевые каналы головного мозга

Ophoff RA, Terwindt GM, Vergouwe MN, et al: Familial hemiplegic migraine and episodic ataxia type 2 are caused by mutations in the Ca^{2+} channel gene *CACNL1A4*. Cell 87:543–552, 1996.

Pietrobon D: Calcium channels and channelopathies of the central nervous system. Mol Neurobiol 25:31–50, 2002.

ПОВРЕЖДЕНИЕ И ГИБЕЛЬ НЕЙРОНОВ

27. В чем заключается гипотеза эксайтотоксичности? Каково ее значение?

Концепция эксайтотоксичности связывает повреждение или гибель нейронов с их чрезмерной стимуляцией (химическими или электрическими стимулами).

В ЦНС эксайтотоксичность предположительно развивается при таких патологических состояниях, которые ведут к повышению внеклеточной концентрации возбуждающих аминокислот, прежде всего глутамата (например, ишемия, эпилептические припадки, некоторые нейродегенеративные заболевания).

В соответствии с глутаматной гипотезой эксайтотоксичности воздействие избытка глутамата на проницаемые для кальция глутаматные рецепторы (NMDA-рецепторы и некоторые типы АМРА-рецепторов) приводит к увеличению поступления кальция внутрь клеток, что способно вызвать повреждение восприимчивых клеток. На экспериментальных моделях инсульта показано, что повреждение, вызванное кратковременной ишемией, может быть предотвращено антагонистами глутаматных рецепторов. В настоящее время идут клинические испытания ряда антагонистов глутаматных рецепторов при инсульте. Показано, что рилузол, влияющий на функции глутаматных рецепторов, оказывает ограниченный эффект при боковом амиотрофическом склерозе. Мемантин, блокирующий NMDA рецепторы, продемонстрировал эффективность у пациентов с болезнью Альцгеймера.

Choi DW: Excitotoxic cell death. J Neurobiol 23:1261–1276, 1992.

Gomez CM, Maselli R, Gundeck JE, et al: Slow-channel transgenic mice: A model of postsynaptic organellar degeneration at the neuromuscular junction. J Neurosci 17:4170–4179, 1997.

28. Что такое свободные радикалы? Каково их участие в повреждении нейронов?

Свободные радикалы – молекулы с одним или несколькими неспаренными электронами. Многие разновидности свободных радикалов, образующиеся в живых клетках, такие как супероксид-анион (O_2^-) и гидроксильный радикал (OH^-), образуются из кислорода в цепи переноса электронов. Биохимические изменения, вызванные свободными радикалами, обнаружены при ишемическом инсульте и многих нейродегенеративных заболеваниях. Задача состоит в том, чтобы установить, инициируют ли эти изменения повреждение клеток, усиливают ли они другие патологические процессы или просто служат поздними маркерами повреждения клеток. Мутации гена, кодирующего Cu/Zn – супероксиддисмутазу (SOD1) – ключевого фермента, участвующего в метаболизме свободных радикалов, выявлены при одной из форм семейного бокового амиотрофического склероза. С целью предупреждения свободно-радикального повреждения при неврологических заболеваниях опробованы две основных стратегии: антиоксиданты, уменьшающие выработку свободных радикалов, и «чистильщики» («поглотители») свободных радикалов, которые, взаимодействуя с ними, захватывают неспаренные электроны.

29. В чем различия между гибелью нейронов по типу некроза и апоптоза?

Гибель клеток по типу некроза обычно вызывается повреждением, нарушающим механизмы клеточного гомеостаза, что приводит к отеку, разрушению органелл и в конечном итоге к лизису погибающей клетки.

Отличительными особенностями **гибели клеток по типу апоптоза** являются конденсация хроматина, фрагментация ДНК, формирование пузырьков из клеточной мембраны, исчезновение ядерной мембраны и в конечном итоге фрагментация клетки на легко фагоцитируемые «апоптотические тельца».

Считается, по типу апоптоза происходит гибель опухолевых клеток при лучевой терапии, гибель лимфоцитов под влиянием глюкокортикоидов, гибель клеток под действием цитотоксических Т-лимфоцитов и при дефиците факторов роста. Варианты спинальной амиотрофии с ранним началом связаны с мутациями в гене белка, ингибирующего нейрональный апоптоз (NAIP). Повышенная чувствительность к апоптозу, индуцируемому сублетальным повреждением, установлена на экспериментальных моделях нейродегенеративных заболеваний, развивающихся в зрелом возрасте. Тем не менее роль этой формы гибели клеток в патогенезе соответствующих заболеваний человека остается неясной.

РЕГУЛЯТОРНЫЕ БЕЛКИ

30. Что такое адгезивные молекулы? Какую роль они играют при неврологических заболеваниях?

Прикрепление (адгезия) клетки к другим клеткам и внеклеточному матриксу регулирует многие клеточные функции, включая рост аксонов в процессе развития, клеточный рост, распознавание клеток, иммунные реакции, реакции на механическую нагрузку. К специализированным молекулам, участвующим в процессах клеточной адгезии, относятся.

1. ICAM-1 (intercellular adhesion molecule: молекула межклеточной адгезии); экспрессия данной молекулы на эндотелиальных клетках возрастает после церебральной ишемии и может усиливать повреждение, облегчая проникновение нейтрофилов в ишемизированную ткань мозга.

2. Мерозин — компонент внеклеточного матрикса, недостаток которого наблюдается при одной из форм врожденной мышечной дистрофии.

3. Мутации в гене L1CAM (L1-невральная молекула клеточной адгезии) могут лежать в основе сцепленного с X-хромосомой синдрома задержки умственного развития, гидроцефалии и агенезии мозолистого тела.

4. Молекулы клеточной адгезии с известными сигнальными функциями также могут служить рецепторами для патогенных микроорганизмов или регулировать их проникновение. Например, проникновение ретровируса HTLV-1 (возбудителя тропического спастического парапареза) в чувствительные клетки тормозится адгезивными молекулами CD82 (тетраспанинами).

Finckh U, Schroder J, Ressler B, et al: Spectrum and detection rate of L1 CAM mutations in isolated and familial cases with clinically suspected L1-disease. Am J Med Genet 92:40–46, 2000.

Pique C, Lagaudriere-Gesbert C, Delamarre L, et al: Interaction of CD82 tetraspanin with HTLV-1 envelope glycoproteins inhibits cell-to-cell fusion and virus transmission. Virology 276:455–465, 2000.

31. Что такое нейротрофический фактор?

В процессе развития организма выживание многих типов нейронов возможно лишь в присутствии одного или нескольких факторов, которые выделяются из клеток, иннервируемых данными нейронами. К наиболее известным нейротрофическим факторам (факторам, способствующим выживанию и росту нейронов) относится фактор роста нервов. Хотя не удалось доказать, что первичный дефицит нейротрофических факторов может быть причиной нейродегенеративных заболеваний человека, полученные данные указывают, что эти факторы способны влиять на свойства нейронов даже в зрелом возрасте и способствовать выживанию нейронов, поврежденных различными факторами.

МОЛЕКУЛЯРНАЯ БИОЛОГИЯ

32. Назовите фундаментальный принцип молекулярной биологии.

Фундаментальный принцип молекулярной биологии гласит, что поток генетической информации в клетке направляется от ДНК к РНК и далее к белку. Синтез РНК по матрице ДНК называется транскрипцией, тогда как синтез белка по матрице РНК – трансляцией. Важным исключением из основного принципа является репликация некоторых РНК-вирусов (ретровирусов), у которых ДНК синтезируется на основе РНК при помощи фермента обратной транскриптазы.

33. В чем различие между геном, аллелью, полиморфизмом и мутацией?

Ген – это последовательность нуклеиновых кислот, несущая информацию об определенном полипептиде. **Аллели** – любые альтернативные формы (варианты последовательности) гена или генетического локуса. Любой локус, в котором могут присутствовать различные аллели, являющиеся стабильными генетическими вариантами в популяции, называется полиморфным. Генетические варианты, не вызывающие заболевания, обозначаются как доброкачественный полиморфизм. **Мутация** – любое изменение последовательности ДНК, которое может вызывать определенный фенотипический эффект или быть скрытым. Очевидно, что аллели, включая те из них, которые в настоящее время рассматриваются в рамках доброкачественного полиморфизма, возникли в результате мутаций, имевших место в прошлом.

34. Перечислите варианты изменения генома, которые могут приводить к развитию заболевания.

1. Одиночная замена пары оснований – может приводить к замене одной аминокислоты или останавливать считывание ДНК.

2. Вставка или делеция одной или нескольких пар оснований – меняет рамку считывания (сдвиг рамки).

3. Повторение последовательностей пар оснований (например, мутации с триплетными повторами).

4. Удвоение (дупликация) гена или хромосомы (например, удвоение гена PMP22 при болезни Шарко–Мари–Тута 1А типа).

5. Хромосомная делеция или транслокация.

6. Импринтинг – отклонение от менделевского наследования, связанное с неодинаковой активностью отцовской и материнской копий гена.

7. Нарушение функции регуляторного белка (например, в результате изменения промотерной области), который контролирует экспрессию одного или нескольких следующих далее генов.

8. Изменение гена, оказывающего общее влияние на транскрипцию ДНК (например, мутация гена метил-CpG-связывающего белка 2, или MeCP-2, при синдроме Ретта) может вызывать нарушение регуляции большого количества удаленных генов.

Matsuura T, Yamagata T, Burgess DL, et al: Large expansion of the ATTCT pentanucleotide repeat in spinocerebellar ataxia type 10. Nat Genet 26:191–194, 2000.

35. Что такое полимеразная цепная реакция (ПЦР)?

ПЦР — это процесс, используемый для увеличения копий определенного участка ДНК, что позволяет резко повысить чувствительность его выявления. Она требует знания ДНК-последовательности с каждой стороны определяемого участка («фланговая» последовательность). Используя ДНК-праймеры, соответствующие фланговой последовательности, запускают процесс копирования искомого участка ДНК с помощью термостабильной ДНК-полимеразы. Чтобы разделить образовавшиеся в результате нити ДНК, их подвергают тепловой денатурации. Затем с помощью ДНК-праймеров синтезируют новые комплементарные нити. Данный цикл повторяют до тех пор, пока не будет получено достаточное число копий целевого участка ДНК.

36. Что такое функциональное и позиционное клонирование?

Для того, чтобы выделить гены, связанные с определенными наследственными заболеваниями человека, используют две основные стратегии.

1. **Функциональное клонирование** основано на определении белка, с изменением которого связано заболевание; затем, зная аминокислотную последовательность белка, создают ДНК-зонд, с помощью которого находят ген, кодирующий данный белок. Этот подход возможен только в том случае, когда дефектный белок заранее определен, но при большинстве наследственных заболеваний он неизвестен.

2. Более современным подходом является **позиционное клонирование**, при котором ген, ответственный за патологический фенотип, картируется по хромосомной локализации обычно на основе анализа сцепленных с ним маркеров или по сопутствующему генетическому дефекту (например, при хромосомной транслокации или делеции). Участок-кандидат затем более точно картируется, клонируется. После чего идентифицируется его последовательность и выявляются мутации, связанные с данным заболеванием. Затем выявляют функции дефектного белка и исследуют механизмы, посредством которых он приводит к развитию заболевания. Во многих случаях вторая задача оказывается более сложной, чем нахождение гена заболевания.

37. Что такое тринуклеотидные, или триплетные, повторы? Как они связаны с неврологическими заболеваниями?

Во многие гены в норме встроены короткие блоки повторяющихся тринуклеотидных последовательностей (например, ЦАГЦАГ... или ЦТГЦТГ...). Недавно обнаружено, что расширение («экспансия») участков, состоящих из тринуклеотидных (триплетных) повторов, сверх нормального размера лежит в основе целого ряда нейродегенеративных заболеваний. К числу этих заболеваний относятся:

- синдром ломкой X-хромосомы
- миотоническая дистрофия (ген протеинкиназы, связанной с миотонической дистрофией)
- болезнь Гентингтона (ген гентингтина)
- х-сцепленная бульбоспинальная амиотрофия (ген андрогеновых рецепторов)
- дентаторубро-паллидолюисова атрофия
- спиноцеребеллярные атаксии: СЦА-1 (ген атаксина-1), СЦА-6 (ген CACN-L1A4, кодирующий потенциал-зависимые кальциевые каналы P/Q-типа)
- атаксия Фридрейха (ген фратаксина)

При большинстве этих заболеваний более высокое число повторов связано с более ранним началом и более тяжелым течением заболевания. Длина участка, состоящего из повторов, нестабильна и часто увеличивается в последующих поколениях, что лежит в основе клинического феномена **антиципации** (снижение возраста начала и увеличение тяжести заболевания от поколения к поколению).

БУДУЩЕЕ

38. Что такое прионовая гипотеза и как она объясняет развитие неврологических заболеваний?

Трансмиссивные спонгиоформные энцефалопатии вызываются белковыми инфекционными агентами, которые называются прионами. Прионовая гипотеза утверждает, что заболевание может передаваться патологическим белком без участия ДНК или РНК. Образование патологического белка в инфицированных клетках может быть результатом изменения конформации нормального прионового белка (PrP) хозяина, которое катализируется взаимодействием с измененной формой того же самого белка. В соответствие с этой гипотезой информация, необходимая для репликации «возбудителя», содержится в конформации самого белка. Это бросает вызов фундаментальному принципу молекулярной биологии (см. вопрос 32). К прионовым заболеваниям человека относятся куру, болезнь Крейтцфельдта–Якоба, болезнь Герстманна–Штраусслера–Шейнкера, фатальная семейная инсомния, а также вариант болезни Крейтцфельдта–Якоба, связанный с «коровьим бешенством».

Lai E: Priori diseases. In Samuels MA, Feske SE (eds): Office Practice of Neurology. Philadelphia, Churchill-Livingston, 2003, pp 512–514.

39. Что такое стволовые клетки?

Стволовыми называют клетки, которые могут дать начало предшественникам различных типов клеток и обладающие способностью к самообновлению. Стволовые клетки могут быть полипотентными (могут давать начало предшественникам различных типов клеток) или унипотентными (связанные дифференцироваться в ограниченном направлении). Они обладают способностью, по крайней мере теоретической, восстанавливать поврежденные ткани. Накапливаются данные, что

КЛЮЧЕВЫЕ ФАКТЫ: НЕВРОЛОГИЧЕСКИЕ ЗАБОЛЕВАНИЯ ✓

1. Некоторые заболевания (ВИЧ-инфекция, прионовые болезни) нарушают фундаментальный принцип молекулярной биологии, согласно которому поток информации направляется от ДНК к РНК и далее к белку
2. Многие наследственные неврологические заболевания вызваны увеличением числа повторов тринуклеотидных последовательностей (триплетов)
3. Все без исключения прионовые болезни поражают нервную систему (включая «коровье бешенство»), исследования механизма их развития открывают абсолютно новую, малоизученную область биологии

невральные стволовые клетки присутствуют не только в созревающей ЦНС, но и у взрослых. Более того, недавно показано, что имеющиеся в костном мозге гемопоэтические стволовые клетки (мезодермального происхождения) способны дифференцироваться в направлении нейронов (эктодермального происхождения) и, таким образом, могут быть еще одним потенциальным источником нервных клеток для трансплантации.

Gage FH: Mammalian neural stem cells. Science 287:1433, 2000.

Isaacson 0: The production and use of cells as therapeutic agents in neurodegenerative diseases. Lancet Neurol 2:417–424, 2003.

40. Назовите потенциальные препятствия на пути трансплантации нейронов у человека.

Ниже приведен неполный перечень задач, решение которых необходимо для успешной трансплантации.

1. Необходимость направленной дифференцировки нейронов (например, при их развитии из стволовых клеток).
2. Поддержание стабильного нейронального фенотипа на протяжении длительного времени.
3. Регуляция продукции нейромедиаторов и пролиферации клеток.
4. Формирование связей с выше- и нижележащими структурами.
5. Реинтеграция в существующие нейронные сети (т. е. переобучение).
6. Защита от текущего патологического процесса.
7. Этические проблемы, связанные с получением клеток от человеческих эмбрионов.

В настоящее время неизвестно, какая из этих проблем станет основным препятствием на пути трансплантации нервной ткани. Дискинезии, возникшие у пациентов с болезнью Паркинсона, которым пересадили эмбриональные дофаминергические нейроны, наводят на мысль, что нерегулируемая активность пересаженных клеток может оказаться серьезной проблемой и в некоторых других ситуациях. Но учитывая значительный лечебный потенциал клеточной трансплантации, в настоящее время проводят целый ряд исследований эффективности и безопасности нейрональной трансплантации при различных заболеваниях ЦНС.

Freed CR, Greene PE, Breeze RE, et al: Transplantation of embryonic dopamine neurons for severe Parkinson disease. N Engl J Med 344:710–719, 2001.

41. Какие проблемы встают на пути успешной «генной терапии» нервно-мышечных заболеваний?

1. Утрата функции, которая может быть скорректирована заменой нефункционирующих генов, встречается лишь при небольшом числе наследственных заболеваний. При заболеваниях, связанных с приобретением продуктом гена токсических свойств, стоит более сложная задача, которая заключается в подавлении выработки патологического продукта или прямой коррекции измененной последовательности ДНК.

2. Большинство векторов для введения ДНК в клетки неэффективны (другими словами, только в небольшой части клеток введенный ген начинает реально работать).

3. Экспрессия белков вирусных векторов на поверхности клеток может запускать в организме хозяина иммунный ответ.

4. Введение нормального белка само по себе может запустить иммунную реакцию в организме хозяина.

5. Экспрессия введенной ДНК может быть временной.

6. Векторы могут встраивать гены в другие (нецелевые) клетки.

7. Введенная последовательность ДНК может неправильно регулироваться.

Это неполный перечень проблем. Но, несмотря на эти трудности, теоретическая возможность коррекции наследственных заболеваний с помощью генной терапии стимулирует высокий уровень исследовательской активности в этой области. Произведенная недавно успешная замена гена, кодирующего аденозиндезаминазу в Т-клетках при одной из форм тяжелого иммунодефицита, повысила интерес к возможностям генной терапии при церебральных и нервно-мышечных заболеваниях.

ВЕБСАЙТ

http://www.thalamus.wustl.edu/corse

ЛИТЕРАТУРА

1. Bloom F, Zigmond MJ, Landis SC, et al: Fundamental Neuroscience. New York, AP Professional, 1999.
2. Bostock H, Kirkwood PA, Pullen AH (eds): The Neurobiology of Disease: Contributions from Neuroscience to Clinical Neurology. Cambridge, Cambridge University Press, 1996.
3. Hille B: Ionic Channels of Excitable Membranes, 2nd ed. Sunderland, MA, Sinauer, 1992.
4. Kandel ER, Schwartz JH, Jessell TM: Principles of Neural Science, 4th ed. New York, McGraw-Hill, 2000.
5. Schwartz LM, Osborne BA (eds): Cell Death (Methods in Cell Biology, vol. 46). San Diego, Academic Press, 1995.

Глава 2. КЛИНИЧЕСКАЯ НЕЙРОАНАТОМИЯ

Sudhir S. Athni, Igor M. Cherches, Brian Loftus

ЭМБРИОЛОГИЯ

1. Как образуется нервная трубка?

Начиная приблизительно с 18 дня эмбрионального развития из срединного утолщения хорды кпереди от бластопора образуется нервная пластинка. Затем срединная часть пластинки приобретает вид бороздки (нервный желобок), над которой возвышаются приподнятые края (нервные валики). Затем валики смыкаются, формируя нервную трубку. Некоторые клетки, расположенные на краю валиков, не участвующие в формировании нервной трубки, образуют нервный гребень.

2. Какие типы нервных клеток берут начало из нервного гребня?

Из нервного гребня происходят: 1) униполярные сенсорные нейроны; 2) постганглионарные нейроны симпатических и парасимпатических ганглиев; 3) хромаффинные клетки мозгового вещества надпочечников; 4) некоторые клетки микроглии; 5) клетки мягкой мозговой оболочки; 6) некоторые клетки паутинной оболочки; 7) меланоциты и 8) шванновские клетки.

3. Что представляют собой базальная и крыловидная пластинки?

Когда нервная трубка уже сформирована, по бокам с каждой стороны образуются продольные борозды, которые разделяют нервную трубку на дорсальную часть, или крыловидную пластинку, и вентральную часть, или базальную пластинку. Из **крыловидной пластинки** образуются передний мозг, сенсорные и интегративные ядра таламуса, сенсорные нейроны черепных нервов, ядра мозжечка, нижние оливы, красное ядро, четырехугольная пластинка, а также сенсорные нейроны задних рогов спинного мозга. **Базальная пластинка** заканчивается на уровне промежуточного мозга и дает начало моторным нейронам черепных нервов и передних рогов спинного мозга.

4. Как происходит формирование желудочков, переднего, среднего и ромбовидного мозга?

Приблизительно в конце 1 месяца эмбрионального развития кпереди от первого шейного сомита (спинного сегмента) появляются несколько выпячиваний (мозговых пузырей). Первое — это передний мозг (prosencepahlon). Из его полости развиваются боковые и третий желудочки. Вторичные выпячивания из переднего мозга называют зрительными пузырями, из них формируются сетчатка, пигментный эпителий и зрительный нерв. Второе выпячивание соответствует среднему мозгу (mesencepahlon); из его полости образуется сильвиев водопровод. Третье выпячивание представляет собой ромбовидный мозг (rhombencepahlon), из его полости в последующем развивается четвертый желудочек.

5. Какие структуры нервной системы формируются из переднего, среднего и ромбовидного мозга?

Из **переднего мозга** формируется конечный мозг (telencephalon), который включает кору головного мозга и базальные ганглии, а также промежуточный мозг (diencephalon), в состав которого входят таламус и гипоталамус. Из **mesencephalon** формируются структуры среднего мозга (покрышка и ножки мозга). Из **ромбовидного мозга** образуются задний мозг (metencephalon), включающий мост и мозжечок, а также продолговатый мозг (myelencephalon) (см. табл. 2.1).

Таблица 2.1

Структура центральной нервной системы в эмбриональном периоде

СТРУКТУРЫ ЭМБРИОНАЛЬНОЙ ЦНС		СООТВЕТСТВУЮЩИЕ ИМ СТРУКТУРЫ ЗРЕЛОЙ ЦНС	ПОЛОСТИ ЖЕЛУДОЧКОВ
Передний мозг (prosencephalon)	Конечный мозг (telencephalon)	Кора головного мозга Базальные ганглии	Боковые желудочки
	Промежуточный мозг (diencephalon)	Таламус Гипоталамус Субталамус Эпиталамус	Третий желудочек
Средний мозг (mesencephalon)		Покрышка среднего мозга Ножки мозга	Сильвиев водопровод
Ромбовидный мозг (rhombencephalon)	Задний мозг (metencephalon)	Мозжечок Мост	Четвертый желудочек
	Продолговатый мозг и(myelencephalon)	Продолговатый мозг	
Спинной мозг		Спинной мозг	—

МЫШЦЫ

6. Каково гистологическое строение поперечно-полосатой мышцы?

Поперечно-полосатая мышца образована длинными тонкими многоядерными клетками цилиндрической формы, которые называются мышечными волокнами, или миофибриллами. На каждом волокне расположена моторная пластинка в месте нервно-мышечного синапса. Волокна окружены соединительной тканью (эндомизием). Группы или пучки мышечных волокон также окружены слоем соединительной ткани, именуемым перимизием. Мышечные пучки, в свою очередь, тоже сгруппированы вместе и снаружи покрыты эпимизием.

7. Какие структуры соответствуют А-диску, Н-зоне, I-диску и Z-линии?

А-диски содержат тонкие актиновые и толстые миозиновые филаменты. **Н-зона** является частью А-диска и содержит только миозин, а **I-диски** содержат только актиновые филаменты. Актиновые нити прикреплены к **Z-линии** (рис. 2.1).

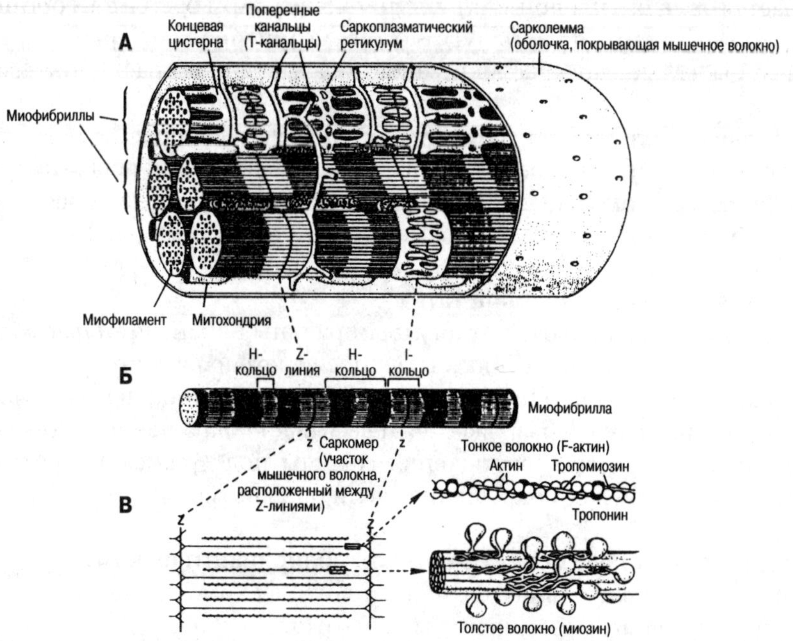

Рис. 2.1. Гистологическое строение поперечно-полосатой мышцы человека

8. Как происходит мышечное сокращение?

При деполяризации саркоплазматического ретикулума ионы кальция входят внутрь клетки и связываются с тропонином. В результате происходят конформационные изменения, благодаря которым становится возможным соединение актина с миозином. Миозин прикрепляется к специальным участкам актина, миозиновые филаменты прогибаются и втягиваются между окружающими их актиновыми нитями. В результате происходит скольжение актиновых филаментов вдоль миозиновых, что приводит к укорочению саркомера, а значит, и всего мышечного волокна. Под влиянием аденозинтрифосфата (АТФ) поперечные связи между актиновыми и миозиновыми волокнами распадаются, в результате чего мышца расслабляется.

9. Что такое «двигательная единица»?

Двигательная единица включает один нижний, или периферический, мотонейрон с отходящим от него нервным волокном и все мышечные волокна, которые он иннервирует.

РЕФЛЕКСЫ РАСТЯЖЕНИЯ

10. Что такое рефлекс растяжения?

Это рефлекс, который возникает в ответ на растяжение мышечных волокон с тем, чтобы поддержать мышцу в соответствующем напряжении и тонусе, состоянии готовности к сокращению или расслаблению. Афферентная часть рефлекторной дуги начинается от двух мышечных структур — мышечных веретен или органов растяжения Гольджи. Эфферентная часть дуги — это α-мотонейрон, который вызывает сокращение мышцы. (Мышечные волокна иногда называют экстрафузальными волокнами.)

11. Нервные волокна какого типа иннервируют мышцы?

Мышцы иннервируются двигательными нейронами передних рогов спинного мозга (альфа-мотонейронами). Это общий конечный путь, обеспечивающий мышечное сокращение.

12. Какова функция волокон Ia?

Волокна Ia начинаются от анулоспиральных окончаний, расположенных внутри мышечного веретена. Когда мышечное веретено растянуто (то есть когда мышца расслаблена), волокно Ia через задний корешок, моносинаптически стимулирует α-мотонейрон, который разряжается и вызывает сокращение (укорочение) мышцы. Таким образом, рефлекс растяжения мышцы поддерживает тонус и напряжение мышцы, способствуя ее сокращению, если она чрезмерно расслабилась.

13. Является ли Ia-рефлекс моно- или полисинаптическим?

Данный рефлекс является моносинаптическим, однако он запускает процесс полисинаптического торможения мышц-антагонистов.

14. Какие нервные волокна образуют синаптические связи с альфа-мотонейронами в спинном мозге?

Волокна кортикоспинального пути, а также сенсорные волокна Ia образуют синаптические связи с альфа-мотонейронами в передних рогах спинного мозга и регулируют их функцию. Клетки Реншоу — вставочные нейроны, которые стимулируются альфа-мотонейронами, но затем посредством обратной связи оказывают на них тормозное действие (так называемое обратное торможение).

15. Какова роль эфферентных волокон гамма-мотонейронов?

Напряжение мышечного веретена и его реакция на растяжение поддерживается тонкими мышечными волокнами, расположенными внутри него, которые называются интрафузальными волокнами. Аксоны гамма-мотонейронов (гамма-эфферентные волокна) иннервируют интрафузальные волокна и вызывают их сокращение, благодаря чему происходит поддержание тонуса мышечного веретена и сохраняется его чувствительность к любому растяжению.

16. От каких структур отходят Ib-волокна?

Ib-волокна отходят от рецепторов сухожилий (сухожильного органа Гольджи), которые также контролируют мышечное растяжение и тормозят мышечное сокращение.

17. С какими структурами образуют синаптические связи Ib-волокна?

На уровне спинного мозга сенсорные Ib-волокна через полисинаптические связи тормозят альфа-мотонейроны, предотвращая мышечное сокращение, и стимулируют гамма-мотонейроны, поддерживая мышечный тонус.

ПОЯСНИЧНО-КРЕСТЦОВОЕ СПЛЕТЕНИЕ И ИННЕРВАЦИЯ НИЖНИХ КОНЕЧНОСТЕЙ

18. Какие спинномозговые корешки образуют пояснично-крестцовое сплетение?

Пояснично-крестцовое сплетение образовано корешками L1, L2, L3, L4 и иногда T12.

19. Назовите две самые крупные ветви поясничного сплетения.

1. **Запирательный нерв (L2, L3, L4);** покидает полость таза через запирательное отверстие и иннервирует приводящие мышцы бедра.

2. **Бедренный нерв (L2, L3, L4);** покидает полость таза вместе с бедренной артерией и иннервирует сгибатели бедра и разгибатели коленного сустава. В дистальных отделах бедренный нерв продолжается в виде подкожного нерва бедра, который обеспечивает чувствительность передне-медиальных отделов коленной области, медиальной части голени, медиальной лодыжки (рис. 2.2).

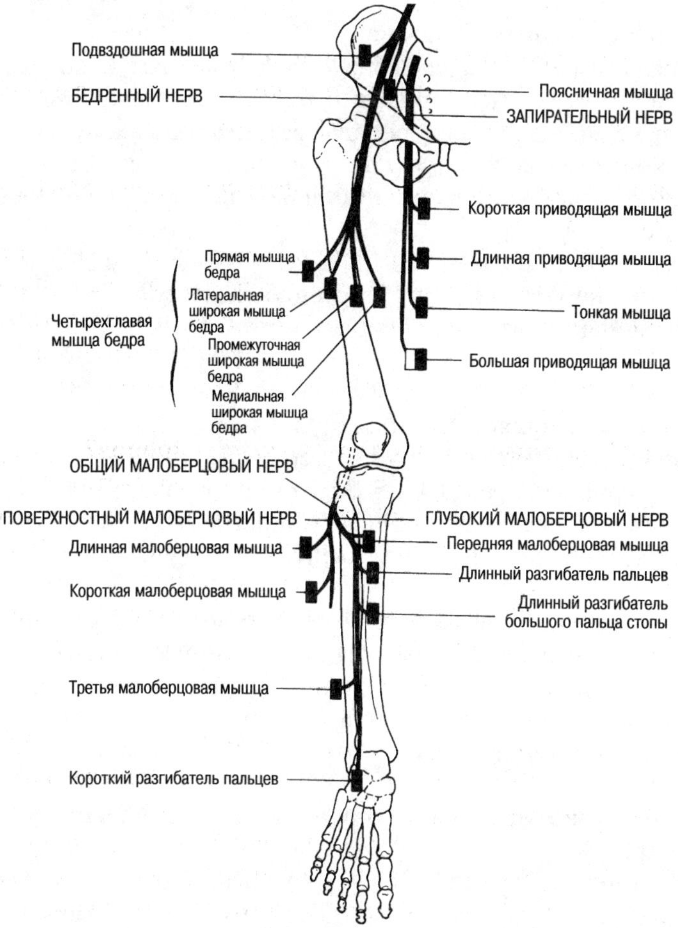

Рис. 2.2. Схема строения нервных и мышечных структур передних отделов нижней конечности

20. Назовите другие ветви поясничного сплетения.

1. **Повздошно-подчревный нерв (L1)** – обеспечивает чувствительность кожи в подчревной и ягодичной областях, иннервирует мышцы живота.

2. **Подвздошно-паховый нерв (L1)** – обеспечивает чувствительность паховой области, а также мошонки (половых губ).

3. **Бедренно-половой нерв (L1, L2)** – проходит в паховом канале, куда попадает через внутреннее паховое отверстие.

4. **Латеральный кожный нерв бедра (L2, L3)** – обеспечивает чувствительность кожи по передней и боковой поверхности бедра.

21. Какой нерв подвергается риску повреждения при аппендэктомии (разрез по МакБернею)?

Может быть перерезан подвздошно-подчревный нерв, так как он проходит между наружной и внутренней косыми мышцами живота. В результате развивается слабость стенок пахового канала, что сопряжено с риском возникновения прямых паховых грыж.

22. Что такое парестетическая мералгия?

Парестетическая мералгия характеризуется онемением и покалыванием по наружной поверхности бедра и возникает в результате сдавления латерального кожного нерва бедра в месте, где он перекидывается через паховую связку. Парестетическая мералгия часто развивается у пациентов, страдающих ожирением, и беременных. Кроме того, она может возникнуть в результате ношения твердых предметов в карманах джинсов.

23. Какой нерв иннервирует большую ягодичную мышцу?

Большая ягодичная мышца иннервируется нижним ягодичным нервом (L5, S1, S2).

24. Какой нерв человека является самым крупным?

Самым крупным является седалищный нерв (L4–5, S1–3), который разделяется на общий малоберцовый нерв (L4, L5, S1, S2), волокна которого в составе седалищного нерва следуют дорсальнее, и большеберцовый нерв (L4–5, S1–2), волокна которого в составе седалищного нерва идут вентральнее (рис. 2.3).

25. Какой нерв – единственный из ветвей крестцового сплетения – выходит из большого седалищного отверстия над грушевидной мышцей?

Верхний ягодичный нерв (L4, L5, S1), иннервирующий среднюю и малую ягодичные мышцы, а также мышцу, напрягающую широкую фасцию бедра (они обеспечивают отведение и вращение бедра внутрь).

26. Какой нерв иннервирует нижние отделы ягодичной области и заднюю поверхность бедра?

Задний кожный нерв бедра (S1, S2, S3), который проходит вместе с нижним ягодичным нервом и иннервирует нижние отделы ягодичной области и заднюю поверхность бедра.

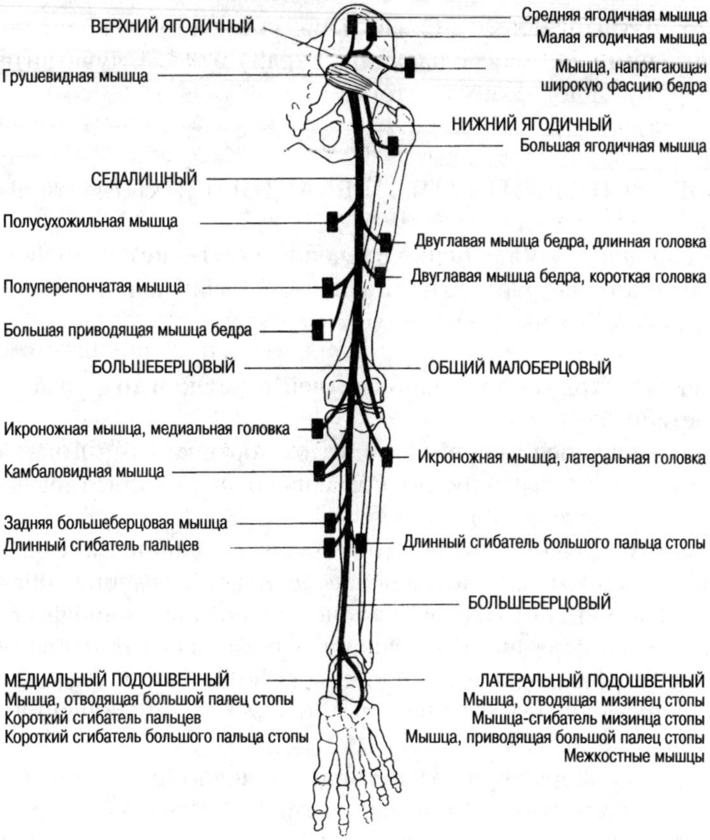

Рис. 2.3. Схема строения нервных и мышечных структур задних отделов нижней конечности

27. Какой нерв иннервирует структуры промежности?

Промежность иннервируется половым нервом (S2, S3, S4).

28. Назовите единственную мышцу, которая иннервируется исключительно дорсальной порцией (то есть малоберцовым компонентом) седалищного нерва.

Двуглавая мышца бедра иннервируется исключительно дорсальной порцией седалищного нерва. Это имеет важное практическое значение при дифференциальной диагностике поражений общего малоберцового и седалищного нервов.

29. Какие мышцы иннервируются большеберцовым нервом?

Большеберцовый нерв иннервирует мышцы, обеспечивающие подошвенное сгибание и наружную ротацию стопы.

30. На какие ветви разделяется общий малоберцовый нерв?

1. **Глубокий малоберцовый нерв**, который обеспечивает тыльное сгибание стопы, а также чувствительность на небольшом участке кожи между большим и вторым пальцами стопы.

2. **Поверхностный малоберцовый нерв**, который обеспечивает внутреннюю ротацию стопы (приподнимая ее наружный край), а также чувствительность кожи по задней и наружной поверхности стопы.

ПЛЕЧЕВОЕ СПЛЕТЕНИЕ И ИННЕРВАЦИЯ ВЕРХНЕЙ КОНЕЧНОСТИ

31. Какими корешками образовано плечевое сплетение?

Плечевое сплетение образовано передними (вентральными) ветвями корешков C5, C6, C7, C8 и T1 (рис. 2.4).

32. Какие нервы отходят от передних ветвей корешков до формирования плечевого сплетения?

1. **Задний лопаточный нерв** – отходит от корешка C5 и иннервирует ромбовидную мышцу, а также мышцу, поднимающую лопатку, которые обеспечивают движение лопатки вверх и ее фиксацию.

2. **Длинный грудной нерв** – формируется из корешков C5, C6, C7, иннервирует переднюю зубчатую мышцу, которая обеспечивает отведение лопатки.

Исследование функции упомянутых нервов позволяет дифференцировать поражение корешков и сплетения. Признаки поражения этих нервов (клинические и электронейромиографические) свидетельствуют о том, что уровень поражения локализован проксимальнее плечевого сплетения.

33. Какие корешки формируют три ствола плечевого сплетения?

1) Верхний ствол формируется корешками C5 и C6; 2) средний ствол – корешком C7; 3) нижний ствол – корешками C8 и T1.

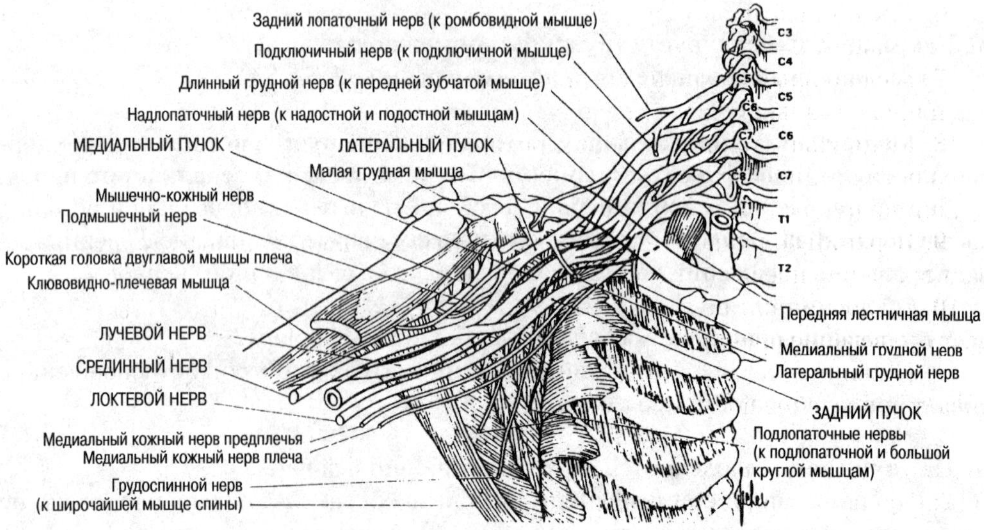

Рис. 2.4. Плечевое сплетение

34. Какие нервы отходят от шейных корешков выше уровня плечевого сплетения?

Задний лопаточный нерв (C5) и длинный грудной нерв (C5, C6, C7).

35. Назовите единственный нерв, который отходит от плечевого сплетения на уровне его стволов.

Надлопаточный нерв (C5) отходит от верхнего ствола плечевого сплетения и иннервирует надостную мышцу (обеспечивает отведение плеча) и подостную мышцу (обеспечивает вращение плеча наружу).

36. Какое сосудистое образование сопровождает три пучка плечевого сплетения?

Пучки плечевого сплетения сопровождаются подмышечной артерией, по отношению к которой они и получили свое название — латеральный, медиальный, задний.

37. Какие нервы отходят от пучков плечевого сплетения?

Латеральный пучок

1. Латеральный грудной нерв (C5, C6, C7) — к малой грудной мышце.
2. Мышечно-кожный нерв (C5, C6) — к плечевой и клювовидно-плечевой мышцам (обеспечивают сгибание в локтевом суставе).
3. Срединный нерв (частично; C6, C7) — к круглому пронатору, лучевому сгибателю запястья, одной из порций поверхностного сгибателя пальцев и длинной ладонной мышце.

Медиальный пучок

4. Медиальный грудной нерв (C8, T1) — к большой грудной мышце (обеспечивает приведение плеча).
5. Локтевой нерв (C8, T1) — к мышцам возвышения мизинца и длинным сгибателям пальцев.
6. Срединный нерв (частично; C8, T1) — к длинным сгибателям пальцев и мелким мышцам кисти.
7. Медиальный кожный нерв плеча — иннервирует кожу медиальных отделов плеча и проксимальной части предплечья.
8. Медиальный кожный нерв предплечья — иннервирует кожу медиальной поверхности предплечья.

Задний пучок

9. Верхний подлопаточный нерв (C5, C6) — к подлопаточной мышце (обеспечивает вращение плеча внутрь).
10. Грудоспинной нерв (C6, C7, C8) — к широчайшей мышце спины (обеспечивает приведение плеча).
11. Нижний подлопаточный нерв (C5, C6) — к большой круглой мышце (обеспечивает приведение плеча).
12. Подмышечный нерв (C5, C6) — к дельтовидной мышце (обеспечивает отведение плеча) и малой круглой мышце (обеспечивает наружную ротацию плеча).
13. Лучевой нерв (C5, C6, C7, C8 и T1) — к мышцам-разгибателям верхней конечности.

См. рис. 2.5 и 2.6.

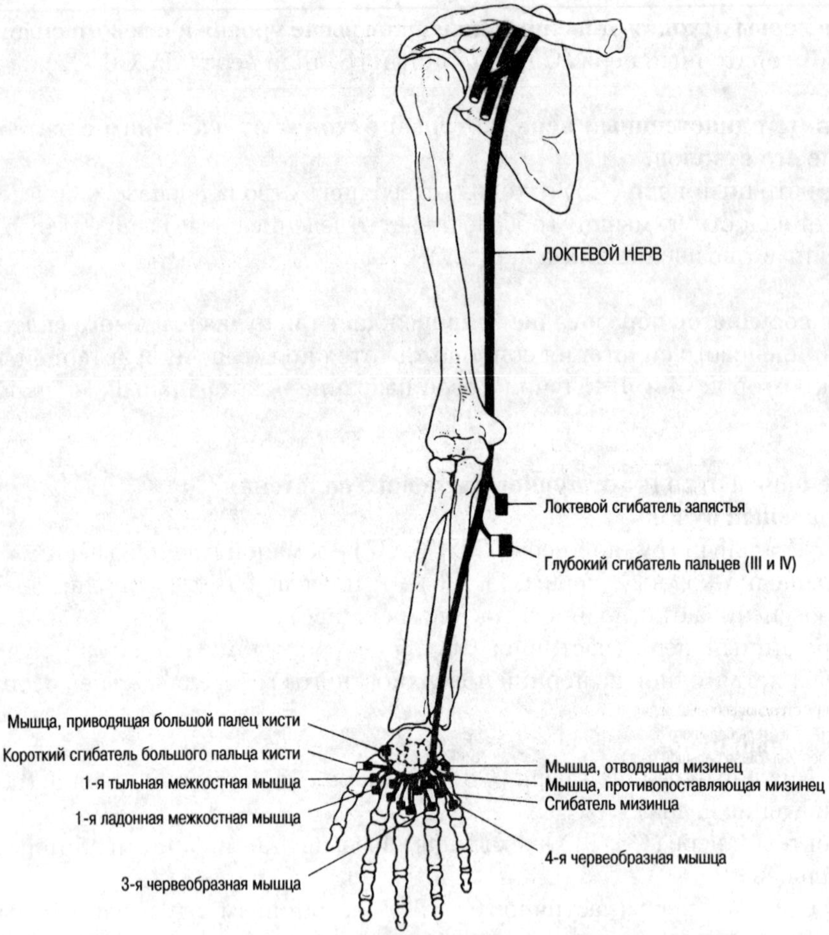

Рис. 2.5. Локтевой нерв и иннервируемые им мышцы

38. Что такое паралич Эрба?

Паралич Эрба представляет собой поражение верхней части плечевого сплетения (C5, C6) в результате перерастяжения шеи и плеча (например, при падении на льду с опорой на руку или при родах — вследствие чрезмерного натяжения шеи плода во время его извлечения). В результате снижается чувствительность в дерматомах C5 и C6, развивается слабость лопаточных мышц. Плечо может быть приведено к туловищу, при этом пальцы обращены кзади (так называемая поза «официанта, получающего чаевые»). Сила в дистальных отделах остается сохранной.

39. Что такое паралич Дежерин–Клюмпке?

Паралич Дежерин–Клюмпке возникает в результате чрезмерного отведения плеча, которое приводит к повреждению нижней части плечевого сплетения (C8 и T1). Клинические проявления: слабость и выпадение чувствительности преимущественно в зоне иннервации локтевого нерва.

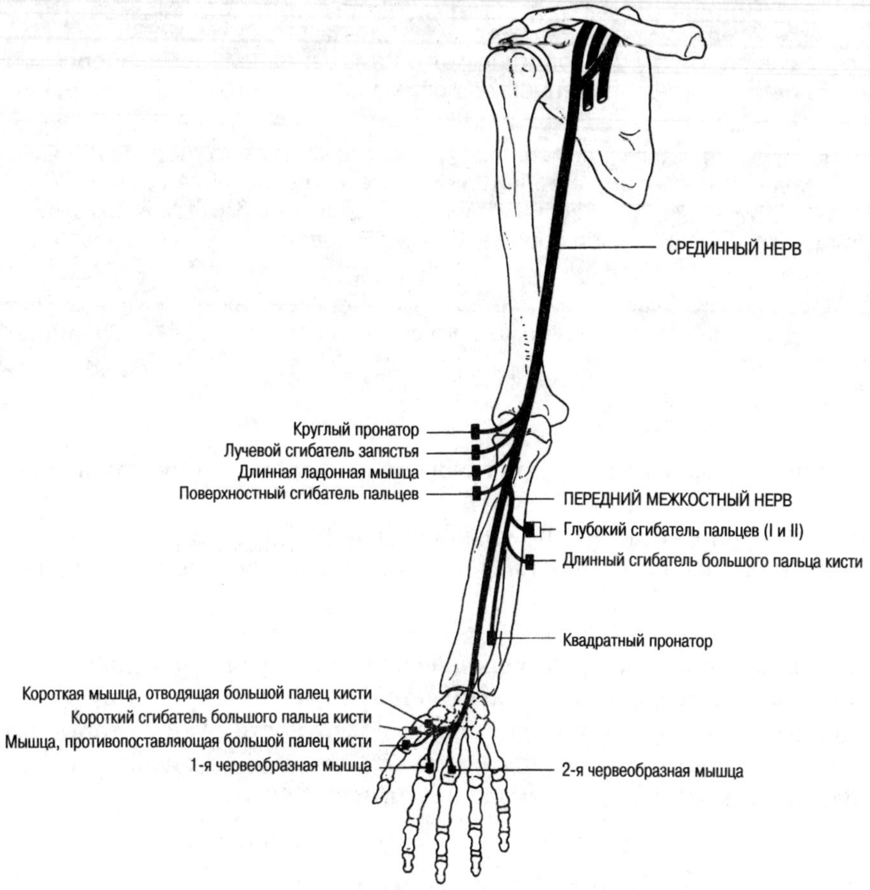

Рис. 2.6. Срединный нерв и иннервируемые им мышцы

40. Что представляет собой синдром Персонейджа–Тернера?

Синдром Персонейджа–Тернера – острое воспалительное поражение плечевого сплетения, часто вовлекающее также длинный грудной, мышечно-кожный и подмышечный нервы. Он проявляется мозаично распределенными слабостью и онемением в руке, которые, как правило, сопровождаются болью. В 20% случаев наблюдается двусторонняя симптоматика. Данный синдром встречается у больных сахарным диабетом, системной красной волчанкой, узелковым полиартериитом, может развиваться после иммунизации или вирусных инфекций. В течение года восстановление происходит у трети больных, в течение 3-х лет – в 90% случаев.

41. Какие неврологические нарушения могут развиться при неправильном подборе костылей?

Неправильно подобранные костыли оказывают давление на задний пучок плечевого сплетения или лучевой нерв, что клинически проявляется слабостью разгибателей предплечья, кисти и пальцев.

КЛЮЧЕВЫЕ ФАКТЫ: ИННЕРВАЦИЯ ВЕРХНЕЙ И НИЖНЕЙ КОНЕЧНОСТЕЙ ✓

1. Синдром свисающей стопы (вследствие слабости передней большеберцовой мышцы) может быть вызван поражением общего малоберцового нерва или корешка L5
2. Исследование функции заднего лопаточного и длинного грудного нервов полезно в дифференциальной диагностике поражений плечевого сплетения и спинномозговых корешков. При наличии клинических или электрофизиологических признаков вовлечения одного из этих нервов поражение локализовано проксимальнее сплетения
3. Срединный нерв особенно часто поражается при синдроме запястного канала. При обследовании пациента с этим синдромом объективные симптомы в большинстве случаев не обнаруживаются

42. Какой нерв часто повреждается при вывихе в плечевом суставе или переломе плечевой кости?

Подмышечный нерв; при его повреждении нарушается отведение плеча и возникает анестезия по наружной поверхности проксимального отдела плеча.

43. Что представляет собой синдром верхней апертуры грудной клетки?

В классических случаях синдром проявляется снижением пульса на руке, а также онемением и парестезиями по медиальной поверхности руки, которые вызваны сдавлением медиального пучка плечевого сплетения и подключичной (или подмышечной) артерии шейным ребром или другими структурами[1].

КОРЕШКИ И ДЕРМАТОМЫ

44. Что входит в состав переднего корешка?

Передний корешок преимущественно состоит из моторных волокон (аксонов мотонейронов).

45. Что входит в состав заднего корешка?

Задний корешок преимущественно состоит из сенсорных волокон (аксонов сенсорных нейронов).

46. Какие синапсы находятся в спинномозговых ганглиях?

В спинномозговых ганглиях нет синапсов. Они состоят из тел униполярных сенсорных нейронов.

---

[1] Синдром верхней апертуры грудной клетки часто связан с наличием врожденного фиброзного тяжа, который протягивается между верхушкой рудиментарного шейного ребра (или удлиненным поперечным отростком седьмого шейного позвонка) и первым или вторым ребром, вызывая натяжение нижнего ствола плечевого сплетения.— *Прим. ред. перев.*

47. Каким дерматомам соответствуют следующие анатомические ориентиры: большой палец кисти, средний палец кисти, мизинец кисти, сосок молочной железы, пупок, медиальная поверхность коленного сустава, большой палец стопы и мизинец стопы?

Большой палец кисти – C6, средний палец кисти – C7, мизинец кисти – C8, сосок молочной железы – T4, пупок – T10, медиальная поверхность коленного сустава – L4, большой палец стопы – L5, мизинец стопы – S1.

48. Каковы наиболее частые клинические проявления поясничной радикулопатии?

Поясничные радикулопатии, как правило, проявляются болью в спине, иррадиирующей в дистальные отделы нижней конечности (ниже колена). Боль усиливается при натуживании (приеме Вальсальвы) и поднятии выпрямленной ноги (симптом натяжения Ласега). Возможны слабость и онемение в зоне иннервации пораженного корешка. При радикулопатии S1 отмечается ослабление ахиллова рефлекса, а при поражении корешка L4 – коленного рефлекса. Чаще всего поражается корешок L5, далее по частоте следуют радикулопатии S1 и L4. Частое поражение корешков объясняется тем, что из-за поясничного лордоза именно на этом уровне межпозвонковые диски испытывают максимальное давление, соответственно здесь чаще развиваются грыжи дисков, компримирующих спинномозговые корешки.

49. Каковы типичные клинические проявления шейной радикулопатии?

При шейных радикулопатиях, как правило, вовлекаются нижние шейные корешки (C6, C7 и C8). Больные обычно предъявляют жалобы на боль по задней поверхности шеи, часто иррадиирующую в руку соответственно дерматомам. Часто отмечаются парестезии в одном или двух пальцах. Выпадение сухожильных рефлексов с двуглавой, плечелучевой мышц и трехглавой мышцы плеча свидетельствует о поражении соответственно C5, C6 и C7 корешков, при этом может отмечаться снижение силы в упомянутых мышцах.

СПИННОЙ МОЗГ: МАКРОСКОПИЧЕСКОЕ СТРОЕНИЕ

50. Каково строение спинного мозга?

Если рассмотреть поперечный срез спинного мозга, можно увидеть фигуру, напоминающую бабочку, которая образована серым веществом и окружена белым веществом. Белое вещество в основном состоит из продольных нервных волокон, формирующих восходящие и нисходящие проводящие пути. На передней и задней поверхностях имеются борозды, идущие по средней линии (задняя продольная борозда и передняя продольная щель). Серое вещество спинного мозга образует передние и задние выпячивания, которые называются передними и задними рогами.

51. Как подразделяется серое вещество на поперечном срезе спинного мозга?

Серое вещество можно разделить на группы ядер. На продольном срезе эти ядра расположены в виде клеточных столбов или пластин. Rexed разделяет спинной мозг на 10 пластин. Каждая пластина тянется вдоль всего длинника спинного мозга, при этом наиболее дорсальной является I пластина, которая находится в задних отделах заднего рога, а наиболее вентральной — IX пластина, расположенная в передних отделах переднего рога; X пластина окружает центральный канал. II пластина также называется желатинозной субстанцией (от нее начинается спиноталамический путь). IX пластина содержит тела двигательных нейронов переднего рога.

52. Назовите основные восходящие пути спинного мозга.

1) задние столбы; 2) спиноталамический путь; 3) задний (дорсальный) спиноцеребеллярный путь и 4) передний (вентральный) спиноцеребеллярный путь.

53. Назовите основные нисходящие пути спинного мозга.

1) интермедиолатеральные (латеральные промежуточные) столбы; 2) латеральный кортикоспинальный путь; 3) латеральный ретикулоспинальный путь; 4) латеральный вестибулоспинальный путь; 5) медиальный продольный пучок и 6) вентральный (передний) кортикоспинальный путь.

54. Перечислите пять основных отделов спинного мозга, следуя от ростральных отделов к каудальным.

Спинной мозг состоит из пяти отделов: шейного, грудного, поясничного, крестцового и копчикового.

55. На уровне каких позвонков расположена у взрослых конечная часть спинного мозга?

Спинной мозг оканчивается на уровне позвонков L1–L2.

56. Сколько спинномозговых нервов отходит от каждого отдела спинного мозга?

Спинномозговые нервы отходят от спинного мозга парами: 8 от шейного отдела, 12 — от грудного, 5 — от поясничного, 5 — от крестцового и 1 — от копчикового. Каждый спинномозговой нерв объединяет задний сенсорный и передний моторный корешки.

57. Что такое терминальная нить?

Несмотря на то, что спинной мозг заканчивается на уровне нижнего края L1 позвонка, мягкая мозговая оболочка продолжается в каудальном направлении в виде соединительнотканной нити, которая и называется терминальной нитью. Она проходит в субарахноидальном пространстве до конца дурального мешка и далее, будучи окруженной твердой мозговой оболочкой, продолжается до места своего прикрепления к копчику.

58. Что такое конский хвост?

Корешки спинномозговых нервов, отходящих на поясничном и крестцовом уровнях, отличаются значительной длиной. Они спускаются вниз от соответствующих мест отхождения и выходят через межпозвонковые отверстия. Совокупность корешков поясничных и крестцовых сегментов ниже конуса спинного мозга получила название конского хвоста по причине внешнего сходства с лошадиным хвостом.

59. Опишите кровоснабжение спинного мозга.

Кровоснабжснис спинного мозга обеспечивают идущие вдоль него одна передняя и две задние спинальные артерии. Они берут начало от позвоночных артерий. Другие артерии, несущие кровь в переднюю и задние спинальные артерии (пополняя их), входят в позвоночный канал через межпозвонковое отверстие вместе со спинномозговыми нервами. Эти артерии называются корешковыми (радикулярными), если они кровоснабжают только нервные корешки, и радикуломедуллярными, если они кровоснабжают и корешки, и спинной мозг. Каждая радикуломедуллярная артерия кровоснабжает примерно шесть сегментов спинного мозга. Исключением является большая корешковая артерия Адамкевича, которая обычно входит вместе с левым вторым поясничным передним корешком (возможны варианты от T10 до L4) и кровоснабжает большую часть каудальной трети спинного мозга.

ЧУВСТВИТЕЛЬНОСТЬ: ЗАДНИЕ СТОЛБЫ И ПРОПРИОЦЕПЦИЯ

60. Какая информация проводится по задним столбам спинного мозга?

Задние столбы являются проводниками тактильной, вибрационной чувствительности, а также суставно-мышечного чувства.

61. Какие рецепторы воспринимают данные виды сенсорной информации?

Мышечные веретена и сухожильные органы Гольджи воспринимают информацию о положении, пачиниевы тельца воспринимают вибрацию, а тельца Мейсснера воспринимают поверхностные прикосновения, что необходимо для тактильной дискриминации. Пачиниевы тельца и тельца Мейсснера служат примером механорецепторов.

62. Какой тип периферических нервных волокон участвует в проведении импульсов по задним столбам спинного мозга?

В задних столбах информация проводится по крупным миелинизированным быстропроводящим нервным волокнам.

63. Опишите путь, по которому информация такого типа достигает коры головного мозга.

Сенсорные рецепторы кожи → афферентные сенсорные волокна → задний столб спинного мозга с одноименной (ипсилатеральной) стороны (тонкий и клиновидный пучки) → нижние отделы продолговатого мозга → синапсы в ядрах тонкого и клиновидного пучков → дугообразные волокна → переход на противоположную сторону (перекрест) в составе медиальной петли → восходящие волокна к вентральному заднелатеральному ядру таламуса → синапс → заднее бедро внутренней капсулы → задняя центральная извилина коры головного мозга.

64. Где происходит перекрест волокон задних столбов? Укажите места их синаптического переключения на другие нейроны.

Волокна задних столбов перекрещиваются в нижних отделах продолговатого мозга, после того как произошло их синаптическое переключение в ядрах тонкого и клиновидного пучков. Следующее переключение происходит в вентральном заднелатеральном ядре таламуса, после чего волокна направляются к коре головного мозга.

ЧУВСТВИТЕЛЬНОСТЬ: СПИНОТАЛАМИЧЕСКИЕ ПУТИ

65. Какая информация проводится по спиноталамическому пути?

По спиноталамическому пути проводится болевая, температурная чувствительность, а также информация о грубых тактильных раздражителях.

66. Какой тип периферических нервных волокон участвует в проведении импульсов по спиноталамическому пути?

Информация проводится по тонким миелинизированным и немиелинизированным нервным волокнам.

67. Опишите путь, по которому информация достигает коры головного мозга.

Сенсорные рецепторы кожи → афферентные сенсорные волокна → желатинозная субстанция ипсилатерального заднего рога → переключение на следующий нейрон → перекрест в передней белой спайке → контралатеральный спиноталамический путь → вентральное заднелатеральное ядро таламуса → синаптическое переключение на следующий нейрон → заднее бедро внутренней капсулы → задняя центральная извилина коры головного мозга.

68. Где перекрещиваются волокна спиноталамического пути? Где происходит синаптическое переключение нейронов?

Волокна спиноталамического пути перекрещиваются на уровне их вхождения в спинной мозг после переключения на второй нейрон во II пластине по Рекседу (желатинозной субстанции). Следующее переключение происходит в вентральном заднелатеральном ядре таламуса, после чего волокна направляются к коре головного мозга.

69. Какие типы рецепторов воспринимают эти виды сенсорной информации?

Болевые и температурные раздражители воспринимаются свободными окончаниями А-дельта и С-волокон, а также множеством специализированных хеморецепторов, которые возбуждаются под влиянием тканевых веществ, выделяющихся под действием повреждающих и воспалительных стимулов. Считается, что нейротрансмиттером, выделяемым А-дельта и С-волокнами в местах их переключения на вставочные нейроны в спинном мозге, является субстанция Р.

70. В каких отделах внутренней капсулы проходят афферентные волокна от вентрального заднелатерального ядра таламуса?

Сенсорные волокна от вентрального заднелатерального ядра таламуса проходят в задних отделах заднего бедра внутренней капсулы.

71. На какие анатомические структуры проецируются афферентные волокна от вентрального заднелатерального ядра таламуса?

Эти волокна проецируются на заднюю центральную извилину коры головного мозга (поля 3, 1, 2 по Бродману, также называемые соматосенсорной зоной I) и на II соматосенсорную область (соответствует задним отделам верхнего края сильвиевой борозды).

ЧУВСТВИТЕЛЬНОСТЬ: СПИНОЦЕРЕБЕЛЛЯРНЫЕ ПУТИ

72. По какому пути проводятся проприоцептивные импульсы от нижних конечностей к мозжечку?

Проприоцептивные импульсы от нижних конечностей к мозжечку проводятся по волокнам задних столбов.

73. Где переключаются афферентные волокна, несущие проприоцептивную информацию от нижних конечностей к мозжечку?

Синаптическое переключение на второй нейрон происходит на среднегрудном уровне спинного мозга в дорсальном ядре Кларка.

74. Где проходит спиноцеребеллярный путь?

Спиноцеребеллярный путь проходит в спинном мозге латеральнее кортикоспинального пути.

ДВИГАТЕЛЬНАЯ СФЕРА: КОРТИКОСПИНАЛЬНЫЙ ПУТЬ

75. Где начинаются двигательные волокна?

Двигательные волокна начинаются в передней центральной извилине (поле 4 по Бродману). За начальные этапы (инициацию) движения отвечает премоторная кора (поле 6 по Бродману), которая лежит кпереди от передней центральной извилины.

76. В каких отделах внутренней капсулы проходят двигательные волокна?

Волокна кортикоспинального пути проходят в передних отделах заднего бедра внутренней капсулы. Двигательные волокна, идущие к лицевой мускулатуре (кортикобульбарные волокна), проходят через колено внутренней капсулы.

77. Какой из черепных нервов выходит из среднего мозга в непосредственной близости от волокон кортикоспинального пути?

III черепной (глазодвигательный) нерв покидает средний мозг в непосредственной близости от кортикоспинального пути, что объясняет частоту синдрома Вебера. Последний представляет собой сочетание дисфункции ипсилатерального глазодвигательного нерва с контралатеральным гемипарезом и возникает вследствие инфаркта среднего мозга.

78. Где происходит перекрест волокон кортикоспинального пути?

Волокна кортикоспинального пути перекрещиваются в нижних вентральных отделах продолговатого мозга, при этом большая часть волокон продолжается в спинном мозге в виде латерального кортикоспинального пути и лишь небольшая их часть идет в переднем кортикоспинальном пути.

79. На какие типы нейронов спинного мозга переключаются волокна кортикоспинального пути?

В спинном мозге волокна кортикоспинального пути образуют синапсы с альфа- и гамма-мотонейронами в IX пластине по Рекседу.

ДВИГАТЕЛЬНАЯ СФЕРА: ДРУГИЕ ПРОВОДЯЩИЕ ПУТИ

80. Что такое ретикулоспинальный путь?

Ретикулоспинальный путь также начинается от передней центральной извилины, но не является моносинаптическим: на пути к спинному мозгу происходит переключение волокон в ретикулярной формации ствола головного мозга. Эти волокна оказывают преимущественно ингибирующее воздействие на альфа- и гамма-мотонейроны.

81. Что такое вестибулоспинальный путь?

Вестибулоспинальный путь представляет собой нисходящие (эфферентные) волокна, идущие от латерального вестибулярного ядра. Этот путь спускается по спинному мозгу, располагаясь латерально от спиноталамического пути и координирует двигательные и вестибулярные функции.

82. Что представляет собой медиальный продольный пучок?

Медиальный продольный пучок состоит преимущественно из эфферентных волокон, следующих от латерального вестибулярного ядра. Этот путь направляется вверх – к ядрам VI, IV и III черепных нервов. Другой основной источник волокон медиального продольного пучка – вставочные нейроны парамедианной ретикулярной формации моста (см. вопрос 150).

СТВОЛ МОЗГА: ЧЕРЕПНЫЕ НЕРВЫ

83. Назовите три основных отдела ствола головного мозга.

Ствол мозга состоит из среднего мозга, моста и продолговатого мозга.

84. Что представляет собой ретикулярная формация?

Ретикулярная формация – это центральный «стержень» ствола головного мозга, который представляет собой вытянутое в продольном направлении скопление тесно связанных между собой вставочных нейронов, функция которых заключается в модуляции уровня бодрствования и поведенческих реакций.

85. Перечислите 12 черепных нервов.

I	обонятельный	VII	лицевой
II	зрительный	VIII	слуховой (преддверно-улитковый)
III	глазодвигательный	IX	языкоглоточный
IV	блоковый	X	блуждающий
V	тройничный	XI	добавочный
VI	отводящий	XII	подъязычный

86. В чем заключается функция общих соматических афферентных волокон? В состав каких черепных нервов они входят?

По общим соматическим афферентным волокнам проводится экстероцептивная (ощущение боли, температуры, осязание) и проприоцептивная импульсация. Проприоцептивные волокна входят в состав III, IV, V, VI и XII нервов; болевая, температурная и тактильная чувствительность проводится по волокнам V, VII, IX и X нервов.

87. В чем заключается функция общих висцеральных афферентных волокон? В состав каких черепных нервов они входят?

Общие висцеральные афферентные волокна проводят импульсы от внутренних органов и входят в состав IX и X черепных нервов.

88. В чем заключается функция специальных соматических афферентных волокон? В состав каких черепных нервов они входят?

Специальные соматические афферентные нервные волокна проводят чувствительные импульсы от органов чувств (зрения, слуха, равновесия) и входят в состав II и VIII черепных нервов.

89. В чем заключается функция специальных висцеральных афферентных волокон?

Специальные висцеральные афферентные волокна проводят импульсы от органов обоняния и вкуса и входят в состав I нерва (обонятельные волокна), VII, IX и X нервов (вкусовые волокна).

90. В чем заключается функция общих соматических эфферентных волокон? В составе каких черепных нервов они проходят?

Общие соматические эфферентные волокна проводят двигательные импульсы к соматической поперечно-полосатой мускулатуре (мышцам головы, языка, наружным мышцам глаз). Волокна данного типа проходят в составе III, IV, VI и XII черепных нервов.

91. Что представляют собой общие висцеральные эфферентные волокна? В составе каких черепных нервов они проходят?

Общие висцеральные эфферентные волокна представляют собой аксоны парасимпатических нейронов. Они проходят в составе следующих черепных нервов:

1. **III черепной нерв:** преганглионарные волокна следуют от ядра Эдингера–Вестфаля и прерываются в ресничном узле; постганглионарные волокна иннервируют зрачок.

2. **VII черепной нерв:** преганглионарные волокна следуют от верхнего слюноотделительного ядра, прерываются в крылонебном и подчелюстном узлах; постганглионарные волокна, идущие от крылонебного узла, иннервируют слезную железу, а волокна, отходящие от подчелюстного ганглия, иннервируют подчелюстную и подъязычную слюнные железы.

3. **IX черепной нерв:** преганглионарные волокна следуют от нижнего слюноотделительного ядра, прерываются в ушном ганглии; постганглионарные волокна иннервируют околоушную слюнную железу.

4. **X черепной нерв:** волокна, отходящие от дорсального двигательного ядра, иннервируют внутренние органы брюшной полости.

92. Что представляют собой специальные висцеральные эфферентные волокна? В составе каких черепных нервов они проходят?

Специальные висцеральные эфферентные волокна иннервируют поперечнополосатые мышцы, которые в процессе эмбриогенеза формируются из жаберных дуг. Они входят в состав V черепного нерва (иннервируют жевательную мускулатуру, являющуюся производной 1-й жаберной дуги), VII черепного нерва (иннервируют мимическую мускулатуру, являющуюся производной 2-й жаберной дуги), IX черепного нерва (иннервируют шилоглоточную мышцу, являющуюся производной 3-й жаберной дуги), X черепного нерва (иннервируют мышцы мягкого неба и глотки, являющиеся производными 4-й жаберной дуги), XII черепного нерва (иннервируют мышцы гортани, грудинно-ключично-сосцевидную мышцу, трапециевидную мышцу, являющиеся производными 6-й реберной дуги).

СРЕДНИЙ МОЗГ

93. Назовите три анатомических отдела среднего мозга.

Средний мозг подразделяется на крышу, покрышку и ножки мозга (рис. 2.7).

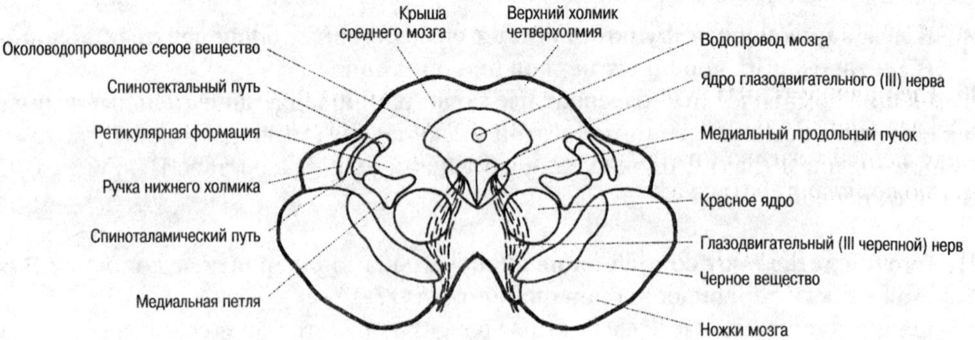

Рис. 2.7. Анатомия среднего мозга

94. Что такое четырехугольная пластинка?

Четырехугольная пластинка с расположенными на ней верхними и нижними холмиками входит в состав крыши среднего мозга.

95. Что представляет собой черная субстанция?

Черная субстанция – моторное ядро, относящееся к системе базальных ганглиев. Оно лежит кпереди от покрышки среднего мозга, но кзади по отношению к ножкам мозга, в которых проходит пирамидный тракт.

96. При каком заболевании поражается черная субстанция? Каковы его патоморфологические признаки?

Основным нейромедиатором эфферентных путей, отходящих от черной субстанции, является дофамин. Черная субстанция поражается при болезни Паркинсона. При этом заболевании в результате гибели меланин-содержащих нейронов происходит депигментация черной субстанции. В сохранившихся нейронах обнаруживаются внутриклеточные включения, называемые тельцами Леви.

97. Что представляет собой красное ядро?

Красное ядро – шаровидное образование, расположенное в вентральных отделах покрышки среднего мозга. Это релейный центр, где происходит переключение многих эфферентых мозжечковых путей. Перекрещенные волокна, идущие через верхнюю мозжечковую ножку, проходят через красное ядро или вблизи него.

98. Что такое ядро Эдингера–Вестфаля?

Ядро Эдингера–Вестфаля расположено в задних отделах среднего мозга. От него отходят парасимпатические волокна, которые идут в составе III черепного нерва к ресничному узлу. Их основная функция – сужение зрачка и обеспечение реакций зрачка на свет и аккомодацию.

99. Какова функция III черепного нерва?

Глазодвигательный (III) нерв иннервирует все наружные мышцы глаза за исключением латеральной прямой и верхней косой. К числу мышц, иннервируемых III нервом, относятся медальная прямая, верхняя прямая, нижняя прямая и нижняя косая.

100. Где начинается III нерв, в каком месте он выходит из ствола головного мозга?

Глазодвигательный (III) нерв выходит из медиальной части среднего мозга между задней мозговой и верхней мозжечковой артериями. Это важно, потому что нерв может сдавливаться аневризмами этих артерий.

101. Какова функция блокового (IV) нерва?

Блоковый (IV) нерв иннервирует верхнюю косую мышцу.

102. Опишите топографию блокового нерва.

Блоковый нерв проходит в заднемедиальном направлении, пересекает срединную линию, огибает средний мозг и выходит из ствола головного мозга между задней мозговой и верхней мозжечковой артериями. Его внутричерепная часть составляет приблизительно 7,5 см, она длиннее, чем у любого другого черепного нерва. Затем нерв проходит через кавернозный синус и вступает в орбиту через верхнюю глазничную щель. Поскольку блоковый нерв пересекает среднюю линию, он иннервирует верхнюю косую мышцу с противоположной стороны, например правый блоковый нерв иннервирует левую верхнюю косую мышцу и наоборот.

103. В какую сторону будет наклонена голова больного при параличе верхней косой мышцы?

При параличе левой верхней косой мышцы наклон головы вправо будет уменьшать двоение, а наклон влево – усиливать его. Поэтому пациент будет наклонять голову в сторону от пораженного глаза.

МОСТ

104. Какие из черепных нервов выходят из головного мозга на стыке моста и продолговатого мозга?

VI нерв выходит медиальнее, а VII и VIII нервы – латеральнее (рис. 2.8).

105. Где место выхода тройничного (V) нерва из ствола головного мозга?

Тройничный (V) нерв покидает ствол головного мозга на уровне средних отделов моста латерально. Он делится на 3 основных ветви: V1 – глазную, V2 – верхнечелюстную и V3 – нижнечелюстную.

106. Какие четыре части включает ядро тройничного нерва?

1. Среднемозговое (мезэнцефальное) ядро (подобно спинномозговым ганглиям, состоит из тел униполярных нейронов, не образующих здесь синаптических контактов).

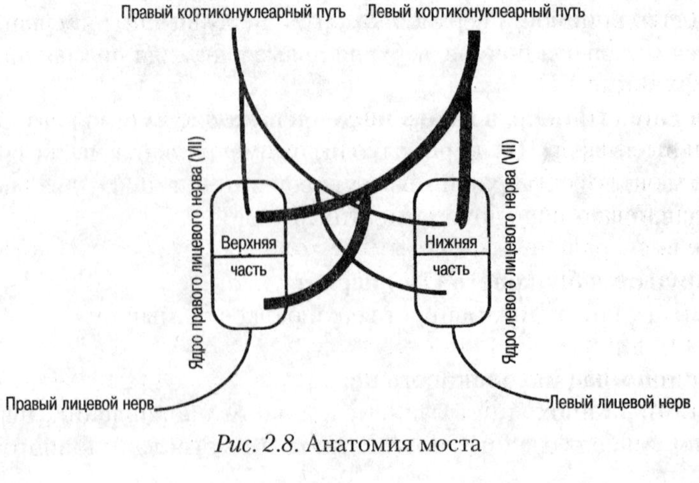

Рис. 2.8. Анатомия моста

2. Главное чувствительное ядро
3. Нисходящее спинномозговое ядро
4. Двигательное ядро

107. Какая информация передается по тройничному нерву?

Тройничный нерв обеспечивает общую чувствительность передних 2/3 лица (общие соматические афферентные волокна), иннервацию жевательных мышц (медальная и латеральная крыловидные, жевательная, височная), челюстно-подъязычной мышцы, переднего брюшка двубрюшной мышцы, мышцы, напрягающей барабанную перепонку, мышцы, напрягающей небную занавеску (специальные висцеральные эфферентные волокна).

108. Каким образом сенсорная импульсация от лица достигает коры головного мозга?

После вхождения тройничного нерва в ствол головного мозга его афферентные волокна делятся на две группы: одна из них подобно задним столбам несет глубокую чувствительность, другая (подобно спиноталамическому пути) – поверхностную. Первая группа волокон подходит к главному чувствительному ядру тройничного нерва (в средней части моста), где переключается на другой нейрон → контралатеральная тригеминальная петля (расположена кнутри от медиальной петли) → вентральное заднемедиальное ядро таламуса (синапс) → заднее бедро внутренней капсулы → задняя центральная извилина. Волокна поверхностной чувствительности образуют спинномозговой путь тройничного нерва → спускаются от средней части моста к нижней части продолговатого мозга → переключаются в спинномозговом ядре тройничного нерва → диффузно перекрещиваются, образуя контралатеральную тригеминальную петлю (в средней части моста) → вентральное заднемедиальное ядро таламуса (синапс) → заднее бедро внутренней капсулы → задняя центральная извилина.

109. Какова функция VI нерва?

VI нерв (отводящий нерв) обеспечивает отведение глазного яблока.

110. Какова функция VII нерва?

VII нерв (лицевой нерв) иннервирует мимическую мускулатуру (специальные висцеральные эфферентные волокна), слезную железу, а также подчелюстную, подъязычную и околоушную слюнные железы (общие висцеральные эфферентные волокна), обеспечивает вкусовую чувствительность на передних двух третях языка (специальные висцеральные афферентные волокна), чувствительность наружного уха (общие соматические афферентные волокна).

111. Как кора головного мозга проецируется на ядро VII черепного нерва?

Иннервация мимической мускулатуры верхней и нижней половин лица устроена по-разному. Та часть ядра лицевого нерва, которая управляет мышцами верхней половины лица, получает двустороннюю корковую иннервацию. Часть ядра,

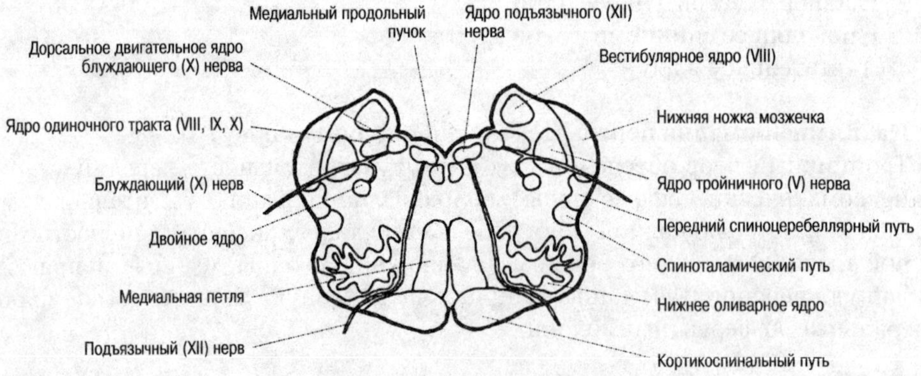

Рис. 2.9. Иннервация мимической мускулатуры

управляющая мимическими мышцами нижней половины лица, получает корковую иннервацию только от контралатерального полушария (рис. 2.9).

112. Каковы различия между центральным и периферическим параличом мимических мышц?

Сохранность функции верхней части мимической мускулатуры у пациента с параличом лицевых мышц (например, если он в состоянии наморщить лоб) свидетельствует о контралатеральном супрануклеарном поражении. Очаг может быть расположен по ходу кортиконуклеарного пути выше ядра лицевого нерва (например, в ножке мозга или колене внутренней капсулы). Нарушение функции всей мимической мускулатуры как верхней, так и нижней части лица свидетельствует об ипсилатеральном поражении ядра или волокон самого лицевого нерва.

113. Что такое синдром Мебиуса?

Синдром Мебиуса – врожденное отсутствие ядер лицевого нерва с обеих сторон с развитием двусторонней плегии мимической мускулатуры. Это может сочетаться с недоразвитием ядер отводящего нерва.

114. Какую функцию выполняет VIII нерв?

VIII нерв (преддверно-улитковый, или слуховой нерв) имеет две порции с разными функциями: преддверную (вестибулярную) и улитковую (слуховую). Вестибулярная порция реагирует на изменения позы и движений головы и способствует поддержанию равновесия. Улитковая (кохлеарная) часть обеспечивает функцию слуха.

ПРОДОЛГОВАТЫЙ МОЗГ

115. Что представляет собой двойное ядро?

Двойное ядро – сигарообразной формы ядро, расположенное в глубине продолговатого мозга. Оно иннервирует поперечно-полосатые (произвольные) мышцы

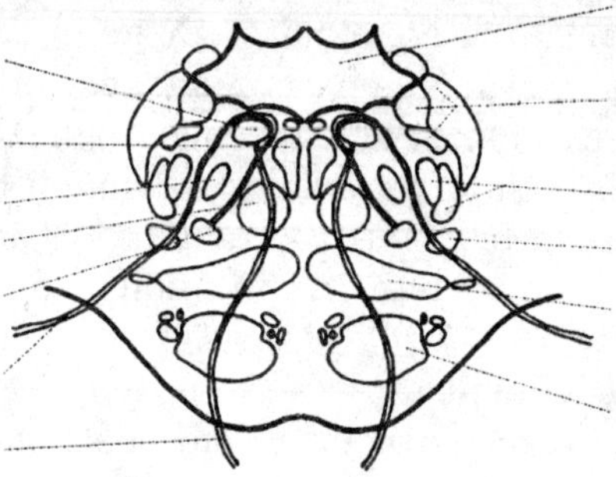

Рис. 2.10. Анатомия продолговатого мозга

глотки (через IX и X нервы) и мышцы гортани, обеспечивающие фонацию (через X нерв). Глотка и гортань получают двустороннюю корковую иннервацию.

116. Что представляет собой одиночное ядро?

Одиночное ядро расположено в продолговатом мозге и получает афферентацию от гортани (через X нерв), задних отделов глотки и обеспечивает глоточный и кашлевой рефлексы (через IX и X нервы). Болевая чувствительность упомянутых зон обеспечивается волокнами IX и X нервов, которые следуют к нисходящему спинномозговому ядру тройничного нерва.

117. Что представляет собой слюноотделительное ядро?

Верхнее слюноотделительное ядро посылает эфферентные вегетативные волокна (общие висцеральные эфферентные волокна) в составе VII нерва к слезной, подчелюстной и подъязычной слюнным железам, а также иннервирует слизистую оболочку полости носа и неба. Нижнее слюноотделительное ядро посылает эфферентные вегетативные волокна в составе IX нерва к околоушной слюнной железе.

118. Что представляет собой вкусовое ядро?

Вкусовое ядро расположено в продолговатом мозге. Оно получает импульсацию от вкусовых рецепторов. Передние две трети языка иннервируются барабанной струной, которая является ветвью лицевого (VII) нерва, задняя треть языка иннервируется языкоглоточным (IX) нервом, а надгортанник – блуждающим (X) нервом.

119. Какие функции выполняют IX и X нервы (языкоглоточно-блуждающий комплекс)?

IX (языкоглоточный) и X (блуждающий) нервы обычно рассматривают вместе в силу общности их функций. Внутричерепные части этих нервов идут вместе, оба нерва выходят из полости черепа через яремное отверстие. Двойное ядро иннервирует поперечно-полосатую мускулатуру глотки посредством волокон IX и X нервов, а мускулатуру гортани – посредством волокон X нерва. Чувствительность гортани обеспечивается волокнами X нерва, которые следуют к продолговатому мозгу и заканчиваются в ядре одиночного пути. Вкусовая чувствительность задней трети языка обеспечивается волокнами IX нерва, а вкусовая чувствительность надгортанника – волокнами X нерва, однако все они оканчиваются во вкусовом ядре. Волокна, идущие от слюноотделительного ядра в составе IX нерва, обеспечивают парасимпатическую иннервацию околоушной слюнной железы. Ветви блуждающего нерва являются основным источником парасимпатической иннервации сердца, легких и внутренних органов брюшной полости.

120. Какова функция XI нерва?

XI (добавочный) нерв – относительно небольшой нерв, который состоит из приблизительно 3500 моторных волокон. Их источником являются клетки передних рогов верхнего шейного отдела спинного мозга, а также нижних отделов продолговатого мозга. Добавочный нерв иннервирует грудинно-ключично-сосцевидную и трапециевидную мышцы. Волокна добавочного нерва покидают полость черепа через яремное отверстие.

121. Что такое синдром яремного отверстия?

Через яремное отверстие из полости черепа выходят IX, X и XI нервы, поэтому синдром яремного отверстия представляет собой совокупность симптомов, связанных с нарушением функции трех указанных нервов. Данный синдром чаще всего возникает при развитии опухоли в области яремного отверстия и клинически проявляется снижением вкуса на задней трети языка, параличом голосовых связок, мягкого неба, мышц глотки, трапециевидной и грудинно-ключично-сосцевидной мышц.

122. Какие функции нарушаются при пересечении левого добавочного нерва?

Поскольку добавочный нерв иннервирует трапециевидную и грудинно-ключично-сосцевидную мышцы, при его пересечении развивается паралич этих мышц. Левая грудинно-ключично-сосцевидная мышца обеспечивает поворот головы вправо, поэтому поражение левого добавочного нерва нарушит эту функцию. Поскольку в этом случае пострадает функция и левой трапециевидной мышцы, больной не может поднять левое плечо.

123. В какую сторону отклоняется язык при поражении ядра левого подъязычного нерва?

Повреждение ядра нерва вызывает те же проявления, что и поражение самого нерва. Левый подъязычный нерв иннервирует мышцы левой половины языка, которые, действуя изолированно, выталкивают язык вправо. Правый подъязычный нерв иннервирует мышцы правой половины языка, которые, действуя изолированно, выталкивают язык влево. В норме мышцы обеих половин языка, действуя содружественно, выталкивают язык вперед по средней линии. При поражении ядра левого подъязычного нерва преобладает функция мышц правой половины языка, поэтому язык отклоняется влево, иными словами, язык отклоняется в сторону поражения.

КЛЮЧЕВЫЕ ФАКТЫ: РЕФЛЕКСЫ ЧЕРЕПНЫХ НЕРВОВ ✓

1. Имеют решающее значение для установления уровня повреждения в состоянии комы
2. Имеют решающее значение для выяснения причины комы (фокальное — структурное поражение, диффузное — метаболическое поражение)
3. Реакция зрачков (афферентная часть — II нерв, эфферентная часть — III нерв)
4. Феномен кукольных глаз или калорическая проба с холодной водой (афферентная часть — VIII нерв, эфферентная часть — III, IV, VI нервы)
5. Глоточный рефлекс (афферентная часть — IX нерв, эфферентная часть — X нерв)
6. Функция дыхания — продолговатый мозг

ДЫХАНИЕ

124. Что такое дыхание Чейна–Стокса? При какой локализации поражения оно развивается?

Дыхание Чейна–Стокса — периодическое дыхание, характеризующееся постепенным усилением и ослаблением дыхания, при этом периоды гиперпноэ регулярно чередуются с периодами апноэ. Дыхание Чейна–Стокса чаще всего наблюдается при поражении обоих полушарий головного мозга.

125. Что такое центральная нейрогенная гипервентиляция? Каковы ее причины?

Центральная нейрогенная гипервентиляция представляет собой постоянное частое глубокое дыхание (гиперпноэ). Она развивается при поражении нижних отделов среднего мозга или верхней трети моста.

126. Что такое апноэтическое дыхание? Каковы его причины?

Апноэтическое дыхание характеризуется длительным судорожным вдохом, после которого следует апноэ. Развивается при поражении средних или каудальных отделов моста.

127. Что такое кластерное дыхание? Когда оно развивается?

Кластерное дыхание представляет собой беспорядочную последовательность вдохов с нерегулярными паузами между ними. Возникает при поражении нижних отделов моста или верхней части продолговатого мозга.

128. Что такое атактическое дыхание? При какой локализации поражения оно развивается?

Абсолютно неритмичное, хаотичное дыхание, при котором глубокие и поверхностные вдохи чередуются в случайном порядке. Частота дыхательных движений снижена. Встречается при поражении центральных отделов продолговатого мозга.

ПОЗА

129. Что такое декортикационная поза? Каковы ее причины?

Декортикационная поза — стереотипная реакция на болевое раздражение, включающая сгибание рук в локтевых, лучезапястных суставах со сгибанием пальцев кисти, а также разгибание ног с пронацией и подошвенным сгибанием стоп. Декортикационная поза чаще всего наблюдается у больных в коматозном состоянии при поражении ниже таламуса, но выше уровня красного ядра.

130. Что представляет собой децеребрационная поза? Когда она развивается?

Децеребрационная поза — стереотипная реакция на болевое раздражение, включающая разгибание, приведение и гиперпронацию верхних конечностей, а также разгибание нижних конечностей с подошвенным сгибанием стоп. Наблюдается у больных в коматозном состоянии при поражении ниже уровня красного ядра, но выше уровня вестибулярного ядра.

ВЕСТИБУЛЯРНЫЙ АППАРАТ

131. Перечислите пять рецепторных образований вестибулярного аппарата. Какие стимулы они воспринимают?

Три полукружных канала, расположенные под углом 90 градусов друг к другу, воспринимают вращательное ускорение во всех трех плоскостях. Вертикально ориентированный мешочек и горизонтально ориентированная маточка воспринимают линейное ускорение в соответствующих плоскостях.

132. Каким образом вестибулярная информация поступает в центральную нервную систему?

Волокна вестибулярного нерва, несущие информацию от вестибулярных рецепторов, направляются к четырем вестибулярным ядрам (верхнему, нижнему, медальному и латеральному), расположенным поблизости друг от друга в продолговатом мозге, где происходит синаптическое переключение с одного нейрона на другой.

133. Куда направляются волокна от упомянутых вестибулярных ядер?

От вестибулярных ядер отходят вестибулоспинальные пути и медиальный продольный пучок.

134. С какими структурами связаны вестибулярные ядра?

Вестибулярные ядра образуют связи с: 1) ядрами глазодвигательных нервов (III, IV и VI); 2) добавочным (XI) нервом; 3) цервикальными ядрами, обеспечивающими контроль положения головы и шеи в пространстве; 4) ядрами шатра мозжечка; 5) ретикулярной формацией ствола.

135. Что происходит в норме при вливании холодной воды в левое ухо?

В норме вливание холодной воды в левое ухо вызывает нистагм, медленная фаза которого направлена влево, а следующая за ним быстрая фаза — вправо.

136. Какова будет реакция на вливание холодной воды в левое ухо у пациента в коматозном состоянии при сохранности стволовых структур?

Наблюдается медленное отведение глазных яблок в сторону левого уха. Быстрая фаза нистагма отсутствует.

СЛУХ

137. Какие анатомические структуры входят в состав наружного, среднего и внутреннего уха?

Наружное ухо состоит из ушной раковины, наружного слухового прохода, барабанной перепонки. **Среднее ухо** включает барабанную перепонку, слуховые косточки (молоточек, наковальня, стремя), овальное окно. Слуховые косточки образуют цепочку, благодаря которой происходит сопряжение колебаний воздуха и жидкости при распространении звуковой волны. К **внутреннему уху** относят часть овального окна, улитку и круглое окно.

138. Какие части улитки заполнены перилимфой?

- **Лестница преддверия.** Отделена от барабанной лестницы посредством мембраны Рейсснера.
- **Барабанная лестница.** Отделена от средней лестницы базилярной мембраной.
- **Средняя лестница.** Заполнена эндолимфой и расположена между мембраной Рейсснера и базилярной мембраной (рис. 2.11).

139. Как распространяется волна в жидкости улитки, возникшая под действием звуковой волны?

Механические колебания стремени передаются на овальное окно и далее на перилимфу лестницы преддверия. Волны давления перилимфы вызывают вибрацию мембраны Рейсснера, что приводит к появлению волны в средней лестнице. Далее

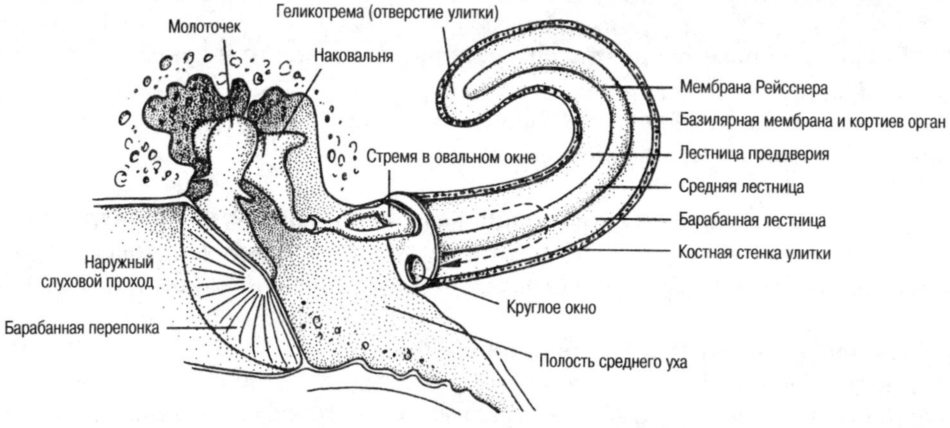

Рис. 2.11. Анатомия слухового аппарата (По *Kandel E, Schwartz JH, Jessell TM (eds): Principles of Neuroscience, 3rd ed. New York, Elsevier, 1991, p 369*)

колебания передаются на базилярную мембрану, вызывая распространение волны в барабанной лестнице, передающейся затем на круглое окно.

140. Как организованы нейроэпителиальные клетки кортиева органа?

1. Наружные волосковые клетки, расположенные в три ряда, прилежат к базальной мембране. Их чувствительные волоски (стереоциллы) внедрены в покрышечную мембрану. Наружные волосковые клетки могут сокращаться и направлять поток эндолимфы в сторону внутренних волосковых клеток.

2. Внутренние волосковые клетки, расположенные в один ряд, прилежат к кости и не способны к сокращению. Данная группа клеток воспринимает движения эндолимфы и трансформирует ее механические колебания в нервные импульсы, которые по афферентным путям направляются к спиральному ганглию.

141. Каким образом кортиев орган анализирует частоту звуковых колебаний?

Частотный анализ звуковых колебаний осуществляется благодаря следующим особенностям строения кортиева органа.

1. Базальная мембрана в основании улитки реагирует на высокочастотные колебания, а в области верхушки – на низкие звуковые частоты.

2. Короткие толстые волоски (стереоциллы) волосковых клеток, расположенных в основании улиткового протока, воспринимают высокие частоты.

3. Длинные тонкие волоски (стереоциллы) волосковых клеток на верхушке улитки воспринимают низкие частоты.

142. Какова анатомия слухового пути?

Спиральный ганглий → слуховой (VIII) нерв → дорсальные и вентральные улитковые ядра (на стыке продолговатого мозга и моста) → трапециевидное тело (на этом уровне 50% аксонов переходит на противоположную сторону) → верхнее ядро оливы → латеральная петля → нижний холмик крыши среднего мозга → медиальное коленчатое тело → поперечная извилина Гешля (поле 41 по Бродману, частично погружено в сильвиеву борозду).

143. На каком уровне осуществляется перекрест правого и левого восходящих путей?

Переход волокон на другую сторону происходит на любом уровне между трапециевидным и медальным коленчатым телом.

144. При какой локализации поражения развивается односторонняя глухота?

Одностороннюю глухоту вызывает поражение на уровне улиткового ядра или ниже; выше улитковых ядер происходит множественный перекрест волокон.

145. Что представляет собой проба Вебера?

Вибрирующий камертон помещают на середину темени. При повреждении звукопроводящего аппарата звук латерализуется в сторону пораженного уха (из-за преобладания костного проведения над воздушным), при нейросенсорной тугоухости звук латерализуется в сторону здорового уха.

146. Что представляет собой проба Ринне?

Вибрирующий камертон помещается на сосцевидный отросток. Когда обследуемый перестает слышать вибрацию, камертон подносят к наружному слуховому проходу. Таким образом сравнивают костную и воздушную проводимость. При патологии звукопроводящего аппарата костная проводимость преобладает над воздушной, поэтому больные дольше слышат вибрацию камертона на сосцевидном отростке, чем перед ушной раковиной (положительный симптом Ринне). При нейросенсорной тугоухости воздушная проводимость преобладает над костной.

147. Как иннервируется наружный слуховой проход?

Наружный слуховой проход иннервируется третьей ветвью тройничного (V) нерва, лицевым (VII) нервом, языкоглоточным (IX) и блуждающим (X) нервами.

148. Поражение каких структур вызывает гиперакузию?

1. **Лицевой (VII) нерв** – осуществляет иннервацию стременной мышцы, которая при сокращении ослабляет давление основания стремени на овальное окно.
2. **Тройничный (V) нерв** – иннервирует мышцу, напрягающую барабанную перепонку, которая, подтягивая рукоятку молоточка, напрягает барабанную перепонку и тем самым предотвращает ее вибрацию.

149. Укажите путь обратной связи?

После того, как слуховые импульсы достигли верхней оливы, по волокнам VIII нерва сигналы поступают к оливокохлеарному пучку, волокна которого заканчиваются на наружных волосковых клетках или афферентных волокнах спирального ганглия.

ДВИЖЕНИЯ ГЛАЗНЫХ ЯБЛОК

150. Что представляет собой парамедианная ретикулярная формация моста?

Парамедианная ретикулярная формация моста – группа нейронов, расположенных в мосту вблизи ядра отводящего (VI) нерва. Она выполняет функцию стволового центра горизонтального взора. Эфферентные волокна от парамедианной ретикулярной формации моста направляются к ядру отводящего (VI) нерва на своей стороне и (по волокнам медиального продольного пучка) – к ядру глазодвигательного (III) нерва на противоположной стороне. Благодаря этому возможны содружественные движения глаз в горизонтальной плоскости.

151. Каковы различия между саккадическими и плавными следящими движениями глазных яблок?

Саккады – быстрые содружественные движения глазных яблок, которые осуществляются под произвольным контролем. Саккады генерируются в контралатеральной лобной доле (поле 8 по Бродману). Плавные следящие движения глаз – медленные непроизвольные движения глазных яблок, фиксированных на движущемся предмете. Следящие движения в ту или иную сторону генерируются в ипсилатеральной затылочной доле (поля 18 и 19 по Бродману).

152. Какие проводящие пути обеспечивают осуществление саккадических движений глазных яблок?

Волокна от лобного центра взора (8 поле по Бродману) проходят через колено внутренней капсулы, перекрещиваются на уровне верхних отделов моста и заканчиваются синапсами на нейронах парамедианной ретикулярной формации моста.

153. Какие проводящие пути отвечают за плавные следящие движения?

Путь, обеспечивающий плавные следящие движения, остается еще не до конца изученным, но предполагается, что его волокна начинаются от передней части затылочной доли (поля 18 и 19 по Бродману) и направляются к ипсилатеральной парамедианной ретикулярной формации моста.

154. Что представляет собой стволовой центр вертикального взора?

Вблизи верхнего холмика крыши среднего мозга располагаются субтектальные и претектальные центры, которые контролируют вертикальные движения глазных яблок и проецируются на ядра III, IV и VI нервов.

155. Какие проводящие пути обеспечивают произвольные вертикальные движения глазных яблок?

Вертикальные движения направляются одновременно обеими лобными долями. При двусторонней активации импульсы от лобной коры (8 поле по Бродману) направляются по лобно-мостовому пути к ядрам III, IV и VI нервов с обеих сторон, которые иннервируют соответствующие мышцы.

МОЗЖЕЧОК

156. Какие части выделяют в мозжечке?

В мозжечке выделяют два полушария и срединные структуры: червь и флоккулонодулярную зону.

157. Какова функция каждой «доли» мозжечка?

Полушария мозжечка контролируют движения конечностей, червь – движения аксиальных структур, флоккулонодулярная зона ответственна за поддержание равновесия.

158. Перечислите три слоя коры мозжечка.

1. Наружный – молекулярный слой.
2. Средний слой – слой клеток Пуркинье.
3. Внутренний слой – слой гранулярный клеток (зернистый слой).

159. Какие клетки содержатся в каждом из перечисленных слоев?

Молекулярный слой содержит: 1) звездчатые клетки; 2) корзинчатые клетки; 3) дендриты клеток Пуркинье; 4) дендриты клеток Гольджи II типа; 5) аксоны гранулярных клеток. **Средний слой** содержит тела клеток Пуркинье. **Гранулярный слой** содержит 6) гранулярные клетки; 7) клетки Гольджи 2 типа и 8) клубочки (синаптические комплексы, содержащие мшистые волокна, аксоны и дендриты клеток Гольджи 2 типа, дендриты гранулярных клеток).

160. Какие афферентные волокна следуют от нижних олив к мозжечку? Через какую ножку мозжечка они проходят?

Афферентные волокна, следующие от нижних олив к мозжечку, – это лазящие волокна. Они входят в мозжечок через его нижнюю ножку.

161. Что такое треугольник Молларе?

Треугольник Молларе образован физиологическими связями между красным ядром, нижними оливами и зубчатым ядром мозжечка. Поражение указанных связей вызывает небную миоклонию.

162. Перечислите глубинные ядра мозжечка (от медальных к латеральным).

Ядро шатра, шаровидное ядро, пробковидное ядро, зубчатое ядро.

163. Назовите основные афферентные и эфферентные связи мозжечка.

С определенной точки зрения мозжечок можно представить себе как петлю обратной связи, при этом импульсация, приходящая в мозжечок, проходит через синапсы в его ядрах, а затем возвращается обратно, зачастую именно в ту структуру, откуда она поступила (табл. 2.2).

Таблица 2.2

Связи мозжечка

НОЖКА МОЗЖЕЧКА	СВЯЗИ	ПУТИ, ПРОХОДЯЩИЕ ЧЕРЕЗ СООТВЕТСТВУЮЩУЮ НОЖКУ
Верхняя (ВНМ)	Средний мозг	Дентаторубро-таламический (ДРТ) и передний спиноцеребеллярный (ПСЦ)
Средняя (СНМ)	Мост	Кортикопонто-церебеллярный
Нижняя (ННМ)	Продолговатый мозг	Все остальные пути, направляющиеся к мозжечку и от мозжечка

ИСТОЧНИК	АФФЕРЕНТНЫЙ ПУТЬ	НОЖКА МОЗЖЕЧКА, ЧЕРЕЗ КОТОРУЮ ВХОДИТ ПУТЬ	ЯДРО МОЗЖЕЧКА	НОЖКА МОЗЖЕЧКА, ЧЕРЕЗ КОТОРУЮ ВЫХОДИТ ПУТЬ	ЭФФЕРЕНТНЫЙ ПУТЬ	ПРОЕКЦИЯ
Передняя центральная извилина	КПЦ	СНМ	Зубчатое	ВНМ	ДРТ	Передняя центральная извилина
Спинной мозг	СЦ	ННМ	Шатра	ННМ	–	Вестибулярное ядро
Вестибулярное ядро	ВЦ	ННМ	Вестибулярное	ННМ	ЛВС (МПП)	Спинной мозг

ВНМ – верхняя ножка мозжечка, СНМ – средняя ножка мозжечка, ННМ – нижняя ножка мозжечка, КПЦ – кортико-понтоцеребеллярный, ДРТ – дентаторубро-таламический, СМ – спиноцеребеллярный, ВЦ – вестибулоцеребеллярный, ЛВС – латеральный вестибулоспинальный, МПП – медиальный продольный пучок

164. Какие волокна, отходящие от коры мозжечка, оказывают тормозное воздействие на глубинные ядра мозжечка?

Волокна Пуркинье отходят от коры мозжечка и образуют тормозные синапсы на клетках глубинных ядер мозжечка.

165. На каком уровне переключаются волокна дентаторубро-таламического пути?

Указанные волокна образуют синапсы с нейронами вентролатерального ядра таламуса, проецирующимися на кору головного мозга.

БАЗАЛЬНЫЕ ГАНГЛИИ

166. Что представляют собой базальные ганглии?

Базальные ганглии – группа ядер, преимущественно участвующих в регуляции двигательных функций. К ним относятся, в частности, полосатое тело и чечевицеобразный комплекс (рис. 10.1).

167. Перечислите анатомические структуры, которые входят в состав полосатого тела.

Полосатое тело состоит из скорлупы и хвостатого ядра.

168. Что представляет собой чечевицеобразный комплекс?

Чечевицеобразный комплекс (чечевицеобразное ядро) состоит из бледного шара и скорлупы.

169. Какое анатомическое образование прилежит к наружному краю хвостатого ядра?

Переднее бедро внутренней капсулы улы.

170. Назовите основной эфферентный путь, идущий от базальных ганглиев.

Основной эфферентный путь от базальных ганглиев – лентикулярный пучок (поле Фореля H2), состоящий из волокон, которые берут начало от медиального сегмента бледного шара. Другой пучок волокон, тоже отходящий от медиального сегмента бледного шара, огибает внутреннюю капсулу и обозначается как лентикулярная петля. В области поля Фореля H эти волокна сливаются с лентикулярным пучком, а также волокнами дентаторубро-таламического пути. Далее упомянутые волокна продолжаются под названием таламического пучка (поле Фореля H1), который оканчивается на таламических ядрах: центромедианном, вентральном латеральном и вентральном переднем, где происходит синаптическое переключение на другие нейроны, по которым импульсы достигают моторной коры.

171. Существуют ли какие-либо другие эфферентные пути, отходящие от медиального сегмента бледного шара?

Да. Кроме лентикулярного пучка и лентикулярной петли существует третий пучок волокон, который отходит от медиального сегмента бледного шара, –

паллидотегментальный путь. Он следует вниз к педункулопонтинному ядру среднего мозга, нейроны которого участвуют в регуляции позы. Это единственный нисходящий путь, идущий от базальных ганглиев.

172. Существуют ли какие-либо проводящие пути от базальных ганглиев, которые начинаются не от медиальных отделов бледного шара?

Единственый путь такого рода — небольшой по протяженности паллидосубталамический путь, волокна которого начинаются от латерального сегмента бледного шара и переключаются в субталамическом ядре.

173. Назовите основные афферентые пути, направляющиеся к базальным ганглиям.

Основные афферентные пути к базальным ганглиям следуют от моторной коры и ядер таламуса. Функцию базальных ганглиев можно упрощенно свести к обеспечению петли обратной связи: кора головного мозга—базальные ганглии—таламус—кора головного мозга

ТАЛАМУС

174. Какие структуры расположены латерально или медиально по отношению к таламусу?

Латеральнее таламуса прилежит заднее бедро внутренней капсулы, медиальнее расположен третий желудочек.

175. Каково анатомическое строение таламуса?

Внутренняя мозговая пластинка подразделяет таламус на переднюю, медальную и латеральную группы ядер. Латеральная часть, в свою очередь, делится на вентральный (передний) и дорсальный (задний) отделы. Каждая группа содержит специфические ядра:

- передняя группа: переднее ядро
- медиальная группа: дорсомедиальное ядро (ДМ)
- латеральная группа:
    - дорсальный слой:
        - латеральное дорсальное ядро (ЛД)
        - латеральное заднее ядро (ЛЗ)
        - подушка
    - вентральный слой:
        - вентральное переднее ядро (ВП)
        - вентральное латеральное ядро (ВЛ)
        - вентральное заднелатеральное ядро (ВЗЛ)
        - вентральное заднемедиальное ядро (ВЗМ)
        - латеральное коленчатое тело (ЛКТ)
        - медиальное коленчатое тело (МКТ)

К другим важным ядрам таламуса относятся: 1) **ретикулярное ядро** — небольшое скопление нейронов, проецирующихся на другие ядра таламуса и помогающих регулировать активацию коры; 2) **срединные ядра** — диффузно расположенные нервные клетки, связанные с гипоталамусом; 3) **центромедианное ядро (ЦМ)** — интраламинарное ядро, которое является частью ретикулярной формации, оказывающей активирующее действие на кору головного мозга.

176. Перечислите основные афферентные и эфферентные пути, следующие в таламус и отходящие от него.

См. табл. 2.3.

177. Что представляет собой лимбическая доля?

Лимбическая доля не является долей головного мозга в истинном смысле этого слова. Скорее это совокупность структур, объединенных общей функцией, которая заключается в регуляции таких высших форм активности, как эмоции и память. К лимбической доле (лимбической системе) принято относить: 1) поясную извилину; 2) парагиппокампальную извилину; 3) гиппокамп; 4) крючок.

Таблица 2.3

Связи таламических ядер

ТАЛАМИЧЕСКИЕ ЯДРА	ОСНОВНЫЕ ИСТОЧНИКИ АФФРЕНТАЦИИ	ОСНОВНЫЕ ПРОЕКЦИИ	ФУНКЦИИ
ЛЗ	Теменная доля	Теменная доля	Интеграция сенсорной информации
ЛД	Поясная извилина	Поясная извилина	Обеспечение эмоциональных реакций
Подушка	Ассоциативные зоны коры головного мозга	Ассоциативные зоны коры головного мозга	Интеграция сенсорной информации
ДМ	Миндалина, обонятельный мозг, гипоталамус	Префронтальная кора	Регуляция лимбической системы
МКТ	Слуховые релейные ядра (от нижнего холмика)	Слуховая зона коры (41, 42 поля по Бродману)	Слух
ЛКТ	Зрительный тракт	Зрительная зона коры (17 поле по Бродману)	Зрение
Передние	Мамиллярные тела	Поясная извилина	Регуляция лимбической системы
ВП	Бледный шар	Премоторная кора	Регуляция движений
ВЛ	Мозжечок	Премоторная и моторная кора	Регуляция движений
ВЗМ	Тригеминальная петля	Постцентральная извилина	Интеграция соматосенсорной информации (лицо)
ВЗЛ	Медиальная петля и спиноталамический путь	Постцентральная извилина	Интеграция сомато-сенсорной информации (туловище)
ЦМ	Ретикулярная формация, бледный шар, гипоталамус	Базальные ганглии (полосатое тело)	Интеграция сенсорной информации, обоняние, регуляция функции лимбической системы

178. Что представляет собой круг Пепеца?

Это путь, посредством которого структуры лимбической системы связаны с таламусом, гипоталамусом и корой головного мозга. Круг включает следующие структуры: гиппокамп → свод → мамиллярные тела → мамиллоталамический путь → передние ядра таламуса → поясная извилина → поясной пучок → гиппокамп. (**Обратите внимание:** миндалина не входит в классический круг Пепеца).

ОБОНЯНИЕ

179. Что представляют собой обонятельные рецепторные клетки?

Обонятельные рецепторные клетки — биполярные нейроны, которые рассеяны по слизистой оболочке верхней носовой раковины и носовой перегородки. Периферические отростки этих клеток оканчиваются на поверхности эпителия, центральные отростки направляются через продырявленную пластинку решетчатой кости к обонятельной луковице. Совокупность центральных отростков обонятельных рецепторных клеток образует обонятельный (I) нерв.

180. Расскажите об анатомии обонятельного пути.

1. В обонятельных луковицах аксоны рецепторных обонятельных нейронов образуют синапсы с дендритами митральных и пучковых клеток, формируя клубочки.

2. Аксоны митральных и пучковых клеток образуют обонятельный тракт, который вскоре разделяется на медиальную и латеральную полоски. Волокна медиальной полоски перекрещиваются в передней спайке, волокна латеральной полоски оканчиваются в переднем продырявленном веществе, миндалевидном комплексе и латеральной обонятельной извилине (которая служит первичной обонятельной корой).

3. От латеральной обонятельной извилины (предгрушевидная зона) волокна направляются к энторинальной коре (передняя часть парагиппокампальной извилины), дорсомедиальному ядру таламуса и гипоталамусу.

181. В чем особенность поступления обонятельной информации в кору головного мозга?

В отличие от других сенсорных модальностей, обонятельная импульсация непосредственно поступает в кору головного мозга, не переключаясь в таламусе.

182. Каковы наиболее частые причины аносмии?

1. Ринит
2. Курение
3. Черепно-мозговая травма
4. Краниотомия
5. Субарахноидальное кровоизлияние
6. Менингиома ольфакторной ямки

7. Дефицит цинка и витамина А
8. Гипотиреоз
9. Врожденная аносмия (синдром Калльмана)
10. Нейродегенеративные заболевания (болезнь Альцгеймера, болезнь Паркинсона).
11. Рассеянный склероз.

ЗРЕНИЕ

183. Как расположены палочки и колбочки в сетчатке?

Шесть миллионов колбочек сконцентрированы в центральных отделах сетчатки, а 120 миллионов палочек – в ее периферических отделах. В ямке, расположенной по центру желтого пятна, имеются только колбочки, при этом каждая колбочка связана только с одной ганглиозной клеткой, что обеспечивает очень высокую разрешающую способность. В периферических отделах сетчатки с одной ганглиозной клеткой связано множество палочек, что обеспечивает высокую чувствительность, но более низкое разрешение.

184. Какова основная функция палочек?

Палочки обеспечивают сумеречное зрение, они наиболее чувствительны к световым волнам в диапазоне между синей и зеленой частью цветового спектра.

185. Какова основная функция колбочек?

Колбочки обеспечивают дневное зрение и цветовое восприятие. Выделены три типа колбочек, которые настроены, благодаря различиям в характеристиках зрительных пигментов, на восприятие световых волн в синей, зеленой и красной частях спектра.

186. Как устроена афферентная часть дуги зрачкового рефлекса?

Аксоны ганглиозных клеток сетчатки, обеспечивающих зрачковый рефлекс, направляются в составе зрительного нерва, а затем зрительного тракта, но затем отклоняются от основного зрительного пути, направляясь вниз к претектальному ядру среднего мозга. Волокна, идущие от претектального ядра, частично перекрещиваются в области задней спайки и подходят к ядру Эдингера–Вестфаля как на своей, так и на противоположной стороне.

187. Какое ядро обеспечивает сужение зрачка?

Сужение зрачка обеспечивает ядро Эдингера–Вестфаля, которое представляет собой преганглионарное парасимпатическое ядро и входит в состав группы ядер глазодвигательного (III) нерва.

188. Каким образом происходит расширение зрачка?

Расширение зрачка обеспечивает трехнейронный путь. Первый нейрон расположен в ипсилатеральной половине гипоталамуса, его волокна следуют вниз через ствол головного мозга и шейный отдел спинного мозга к сегментам T1–T2, где образуют синапсы с преганглионарными симпатическими нейронами на той же стороне. Волокна вторых нейронов выходят из спинного мозга, поднимаются в составе симпатической цепочки к верхнему шейному ганглию, где образуют синапсы с постганглионарными симпатическими нейронами. Волокна третьих нейронов направляются к глазнице, сопровождая внутреннюю сонную артерию, и иннервируют гладкую мышцу, расширяющую зрачок, волокна которой расположены радиально в толще радужки.

189. Что такое синдром Горнера?

Синдром Горнера развивается в результате нарушения симпатической иннервации глаза. Для него характерна классическая триада: птоз, миоз, и ангидроз.

190. С помощью какой фармакологической пробы можно диагностировать синдром Горнера?

В оба глаза закапывают 2% раствор кокаина, что в норме приводит к расширению зрачка (кокаин нарушает обратный захват симпатического медиатора норадреналина). Если один из зрачков не расширяется, можно сделать заключение о наличии синдрома Горнера, так как отсутствие расширения зрачка предполагает перерыв симпатической иннервации данного глаза. Чтобы установить уровень поражения, в глаз закапывают амфетамин, который вытесняет норадреналин из нервных окончаний и расширяет зрачок. Расширение зрачка в ответ на закапывание амфетамина свидетельствует о поражении первого или второго нейронов. Отсутствие расширения зрачка свидетельствует о вовлечении третьего (постганглионарного) нейронов.

191. Поражение каких нервных структур вызывает афферентный зрачковый дефект?

Афферентный зрачковый дефект характеризуется отсутствием реакции зрачка на свет и связан с поражением афферентного звена зрачкового рефлекса. Его вызывают поражения зрительных путей до уровня хиазмы, как правило, вовлекающие зрительный нерв.

192. Какая проба применяется для выявления афферентного зрачкового дефекта (зрачка Маркуса Гунна)?

Афферентный зрачковый дефект можно выявить с помощью быстрого перемещения источника света от одного глаза к другому. При освещении здорового глаза происходит сужение зрачка как на этой стороне (прямая реакция на свет), так и на противоположной стороне (за счет содружественной реакции). При быстром перемещении источника света к пораженному глазу зрачок не суживается (как в норме), а расширяется — за счет содружественной реакции со стороны другого глаза, от которого удалили источник света. Таким образом, в пораженном глазу содружественная реакция зрачка на свет преобладает над прямой (зрачок Маркуса Гунна).

193. Какое значение имеет зрачковый рефлекс в диагностике поражения глазодвигательного (III) нерва?

Так как парасимпатические волокна проходят в наружном слое нерва, они обычно страдают при его сдавлении, что проявляется расширением зрачка. Поражение глазодвигательного нерва с расширением зрачка, как правило, вызывают объемные образования (например, опухоли и аневризмы). Если же поражение III нерва не сопровождается расширением зрачка, то в его основе лежат иные причины (например, ишемия, васкулиты и др.).

194. Какой путь обеспечивает сужение зрачка при конвергенции?

Путь начинается от затылочной коры (поле 18 по Бродману) и подходит к ядру Эдингера–Вестфаля с обеих сторон. Однако более детально механизм сужения зрачка при конвергенции не изучен.

195. Что такое зрачок Аргайла Робертсона?

Зрачок Аргайла Робертсона – один из возможных вариантов диссоциации между реакциями зрачка на свет и конвергенцию/аккомодацию. Он характеризуется деформацией зрачка, отсутствием реакции зрачка на свет при сохранении реакции зрачка на конвергенцию и аккомодацию. Данный феномен характерен для нейросифилиса. Диссоциация между нарушенной реакцией зрачков на свет и сохранной реакцией зрачков на аккомодацию и конвергенцию в отсутствие изменений формы зрачка не специфична для нейросифилиса и может наблюдаться при многих других заболеваниях.

196. Как устроены зрительные пути?

Зрительный нерв формируют отростки ганглиозных клеток сетчатки. Волокна зрительного нерва, которые отходят от носовой (внутренней) половины сетчатки в области зрительного перекреста (хиазмы) переходят на другую сторону и далее следуют в составе контралатерального зрительного тракта к латеральному коленчатому телу. Волокна зрительного нерва, которые отходят от височной (наружной) половины сетчатки не переходят на другую сторону и следуют к латеральному коленчатому телу в составе ипсилатерального зрительного тракта.

В результате, поскольку преломляющие среды глаза проецируют на сетчатку, обратное изображение предметов, а в каждое латеральное коленчатое тело приходит зрительная информация от противоположной половины полей зрения.

197. Какое из ядер таламуса участвует в осуществлении функции зрения?

Латеральное коленчатое тело.

198. Как идут волокна в составе зрительной лучистости?

Отростки вторых нейронов, расположенных в латеральном коленчатом теле, направляются к шпорной борозде (поле 17 по Бродману). Волокна, несущие информацию от верхней части полей зрения, на пути к нижнему краю шпорной борозды делают петлю вокруг височного рога бокового желудочка. Макулярная зона проецируется на самые медиальные отделы шпорной борозды.

ПОЛЯ ЗРЕНИЯ

199. При какой локализации поражения развивается дефект поля зрения только одного глаза?

Вовлечение поля зрения только одного глаза свидетельствует о поражении зрительных путей до уровня хиазмы.

200. При какой локализации поражения развиваются левосторонняя гомонимная гемианопсия, битемпоральная гемианопсия, биназальная гемианопсия?

Левосторонняя гомонимная гемианопсия может развиваться при поражении правого зрительного тракта, правого латерального коленчатого тела, правой зрительной лучистости и затылочной коры справа. **Битемпоральная гемианопсия** развивается при повреждении центральных отделов хиазмы, например при патологических образованиях в гипофизе (воздействие снизу) или краниофарингиоме (воздействие сверху). **Биназальная гемианопсия** развивается только в случае одновременного поражения наружных отделов обоих зрительных нервов или хиазмы (например, при двусторонних аневризмах внутренних сонных артерий).

201. Что такое переходная скотома?

Переходная скотома возникает при локализации повреждения в месте перехода зрительного нерва в хиазму. В результате развивается центральная скотома в ипсилатеральном глазу и выпадение верхнего височного квадранта поля зрения в другом глазу. Такая картина наблюдается потому, что часть волокон зрительного нерва, идущих от нижних отделов носовой половины сетчатки, переходя на другую сторону, проходит несколько миллиметров в составе контралатерального зрительного нерва и может вовлекаться в случае его поражения.

202. При какой локализации поражения развивается верхнеквадрантная гемианопсия?

Верхнеквадрантная гемианопсия, как правило, развивается при поражении нижнего отдела зрительной лучистости. Это может быть петля Мейера, которая представляет собой пучок волокон зрительной лучистости, который на пути к затылочной коре заходит в височную долю.

203. Какой дефект полей зрения возникает при инфаркте правой затылочной доли?

При инфаркте правой затылочной доли развивается левосторонняя гомонимная гемианопсия с сохранностью центрального (макулярного) зрения (волокна, идущие от желтого пятна каждого глаза, проецируются на затылочную кору с обеих сторон).

КОРА ГОЛОВНОГО МОЗГА

204. Перечислите слои коры головного мозга.

В коре головного мозга выделяют следующие слои.

1. Молекулярный

2. Наружный гранулярный
3. Наружный пирамидный
4. Внутренний гранулярный
5. Внутренний пирамидный, или ганглиозный
6. Мультиформный

Афферентные волокна, несущие сенсорную информацию, оканчиваются в слоях IV, III и II. Полученные сигналы передаются посредством множественных межнейрональных связей на прилегающие более поверхностные и более глубокие слои. Все эфферентные волокна берут начало в слое V (рис. 2.12 и 2.13).

205. Что такое колончатая организация коры головного мозга?

Нейроны коры головного мозга сгруппированы в вертикально расположенные столбики (колонки), которые имеют цилиндрическую форму и содержат по 100–300 нервных клеток. Эти клетки объединены множеством восходящих и нисходящих связей, которые охватывают все слои коры. Все клетки, сгруппированные в колонке, реагируют на одну и ту же сенсорную модальность и получают афферентацию от одной и той же зоны. Колонка таким образом представляет собой элементарный функциональный модуль коры.

206. Что такое линия Геннари?

Четвертый слой затылочной коры в поле 17 пересекается очень толстым пучком миелинизированных волокон, который виден на макропрепарате и называется линией Геннари. Благодаря этой полоске соответствующий участок затылочной коры получил название полосатого (стриарная кора). В пределах полей 18 и 19 линия Геннари отсутствует.

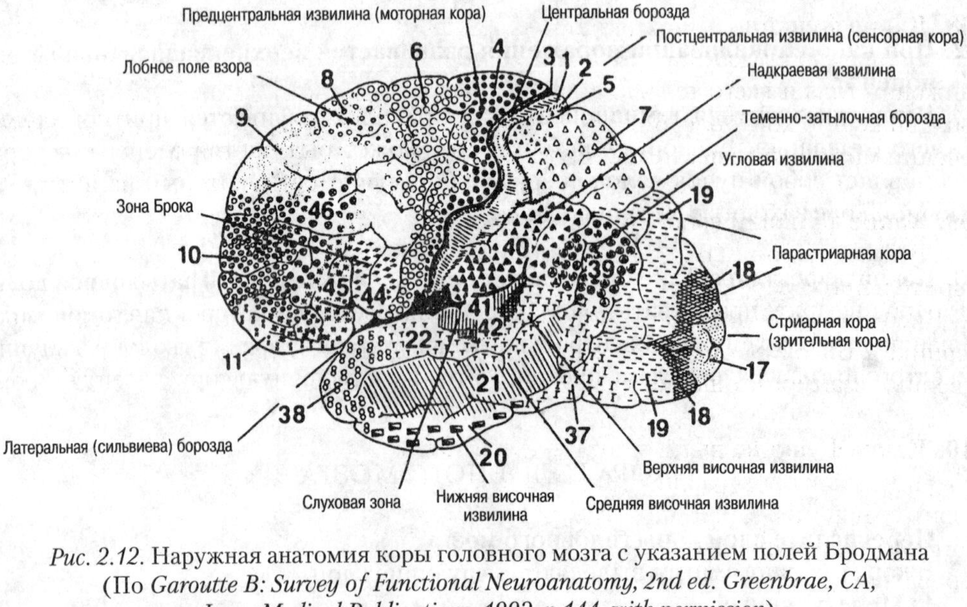

Рис. 2.12. Наружная анатомия коры головного мозга с указанием полей Бродмана (По *Garoutte B: Survey of Functional Neuroanatomy, 2nd ed. Greenbrae, CA, Jones Medical Publications, 1992, p 144, with permission*)

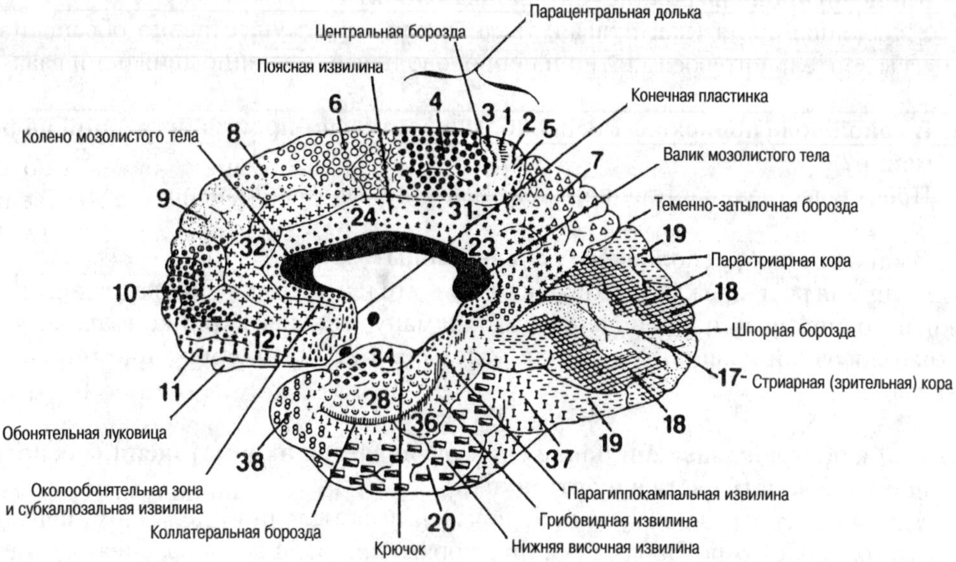

Рис. 2.13. Наружная анатомия коры головного мозга с указанием полей Бродмана (По *GarouttеN: Survey of Functional Neuroanatomy, 2nd ed. Greenbrae, CA, Jones Medical Publications, 1992, p 144, with permission*)

207. В каком слое коре локализуются клетки Беца?

Клетки Беца, от которых берут начало эфферентные двигательные (кортикоспинальные) волокна, расположены в V слое коры.

208. Какие функции выполняет лобная доля?

Лобная доля (как правая, так и левая) участвует в регуляции произвольных движений глаз и всего тела, планировании и реализации сложных последовательных движений, контроле эмоций. Левая лобная доля играет ключевую роль в обеспечении моторных аспектов речи (зона Брока).

209. Какие функции выполняет височная доля?

Височная доля (как правая, так и левая) участвует в процессах слухового и зрительного восприятия, обучения и памяти, обоняния, эмоциональных реакциях. Височная доля доминантного полушария обеспечивает понимание речи (зона Вернике). Височная доля недоминантного полушария ответственна за пространственные взаимоотношения и просодию.

210. Какие функции выполняет теменная доля?

Теменная доля (как правая, так и левая) участвует в анализе соматосенсорной и зрительной информации, контроле двигательных функций. Теменная доля доминантного полушария играет важную роль в реализации сложных целенаправленных заученных действий (праксисе). Теменная доля недоминантного полушария отвечает за ориентировку в пространстве.

211. Какие функции выполняет затылочная доля?

Затылочная доля (как правая, так и левая) преимущественно обеспечивает процессы зрительного восприятия и непроизвольные следящие движения глаз.

212. В какой доле происходит переработка зрительно-пространственной информации?

Преимущественно в теменной доле недоминатного полушария.

213. В каких долях расположены речевые зоны?

Функция речи прежде всего зависит от деятельности зоны Брока (задняя часть нижней лобной извилины, поле 44 по Бродману) и зоны Вернике (задняя часть верхней височной извилины – задний отдел поля 22 по Бродману) доминантного полушария.

214. При какой локализации поражения развивается ахроматопсия (неспособность различать цвета и их оттенки)?

Ахроматопсия развивается при поражении затылочной доли доминантного полушария (поле 18 по Бродману); при поражении этой зоны развивается также алексия без аграфии.

КРОВОСНАБЖЕНИЕ ГОЛОВНОГО МОЗГА

215. Что подразумевается под передней и задней системами мозгового кровообращения?

Передняя система мозгового кровообращения образуется общей сонной артерией и ее ветвями, в том числе внутренней сонной, средней мозговой и передней мозговой артериями. Задняя система мозгового кровообращения образуется позвоночными и базилярной артериями, а также их ветвями, включая задние мозговые артерии.

216. Какие сосуды образуют виллизиев круг?

1. **Сосуды передней системы мозгового кровообращения** – средние мозговые артерии, передние мозговые артерии и передняя соединительная артерия, которая соединяет передние мозговые артерии.

2. **Сосуды задней системы мозгового кровообращения** – задние мозговые артерии.

3. **Задняя соединительная артерия**, которая соединяет среднюю и заднюю мозговые артерии, формируя замкнутый круг.

217. Как коллатеральный кровоток по виллизиеву кругу предотвращает развитие инсульта при проксимальной окклюзии правой передней мозговой артерии?

Если окклюзия правой передней мозговой артерии развивается достаточно медленно для того, чтобы смогли открыться пути коллатерального кровотока, то кровь в закупоренную артерию может поступать из контралатеральной внутренней сонной артерии по левой передней мозговой и передней соединительной артериям.

218. Какие зоны кровоснабжают передняя мозговая, средняя мозговая и задняя мозговая артерии?

Передняя мозговая артерия кровоснабжает медиальные отделы полушария головного мозга, верхние отделы лобной и теменной долей. **Средняя мозговая артерия** питает нижние отделы лобной доли, нижнелатеральные отделы теменной доли и латеральные отделы височной доли. **Задняя мозговая артерия** кровоснабжает затылочную долю и медиальные отдели височной доли.

219. Назовите ветвь внутренней сонной артерии, которая первой отходит от ее интракраниальной части.

Глазная артерия.

220. Как осуществляется кровоснабжение базальных ганглиев и таламуса?

Базальные ганглии кровоснабжаются мелкими лентикулостриарными артериями, отходящими от средней мозговой артерии. Таламус получает кровоснабжение из перфорирующих таламогеникулятных артерий, являющихся ветвями задней мозговой артерии. Таким образом, кровоснабжение таламуса осуществляется задней системой мозгового кровообращения.

221. Назовите артерию, которая кровоснабжает колено внутренней капсулы.

Колено внутренней капсулы кровоснабжает возвратная артерия Хюбнера, которая является одной из упомянутых переднемедиальных лентикулостриарных артерий.

222. Какая артерия первой отходит от базилярной артерии?

Передняя нижняя мозжечковая артерия.

223. Как кровоснабжается ствол головного мозга?

Ствол головного мозга кровоснабжается исключительно ветвями задней системы мозгового кровообращения, а именно позвоночной и базилярной артерий. Кровоснабжение продолговатого мозга осуществляется медиальными и латеральными перфорирующими артериями, которые отходят от позвоночной артерии. Мост и средний мозг кровоснабжаются медальными и латеральными перфорирующими артериями, отходящими от базилярной артерии.

224. Как кровоснабжается мозжечок?

Мозжечок кровоснабжается тремя мозжечковыми артериями.

1. Задней нижней мозжечковой артерией (ветвь позвоночной артерии).
2. Передней нижней мозжечковой артерией (первая ветвь базилярной артерии).
3. Верхней мозжечковой артерией (последняя ветвь базилярной артерии).

225. Какие черепные нервы выходят из ствола головного мозга между задней мозговой и верхней мозжечковой артериями?

III (глазодвигательный) и IV (блоковый) нервы выходят из ствола между задней мозговой и верхней мозжечковой артериями, при этом первый расположен

КЛЮЧЕВЫЕ ФАКТЫ: ИННЕРВАЦИЯ ЛИЦА И ГОЛОВЫ ✓

1. При поражении лицевого нерва (например, при параличе Бела) развивается слабость мышц всей половины лица. При поражении путей от коры к ядру лицевого нерва (например, при инсульте) возникает слабость мышц только в нижней половине лица
2. Самой частой причиной утраты обоняния служит разрыв обонятельных волокон при черепно-мозговой травме
3. Расширенный зрачок указывает на компрессию глазодвигательного (III) нерва
4. Коллатеральный кровоток, осуществляемый через виллизиев круг, может предотвратить развитие инсульта
5. Обструктивная (несообщающаяся) гидроцефалия часто представляет собой неотложное состояние, поскольку блокада оттока цереброспинальной жидкости (ЦСЖ) приводит к быстрому повышению внутричерепного давления

медиально, а второй – латерально. Аневризмы этих сосудов могут вызывать сдавление указанных нервов.

ЦЕРЕБРОСПИНАЛЬНАЯ ЖИДКОСТЬ (ЦСЖ)

226. Какие структуры продуцируют ЦСЖ?

Большая часть ЦСЖ продуцируется хороидальными сплетениями. Небольшой объем ЦСЖ вырабатывается также кровеносными сосудами субэпендимальной зоны и мягкой мозговой оболочкой.

227. Где располагаются ворсинчатые сплетения?

Ворсинчатые сплетения располагаются в желудочковой системе, преимущественно в боковых и четвертом желудочках.

228. С какой скоростью вырабатывается ЦСЖ?

ЦСЖ вырабатывается со скоростью приблизительно 25 мм^3/час (примерно 500 мм^3/сут).

229. Каков объем ЦСЖ у среднестатистического здорового взрослого человека?

Примерно 100–150 мм^3.

230. Что такое сообщающаяся и обструктивная гидроцефалия?

Сообщающейся гидроцефалией называют расширение мозговых желудочков вследствие блокады оттока ЦСЖ за пределами желудочковой системы (то есть дистальнее отверстия Мажанди); в этом случае желудочки свободно сообщаются с субарахноидальным пространством. Обструктивной (несообщающейся) гидроцефалией называют расширение желудочков вследствие блокады оттоку ЦСЖ внутри желудочковой системы (то есть выше отверстия Мажанди).

231. Как происходит циркуляция ЦСЖ?

Ворсинчатое сплетение → боковой желудочек → межжелудочковое отверстие Монро→ третий желудочек → сильвиев водопровод → четвертый желудочек → парное латеральное отверстие Люшка и непарное медиальное отверстие Мажанди → субарахноидальное пространство → грануляции паутинной оболочки (пахионовы грануляции) → синусы твердой оболочки → венозная система.

232. В какое пространство попадает пункционная игла при люмбальной пункции?

Во время люмбальной пункции иглу вводят в субарахноидальное пространство.

233. Какой уровень считается оптимальным при проведении люмбальной пункции?

Оптимальным для проведения люмбальной пункции считается уровень ниже конуса спинного мозга, что соответствует промежутку между позвонками L4 и L5.

ВЕБСАЙТ

http://www.biostr.washington.edu/

ЛИТЕРАТУРА

1. Carpenter D: Human Neuroanatomy, 8th ed. New York, Macmillan, 1990.
2. Garoutte B: Survey of Functional Neuroanatomy, 2nd ed. Greenbrae, CA, Jones Medical Publications, 1992.
3. Gilman S, Newman SW: Manter and Gatz's Essentials of Clinical Neuroanatomy and Neurophysiology, 9th ed. Philadelphia, FA Davis, 1996.
4. Kandel E, Schwartz JH, Jesseli TM (eds): Principles of Neuroscience, 3rd ed. New York, Elsevier, 1991.
5. Patten JP: Neurological Differential Diagnosis, 2nd ed. London, Springer, 1996.
6. Plum F, Posner J: The Diagnosis of Stupor and Coma, 3rd ed. Philadelphia, F.A. Davis, 1986.
7. The Guarantors of Brain: Aids to the Examination of the Peripheral Nervous System, 4th ed. London, W.B. Saunders, 2000.

Глава 3. ОБЩИЙ ПОДХОД К ДИАГНОСТИКЕ НЕВРОЛОГИЧЕСКИХ ЗАБОЛЕВАНИЙ

Loren A. Rolak

1. На какой вопрос необходимо ответить в первую очередь при осмотре любого пациента с неврологическим заболеванием?

Где локазизовано повреждение? Невролог, в отличие от большинства других врачей, подходит к пациенту в первую очередь с позиции анатомии, оставляя вопросы физиологии и этиологии для последующего решения. Первый шаг в обследовании пациента с неврологическими симптомами – локализовать повреждение в определенной части нервной системы.

2. Как локализовать повреждение?

Анамнез и физикальное обследование позволяют точно локализовать большинство повреждений нервной системы. Уникальность головного мозга среди органов заключается в высокой степени специализации. Поскольку те или иные структуры периферической нервной системы, спинного и головного мозга выполняют определенные функции, повреждение каждого из регионов клинически проявляется специфическим образом. Выявление характерных признаков позволяет локализовать повреждение иногда с точностью до миллиметра. Основатели неврологии в XIX веке говорили о головном мозге, как о «красноречивом органе», который шлет сигналы непосредственно врачу.

3. Какие основные уровни выделяются в топической диагностике?

С клинической точки зрения в нервной системе, обладающей исключительно сложной структурой, можно выделить несколько основных уровней. Таким образом, повреждение следует локализовать на одном из следующих уровней/

1. Мышца
2. Нервно-мышечный синапс
3. Периферический нерв
4. Спинномозговой корешок
5. Спинной мозг
6. Ствол мозга
7. Мозжечок
8. Подкорковые отделы головного мозга
9. Кора головного мозга

4. Какие симптомы позволяют локализовать повреждение?

Сбор анамнеза – наиболее важная часть неврологического обследования пациента. Хотя наиболее точную информацию дает неврологический осмотр, в большинстве случаев локализовать повреждение удается, задав пациенту необходимые вопросы при выяснении анамнеза.

Задавая вопросы о функциональном состоянии той или иной части нервной системы, рекомендуется следовать от каудальных структур вверх: от мышц, нервно-мышечного синапса, периферических нервов, спинномозговых корешков, спинного мозга к мозжечку, стволу мозга, подкорковым отделам и коре головного мозга. В результате с помощью систематического расспроса пациент может быть полностью «обследован». Если путем расспроса не удается установить локализацию повреждения, не переходите к неврологическому осмотру – вернитесь и соберите анамнез более тщательно.

5. Какие симптомы патологии мышц можно выявить при сборе анамнеза?

Заболевание мышцы (миопатия) проявляется симметричной слабостью проксимальных отделов, не сопровождающейся потерей чувствительности. Следовательно, пациенту нужно задать следующие вопросы.

1. **Слабость проксимальных отделов ног:** может ли пациент выйти из машины, подняться с унитаза в туалетной комнате или встать со стула без помощи рук?
2. **Слабость проксимальных отделов рук:** может ли пациент поднять и нести маленьких детей, сумки с продуктами, пакеты с мусором, портфель и т. д.?
3. **Симметричная слабость:** захватывает ли слабость обе руки или ноги? (Хотя миопатии, как правило, представляющие собой генерализованный процесс, нередко проявляются несколько асимметрично, слабость, ограниченная одной конечностью или одной стороной тела, редко бывает связана с миопатией).
4. **Сохранность чувствительности:** Отмечается ли онемение или потеря чувствительности? (Хотя боль и крампи возникают при некоторых миопатиях, при любом заболевании, ограниченном мышцами, нарушения чувствительности должны отсутствовать.)

6. Если данные анамнеза свидетельствуют о мышечном заболевании, какие признаки могут быть найдены при неврологическом осмотре?

При осмотре должна быть выявлена симметричная слабость проксимальных отделов конечностей, не сопровождающаяся потерей чувствительности. Мышцы обычно без атрофий и фасцикуляций, а мышечный тонус нормальный или немного снижен. Сухожильные рефлексы остаются в пределах нормы или немного снижены.

7. Какие симптомы нарушения нервно-мышечной передачи можно выявить при сборе анамнеза?

Патологическая утомляемость – основной клинический признак заболевания, нарушающего нервно-мышечную передачу. Подобно миопатиям нарушения нервно-мышечной передачи вызывают симметричную слабость в проксимальных отделах без потери чувствительности, однако слабость в этом случае усиливается при движениях и уменьшается в покое. Поскольку сила мышц увеличивается после отдыха, утомляемость не проявляется как неуклонно прогрессирующее снижение функции; скорее она вызывает флуктуирующую слабость, которая то уменьшается, то нарастает. Когда мышцы утомляются, пациент должен отдохнуть, что приводит к восстановлению силы и делает возможной дальнейшую работу, которая со временем вновь вызывает утомление и требует отдыха и восстановления. Этот цикл, включающий ухудшение симптомов при нагрузке и восстановление функции во время отдыха, и связанная с ним вариабельность или флуктуации силы мышц особенно характерны для заболеваний нервно-мышечных синапсов.

8. Если данные анамнеза свидетельствуют о нарушении нервно-мышечной передачи, какие признаки могут быть найдены при неврологическом осмотре?

Обследование должно выявить симметричную слабость проксимальных отделов, нарастающую при нагрузке и не сопровождающуюся снижением чувствительности. При повторяющемся исследовании функции мышц их сила снижается, а после короткого периода отдыха восстанавливается. Длительная активность мышц также может вызывать утомляемость, например при длительном взгляде вверх может нарастать птоз. Слабость зачастую ограничена лишь самыми проксимальными отделами, вовлекая глазодвигательные мышцы, жевательную и мимическую мускулатуру. Трофика и тонус мышц не страдают. Фасцикуляции отсутствуют. Сухожильные рефлексы и чувствительность сохранены.

9. Какие симптомы поражения периферических нервов можно выявить при сборе анамнеза?

В отличие от миопатий и нарушений нервно-мышечной передачи при поражении периферических нервов (периферических невропатиях) слабость чаще всего преимущественно вовлекает дистальные, а не проксимальные отделы. Часто она асимметрична и сопровождается атрофиями и фасцикуляциями мышц. Практически всегда при поражении нервов выявляются изменения чувствительности. Анамнестически можно выявить следующие симптомы.

1. **Слабость в дистальных отделах ног:** подтаскивает или волочит пациент стопы при ходьбе, снашивает ли он носки обуви?

2. **Слабость в дистальных отделах рук:** часто ли пациент роняет предметы, может ли он крепко пожать руку?

3. **Асимметрия слабости:** ограничены ли симптомы каким-либо одним участком (Некоторые невропатии, особенно при метаболических нарушениях, таких как сахарный диабет, вызывают симметричные слабость и онемение в дистальных отделах по типу перчаток и носков, но большинство периферических невропатий асимметричны).

4. **Денервационные изменения:** имеются ли уменьшение объема мышц (атрофия) или подергивания в мышцах (фасцикуляции)?

5. **Нарушения чувствительности:** ощущает ли пациент онемение, покалывание или парестезии?

10. Если данные анамнеза свидетельствуют о поражении периферических нервов, какие признаки могут быть найдены при неврологическом осмотре?

При обследовании можно выявить слабость в дистальных отделах, часто асимметричную и сопровождающуюся атрофией и фасцикуляциями мышц, а также нарушением чувствительности. Мышечный тонус может быть нормальным, но чаще снижен. Сухожильные рефлексы обычно снижены или не вызываются. При вовлечении вегетативных волокон, часто имеющем место при периферических невропатиях, развиваются трофические изменения, в том числе истонченная гладкая блестящая кожа, вазомоторные нарушения (например, отечность и изменение кожной температуры), выпадение ногтей и волос.

11. Какие симптомы поражения спинномозговых корешков (радикулопатии) можно выявить при сборе анамнеза?

Характерным признаком поражения корешка служит боль. В остальном клинические проявления радикулопатии: асимметричная слабость с признаками денервации (атрофия и фасцикуляции мышц), нарушения чувствительности — напоминают поражения периферических нервов. Слабость, неизменно асимметричная, может вовлекать либо проксимальные, либо дистальные отделы — в зависимости от того, какие корешки поражены. Вовлечение нижних конечностей чаще всего связано с поражением корешков L5 и S1, иннервирующих дистальные отделы, тогда как вовлечение верхних конечностей чаще всего связано с поражением корешков C5 и C6, иннервирующих проксимальные отделы. Таким образом, анамнестически при поражениях корешков выявляются симптомы, сходные с проявлениями поражения периферических нервов, с дополнительным компонентом в виде боли. Боль пациенты обычно описывают как острую, пронизывающую, жгучую, похожую на удар током; как правило, она простреливает или иррадиирует вниз по конечности.

КЛЮЧЕВЫЕ ФАКТЫ: ПЕРИФЕРИЧЕСКАЯ НЕРВНАЯ СИСТЕМА ✓

1. Первым шагом к лечению пациента с неврологическим заболеванием должно стать определение локализации поражения
2. Миопатии вызывают проксимальную симметричную слабость мышц без потери чувствительности
3. Нарушение нервно-мышечной передачи вызывает патологическую утомляемость
4. Поражение периферических нервов вызывает асимметричные преимущественно дистальные парезы с атрофией, фасцикуляциями, утратой чувствительности и болью
5. Радикулопатии вызывают иррадиирующую боль

12. Если данные анамнеза свидетельствуют о радикулопатии, какие признаки могут быть найдены при неврологическом осмотре?

Как и при поражении периферических нервов выявляются асимметричная слабость мышц с атрофией и фасцикуляциями. Мышечный тонус остается нормальным или снижается, а сухожильные рефлексы с пораженных мышц снижены или выпадают. Слабость ограничивается одним миотомом (группой мышц, иннервируемых одним корешком), например, мышцами рук, иннервируемых корешком С6, или мышцами ног, иннервируемых корешком L5. Аналогичным образом нарушения чувствительности ограничиваются зоной дерматома. Приемы натяжения корешков (такие как поднятие разогнутой ноги или поворот головы) часто усиливают боль.

13. Какие симптомы поражения спинного мозга можно выявить при сборе анамнеза?

Поражение спинного мозга обычно вызывает триаду симптомов.

1. **Уровень нарушения чувствительности – основной признак поражения спинного мозга.** Пациенты обычно сообщают о наличии четкой границы или пояса вокруг живота или грудной клетки, ниже которых чувствительность снижена. Наличие уровня нарушения чувствительности патогномонично для поражения спинного мозга.

2. **Дистальный симметричный спастический парапарез.** Мышцы, нервно-мышечные синапсы, нервы и корешки составляют периферическую нервную систему, тогда как спинной мозг относится к центральной нервной системе и участвует в регуляции двигательных функций на ином уровне. Вовлечение спинного мозга сопровождается поражением пирамидного (или кортикоспинального) пути и нарушением функции верхних двигательных нейронов. Тем не менее, как и при поражении периферических нервов, слабость мышц более выражена в дистальных отделах, чем в проксимальных. В большинстве случаев патологические процессы, поражающие спинной мозг, симметричны. Нарушение функции верхних двигательных нейронов вызывает спастичность, но оно само по себе нечасто беспокоит пациента – о повышении мышечного тонуса лучше всего узнать расспросив пациента о скованности в ногах.

3. **Нарушения функции кишечника и мочевого пузыря.** Нарушение функции тазовых органов часто наблюдается при поражении спинного мозга в связи с вовлечением проходящих в нем вегетативных волокон.

14. Какие вопросы следует задать, чтобы выявить симптомы поражения спинного мозга?

1. **Слабость в дистальных отделах ног:** подтаскивает ли пациент стопы при ходьбе, снашивает ли он носки обуви?

2. **Слабость в дистальных отделах рук:** часто ли пациент роняет предметы, может ли он крепко пожать руку?

3. **Симметричность симптомов:** вовлекает ли процесс обе руки (ноги) примерно в одинаковой степени?

4. **Уровень нарушения чувствительности:** имеется ли уровень нарушения чувствительности? Пациенты часто описывают его как ощущение «обруча», «пояса», «ремня» вокруг грудной клетки или живота.

5. **Нарушение функции мочевого пузыря и кишечника:** имеется ли недержание или задержка мочи или кала? При повреждениях спинного мозга функция мочевого пузыря обычно страдает раньше, чаще и тяжелее, чем функция кишечника.

15. Если данные анамнеза свидетельствуют о поражении спинного мозга, какие признаки могут быть найдены при неврологическом осмотре?

Неврологический осмотр при поражении спинного мозга обычно выявляет уровень, ниже которого нарушены все виды чувствительности. Чувствительные пути (как и двигательные пути) в спинном мозге соматотопически организованы. В силу того, что при поражении спинного мозга чаще всего страдают те анатомические слои, в которых проходят волокна от ног и нижней части тела, функция именно этих отделов страдает при большинстве заболеваний спинного мозга. Поскольку большая часть волокон от ног располагается латерально и в силу этого быстрее подвергается сдавлению, при поражениях спинного мозга нижние конечности страдают чаще, чем верхние. Уровень симптомов, выявляемый клинически, не всегда соответствует реальному анатомическому месту поражения. Например, объемное образование, сдавливающее спинной мозг, может вызывать расстройства чувствительности и слабость в любой зоне на уровне или ниже реального анатомического повреждения.

У пациента могут возникать также задержка или недержание мочи, утрата поверхностных рефлексов, включая анальный, бульбокавернозный и кремастерный рефлексы.

При осмотре выявляются следующие признаки поражения верхних двигательных нейронов.

1. Слабость, более выраженная в дистальных отделах, чем в проксимальных.
2. Слабость, более выраженная в разгибателях и антигравитационных мышцах, чем в сгибателях.
3. Повышение тонуса мышц (спастичность).
4. Повышение глубоких рефлексов.
5. Клонус.
6. Патологические стопные рефлексы (рефлекс Бабинского).
7. Отсутствие поверхностных рефлексов.
8. Отсутствие выраженных атрофий и фасцикуляций.

16. Какие симптомы поражения ствола можно выявить при сборе анамнеза?

Поражение ствола мозга характеризуется нарушением функции черепных нервов. Ствол мозга — по существу, тот же спинной мозг, но с добавлением черепных нервов. Поэтому повреждения ствола мозга приводят к появлению многих симптомов дисфункции спинного мозга, которые, однако, сопровождаются также симптомами поражения черепных нервов.

Как и спинной мозг, ствол мозга содержит длинные проводящие пути (тракты), следующие от головного мозга вниз через спинной мозг. Основные проводящие пути — пирамидный (кортикоспинальный) путь, обеспечивающий двигательную функцию, спиноталамический путь, проводящий болевую и температурную чувствительность вверх к таламусу, и заднестолбовые пути, несущие суставно-мышечную и вибрационную чувствительность к таламусу. Из-за перекреста этих путей при повреждении ствола не возникает горизонтального уровня чувствительных и двигательных расстройств, как при повреждении спинного мозга, а чаще наблюдаются нарушения двигательных или сенсорных функций с вертикальной границей, а именно гемипарез или гемианестезия, захватывающие одну половину тела.

Таблица 3.1

Симптомы поражения черепных нервов

ЧЕРЕПНОЙ НЕРВ	СИМПТОМЫ
III	Двоение
IV	Двоение
V	Снижение чувствительности на лице
VI	Двоение
VII	Слабость мимический мускулатуры и перекос лица
VIII	Тугоухость и головокружение
IX	Дизартрия и дисфагия
X	Дизартрия и дисфагия
XI	Снижение силы мышц шеи и плечевого пояса
XII	Дизартрия и дисфагия

Основные симптомы поражения черепных нервов представлены в таблице 3.1.

17. Какие вопросы выявляют симптомы комбинированного поражения черепных нервов и проводящих путей?

1. **Признаки поражения проводящих путей:** имеется ли у пациента гемипарез или гемианестезия?

2. **Признаки поражения черепных нервов:** имеется ли у пациента двоение, дизартрия, дисфагия, головокружение, тугоухость, слабость мимической мускулатуры или уменьшение чувствительности на лице?

3. **Альтернирующие симптомы:** поскольку проводящие пути перекрещиваются, а черепные нервы, как правило, нет, при одностороннем поражении ствола мозга часто возникают симптомы на ипсилатеральной половине лица и контралатеральной половине тела. Например, при поражении моста, затрагивающем пирамидный путь и лицевой (VII) нерв, возникает слабость мимической мускулатуры на той же половине лица, а на противоположной стороне возникает слабость конечностей. При поражении ствола часто возникают двусторонние или альтернирующие проявления.

18. Если данные анамнеза свидетельствуют о поражении ствола мозга, какие признаки могут быть найдены при неврологическом осмотре?

О поражении черепных нервов свидетельствуют птоз, изменения зрачков, паралич наружных мышц глаза, диплопия, нистагм, снижение роговичного и зрачковых рефлексов, слабость мимических мышц, онемение лица, тугоухость, головокружение, дизартрия, дисфагия, слабость или отклонение мягкого неба, снижение глоточного рефлекса, слабость мышц шеи, плечевого пояса, языка.

Поражения проводящих путей могут вызывать гемипарез с характерными признаками нарушения функции верхних мотонейронов: слабостью, преимущественно вовлекающей разгибатели в дистальных отделах и сопровождающейся гиперрефлексией, спастичностью, рефлексом Бабинского. Нередко выявляется гемигипестезия с вовлечением всех видов чувствительности.

19. Какие симптомы поражения мозжечка можно выявить при сборе анамнеза?

Поражение мозжечка вызывает расстройство координации, неловкость и тремор, поскольку мозжечок отвечает за плавность и тонкую настройку произвольных движений. Для выявления симптомов поражения мозжечка пациентам нужно задать следующие вопросы.

1. **Неловкость ног:** отмечается ли шаткая, «пьяная» походка? Большинство непрофессионалов описывают мозжечковые нарушения как симптомы, связанные с употреблением алкоголя и опьянением, вероятно, в силу того, что алкоголь действительно вызывает поражение мозжечка. Характерная шаткая походка с широким расставлением ног, возникающая при интоксикации алкоголем, вызвана дисфункцией мозжечка.

2. **Неловкость рук:** имеются ли затруднения при выполнении тонких целенаправленных движений, например при закуривании сигареты или вставлении ключа в замок? Мозжечковый тремор усиливается при произвольных целенаправленных движениях, требующих особой точности.

3. **Симптомы поражения ствола:** имеются ли симптомы поражения ствола? Поскольку проводящие пути, следующие к мозжечку и отходящие от него, проходят через ствол, а кровоснабжается мозжечок из тех же сосудов, что и ствол, поражения мозжечка почти всегда сопровождаются симптомами поражения ствола и наоборот.

20. Если данные анамнеза свидетельствуют о поражении мозжечка, какие признаки могут быть найдены при неврологическом осмотре?

При поражении мозжечка походка становится шаткой, атактичной, сопровождается увеличением площади опоры за счет более широкого расставления ног, что вызывает особые трудности при тандемной ходьбе. Чтобы избежать падения, пациент часто нуждается в поддержке. Тонкие координированные движения ногами, например при коленопяточной пробе или вычерчивание пальцами стопы того или иного узора на полу, становятся невозможными. Мозжечковый тремор лучше всего заметен в верхних конечностях при попытке пациента попасть в ту или иную цель, например палец врача или собственный нос. Нарушается ритмичность и координация быстрых альтернирующих движений конечностями.

21. Какие симптомы, позволяющие дифференцировать поражение корковых и подкорковых структур головного мозга, можно выявить при сборе анамнеза?

Поражение подкорковых и корковых структур головного мозга можно дифференцировать на основании четырех следующих критериев.

1. Наличие специфических симптомов поражения коры
2. Распределение двигательных и чувствительность нарушений
3. Тип нарушения чувствительности
4. Наличие дефектов полей зрения

22. Какие специфические симптомы наблюдаются при поражениях коры головного мозга?

Наиболее полезный симптом, свидетельствующий о поражении коры доминантного (обычно левого) полушария, — афазия. Поэтому при сборе анамнеза следует уделять внимание всему комплексу речевых функций — не только собственной речи пациента, но также письму, чтению, пониманию обращенной речи. Поражение, вовлекающее левую сторону головного мозга, но не сопровождающееся нарушением речевых функций, вряд ли является корковым.

Поражение коры недоминантного (обычно правого) полушария распознается труднее и обычно связано с нарушением зрительно-пространственных функций. При поражении коры недоминантного полушария часто наблюдается игнорирование противоположной половины пространства или собственных симптомов. Однако выявление подобных расстройств на основе данных анамнеза часто бывает затруднительно и возможно лишь при объективном обследовании. Следует также иметь в виду, что эпилептические припадки почти всегда указывают на вовлечение коры.

23. Каким образом распределение двигательных и чувствительных расстройств позволяет дифференцировать поражение корковых и подкорковых структур?

Проекционные зоны в первичной и дополнительной моторной коре ориентированы таким образом, что нейроны, контролирующие нижние конечности, локализованы вблизи границы двух полушарий (в межполушарной щели), а нейроны, отвечающие за движения туловища, рук и лица, последовательно располагаются сверху вниз по внешней поверхности коры. Соответственно, у моторного «гомункулуса» в указанных зонах коры ноги обращены кверху, а голова — книзу. Симптомы поражения коры часто вовлекают лицо, руки и туловище, но обходят ноги, за которые ответственна зона коры, скрытая в межполушарной щели. Соответственно при повреждениях коры часто возникает неполный гемипарез, вовлекающий лицо и руку, но не ногу.

Разумеется, волокна к ногам, следуя вниз, смешиваются в глубинных отделах полушария с волокнами к лицу и руке и далее они вместе следуют во внутренней капсуле, ножках мозга и пирамидах. В связи с этим даже маленькое подкорковое повреждение может затрагивать все совместно идущие волокна. Поэтому подкорковые повреждения взывают полный гемипарез, вовлекающий лицо, руку и ногу.

Сенсорный «гомункулус» имеет аналогичное соматотопическое строение, поэтому распределение нарушений чувствительности при корковых и подкорковых поражениях аналогично двигательным симптомам.

24. Каким образом на основе данных анамнеза о виде нарушенной чувствительности можно дифференцировать поражение корковых и подкорковых структур?

Большинство первичных видов чувствительности «достигает сознания» на уровне таламуса и не требует участия коры для своего восприятия. Пациент с тяжелым корковым поражением может чувствовать боль, прикосновение, вибрацию. Таким образом, наличие онемения или снижения чувствительности скорее свидетельствует о подкорковом поражении.

При поражении коры обычно выявляются более тонкие расстройства чувствительности, которые связаны с нарушением более сложных ее видов: дискриминационной чувствительностью, чувством локализации, графестезией. Эти симптомы бывает трудно установить на основе данных анамнеза.

25. Каким образом на основе данных анамнеза о нарушении зрения можно дифференцировать поражение корковых и подкорковых структур?

Зрительные пути следуют, главным образом, субкортикально. Зрительные импульсы, проходящие по зрительному нерву, частично переходят на другую сторону в области хиазмы и далее следуют по зрительным трактам к латеральному коленчатому телу, а от него по зрительной лучистости к затылочной коре. Таким образом, поражения коры, захватывающие двигательные, чувствительные и речевые зоны, обычно слишком поверхностны, чтобы вовлекать зрительные волокна, и не вызывают дефектов полей зрения. Напротив, подкорковые поражения часто затрагивают зрительные волокна, вызывая выпадение зрения. Таким образом, анамнестические данные о выпадении полей зрения скорее свидетельствуют о подкорковом, чем в корковом поражении. Разумеется, поражения, строго ограниченные затылочной корой, вызывают нарушение зрения, но обычно не затрагивают двигательные, чувствительные и другие функции, а потому по клинической картине их невозможно спутать с типичным подкорковым поражением.

КЛЮЧЕВЫЕ ФАКТЫ: ЦЕНТРАЛЬНАЯ НЕРВНАЯ СИСТЕМА ✓

1. Поражение спинного мозга вызывает триаду, включающую симметричную слабость дистальных мышц, нарушения тазовых функций, нарушения чувствительности по проводниковому типу (начиная с определенного уровня)
2. Поражение ствола головного мозга вызывает нарушения функции черепных нервов и проводящих путей
3. Поражение мозжечка вызывает атаксию и акционный тремор
4. Поражения коры головного мозга могут вызывать афазию, эпилептические припадки и парциальный гемипарез (захватывающий только лицо и руку), тогда как подкорковые поражения могут вызывать выпадения полей зрения, выпадение первичных видов чувствительности и более распространенный гемипарез (лицо, рука и нога)

26. Если данные анамнеза свидетельствуют о поражении подкорковых или корковых структур, какие признаки могут быть найдены при неврологическом осмотре?

Признаки, выявляемые при осмотре, обычно соответствуют данным анамнеза.

1. **Дисфункция коры:** у пациента могут быть выявлены афазия, нарушения зрительно-пространственых функций, эпилептические припадки.

2. **Двигательные нарушения:** признаки центрального пареза, связанного с дисфункцией верхних двигательных нейронов в руке и лице, свидетелствуют о поражении коры, а аналогичные признаки в руке, лице и ноге свидетельствуют о поражении подкорковых структур.

3. **Нарушения чувствительности:** при подкорковом поражении нарушаются первичные виды чувствительности: болевая, тактильная, вибрационная, а при корковом поражении первичные виды чувствительности остаются относительно сохранными, но страдает более высокий уровень сенсорных процессов, что проявляется, например, нарушением графестезии и стереогноза.

4. **Зрительные нарушения:** при подкорковом поражении могут выявляться выпадения полей зрения, тогда как для поражения коры они менее характерны.

27. Насколько точны данные анамнеза и неврологического осмотра в диагностике неврологических заболеваний?

Клиническое обследование позволяет с высокой точностью установить локализацию повреждения нервной системы. Это дает возможность предположить этиологию патологического процесса. Например, если поражение локализовано на уровне периферических нервов, необходим дифференциальный диагноз между основными причинами периферических невропатий (в том числе сахарным диабетом, алкоголизмом и т. д.). Соответственно создается план необходимых обследований, который может включать клинический анализ крови, исследование проведения возбуждения по нервам и т. д. Таким образом, именно в анатомии часто заложен ключ к определению этиологии.

Систематизированный опрос и осмотр пациента на основе указанных принципов – оптимальный путь к установлению диагноза.

ВЕБСАЙТЫ

5. http://www.neuroguide.com
6. http://www.neuroland.com

ЛИТЕРАТУРА

1. Caplan L: The Effective Clinical Neurologist. Cambridge, Blackwell Scientific Publications, 1990.
2. Haerer A: Dejong's The Neurologic Examination, 5th ed. Philadelphia, J.B. Lippincott, 1992.

Глава 4. МИОПАТИИ

Yadollah Harati, Betil Gundogdu

1. Что такое миопатия?

Миопатии – заболевания, характеризующиеся первичными структурными или функциональными изменениями скелетных мышц.

2. Какие симптомы свидетельствуют о миопатии?

1. Проксимальная симметричная мышечная слабость, которая может быть острой, подострой или хронической
2. Снижение, сохранение или увеличение мышечной массы
3. Мышечная боль или дискомфорт при пальпации (миалгия)
4. Мышечное напряжение или болезненные спазмы
5. Астения и повышенная утомляемость
6. Миоглобулинурия

3. Что такое миобласт, мышечная трубка, мышечное волокно, миофибрилла?

Миобласт – постмитотическая одноядерная клетка, способная к слиянию и синтезу сократительного белка. Мышечные трубки – длинные, циллиндрические, многоядерные (синцитиальные) клетки, формирующиеся при слиянии миобластов. Когда их центральные ядра смещаются в субсарколеммное положение на поздних стадиях развития, они называются мышечными волокнами. Появление центральных ядер в нормальной (в других отношениях), зрелой мышце – признак мышечной регенерации. Каждое зрелое мышечное волокно заполнено многочисленными миофибриллами, состоящими преимущественно из толстых и тонких сократительных филаментов, уложенных в гексагональном порядке. Основным компонентом толстых филаментов является миозин, тогда как актин является сократительным белком тонких филаментов.

4. Из какого эмбрионального задатка развивается скелетная мышца?

Мышцы развиваются из мезодермальных клеточных популяций, формирующихся в сомите. Соединительнотканные структуры, окружающие мышцы, имеют другое происхождение и развиваются из соматоплевральной мезодермы.

5. Что такое двигательная единица?

Двигательная единица состоит из мотонейрона, его одиночного аксона, терминальных ветвлений этого аксона и совокупности мышечных волокон, которые они иннервируют через нервно-мышечные синапсы. Все мышечные волокна, принадлежащие одной двигательной единице, относятся к одному гистохимическому и физиологическому типу.

6. Каковы наиболее распространенные причины мышечной боли?

Жалобы на боль в мышцах в большинстве случаев связаны не с патологией мышц, а с другими причинами: недостаточность кровоснабжения, заболеваниями суставов, невропатиями. Подавляющее большинство миопатий не сопровождаются болью. К миопатиям, проявляющимся болью, относятся воспалительные миопатии, метаболические миопатии, митохондриальные миопатии и некоторые мышечные дистрофии (конечностно-поясные, мышечная дистрофия БеКФКера). Как правило, в отсутствие неврологического дефицита при осмотре и нормальном уровне сывороточной креатинфосфокиназы (КФК) боль в мышцах не связана с миопатиями.

7. Как мы оцениваем функциональную слабость?

Наиболее широко применяют шкалу, разработанную Медицинским Исследовательским Советом Великобритании. Она предусматривает оценку мышечной силы по шестибальной системе: от 0 до 5. Добавление плюса (+) или минуса (–) позволяет более тонко оценить промежуточные значения мышечной силы.

0. Отсутствие движений.
1. Следовые движения.
2. Движение возможно, но не против силы тяжести.
3. Движение возможно в полном объеме против силы тяжести.
4. Возможно движение с преодолением некоторого сопротивления.
5. Нормальная мышечная сила.

Для выявления легкой слабости полезны следующие приемы:

1. Вставание со стула со скрещенными руками.
2. Ходьба на носках и пятках, тандемная ходьба.
3. Стояние на одной ноге.
4. Выполнение глубоких приседаний.
5. Подъем на ступеньку.
6. Горизонтальное отведение рук и доставание макушки.
7. Поднимание головы от плоскости стола.
8. Вставание из положения лежа на спине с руками, заведенными за голову.
9. Приподнимание головы и плечей, разгибание шеи в положении лежа на животе.

8. Что такое симптом Говера?

Данный термин описывает прием вставания из положения лежа на спине при наличии выраженной слабости проксимальных мышц. Пациент вынужден перевернуться на живот, оттолкнуться от пола, зафиксировать колени и выпрямлять верхнюю часть тела, «взбираясь» по ногам при помощи рук. Хотя симптом Говера чаще упоминают в связи с детьми, страдающими миопатией, он присутствует у любого пациента с выраженной проксимальной слабостью.

9. Какие исследования наиболее информативны при подозрении на мышечное заболевание?

Диагноз зачастую может быть установлен, если клинические наблюдения будут подкреплены результатами трех ключевых тестов: 1) повышением уровня креатинфосфокиназы (КФК) в крови; 2) данными электромиографии (ЭМГ) и 3) биопсией мышц.

10. Какие миопатии у взрослых связаны с повышением уровня КФК в крови?

КФК катализирует обратимую реакцию взаимодействия аденозинтрифосфата (АТФ) и креатина с образованием аденозиндифосфата (АДФ) и фосфокреатина. Уровень КФК в крови повышается при многих миопатиях, связанных с распадом или дегенерацией мышечных волокон. Примеры включают

- воспалительные миопатии (например, полимиозит/дерматомиозит)
- алкогольная миопатия
- лекарственные миопатии (вызванные клофибратом, аминокапроновой кислотой, ловастатином и аналогичными препаратами)
- инфекционные миопатии (СПИД, трихинеллез, токсоплазмоз)
- гипотиреоидная миопатия
- метаболические миопатии (вследствие недостаточности кислой мальтазы, поздно проявляющейся недостаточности миофосфорилазы или фосфофруктокиназы)
- мышечные дистрофии (например, дистрофия БеКФКера или конечностно-поясная дистрофия)

Уровень КФК может оставаться нормальным у пациентов с текущей миопатией, которая обычно сопровождается повышением активности КФК. Например, при выраженном похудании мышц или отдельных состояниях, таких как гипертиреоз. Значение КФК может помочь в дифференциальной диагностике миопатий. Например, у пожилого пациента с подостро развивающейся мышечной слабостью уровень КФК $\leq$600 скорее говорит о миозите с включениями, нежели о полимиозите, при котором уровень КФК обычно гораздо выше (в тяжелых случая он может превышать нормальный уровень в 50 раз).

11. Какие состояния помимо миопатий связаны с повышением уровня КФК?

- физическая нагрузка
- увеличение мышечной массы
- травма мышц (инъекция иглой, ЭМГ, хирургическое вмешательство, отек, интенсивная нагрузка или контузия)
- вирусная инфекция
- афроамериканская раса
- прием лекарственных средств (например, статинов) или алкоголя
- употребление лакрицы
- гипотиреоз
- гипопаратиреоз
- злокачественная гипертермия
- нейрогенные заболевания (например, боковой амиотрофический склероз)
- доброкачественная наследственная гиперкреатинемия.

Обычно уровень КФК при этих состояниях увеличивается менее чем втрое, но если уровень КФК повышен более чем в пять раз, то в основе этого часто лежит миопатия.

12. После непривычной физической нагрузки здоровые люди часто испытывают боль и болезненность в мышцах. Влияет ли тип нагрузки на выраженность мышечной боли и степень повреждения мышц?

Да. При выраженном повышении уровня КФК у здорового человека после физической нагрузки важно спросить о типе нагрузки. Нагрузки, которые сопровождаются **концентрическим** сокращением (укорочением) мышц, вызывают мышечную боль и повреждение в меньшей степени, чем нагрузки, сопровождающиеся **эксцентрическим** сокращением мышц (их удлинением). Примером концентрического сокращения может служить укорочение мышцы при сгибании ноги во время подъема по лестнице. В качестве примера эксцентрического сокращения можно привести удлинение мышцы в разогнутой ноге, поддерживающей тяжесть тела во время спуска по лестнице. Даже после 30 минут значительной эсцентрической нагрузки на ноги уровень КФК повышался в 10–100 раз. Поскольку такие нагрузки могут быть особенно вредны для уже пораженной мышцы, следует уведомлять физиотерапевта и специалиста по ЛФК о любом патологическом состоянии.

13. Что следует предпринять, если случайно выявленное повышение уровня КФК в крови подтверждается при последующем исследовании?

При наличии слабости, миалгии или крампи необходима ЭМГ. Если данные ЭМГ свидетельствуют о миопатии, следует рассмотреть вопрос о биопсии мышц. Если при неврологическом осмотре и ЭМГ не выявлено отклонений, показано динамическое наблюдение за пациентом. Биопсия мышцы в таком случае редко бывает информативна.

14. Когда показана биопсия мышцы? Как выбирается место для биопсии?

Мышечная слабость, сопровождающаяся лабораторными или электрофизиологическими признаками миопатии, является показанием к биопсии мышц. Важно выбрать наиболее подходящую для биопсии мышцу, при этом следует учитывать и доступность нормативных данных для этой мышцы. Хотя пораженные мышцы идеальны для биопсии, лучше выбирать умеренно пораженные мышцы, а не тяжело пораженные, потому что фиброз и жировое замещение, которые характерны для конечной стадии мышечного заболевания, снижают информативность исследования. Кроме того, необходимо, по возможности, избегать мышц, изменения которых могут быть вызваны другими состояниями (например, радикулопатией или травмой). Чаще всего для биопсии выбирают двуглавую мышцу плеча или дельтовидную мышцу на верхней конечности и латеральную широкую мышцу бедра на нижней конечности. Поскольку мышцы верхней конечности лучше васкуляризованы, их исследование более информативно при подозрении на васкулит.

15. Какой минимальный набор красителей обычно используется при диагностике миопатии? Какие морфологические признаки миопатии можно увидеть при биопсии?

Как правило, используются два красителя – гематоксилин-эозин и модифицированный трихромовый краситель Гомори, которые дают полезную информацию о структуре мышц и состоянии клеток. В дополнение, модифицированный трихромовый краситель Гомори позволяет оценить активность и увидеть скопление митохондрий, окрашенных красным цветом («рваные красные волокна»). Окраска на АТФ-азу позволяет классифицировать волокна в соответствии с их гистохимическим типом. Никотинамидадениндинуклеотид-тразолий-редуктаза (НАДН-ТР) позволяет дифференцировать 1-го и 2-го типы мышечных волокон и оценить окислительную активность мышечных волокон.

Морфологические признаки миопатии включают некроз мышечных волокон, фагоцитоз и регенерацию, увеличение числа центральных ядер, гипертрофию волокон, вариации формы и размера волокон, увеличение представленности эндомизиальной соединительной ткани.

16. Сколько типов мышечных волокон распознаются на основе гистохимического исследования?

Волокна 1-го типа – медленно сокращающиеся красные волокна; волокна 2-го типа – быстро сокращающиеся белые волокна. Два основных подтипа волокон 2-го типа – 2А и 2В. Гистохимические и физиологические свойства каждого типа волокон определяются особенностями мотонейронов переднего рога, которые их иннервируют.

17. Что такое «рваные красные волокна»?

«Рваное красное волокно» – это мышечное волокно, в котором под сарколеммой и между миофибриллами накапливается материал, который окрашивается в красный цвет модифицированным трихромовым красителем Гомори. Этот окрашенный в красный цвет материал в действительности представляет собой митохондрии аномального размера и структуры, что видно при электронной микроскопии. Хотя «рваные красные волокна» обычно наблюдаются при митохондриальных миопатиях, они могут встречаться и при других состояниях и, более того, могут быть неспецифической находкой у пожилых лиц, выявляясь в отсутствие каких-либо иных изменений в мышечном биоптате.

18. Что такое тубулярные агрегаты?

Тубулярные агрегаты – кластеры тубулярной пролиферации, возникающие из саркоплазматического ретикулума в волокнах 2-го типа. Они окрашиваются в красный цвет модифицированным трихромовым красителем Гомори, остаются темными при окрашивании НАДН-ТР и не реагируют на сериндегидратазу. Они могут быть «малым» патоморфологическим признаком при периодическом гипокалиемическом параличе, врожденной миотонии или других формах миотонии, а также возникать под действием некоторых лекарственных средств.

19. Каковы основные типы миопатий?

- Воспалительные миопатии (полимиозит, дерматомиозит)
- Мышечные дистрофии (дистрофия Дюшенна, миотоническая дистрофия)
- Наследственные миопатии (центрального стержня, центронуклеарная)
- Метаболические миопатии (вследствие недостаточности миофосфорилазы или фосфофруктокиназы)

- Митохондриальные миопатии (синдром Кирнса–Сейра)
- Токсические миопатии (алкогольная, зидовудиновая)
- Эндокринные миопатии (гипотиреоз, гипокортицизм)
- Инфекционные миопатии (трихинеллез, СПИД)

20. Как формы полимиозита (ПМ) и дерматомиозита (ДМ) выделяют?

1. Полимиозит и дерматомиозит у взрослых.

2. Детский и ювенильный дерматомиозит.

3. Дерматомиозит, связанный с другими заболеваниями (заболеваниями соединительной ткани, злокачественными новообразованиями).

4. Полимиозит, связанный с другими заболеваниями (заболеваниями соединительной ткани, злокачественными новообразованиями).

5. Миозит (миопатия) с включениями.

21. Каковы клинические признаки ПМ и ДМ?

Анамнестические данные и распределение мышечной слабости (подострое начало, преобладание слабости в верхних конечностях и сгибателях шеи) одинаковы при ДМ и ПМ. Оба заболевания реагируют на иммуносупрессию. Слабость мышц глотки также встречается при обоих заболеваниях (примерно в 30% случаев). Приблизительно у 5% пациентов развивается симптоматика системного заболевания, включающая лихорадку, потерю массы тела, нарушения сердечного ритма и проводимости сердца, вовлечение легких. Наличие анти-Jo-1 антител является маркером интерстициального заболевания легких. Как ДМ, так и ПМ могут возникать на фоне злокачественного новообразования, в особенности рака легких, ЖКТ, молочной железы и яичников. Большинство экспертов согласны, что обследование таких пациентов должно включать клинический анализ крови, рентгенографию грудной клетки, маммографию, а также исследование тазовых органов и прямой кишки. У пациентов с ДМ старше 50 лет риск выявления злокачественного новообразования особенно высок, поэтому их необходимо обследовать особенно тщательно. Хотя данные ЭМГ меняются в зависимости от стадии заболевания, у большинства пациентов выявляются потенциалы фибрилляций и острые волны (в том числе в паравертебральных мышцах).

Специфичными для ДМ являются кожные проявления, которые обычно возникают в то же самое время, что и мышечная слабость. Характерно возникновение гелиотропной сыпи на веках, щеках, шее, локтях и коленях. Папулы Готторна часто наблюдаются в области суставов пальцев. Отмечаются шелушение и атрофия кожи, а ногтевые ложа могут становиться блестящими и красными. В то время как ПМ — это заболевание преимущественно взрослых, ДМ встречается как у взрослых, так и у детей. Кожные проявления гораздо чаще встречаются у детей.

22. Что такое миозит с включениями (МВ)?

МВ в настоящее время рассматривается как наиболее частая форма приобретенной хронической миопатии у пациентов в 50 лет и старше. Характерно постепенное, не сопровождающееся болью, развитие слабости и атрофии мышц, особенно четырехглавых мышц бедра, сгибателей пальцев и тыльных сгибателей стопы.

Часто встречается дисфагия. Возможны раннее выпадение коленных рефлексов и другие признаки легкой невропатия. Уровень КФК может быть нормальным или немного повышенным. При ЭНМГ выявляются смешанные миопатические и невропатические признаки. Биопсия мышц выявляет воспалительные изменения различной степени выраженности, цитоплазматические «окаймленные» вакуоли (вакуоли, окруженные ободком), эозинофильные включения и тонкие ангулярные атрофичные и денервированные волокна. Вакуоли содержат филаменты и несколько белков (β-амилоид, десмин, убиквитин, трансглутаминазы 1 и 2). Митохондриальная дисфункция (цитохромоскидаза-негативные волокна, множественные делеции в митохондриальной ДНК) выявляется в 50% случаев МВ.

23. Каковы основные патологические изменения, выявляющиеся с помощью световой микроскопии при исследовании биоптата мышцы у пациентов с ПМ, ДМ и МВ?

Для ПМ и ДМ характерны.

1. Воспалительная инфильтрация:
   - периваскулярная (более выражена при ДМ)
   - перимизиальная и эндомизиальная (более выражена при ПМ)
2. Некроз волокон, фагоцитоз.
3. Перифасцикулярная атрофия (особенно при ДМ у детей).
4. Вариации размеров и формы мышечных волокон, иногда – ангулярные и атрофичные волокна.
5. Снижение численности капилляров или некроз (более выражены при ДМ).
6. Эозинофильные цитоплазматические включения и «окаймленные» вакуоли, денервационные изменения и интерстициальная инфильтрация (также и при МВ).

24. Опишите типичные признаки перифасцикулярной атрофии при биопсии мышцы.

Уменьшение размеров мышечных волокон, расположенных по периферии мышечных пучков, при нормальном размере волокон в глубине пучков. Этот тип атрофии обычно рассматривается как характерный признак дерматомиозита у детей и в меньшей степени представлен у взрослых. Даже в отсутствие воспалительных изменений данный признак считается весьма характерным для воспалительной миопатии. Подобная картина атрофии возникает, вероятно, вследствие капиллярных изменений и объясняется тем, что в процесс преимущественно вовлекаются мышечные волокна, расположенные вблизи перимизиальной соединительной ткани, так как в этой зоне слабее выражено коллатеральное кровообращение.

25. Опишите типичное лицо пациента с миотонической дистрофией (МД), развившейся в зрелом возрасте.

Пациента с МД можно узнать по характерному внешнему виду. Из-за слабости мимической мускулатуры и атрофии височных мышц лицо становится узким, его черты заостряются. В дополнение у пациента, начиная с ранних стадий заболевания, развиваются лобное облысение, птоз и атрофия мышц шеи.

26. Что такое миотония?

Миотония – феномен, характеризующийся замедленным расслаблением мышцы после ее форсированного произвольного сокращения. Миотония чаще выявляется в мышцах рук и век. Миотония связана с повторяющейся деполяризацией мышечной мембраны. Пациенты могут предьявлять жалобы на ограничение подвижности и чувство стягивания в мышцах, им трудно бывает разжать руку после рукопожатия и откручивания крышки бутылки, открыть глаза после того, как они с силой зажмурились. Обычно миотония ослабляется при повторении движений, тогда как парамиотония при повторении нагрузки, напротив, усиливается. Охлаждение ухудшает состояние пациентов как с миотонией, так и с парамиотонией.

27. Какая мышечная дистрофия встречается у взрослых наиболее часто? Как она проявляется?

Миотоническая дистрофия – самая частая форма мышечной дистрофии взрослых. Ее распространенность в западных странах составляет 13,5 случаев на 100000 новорожденных. МД – мультисистемное заболевание с аутосомно-доминантным типом наследования, но тяжесть и степень системных проявлений широко варьируют. Наиболее часто заболевание проявляется на втором десятилетии жизни, но описана и врожденная форма. Первым симптомом обычно является миотония; к частым начальным проявлениям относятся также слабость рук и затруднения при ходьбе.

28. Какие системы поражаются при МД?

Сердечно-сосудистая система. Нарушения проводимости сердца являются основной причиной инвалидизации и летальности. Примерно у 90% пациентов ЭКГ выявляет изменения. Возможны полная поперечная блокада сердца и внезапная смерть. При блокаде проведения необходима имплантация водителя ритма.

Дыхательная система. К числу частых проявлений относится повышенная дневная сонливость, которая объясняется комбинацией слабости диафрагмы и межреберных мышц, снижения реакции на гипоксию, альвеолярной гиповентиляции, гиперкапнии и нарушения стволовых механизмов регуляции.

Желудочно-кишечный тракт. Поражение гладкой мускулатуры приводит к возникновению многих симптомов, включая боль в животе, дисфагию, рвоту, диарею и недержание кала.

Центральная нервная система. Симптомы включают снижение интеллекта, апатию, нежелание общаться с врачом и следовать его советам, расстройства личности.

Скелетные мышцы. Симптомы включают атрофию и слабость мышц, миотонию.

Эндокринная система. Часто возникают атрофия яичек и инсулинорезистентность; явный сахарный диабет встречается редко.

Другие симптомы: лобное облысение, краниальный гиперостоз, увеличение воздушных пазух, признаки легкой сенсорной полиневропатии.

29. С каким геном связана МД?

В основе МД лежит мутация в гене протеинкиназы на длинном плече 19-й хромосомы, которая представляет собой «экспансию» тринуклеотидного фрагмента ЦТГ. У здоровых людей количество повторов менее 37, в то время как при МД их количество колеблется от 50 до нескольких тысяч. Размер участка повторов коррелирует с тяжестью и возрастом развития МД. Обычно он увеличивается в семьях от поколения к поколению, что служит молекулярной основой для феномена антиципации, который характеризуется все более ранним возрастом начала заболевания в каждом новом поколении. Непосредственные следствия мутации на молекулярном уровне в настоящее время являются предметом исследования. Ген МД кодирует протеинкиназу, называемую миотонической протеинкиназой, которая, как полагают, влияет на функции ионных каналов. Известно, что у некоторых пациентов с клиническими признаками МД экспансии ЦТГ-повторов не обнаруживается.

30. С каким генетическим дефектом связана мышечная дистрофия Дюшенна?

Ген заболевания локализован на коротком плече Х-хромосомы и кодирует структурный белок, называемый дистрофином. Это самый крупный ген, охарактеризованный на сегодняшний день, он состоит из 2,3 млн пар оснований и занимает примерно 1% человеческой Х-хромосомы. Дистрофин — это белок, расположенный под сарколеммой мышечных волокон. Он преимущественно экспрессируется в скелетных, сердечной и гладких мышцах, почках, коре головного мозга и легких. Мутации в гене вызывают мышечную дистрофию Дюшенна (МДД), дистрофию Беккера (МДБ), непереносимость физических нагрузок с миалгиями, крампи и миоглобинурией, минимальную конечностно-поясную слабость или миопатию четырехглавой мышцы, асимптомное повышение уровня КФК, кардиомиопатию с умеренной мышечной слабостью и фатальную Х-сцепленную кардиомиопатию без мышечной слабости. В 50–70% случаев мутации в гене дистрофина представляют собой внутригенные делеции, затрагивающие один или несколько экзонов. Примерно в 10% случаев мутации выявляется дупликация гена.

31. Какие органы, помимо скелетных мышц, поражаются при МДД?

Примерно у 90% пациентов отмечаются изменения на ЭКГ, но клинически значимое поражение встречается реже — менее чем в 1% случаев. Хотя сердце может быть расширено с минимальным фиброзом, волокна сердечной мышцы не подвергаются некрозу или иным миопатическим изменениям. Повышена частота замедления моторики ЖКТ, которая может приводить к псевдонепроходимости кишечника и расширению желудка. Наконец, у некоторых пациентов с МДД были обнаружены пахигирия и меньшие, чем в норме, размеры головного мозга. Кроме того, выявлена связь между задержкой умственного развития и мутациями, характеризующиеся делецией центрального экзона.

32. Какие врожденные миопатии имеют наиболее важное клиническое значение?

1. Болезнь центрального стержня.
2. Немалиновая миопатия.
3. Центронуклеарная миопатия.
4. Миопатия с врожденной диспропорцией типов волокон

5. Миопатия с редуцирующимися включениями.
6. Миопатия, связанная с тубулярными агрегатами.
7. Миопатия с включениями, напоминающими отпечатки пальцев.
8. Саркотубулярная миопатия с миофибриллярным лизисом.
9. Многостержневая миопатия в волокнах 1-го типа.
10. Триламинарная миопатия.
11. Миопатия с включениями в виде зебры.
12. Миопатия с гиалиновыми включениями.
13. Болезнь колпачка.
14. Болезнь широкой зоны А.
15. Миопатия с циллиндрическими спиралями.
16. Миопатия с ламеллярными включениями.
17. Врожденная миопатия с мозаичными волокнами и переплетающимися саркомерами.
18. Миопатия с избытком мышечных веретен.

33. Существует ли связь между злокачественной гипертермией и болезнью центрального стержня?

Болезнь центрального стержня – это врожденная миопатия. Злокачественная гипертермия – это реакция на общую анестезию (наркоз). Оба состояния передаются по аутосомно-доминантному типу, а гены этих заболеваний располагаются друг за другом в хромосоме 19 (19q12–q13,2). В 1993 году у пациентов со злокачественной гипертермией и болезнью центрального стержня были выявлены мутации рианодинового рецептора 1 типа, которые были выявлены как при болезни центрального стержня, так и при злокачественной гипертермии. Некоторые пациенты с болезнью центрального стержня подвержены злокачественной гипертермии. Они и члены их семей должны быть предупреждены о возможности развития злокачественной гипертермии как реакции на анестетики.

34. Какие симптомы должны наводить на мысль о метаболической миопатии?

Клинические проявления, подозрительные на метаболическую миопатию, включают мышечную боль при физической нагрузке, напряжение мышц или болезненные спазмы (крампи) и миоглобинурия. Некоторые заболевания связаны со стабильной или прогрессирующей мышечной слабостью.

35. Как классифицируют метаболические миопатии?

Метаболические миопатии выделяют в соответствии с тем, какой из путей метаболизма нарушен.

Гликоген метаболизируется до молочной кислоты или пирувата, обеспечивая мышцы энергией как при интенсивной нагрузке, так и в анаэробном состоянии. В аэробных условиях пируват включается в цикл трикарбоновых кислот, чтобы генерировать больше энергии путем окислительного метаболизма.

Метаболизм **липидов** служит источником энергии в покое и при длительной субмаксимальной нагрузке. Жирные кислоты с длинными цепями переносятся в митохондрии, где карнитинпальмитоил-трансфераза (КПТ) катализирует реакцию с образованием ацилкарнитиновых эфиров, которые окисляются в ацетил-КоА и АТФ. Ацетил-КоА далее участвует в цикле трикарбоновых кислот.

Фосфокреатин и **пуриновый** нуклеотидный цикл используются во время коротких высокоинтенсивных нагрузок. Фосфокреатин восстанавливает уровень АТФ из АДФ, а КФК — это фермент, который катализирует перенос фосфатных групп в этих реакциях.

Митохондрии вырабатывают ферменты, которые влияют на окисление пирувата, глюкозы и жирных кислот в аэробных состояниях, формируя градиент ионов водорода.

36. Что такое недостаточность кислой мальтазы? Как проводить дифференциальный диагноз?

Недостаточность кислой мальтазы (гликогеноз II типа) — аутосомно-рецессивное заболевание, связанное с недостаточностью лизосомного фермента альфа-гликозидазы (кислой мальтазы). Она может проявляться в любом возрасте и имеет три различные формы: инфантильную (болезнь Помпе), детскую и взрослую. Взрослая форма проявляется на третьем-четвертом десятилетиях жизни постепенно нарастающей безболезненной слабостью в тазовом и плечевом поясе, а также конечностях. Ее часто ошибочно принимают за ПМ, болезнь двигательных нейронов, миотоническую дистрофию или конечностно-поясную форму мышечной дистрофии.

Могут диспропорционально тяжело поражаться дыхательные мышцы. Уровень КФК обычно умеренно повышен (в 2–10 раз выше нормы). Остается в норме образование лактата — нормальное. ЭМГ показывает большое количество сложных повторяющихся разрядов в добавление к миопатическим изменениям и спонтанной активности. Если явные разряды отсутствуют, картина ЭМГ напоминает полимиозит. Таким образом, для постановки диагноза может потребоваться биопсия мышцы. Характерные признаки те же, что и при вакуолярной миопатии. Вакуоли содержат ШИК-положительный материал с выраженной активностью кислой фосфатазы. Похожие вакуоли встречаются при хлорохиновой миопатии. Эффективное лечение отсутствует, хотя диета с высоким содержанием белка и низким содержанием углеводов приводит к некоторому улучшению.

37. Что такое болезнь Мак-Ардла? Как она лечится?

Недостаточность миофосфорилазы (болезнь Мак-Ардла) характеризуется болезненными спазмами мышц, напряжением мышц при нагрузке, периодической миоглобинурией. Описан феномен «второго дыхания», когда симптомы исчезают после короткого отдыха и не возвращаются при возобновлении умеренной физической нагрузки. Отсутствие миофосфорилазы блокирует метаболизм углеводов, и для восполнения энергетических трат как при нагрузке, так и в покое используются липиды. Симптомы развиваются в силу того, что этот источник энергии при интенсивной нагрузке оказывается недостаточным.

Пациента прежде всего следует предупредить о риске рабдомиолиза, который может быть спровоцирован физической нагрузкой. Его также следует проинструктировать о важности изменения стиля жизни, о необходимости исключить интенсивные физические нагрузки, важности немедленного обращения к врачу при развитии миоглобинурии. Лечение направлено на обход биохимического блока путем снабжения мышцы промежуточными продуктами гликолиза (глюкоза, фруктоза), что приводит к увеличению работоспособности у некоторых пациентов, но их долговременное использование приводит к нежелательному увеличению веса и оказывается малоэффективным.

38. 19-летнего юношу, ранее отмечавшего интенсивные болезненные мышечные спазмы при физической нагрузке, инструктор в военном лагере заставил пробежать 50 пролетов лестницы. Спустя несколько часов он отметил появление темной мочи (цвета кока-колы), лихорадку, озноб и сильную болезненность мышц. Анализ крови показал нормальное содержание лейкоцитов, умеренную анемию и увеличение количества ретикулоцитов. Проведите дифференциальный диагноз.

Наиболее вероятно, что у пациента недостаточность фосфофруктокиназы (ФФК) (гликогеноз VIII типа, или болезнь Таруи). Он может страдать и болезнью Мак-Ардла, но гемолитическая анемия с увеличением числа ретикулоцитов более характерна для недостаточности ФФК. В норме эритроцитарная ФФК состоит из двух субъединиц: мышечного типа (M) и эритроцитарного типа (R). У пациентов с недостаточностью ФФК отсутствует субъединица M. Тип наследования в большинстве случаев – аутосомно-рецессивный. Снижение активности ФФК в эритроцитах может быть выявлено у лиц, не имеющих каких-либо симптомов. Недостаточность мышечной ФФК приводит к блокаде гликолиза. Клинические проявления недостаточности ФФК очень близки симптомам болезни Мак-Ардла и включают снижение толерантности к физической нагрузке, которая проявляется при интенсивных физических упражнениях быстрым мышечным утомлением, напряжением и болью в мышцах, которые сохраняются в течение нескольких минут или нескольких часов.

39. Каковы клинические признаки миопатии, связанной с недостаточностью карнитина?

Карнитин играет существенную роль в метаболизме жирных кислот в мышечном волокне. Недостаточность карнитина вызывает медленно прогрессирующую слабость мышц конечностей, шеи и туловища, начинающуюся в раннем детском или среднем возрасте. Кроме того, могут наблюдаться кардиомиопатия (иногда фатальная) и полиневропатия, но миалгии и мышечные спазмы редки. Уровень КФК нормальный или умеренно повышен. Уровень карнитина (свободного и ацилированного) обычно снижен в мышце, но не в сыворотке или печени. В мышечных волокнах отмечается большое количество липидных гранул. Регулярный прием L-карнитина (50–100 мг/кг/день внутрь в несколько приемов) приводит к увеличению мышечной силы. У некоторых пациентов может отмечаться улучшение при применении рибофлавина и преднизолона.

40. Какие симптомы характерны для митохондриальной миопатии?

В большинстве случаев митохондриальных миопатий развиваются постепенно прогрессирующие птоз и офтальмоплегия, хотя степень их выраженности может быть различной. Истинная диплопия развивается редко. Страдают и другие системы органов:

- сердечно-сосудистая система (нарушения проводимости сердца, кардиомиопатия)
- желудочно-кишечный тракт (псевдонепроходимость кишечника)
- эндокринная система (сахарный диабет, зоб, низкорослость)
- нервная система (атаксия, тугоухость, эпилептические припадки, цереброваскулярные расстройства, периферическая невропатия)
- кожа (липомы)
- глаза (пигментный ретинит, катаракта)

41. Какие клинически наиболее значимые формы миопатии развиваются вследствие точечных мутаций в митохондриальной ДНК?

1. Миоклоническая эпилепсия с «рваными красными волокнами» (синдром MERRF).

2. Митохондриальная энцефаломиопатия с лактат-ацидозом (синдром MELAS).

3. Некоторые миопатии, сопровождающиеся кардиомиопатией.

42. Каковы три основных симптома периодического паралича?

Периодический паралич относится к редким заболеваниям, характеризующимся приступами (продолжающимися от минут до дней) слабости, которая охватывает некоторые мышечные группы или почти все скелетные мышцы. Краниальные и дыхательные мышцы обычно не затрагиваются, а сила восстанавливается спонтанно. Тремя основными симптомами являются: 1) транзиторные приступы слабости; 2) миотония (характерная только для гиперкалиемического периодического паралича); 3) межприступная слабость, которая может прогрессировать.

43. Как классифицируют периодический паралич?

В соответствии с этиологией выделяют первичный и вторичный варианты периодического паралича, в соответствии с изменениями уровня калия в сыворотке во время приступов выделяют гипо-, нормо- или гиперкалиемический варианты.

1. Первичный: гипокалиемический, гиперкалиемический или нормокалиемический.

2. Вторичный: вследствие потери калия, вследствие задержки калия, тиреотоксический (гипокалиемический), вследствие гипернатриемии в связи с отсутствием чувства жажды при повреждениях гипоталамуса, вследствие интоксикации барием.

Эта и похожие клинические классификации, однако, претерпевают значительные изменения по мере того, как улучшается понимание генетических механизмов развития заболевания. Например, полученные в настоящее время данные свидетельствуют о том, что гиперкалиемический (калий-чувствительный) периодический паралич и врожденная парамиотония являются результатом точковой мутации в гене альфа-субъединицы натриевого канала мышц. Изменения в гене приводят к замене одной аминокислоты на другую в высоко стабильных регионах натриевого канала. Клинические вариации заболеваний, связанных с изменениями в гене натриевого канала, таким образом, могут быть объяснены наличием целого ряда различных аллельных мутаций. Гипокалиемический периодический паралич связан с мутациями в гене альфа-субъединицы потенциал-зависимого кальциевого канала мышц, так называемого дигидропиридинового рецептора.

44. Как лечить периодический паралич?

Ацетазоламид, ингибитор карбоангидразы, эффективен у части пациентов с различными формами периодического паралича. Он особенно эффективно предупреждает приступы гипокалиемического периодического паралича, которые провоцируются различными факторами, снижающими уровень калия в плазме. Другой ингибитор карбоангидразы – дихлорфенамид, возможно, более эффективен, чем ацетазоламид, в предотвращении приступов и уменьшении межприступной слабости. Пациентам, которые не переносят ингибиторы карбоангидразы, может быть полезен прием калий-сберегающих диуретиков, таких как спиронолактон и триамтерен. При гипокалиемическом периодическом параличе обычно рекомендуется диета с низким содержанием углеводов и натрия. Ингаляция агониста бета-адренорецепторов сальбутамола может предотвратить приступ у части пациентов с гиперкалиемическим периодическим параличом. Употребление пищи, богатой углеводами, но с низким содержанием калия также может облегчить приступ.

45. При каких состояниях развивается гипертрофия мышц?

- некоторые мышечные дистрофии (Дюшенна, Беккера, конечностно-поясная)
- врожденная миотония
- спинальная амиотрофия
- цистицеркоз
- амилоидоз
- акромегалия
- синдром Флайера (инсулинорезистентный сахарный диабет в сочетании с черным акантозом)
- наследственные моторно-сенсорные невропатии
- хроническая (рецидивирующая) воспалительная полиневропатия
- детский тип недостаточности кислой мальтазы
- миопатия при врожденном гипотиреоидизме (синдром Кохера–Дебре–Семелена)
- гиперкалиемический периодический паралич
- фокальные мононевропатии (фокальная гипертрофия)
- радикулопатии (фокальная гипертрофия)
- саркоидоз (преимущественно фокальная гипертрофия)

46. Какие миопатии вызывают дыхательную недостаточность?

- некоторые мышечные дистрофии (Дюшенна, Беккера, конечностно-поясная, Эмери–Дрейфуса, миотоническая*, врожденные)
- миопатия вследствие недостаточности кислой мальтазы*
- миопатия вследствие недостаточности карнитина
- немалиновая миопатия*
- митохондриальные миопатии
- центронуклеарная миопатия*
- полимиозит

* Дыхательная недостаточность может быть первым проявлением заболевания.

КЛЮЧЕВЫЕ ФАКТЫ: МИОПАТИИ ✓

1. Миопатии проявляются симметричной слабостью проксимальных мышц, которая может сопровождаться иными симптомами
2. Диагноз миопатии могут подтвердить исследование активности КФК, данные ЭМГ и мышечной биопсии
3. Мышцы содержат как медленные волокна (волокна 1 го типа, или красные волокна), так и быстрые волокна (волокна 2-го типа, или белые волокна)
4. Миотоническая дистрофия — самая распространенная форма мышечной дистрофии у взрослых
5. Дыхательная недостаточность — наиболее серьезное возможное осложнение при лечении большинства пациентов с миопатиями
6. При выяснении причины миопатии следует всегда исключать токсическое действие лекарственных средств
7. Злокачественный нейролептический синдром — неотложное состояние, характеризующееся высокой летальностью

47. Какие миопатии связаны с дисфагией?

- окулофарингеальная мышечная дистрофия
- миозит с включениями
- миотоническая дистрофия
- митохондриальные миопатии
- полимиозит и дерматомиозит
- мышечная дистрофия Дюшенна

48. Какие миопатии связаны с патологией сердца?

- **Нарушения сердечного ритма** — болезнь Кирнса–Сейра; синдром Андерсена; полимиозит; мышечные дистрофии: миотоническая, конечностно-поясная (1B, 2C, 2D, 2E, 2F, 2G, 2I типов), Эмери–Дрейфуса.
- **Сердечная недостаточность** — мышечные дистрофии: Дюшенна, Беккера, Эмери–Дрейфуса, миотоническая, конечностно-поясная (1B, 2C, 2D, 2E, 2F, 2G, 2I типов); немалиновая миопатия; недостаточность кислой мальтазы; недостаточность карнитина; полимиозит.

49. Что такое миокимия?

Миокимия — постоянные волнообразные сокращения группы мышечных волокон, вызванные последовательной спонтанной активацией отдельных двигательных единиц. На ЭМГ они выявляются как группы из 10–20 потенциалов, имеющих частоту 5–60 Гц и регулярно повторяющихся с интервалом в 0,2–1 сек. Миокимия особенно часто наблюдается в мимических мышцах. Причиной миокимии могут быть поражения ствола головного мозга (особенно при рассеяном склерозе), лучевая невропатия, синдром Гийсна–Барре, хронические заболевания периферических нервов, укус лесной гремучей змеи, лечение препаратами золота, синдроме Исаакса.

50. Для каких состояний характерно появление миотонических разрядов?

Миотонические разряды встречаются при врожденной миотонии, врожденной парамиотонии, миотонической дистрофии, синдроме Шварца–Джампеля, инфантильной и взрослой форме недостаточности кислой мальтазы, гиперкалиемическом периодическом параличе. Врожденная миотония возникает вследствие нарушения функции хлорных каналов, тогда как врожденная парамиотония, гиперкалиемический периодический паралич и синдром Шварца–жампеля вызваны нарушением функции натриевых каналов. Миотония при миотонической дистрофии и недостаточности кислой мальтазы вызвана другими, недостаточно ясными мембранными дефектами.

51. Что такое нейромиотония?

Нейромиотония — состояние, характеризующееся постоянными мышечными сокращениями и мышечным напряжением, которые объясняются повторяющимися разрядами в периферическом нерве, возникающие отдельными вспышками. По своей природе это нейрогенный синдром, связанный с развитием в силу неясных причин гипервозбудимости двигательных нервных волокон. Причиной нейромиотонии может быть аутоиммунная нейрогенная гипервозбудимость. Во многих случаях при нейромиотонии выявляют антитела к потенциал-зависимым калиевым каналам. Миотония, в отличие от нейромиотонии, является миогенным расстройством. Именно поэтому кураре не способно затормозить миотонию, но может заблокировать нейромиотонию.

Oh SJ, Alpati A, Claussen GC, et al: Myokymia, neuromyotonia, dermatomyositis, and voltage-gated K+ channel antibodies. Muscle Nerve 27(6): 757–760, 2003.

52. Что такое синдром Исаакса?

Синдром Исаакса был описан под несколькими названиями, в том числе миокимия с нарушением расслабления мышц, нейромиотония, псевдомиотония, синдром броненосца, синдром постоянной активности мыщечных волокон. Жалобы включают с трудом преодолимое напряжение мышц, перемежающиеся спазмы мышц, затруднения при жевании, разговоре и даже дыхании. Наиболее заметным признаком синдрома Исаакса является миокимия.

У некоторых пациентов в сыворотке выявлены антитела, направленные против потенциал-зависимых каналов пресинаптических окончаний, которые и приводят к гипервозбудимости дистального участка двигательных волокон или нервных окончаний. ЭМГ выявляет спонтанные длительно продолжающиеся нерегулярные вспышки разрядов различной формы, которые возникают в проксимальных участках нервов. В качестве серологического маркера этого синдрома описаны антитела к потенциал-зависимым каналам пресинаптической терминали. У этих пациентов обнаружены также антитела к ацетилхолиновым рецепторам нервных ганглиев.

Vernino S, Lennon VA: Ion channel and striational antibodies define a continuum of autoimmune neuro-muscular hyperexcitability. Muscle Nerve 26(5):702–707, 2002.

С симптоматической целью применяется фенитоин (300–400 мг/день) или карбамазепин (200 мг 3 или 4 раза в день). В некоторые случаях эффективны плазмаферез или внутривенный иммуноглобулин.

53. Что такое «синдром ригидного человека»?

Синдром ригидного человека характеризуется флуктуирующим напряжением аксиальных мышц и проксимальных мышц конечностей, на которое «накладываются» внезапные мышечные спазмы. Симптомы усиливаются эмоциональными, соматосенсорными или звуковыми стимулами. У многих пациентов выявляются аутоиммунные эндокринопатии, наиболее часто — инсулинозависимый сахарный диабет. В сыворотке и ЦСЖ выявляют антитела против глутаматдекарбоксилазы — фермента, участвующего в синтезе ГАМК. ЭМГ выявляет постоянные низкочастотные разряды нормальных потенциалов двигательных единиц, которые регистрируются и в покое. В некоторых случаях, связанных со злокачественными новообразованиями, антитела к глутаматдекарбоксилазе отсутствуют. Вместо этого у них выявляются антитела против антигена 128-кд, известного как амфифизин. Значительное симптоматическое улучшение достигается при приеме внутрь бензодиазепинов, прежде всего диазепама (10–100 мг/день). Для ослабления симптомов возможно также применение баклофена и вальпроевой кислоты. У части больных улучшения можно добиться с помощью кортикостероидов и плазмафереза. Недавние исследования продемонстрировали эффективность леветирацетама в отношении пароксизмальных симптомов.

Ruegg SJ, Steck AJ, Fuhr P: Levitiracetam improves paroxysmal symptoms in a patient with stiff-person syndrome. Neurology 62(2):338, 2004.

54. Какие лекарственные средства могут вызвать воспалительную миопатию?

Болезненная воспалительная миопатия развивается у части пациентов под действием D-пенициламина или прокаинамида. Кроме того, воспалительную миопатию могут вызывать фенилбутазон, нифлюмовая кислота, пропилтиоурацил, пенициллин, сульфаниламиды, циметидин, симвастатин, кокаин.

55. Перечислите наиболее частые миотоксические препараты.

1. Клофибрайт и другие гиполипидемические средства
2. Хлорокин
3. Эметин
4. Алкоголь
5. Эпсилон-аминокапроновая кислота
6. D-пенициламин
7. Фенформин
8. Зидовудин

56. Пациент со СПИДом, который принимает зидовудин, жалуется на миалгию и слабость. Назовите возможные причины.

Точная диагностика в данном случае затруднена. Миалгия и увеличение активности КФК часто наблюдаются при СПИДе, причем у некоторых больных развивается симметричная преимущественно проксимальная мышечная слабость. При ЭМГ выявляются те же признаки, что и при полимиозите. При мышечной биопсии могут обнаруживаться изменения, типичные для полимиозита (некротические волокна с перимизиальной, эндомизиальной и периваскулярной лимфоцитарной инфильтрацией). Зидовудин также способен вызвать миопатию, которая характеризуется главным образом атрофией мышц и проксимальной слабостью. Обычно миопатия развивается у пациентов, которые принимали высокие дозы препарата свыше 6 месяцев. При исследовании биоптата мышцы в этом случае выявляются изменения, характерные для патологии митохондрий, например могут отмечаться многочисленные «рваные красные волокна». Встречаются также палочки (немалиновые) и цитоплазматические включения. Клинические признаки миопатии, а также морфологические изменения, выявляемые при биопсии, могут уменьшаться после прекращения приема зидовудина. Предполагают, что миопатия связана со способностью препарата ингибировать митохондриальную ДНК-полимеразу и таким образом нарушать функционирование митохондриальной ДНК. Тем не менее другие антиретровирусные вещества, используемые для лечения ВИЧ-инфекции, такие как диданозин и зальцитабин, являясь более сильными ингибиторами митохондриальной функции, не вызывают подобные симптомы. Таким образом, по-видимому, развитие миопатии объясняется другими, пока неизвестными факторами.

57. Что такое стероидная миопатия?

Существуют две формы стероидной миопатии. Наиболее распространенная форма характеризуется прогрессирующей мышечной слабостью без болевого синдрома. Обычно миопатия связана с длительным применением кортикостероидов, однако при применении ингаляционных препаратов слабость диафрагмы может развиваться в течение двух недель после начала лечения. Миотоксичность кортикостероидов при их длительном применении можно частично предотвратить физической нагрузкой. При снижении дозы или отмене препарата симптомы регрессируют. Уровень КФК не повышается, а ЭМГ либо не выявляет патологии, либо показывает минимальные миопатические изменения.

Вторая форма стероидной миопатии связана с приемом высоких доз кортикостероидов, обычно в сочетании с воздействием деполяризующих миорелаксантов, сепсиса и недостаточного питания. Она характеризуется остро развивающейся тяжелой мышечной слабостью, которая может захватывать все мышцы, включая дыхательные. Этому синдрому было дано много названий, в том числе острая квадриплегическая миопатия, миопатия толстых филаментов, миопатия критических состояний. ЭМГ в дополнение к миопатическим изменениям часто выявляет признаки острой аксональной полиневропатии, что затрудняет диагностику. Симметричная проксимальная слабость и атрофия мышц развиваются в течение нескольких дней. При наличии адекватной поддерживающей терапии возможно восстановление в течение нескольких месяцев. Причиной миопатии является значительная потеря толстых миофиламентов с сохранением тонких (актиновых) филаментов и Z-дисков в атрофичных мышечных волокнах. У 30–50% пациентов наблюдается повышение уровня КФК. При наличии поддерживающей терапии прогноз восстановления вариабелен (от 1 месяца до 1 года), однако характерна значительная летальность.

Sander HW, Golden M, Danon MJ: Quadriplegic arefiexic ICU illness: selective thick filament loss and normal nerve histology. Muscle Nerve 26(4):499–505, 2002.

Lacomis D: Critical illness myopathy. Curr Rheumatol Rep 4(5):403–408, 2002.

58. Что такое злокачественный нейролептический синдром (ЗНС)?

ЗНС – угрожающее жизни осложнение лечения нейролептическими средствами, такими как фенотиазины, галоперидол, клозапин. Летальность при нем достигает 30%. Хотя чаще всего ЗНС встречается на ранних этапах лечения, симптомы могут возникать в любое время на протяжении лечения. ЗНС характеризуется лихорадкой, мышечной ригидностью, увеличением активности КФК и рабдомиолизом. Возможно развитие делирия и вегетативных нарушений. ЗНС может начинаться только с одного из вышеперечисленных симптомов. Важно распознать это состояние как можно раньше, поскольку рано начатое лечение может спасти жизнь пациенту.

59. Каковы причины ЗНС? Как он лечится?

Причина ЗНС недостаточно ясна. Предполагают, что он развивается вследствие блокады дофаминовых рецепторов в гипоталамусе. Некоторые эксперты считают, что ЗСН возникает в результате непосредственного влияния на вхождение кальция в мышечные волокна, что приводит к интенсивным мышечным сокращениям и гиперметаболическому состоянию, сходному с таковым при злокачественной гипертермии. Лечение включает отмену препарата, вызвавшего ЗСН, назначение бромокриптина, 5 мг 3 раза в день, или дантролена, 0,5–3 мг внутривенно один раз в день. Целесообразно наблюдение в условиях отделения интенсивной терапии.

60. Какие миопатии связаны с птозом или офтальмоплегией?

Птоз, обычно не сопровождающийся офтальмоплегией:

- миотоническая дистрофия
- врожденные миопатии
- центронуклеарная миопатия
- немалиновая миопатия
- миопатия центрального стержня
- десминовая миопатия.

Птоз, сопровождающийся офтальмоплегией:

- окулофарингеальная мышечная дистрофия
- окулофарингодистальная миопатия
- хроническая прогрессирующая наружная офтальмоплегия (митохондриальная миопатия).

61. Какие миопатии характеризуются слабостью преимущественно дистальных мышц?

- дистальная миопатия 1-го типа с началом в зрелом возрасте (Веландер)
- дистальная миопатия 2-го типа с началом в зрелом возрасте (Марксбери) или тибиальная мышечная дистрофия (Удда)
- дистальная миопатия 1-го типа с началом в молодом возрасте (Нонака)
- дистальная миопатия 2-го типа с началом в молодом возрасте (Миоши)
- дистальная миопатия 3-го типа с началом в молодом возрасте (Лейнга)
- дистальная дистрофинопатия с началом в зрелом возрасте

Katz JS, Rando TA, Barohn RJ, et al: Late onset distal muscular dystrophy affecting the posterior calves. Muscle Nerve 28(4):443–448, 2003.

- десминовая (миофибриллярная) миопатия
- дистальная миопатия с началом в детском возрасте
- миотоническая дистрофия
- лицелопаточно-плечевая дистрофия
- скапулоперонеальная миопатия
- окулофарингеальная дистрофия
- мышечная дистрофия Эмери–Дрейфуса
- воспалительные миопатии: миозит с включениями
- метаболические миопатии: недостаточность фермента, уменьшающего ветвление гликогена; недостаточность кислой мальтазы
- врожденные миопатии: немалиновая миопатия, миопатия центрального стержня, центронуклеарная миопатия.

62. Каковы характерные признаки миофибриллярных миопатий?

- **Клинические признаки:** медленно прогрессирующая слабость, обычно вовлекающая как дистальные, так и проксимальные отделы, изредка – парестезии, атрофия мышц, напряжение и болезненные спазмы мышц, миалгии. В редких случаях первым проявлением бывает дыхательная недостаточность. У 50% пациентов выявляется кардиомиопатия. ЭМГ обычно выявляет изменения, характерные для миопатии и/или денервации. Уровень сывороточной КФК может быть нормальным или превышает норму не более чем в 7 раз.
- **Патоморфологические признаки:** деградация (фокальная), преимущественно затрагивающая миофибриллы, лизис актина, α-актинина ± титина, небулина или миозина, неадекватная экспрессия киназы цикла деления клетки 2 и циклин-зависимых киназ 2, 4, 8 и 7. Морфологическим маркером являются гиалиновые сфероидные структуры, которые содержат компактно упакованные разрушенные миофибриллярные структуры и интенсивно воспринимают окраску на актин. В местах повреждений и мышечных волокнах накапливаются многочисленные белки: десмин, ламин B, гелсолин, убиквитин, α1-антихимотрипсиновая молекула адгезии нервных клеток, N-концевой бета-амилоид, эктопический дистрофин, γ-саркогликан и амилоидные отложения. Обнаружены мутации в генах, кодирующих десмин и альфаB-кристаллин.

Selcen D, Ohno K, Engel AG: Myofibrillar myopathy: clinical, morphological and genetic studies in 63 patients. Brain 127(2):439–451, 2004.

Selcen D, Engel AG: Myofibrillar myopathy caused by novel dominant negative alphaB-crystallin mutations. Ann Neurol 54(6):804–810, 2003.

Engel AG: Myofibrillar myopathy. Ann Neurol 46(5):681–683, 1999.

Vicart P, Caron A, Guicheney P, et al: A missense mutation in the alphaB-crystallin chaperone gene causes a desmin-related myopathy. Nat Genet 20(1):92–95, 1998.

ВЕБСАЙТЫ

1. http://www.enmc.spc.ox.ac.uk/dc/ndmppcrit
2. http://www.bio.unipd.ir/~telethon/muscle1.html
3. http://www.mdausa.org/disease

ЛИТЕРАТУРА

1. Carpenter S, Karpati G: Pathology of Skeletal Muscles, 2nd ed. New York, Oxford University Press, 2001.
2. Griggs RC, Mendell JR, Miller RG: Evaluation and Treatment of Myopathies, Philadelphia, F.A. Davis, 1995.
3. Engel AG, et al: Myology, 3rd ed. New York, McGraw-Hill, 2004.
4. Harati Y, Nawasipirong O: Cramps and myalgias. In Jankovic J, Tolosa E (eds): Movement Disorders, Baltinw Williams & Wilkins, 2003.
5. Ktirsi B, Kaminski HJ, Preston DC, et al: Neuromuscular Disorders in Clinical Practice, Boston, Butterworth-Heinemann, 2002.
6. Rolak LA, Harati Y (eds): Neuro-immunology for the Clinician, Boston, Butterworth-Heinemann, 1997.
7. Schapira AH, Griggs RC: Muscle Diseases, Boston, Butterworth-Heinemann, 1999.

Глава 5. ЗАБОЛЕВАНИЯ, НАРУШАЮЩИЕ НЕРВНО-МЫШЕЧНУЮ ПЕРЕДАЧУ

Clifton L. Gooch, Tetsuo Ashzawa

АНАТОМИЯ И ФИЗИОЛОГИЯ

1. Что происходит в пресинаптическом окончании двигательного нервного волокна во время нервно-мышечной передачи?

Когда волна деполяризации (потенциал действия) проходит по двигательному волокну и достигает его окончания (пресинаптической терминали), открываются потенциал-зависимые кальциевые каналы, делая возможным входящий ток ионов кальция (Ca^{2+}). Это запускает процесс слияния везикул, содержащих ацетилхолин (АХ) с мембраной и высвобождение ацетилхолина в пространство между невральной и мышечной мембранами (синаптическую щель) (рис. 5.1).

2. Что происходит в мышце (постсинаптических структурах) во время нервно-мышечной передачи?

Связывание двух молекул ацетилхолина с каждым ацетилхолиновым рецептором мышечной (постсинаптической) мембраны приводит к открытию Na^+ канала внутри рецептора, делая возможным входящий ток ионов натрия (Na^+), который генерирует субпороговую деполяризацию, называемую миниатюрными потенциалами концевой пластинки (МПКП). МПКП каждого мышечного волокна суммируются, формируя потенциал концевой пластинки (ПКП) данного волокна. Когда одновременно активируется критическое количество рецепторов, потенциал концевой пластинки становится достаточно большим для того, чтобы вызвать потенциал действия, который затем распространяется вдоль мышечной саркоплазматической мембраны к системе Т-трубочек, приводя к высвобождению Ca^{2+} из саркоплазматического ретикулума и запуская мышечное сокращение.

3. Что происходит в синаптической щели во время нервно-мышечной передачи?

После того как молекулы АХ связались с рецептором и активировали его, они освобождаются обратно в синаптическую щель, где ацетилхолинэстераза в течение долей миллисекунды расщепляет ацетилхолин на холин и уксусную кислоту. Холин подвергается обратному захвату пресинаптическим нервным окончанием и используется для синтеза нового ацетилхолина при помощи фермента холинацетилтрансферазы.

4. Какова структура никотинового ацетилхолинового рецептора (АХР)?

У человека АХР состоит из пяти субъединиц: двух альфа, одной бета, одной эпсилон (или гамма — в фетальной форме) и одной дельта. АХ связывается с внеклеточным доменом альфа-субъединицы. Для того, чтобы открылся Na^+ канал, с рецептором должны связаться две молекулы АХ (по одной на каждую альфа-субъединицу) (рис. 5.2).

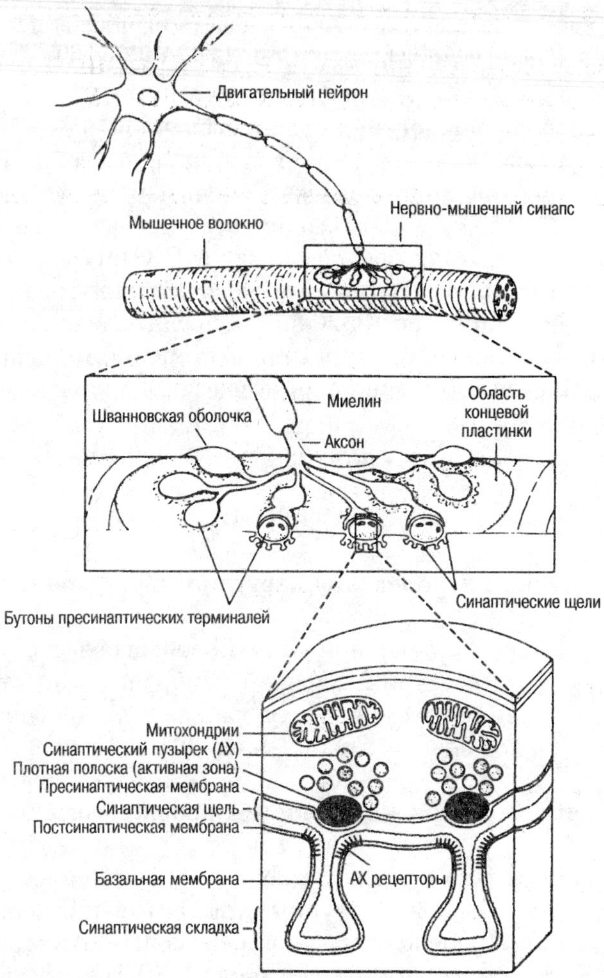

Рис. 5.1. Нервно-мышечный синапс (По *Kandel ER, Schwartz JH, Jessel TM (eds): Principles of Neural Science, 3rd ed. New York, Elsevier, 1991, p 136, with permission*)

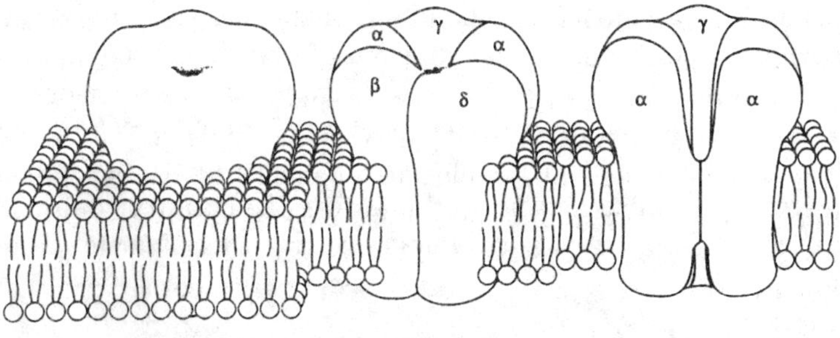

Рис. 5.2. Схема молекулярной структуры ацетилхолинового рецептора в нервно-мышечном синапсе (По *Kandel ER, Schwartz JH, Jessel TM (eds): Principles of Neural Science, 3rd ed. New York, Elsevier, 1991, p 146, with permission*)

Ashizawa T, Oshima M, Ruan KH, et al: Autoimmune recognition profile of the alpha chain of human acetylcholine receptor in myasthenia gravis. Adv Exp Med Biol 303:255–261, 1991.

5. Что такое «резерв надежности» нервно-мышечной передачи?

У здорового человека количество ацетилхолина, высвобождаемого из пресинаптического нервного окончания, медленно уменьшается с каждой повторной деполяризацией нерва. Это значит, что активируется меньше рецепторов в концевой пластинке мышцы, генерируется меньшее число МПКП и более низкий ПКП. Однако количество рецепторов все еще достаточно велико для того, чтобы это небольшое снижение высвобождения ацетилхолина не препятствовало достижению ПКП порога деполяризации мышечного волокна и полноценному мышечному сокращению. Эта функциональная избыточность и называется «резервом надежности» нервно-мышечной передачи.

МИАСТЕНИЯ

6. Какие аутоиммунные заболевания нарушают функцию нервно-мышечного синапса?

Миастения (myasthenia gravis), при которой большая часть антител направлена против АХР постсинаптической мышечной мембраны, и миастенический синдром Ламберта–Итона, при котором антитела направлены против потенциал-зависимых кальциевых каналов нервного окончания.

7. Как утрачивается «резерв надежности» нервно-мышечной передачи при миастении?

При миастении антитела снижают количество функционирующих АХР. Поскольку количество рецепторов, доступных для активации, снижено, снижается и «резерв надежности» нервно-мышечной передачи. Поэтому на фоне падения высвобождения АХ, генерируется меньшее число МПКП и, соответственно, более низкий ПКП. При повторной активации нерва и дальнейшем снижении высвобождения АХ ПКП в определенный момент не достигает порогового значения, необходимого для запуска деполяризации и сокращения мышечного волокна (блокада нервно-мышеченой передачи). При продолжающейся активации нерва количество синапсов, в которых происходят вышеописанные процессы, увеличивается, многие мышечные волокна не могут активироваться, что и вызывает слабость. При внешней повторяющейся низкочастотной электростимуляции нерва амплитуда электрического ответа, сопровождающего мышечное сокращение (суммарный мышечный потенциал действия), снижается вследствие того же самого феномена. После отдыха содержание ацетилхолина восстанавливается и указанные изменения могут регрессировать.

8. Каковы клинические проявления миастении?

Миастения проявляется вариабельной степенью мышечной слабости и быстрой утомляемостью скелетных мышц. При обычных повседневных действиях слабость мышц может присутствовать или отсутствовать, но, как правило, она появляется или увеличивается после длительной физической нагрузки и уменьшается после короткого отдыха. У многих больных слабость и утомляемость наружных мышц глаза (двоение), бульбарных мышц (дизартрия, дисфагия), мышц конечностей легко выявляется при клиническом осмотре. Критическое проявление миастении – слабость дыхательных мышц. Это потенциально фатальное осложнение, которое в тяжелых случаях может развиться в течение нескольких часов.

9. Какова эпидемиология миастении (заболеваемость, половые различия, возраст начала, наследование, летальность, естественное течение)?

Заболеваемость миастенией составляет примерно один случай на 20 000 человек в год. Болезнь чаще поражает женщин, чем мужчин, в соотношении 3:2. Хотя миастения может проявиться в любом возрасте от младенческого до старческого, для нее характерно бимодальное распределение по возрасту: первый пик заболеваемости приходится на 3-е десятилетие жизни (в этом возрасте чаще страдают женщины), второй пик – на пятое десятилетие жизни (в этом возрасте чаще страдают мужчины). В 5–7% случаев заболевание имеет семейный характер, однако характер наследования в подобных случаях не соответствует менделевскому. До появления эффективной иммунотерапии и искусственной вентиляции 20–30% пациентов с миастенией умирали вследствие дыхательной недостаточности, у 20% наблюдались стойкие симптомы, у 25% отмечалось спонтанное улучшение, а у оставшихся 25% – спонтанная ремиссия. В настоящее время миастению следует отнести к курабельным заболеваниям. При правильном лечении случаи летального исхода стали редкими.

10. Какие экспериментальные данные свидетельствуют, что миастению вызывают антитела к ацетилхолиновым рецепторам?

Миастению можно рассматривать как архитипическое аутоиммунное заболевание, характеризующееся продукцией антирецепторных антител. Кроме того, это одно из наиболее хорошо изученных аутоиммунных заболеваний с точки зрения фундаментальной науки. У животных, которых иммунизируют ацетилхолиновыми рецепторами (следствием чего бывает появление в сыворотке антирецепторных антител), появляются клинические и электрофизиологические признаки, напоминающие проявления миастении у человека. Эта лабораторная модель известна как экспериментальная аутоиммунная миастения (ЭАМ). Пассивный перенос от человека к животному миастенических IgG также приводит к развитию у них ЭАМ. Иммуноцитохимические исследования продемонстрировали IgG на постсинаптической мембране концевых пластинок скелетных мышц при миастении. Антитела к АХР уменьшают количество доступных ацетилхолиновых рецепторов в культуре мышечных клеток in vitro.

11. Какие клинические данные свидетельствуют, что миастению вызывают антитела к ацетилхолиновым рецепторам?

Более чем у 90% пациентов с миастенией выявляются циркулирующие антитела против никотиновых АХР. Удаление антител при плазмаферезе часто уменьшает симптомы миастении. Снижение титра антител после проведенного лечения коррелирует с уменьшением выраженности симптомов. Положительный эффект иммунотерапии также согласуется с представлением о миастении как об аутоиммунном заболевании, опосредованном продукцией антител.

12. Что такое вилочковая железа и миоидная клетка?

Вилочковая железа — это маленькая железа, расположенная в жировой прослойке позади грудины. Она играет критическую роль в созревании иммунологически активных клеток и развитии иммунной толерантности к собственным тканям у здорового человека. Миоидные клетки — это мышечно-подобные клетки, которые преимущественно обнаруживаются в мозговом веществе вилочковой железы. Миоидные клетки экспрессируют никотиновые АХР и, учитывая их расположение на участке, критическом для развития общего иммунного ответа, эти клетки могут играть основную роль в аутосенситизации против АХР при миастении.

13. Какие данные свидетельствуют о том, что тимус играет основную роль в патогенезе миастении?

1. Удаление тимуса улучшает состояние большинства пациентов с миастенией.

2. У большей части пациентов с миастенией выявляется патология тимуса (например, гиперплазия или тимома).

3. Миоидные клетки тимуса экспрессируют АХР близко к месту созревания Т-лимфоцитов (понятие «созревание» включает и возникновение иммунной толерантности к собственным тканям).

4. При миастении АХР миоидных клеток содержат фетальную гамма-субъединицу, что делает их потенциальными мишенями для антител.

5. В-лимфоциты тимуса у пациентов с миастенией вырабатывают больше антител к АХ рецепторам, нежели других антител.

6. В лабораторных условиях добавление клеток тимуса к миастеническим В-лимфоцитам усиливает выработку антиацетилхолиновых антител.

7. Трансплантация ткани тимуса мышам с иммунодефицитом приводит к выработке анти-АХР антител, которые «откладываются» в области концевых пластинок скелетных мышц.

Geuder Kl, Marx A, Witzemann V, et al: Pathogenetic significance of fetal-type acetylcholine receptors on thymic myoid cells in myasthenia gravis. Dev Immunol 2:69–75, 1992.

Schonbeck S, Padberg F, Hohlfeld R, et al: Transplantation of thymic autoimmune microenvironment to severe combined immunodeficiency mice: A new model of myasthenia gravis. J Clin Invest 90:245–250, 1992.

14. Какова роль тимэктомии в лечении миастении?

Хотя проспективные рандомизированные контролируемые испытания не проводились, положительный эффект тимэктомии у пациентов с миастенией (как при наличии опухоли тимуса, так и без нее) был продемонстрирован в большом количестве исследований. После тимэктомии более чем у 75% пациентов наступает улучшение, которое может характеризоваться снижением потребности в иммунотерапии, возможностью постепенной отмены иммуносупрессивных препаратов при продолжительном контроле, более высокую вероятность длительной ремиссии. Оперативное вмешательство, производимое через расширенный транстернальный доступ с рассечением грудины, удалением тимуса и визуальным исследованием средостения для удаления возможной эктопической ткани тимуса, имеет оптимальный баланс риска и пользы и исключительно безопасно в опытных руках. Положительный эффект у детей и пациентов старше 60 лет менее выражен, в то время как риск при выполнении этой процедуры в этих группах выше. Врожденные миастенические синдромы, по-видимому, не имеют аутоиммунного характера и не реагируют на тимэктомию.

15. Какова связь между тимомой и миастенией?

Примерно 15% пациентов с миастенией имеют тимому. В большинстве случаев тимома по своему происхождению является скорее эпителиальным, нежели лимфоцитарным образованием. 90% тимом — доброкачественные и легко удаляются резекцией, тогда как в 10% случаев тимома имеет злокачественный характер (в подобных случаях средняя выживаемость составляет 5–10 лет). Доброкачественная гиперплазия тимуса наблюдается примерно у 50% пациентов с миастенией.

16. Какие диагностические тесты помогают идентифицировать тимому у пациентов с миастенией?

Визуализирующие исследования — золотой стандарт для диагностики тимомы у пациентов с миастенией. Всем пациентам с миастенией должна проводиться компьютерная томография (КТ) или магнитно-резонансная томография (МРТ) грудной клетки. Чувствительность и специфичность КТ грудной клетки при идентификации тимомы составляет 85% и 99% соответственно. Наличие тимомы можно предположить и по результатам других исследований; например, при наличии антител к скелетным мышцам вероятность обнаружения тимомы составляет 94%. Титры антител к скелетным мышцам падают при успешном лечении тимомы и поднимаются при рецидивировании, что делает их определение полезным скрининговым инструментом при наблюдении за пациентами.

Aarli JA, Gilhus NE, Matre R: Myasthenia gravis with thymoma is not associated with an increased incidence of non-muscle autoimmune disorders. Autoimmunity 11:159–182, 1992.

17. Что такое транзиторная неонатальная миастения?

Примерно 12% новорожденных, рожденных матерями с миастенией, относятся к категории «вялый ребенок» и часто имеют трудности с дыханием и сосанием. Эта «транзиторная неонатальная миастения», вероятно, является результатом переноса от матери к плоду через плаценту материнских антител к АХР. Заболевание обычно продолжается несколько недель, после чего спонтанно регрессирует. Максимальная длительность данного состояния — не более 12 недель. Ни тяжесть заболевания у матери, ни титры антител матери не коррелируют с вероятностью неонатальной миастении. Тяжело больные матери могут рожать здоровых детей, тогда как у матерей с ремиссией миастении могут рождаться больные дети. Врач, который ведет роды у пациентки с миастенией, должен быть осведомлен о возможности этого заболевания и готов (в случае необходимости) поддержать дыхание новорожденного.

18. Что такое врожденные миастенические синдромы?

Врожденные миастенические синдромы – группа исключительно редких заболеваний, вызванных генетическими мутациями, которые изменяют структуру и/или функцию нервно-мышечного синапса. Они проявляются слабостью и утомляемостью наружных мышц глаза, мышц лица, бульбарной мускулатуры и/или мышц конечностей. Эти симптомы начинаются в раннем возрасте и сохраняются до зрелого возраста. Эти синдромы классифицируются по месту дисфункции внутри нервно-мышечного синапса и являются объектом проводимых в настоящее время исследований. Каждый год описываются новые варианты синдромов. Пациенты с такими заболеваниями не реагируют на тимэктомию и иммунотерапию. Пресинаптические нарушения включают нарушение высвобождения или синтеза ацетилхолина и ответственны за 8% врожденных синдромов. Нарушения со стороны постсинаптической базальной пластинки возникают вследствие мутацим гена, кодирующего коллагеновый хвост ацетилхолинэстеразы и ответственны за 16% заболеваний. Постсинаптические расстройства преимущественно вызваны мутациями различных субъединиц АХ рецептора, изменяющими количество рецепторов и/или кинетику ионных каналов. В совокупности они ответственны за большинство случаев врожденной миастении (76%) (табл. 5.1).

Таблица 5.1

Врожденные миастенические синдромы

Пресинаптические синдромы
Семейная врожденная миастения раннего детского возраста + эпизодические апноэ
Уменьшенные синаптические везикулы и снижение высвобождения АХ
Эпизодическая атаксия 2-го типа, напоминающая врожденный синдром Ламберта–Итона
Уменьшение количества одновременно высвобождаемого ацетилхолина
Дефекты синаптической базальной мембраны
Недостаточность ацетилхолинэстеразы в нервно-мышечных синапсах
Постсинаптические синдромы
Нарушения кинетики АХР
Уменьшенное количество АХ рецепторов в нервно-мышечных синапсах
Синдромы медленных каналов АХР с усилением реакцией на АХ
Синдромы быстрых каналов АХР со снижением реакции на АХ
Снижение реакции на АХ при нормальном количестве АХР в нервно-мышечных синапсах
Синдром быстрых каналов: дисфункция ε-субъединицы АХР
Синдром быстрых каналов: дисфункция а-субъединицы АХР
Высокая проводимость и быстрое закрытие АХР
Увеличение численности АХР в нервно-мышечных синапсах
Синдром медленных каналов: дисфункция β-субъединицы АХР
Некинетические аномалии АХР
Уменьшение количества АХР в нервно-мышечных синапсах вследствие мутаций АХР
Аномалия ε-субъединицы
Редко – аномалии α, β и δ субъединиц
Другие постсинаптические дефекты
Мутации гена рапсина, вызывающие уменьшение численности АХР в нервно-мышечных синапсах
Недостаточность плектина
Слабость + периодические апноэ и бульбарная дисфункция

По *Engle AG: Congenital myasthenic syndromes. Neurol Clin North Am 12:273, 1994.*

19. Каковы наиболее часто используемые диагностические тесты на миастению?

Диагноз миастении является клиническим, но может быть подтвержден несколькими тестами. Электрофизиологическое исследование часто является первым шагом после клинического осмотра и прежде всего включает повторяющуюся ритмическую стимуляцию нерва. Чувствительность этого теста колеблется от 40 до 90% в зависимости от тяжести заболевания. Более сложный тест – электромиография одиночного волокна – самый чувствительный к миастении тест (его чувствительность достигает 90–95% даже при умеренной тяжести заболевания). Исследование антител к АХР в сыворотке с помощью реакции связывания имеет чувствительность 90% при генерализованной форме и 70% при глазной форме заболевания. В то же время выявление антител к АХР по блокирующей и модулирующей активности менее чувствительно, особенно при глазной форме заболевания. Введение короткодействующего ингибитора ацетилхолинэстеразы эдрофония (тензилоновый тест) может кратковременно увеличить силу и также помогает в диагностике миастении. Однако он должен выполняться соответствующим образом, в частности введение эдрофония целесообразно проводить у пациентов, имеющих четко выраженную слабость при осмотре – только при этом условии эффект эдрофония становится заметным.

20. Что такое повторяющаяся ритмическая стимуляция нерва, что она выявляет при миастении?

Данный тест предусматривает повторяющуюся чрескожную стимуляцию всех моторных волокон нерва, которые генерируют последовательные импульсы. Эти импульсы проводятся по нерву к его терминалям, запускают процесс нервно-мышечной передачи и активации мышцы, с которой регистрируют следующие друг за другом электрические ответы (суммарные мышечные потенциалы действия). При миастении из-за прогрессирующего нарушения нервно-мышечной передачи, которое захватывает все большее число нервно-мышечных синапсов, ритмическая повторяющаяся стимуляция приводит к активации все меньшего количества мышечных волокон, соответственно наблюдается последовательное уменьшение (декремент) суммарного мышечного потенциала действия. Декремент параметров суммарного мышечного потенциала действия при низкочастотной стимуляции (2–3 Гц) подтверждает нарушение нервно-мышечного синапса. Декремент может временно регрессировать, а амплитуда суммарного мышечного потенциала действия – соответственно временно восстанавливаться после кратковременных упражнений, выполняемых тестируемыми мышцами между сеансами повторяющейся стимуляции (посленагрузочное облегчение). Декремент может регрессировать и после введения ингибитора ацетилхолинэстеразы.

21. Что такое электромиография одиночного мышечного волокна и что она показывает при миастении?

Электромиография одиночного мышечного волокна – это методика, позволяющая регистрировать разряды одиночного мышечного волокна как во время его произвольного сокращения, так и во время электростимуляции следующей к нему ветви аксона. Математический анализ последовательных сигналов одиночного

КЛЮЧЕВЫЕ ФАКТЫ: ПРИЧИНЫ И ДИАГНОСТИКА МИАСТЕНИИ ✓

1. Миастения вызвана различными типами антител, направленных против ацетилхолиновых рецепторов и связанных с ними функциональных белков
2. Тимус играет основную роль в иммунопатогенезе миастении, его удаление способствует ремиссии и улучшает реакцию на лекарственную терапию
3. Диагностические тесты на миастению включают риитмическую стимуляцию нерва, выявление антител к ацетилхолиновым рецепторам, тензилоновый тест, ЭМГ одиночного мышечного волокна
4. Примерно у 50% пациентов с миастенией выявляется тимома, в том числе у 10% она является злокачественной, поэтому в каждом случае миастении необходимы КТ или МРТ грудной клетки
5. ЭМГ одиночного волокна обладает наибольшей чувствительностью среди всех тестов на миастению (90–95%) и особенно полезна при легкой миастении и глазной форме миастении, когда другие исследования вероятнее всего принесут отрицательные или сомнительные результаты

волокна дает возможность количественной оценки вариабельности времени передачи через нервно-мышечный синапс от разряда к разряду – данный параметр известен как «джиттер». При миастении, миастеническом синдроме Ламберта–Итона и других нарушениях нервно-мышечного синапса джиттер увеличен, что объясняется перемежающейся блокадой проведения через определенные нервно-мышечные синапсы. ЭМГ одиночного волокна является диагностическим тестом с наиболее высокой чувствительностью. Он дает положительный результат в 95% случаев генерализованной формы миастении и в 90% случаев глазной формы миастении. В то же время увеличенный джиттер выявляется также при миопатиях и невропатиях, поэтому интерпретация этого феномена невозможна без данных рутинной ЭМГ и исследования скорости проведения по нервам.

22. Как выполняется эдрофониевый (тензилоновый) тест?

У пациента должна быть хорошо заметная слабость определенной группы мышц (например, птоз) или слабость, которую легко оценить количественно при осмотре. Тест должен проводиться в контролируемых условиях, при наличии оборудования для проведения неотложных реанимационных мероприятий и опытного персонала, поскольку существует небольшой риск нарушения сердечного ритма. Необходимо подготовить два шприца – с физиологическим раствором (плацебо) и эдрофонием (10 мг). Плацебо всегда вводится в первую очередь. Затем вводят пробную дозу препарата (1 мг) и в течение 5 минут наблюдают за возможным появлением побочных эффектов (прилив к голове, сердцебиение, слезотечение). У некоторых пациентов даже эта маленькая доза приводит к клиническому эффекту. Но чаще всего требуется введение оставшейся дозы препарата (до 10 мг). В течение следующих 5 минут после введения необходимо наблюдать за пациентом, ежеминутно оценивая возможное улучшение. Несомненное улучшение, возникающее только после введения эдрофония, но не плацебо, подтверждает диагноз миастении.

23. Что такое феномен Мэри Уокер?

Патологическая утомляемость и слабость мышц предплечья, развивающиеся у пациентов с миастенией во время ишемического нагрузочного теста. Тест предполагает наложение на плечо манжетки, в которой поддерживается давление, превышающее систолическое, и последующую нагрузку на мышцы предплечья. После сдувания манжетки у некоторых пациентов в течение нескольких минут развивается нарастание симптомов миастении во всем теле (генерализация). Этот феномен назван в честь Мери Уокер, которая впервые описала его в 1938 году. Его также можно выявить у собак с миастенией. Хотя механизм феномена неясен, предполагают, что он может возникать вследствие транзиторного лактат-ацидоза (молочная кислота связывает кальций и уменьшает количество доступного ионизированного и сывороточного кальция). В эксперименте инфузия лактата усиливает слабость у пациентов с миастенией в гораздо большей степени, чем в контрольной группе.

Walker MB: Myasthenia gravis: A case in which fatigue of the forearm muscles could induce paralysis of the extraocular muscles. Proc Roy Soc Med 31:722, 1938.

24. Что такое пиридостигмин? Почему он является наиболее широко используемым антихолинэстеразным препаратом при лечении миастении?

Пиридостигмин (калимин) обладает более длительным действием (период полужизни 4 часа) и в меньшей степени вызывает холинергические побочные эффекты, чем неостигмина бромид (прозерин) и другие антихолинэстеразные средства. В отличие от физостигмина, пиридостигмин не вызывает нежелательных эффектов со стороны ЦНС, потому что не проходит через гематоэнцефалический барьер. Однако некоторые пациенты с миастенией резистентны к пиридостигмину, но реагируют на другие антихолинэстеразные препараты. Препараты пиридостигмина длительного действия при приеме непосредственно перед сном могут уменьшать затруднения при проглатывании утренней дозы препарата, но менее полезны во время бодрствования. Препарат выпускается и в форме для парентерального введения (2 мг, вводимые парентерально, эквивалентны по эффекту 60 мг, принимаемым внутрь).

25. Что такое холинергический криз?

Передозировка антихолинэстеразных препаратов может привести к появлению избыточного количества ацетилхолина в синаптической щели, вызывая деполяризующий блок АХР. Конечным результатом является дополнительное нарушение нервно-мышечной передачи, проявляющееся симптомами, сходными с проявлениями миастенического криза. Часто возникают фасцикуляции. Лечение заключается в поддержании дыхательной функции (прежде всего с помощью интубации) и прекращение приема антихолинэстеразных препаратов. В настоящее время это осложнение встречается редко, поскольку вследствие успешной иммунотерапии антихолинэстеразные препараты применяются в более низких дозах.

26. Какие побочные эффекты возникают в результате длительного воздействия антихолинэстеразных препаратов на нервно-мышечный синапс?

Хронический избыток ацетилхолина может дополнительно повреждать мышечную концевую пластинку, вызывая сглаживание постсинаптических складок и потерю АХР — то есть те же изменения концевой пластинки, которые свойственны самой миастении. Таким образом, изменения под действием лекарственных средств могут «накладываться» на повреждения, связанные с развитием самого заболевания. Однако, как и в случае с холинергическим кризом, в настоящее время такое осложнение наблюдается редко, поскольку успешная иммунотерапия делает ненужным длительное использование высоких доз антихолинэстеразных препаратов у большинства пациентов.

27. Какие препараты могут ухудшить состояние пациентов с миастенией?

Многие широко используемые препараты оказывают влияние на нервно-мышечный синапс, которое может быть незначительным у здоровых людей, но серьезно ухудшают состояние пациентов с миастенией. Список этих средств достаточно велик, и врач, назначая тот или иной препарат пациенту с миастенией, должен быть уверен, что тот не влияет на нервно-мышечную передачу. Список включает многие антибиотики, особенно аминогликозиды, кардиологические препараты, особенно бета-блокаторы (даже глазные капли тимолол), хлорокин, фенитоин, препараты лития и магния, избыточные дозы антихолинэстеразных препаратов (способные вызвать холинергический криз). Миорелаксанты, особенно деполяризующего действия, способны усилить симптомы и удлинить восстановление спонтанного дыхания после оперативного вмешательства. Изредка такие препараты, как D-пеницилламин, могут спровоцировать развитие миастении у ранее непораженных пациентов (табл. 5.2). Более полный список можно найти на веб-сайте Американского фонда миастении: www.mgfa.org.

Таблица 5.2

Препараты, влияющие на функции нервно-мышечного синапса

АНТИБАКТЕРИАЛЬНЫЕ СРЕДСТВА	БЛОКАТОРЫ НЕРВНО-МЫШЕЧНОЙ ПЕРЕДАЧИ	ДРУГИЕ ПРЕПАРАТЫ
Аминогликозиды:	Кардиологические средства	Фенитоин
Неомицин	Хинин	Хлорокин
Стрептомицин	Хинидин	Триметадион
Канамицин	Прокаинамид	Карбонат лития
Гентамицин	Триметафан	Соли магния
Тобрамицин	Лидокаин	Меглумина диатризоат
	Бета-адреноблокаторы	Метоксифлуран
Другие пептидные антибактериальные средства:		Окситоцин
Полимиксин Б		Апротинин
Колистин		Пропанидид
		Диазепам
Другие антибиотики		Кетамин
Окситетрациклин		D-пенициламин
Ролитетрациклин		Карнитин
Линкомицин		
Клиндамицин		
Эритромицин		
Ампициллин		

28. Что такое лекарственная аутоиммунная миастения?

Примерно у 1% пациентов, принимающих D-пеницилламин для лечения таких заболеваний как ревматоидный артрит или гепатолентикулярная дегенерация, развивается клиническая картина миастении. Заболевание поражает женщин в шесть раз чаще, чем мужчин, сначала затрагивает мышцы глаза, а затем становится генерализованным. У пациентов выявляются антитела к АХР, которые обычно медленно исчезают (вместе с симптомами миастении) после отмены препарата. Антиконвульсант триметадон также может вызвать миастению. У этих пациентов отмечаются высокие титры антител к мышечным антигенам и антинуклеарного фактора, а симптомы напоминают системную красную волчанку.

29. Какие методы лечения применяют для быстрого, но временного улучшения состояния пациентов с миастенией?

У большинства пациентов с миастенией можно добиться улучшения в течение 1–2 недель с помощью плазмафереза и внутривенного иммуноглобулина. Стандартные курсы лечения включают шесть сеансов плазмафереза через день в течение 2 недель или введение иммуноглобулина в дозе 400 мг/кг/сут в течение 5 дней. Эффект обычно достигает пика на 2–4 неделях, а затем постепенно ослабевает на 6–8 неделях. В целом эффективность плазмафереза и внутривенного иммуноглобулина примерно равна, хотя некоторые пациенты лучше реагируют на тот или иной метод лечения. Не доказано, что комбинированная терапия более эффективна, чем лечение одним из методов. Оба метода полезны в тех случаях, когда необходимо быстрое улучшение (например, при миастеническом кризе), для подготовки пациента к лечению кортикостероидами, к хирургическим процедурам, таким как тимэктомия. Изредка, когда пациенты оказываются резистентными к длительным курсам препаратов, назначаемых внутрь, приходится прибегать к дающим временный эффект курсам плазмафереза или внутривенного иммуноглобулина, которые в этом случае приходится регулярно повторять.

Rishman DP, Agius MA: Treatment of autoimmune myasthenia gravis. Neurology 61:1652–1661, 2003.

30. Какие побочные эффекты возможны при использовании плазмафереза и внутривенного иммуноглобулина?

Плазмаферез может вызвать нарушения водно-электролитного баланса, равновесия жидких сред организма, анемию, тромбоцитопению. Поскольку при проведении плазмафереза часто требуется наличие центрального катетера, существует риск побочных эффектов, связанных с его установкой и инфицированием. Внутривенный иммуноглобулин изредка вызывает почечную недостаточность (особенно на фоне сахарного диабета) и асептический менингит, проявляющийся головной болью. Он увеличивает вязкость крови и повышает риск инфаркта и инсульта у пожилых пациентов. Кроме того, он способен вызвать транзиторную миелосупрессию, хотя она обычно бывает легкой. В отличие от плазмафереза, внутривенный иммуноглобулин может защищать от инфекции.

31. Какие препараты применяют для хронической иммуносупрессии при миастении?

Преднизон — наиболее эффективное средство лечения миастении, приводящее к драматическому улучшению в течение 4 недель у 90% пациентов. Азатиоприн и микофенолат также эффективны в качестве монотерапии, однако их терапевтический эффект проявляется лишь спустя 3–6 месяцев после начала лечения. Поэтому их чаще применяют в качестве дополнительной терапии в тех случаях, когда не удается снизить дозу кортикостероидов, сохраняя эффект. Кроме того, они могут быть препаратами выбора у пациентов с легкой, непрогрессирующей формой заболевания. Положительный эффект могут также давать метотрексат, циклофосфамид и цитоксан.

КЛЮЧЕВЫЕ ФАКТЫ: ЛЕЧЕНИЕ МИАСТЕНИИ ✓

1. Кортикостероиды, плазмаферез, внутривенный иммуноглобулин и другие иммуносупрессивные препараты вызывают драматическое улучшение состояния пациентов и позволяют успешно контролировать течение миастении.
2. Примерно 40% пациентов с миастенией испытывают временное ухудшение после начала лечения высокими дозами кортикостероидов, обычно наступающее в течение 5–7 дней.

32. Что такое стероидное ухудшение?

Помимо своих обычных побочных эффектов, кортикостероиды у пациентов с миастенией могут приводить к внезапному нарастанию мышечной слабости через 1–3 недели (в среднем через 5–7 дней) после начала приема преднизона внутрь (стероидное ухудшение). Обычно симптоматика нарастает в течение 24–48 часов. Предварительное лечение плазмаферезом или внутривенным иммуноглобулином либо постепенное увеличение дозы преднизона с 25 мг через день до 100 мг через день может смягчить этот феномен. В любом случае в период начала лечения кортикостероидами необходим тщательный мониторинг функции дыхания.

33. Как проводится длительное лечение кортикостероидами?

В большинстве случаев, особенно после тимэктомии, пациентов можно успешно перевести на очень низкие дозы кортикостероидов в течение 12 месяцев. Тем не менее относительно небольшая часть пациентов испытают ухудшение, обычно легкое, после снижения дозы стероидов ниже определенного уровня. В подобных случаях рекомендуют вновь повысить дозу кортикостероида на небольшую величину. Тем не менее, если после этого и вторая попытка снизить дозу кортикостероидов окажется безуспешной, то требуется назначение дополнительного средства (например, азатиоприна). На фоне приема дополнительного иммуносупрессора обычно удается снизить дозу стероида. В то же время следует учитывать, что причиной ухудшения состояния пациентов с миастенией нередко является излишне быстрое снижение дозы кортикостероидов.

Graves M, Katz JS: Myasthenia gravis. Curr Treat Options Neurol 6(2):163–171, 204.

34. Что такое миастенический криз?

Миастенический криз — острое ухудшение состояния пациентов с миастенией, сопровождающееся развитием тяжелой мышечной слабости с вовлечением бульбарной и/или дыхательной мускулатуры. Основной задачей лечения является поддержание функции дыхания. Пациента необходимо госпитализировать в отделение интенсивной терапии и проводить тщательный мониторинг функции дыхания, прежде всего таких показателей, как форсированная жизненная емкость легких и секундный объем воздуха при форсированном выдохе. Снижение этих показателей часто опережает изменение газового состава крови. Ранняя интубация и искусственная вентиляция легких предупреждают летальный исход при миастеническом кризе.

35. Как лечить миастенический криз после принятия мер по поддержанию функции дыхания?

Необходимо исключить интеркуррентную инфекцию или другое острое заболевание, проанализировать список препаратов, которые принимает больной, с тем чтобы устранить средства, способные ухудшить нервно-мышечную передачу, выявить другие факторы, способные спровоцировать криз (например, изменения в режиме лечения). Как можно быстрее должен быть начат курс плазмафереза или внутривенного иммуноглобулина, после проведения которого больному назначается длительная иммуносупрессивная терапия, если она не противопоказана из-за сопутствующих заболеваний. При наличии инфекции лечением выбора является внутривенный иммуноглобулин. Применение антихолинэстеразных препаратов проблематично. При подозрении на холинергический криз (например, при использовании высоких доз антихолинэстеразных средств) необходимо прекращение антихолинэстеразной терапии с тщательным мониторингом функции дыхания.

36. Какова ценность эдрофониевого теста в дифференциальной диагностике миастенического и холинергического кризов?

Введение эдрофония улучшает состояние пациентов с миастеническим кризом, но способствует нарастанию симптомов при холинергическом кризе. Однако результаты эдрофониевого теста часто бывает трудно интерпретировать, более того, они могут ввести в заблуждение, потому что в одной группе мышц может наблюдаться ухудшение, тогда как в другой — улучшение. Более безопасен и прагматичен подход, предполагающий в любом случае отмену всех антихолинэстеразных препаратов, меры по мониторингу и поддержанию функции дыхания в условиях отделения неотложной терапии.

37. Что такое синдром анти-МСК антител?

В последние годы у пациентов с миастенией была выявлена новая популяция антител, направленных против мышечно-специфичной киназы (МСК). МСК — это тирозинкиназа, которая играет важную роль в регуляции и поддержании АХР и их функциональных кластеров в нервно-мышечном синапсе. Антитела к МСК можно обнаружить у 40–60% пациентов с клиническими проявлениями миастении, у которых не выявляются антитела к АХР. Пассивный перенос антител к МСК дает сходный физиологический эффект с анти-АХР-IgG (например, снижение амплитуды миниатюрного потенциала концевой пластинки). Начальные клинические исследования свидетельствовали, что у этих пациентов развивается генерализованная форма миастении с выраженной слабостью мышц шеи, плечевого пояса, а также дыхательной мускулатуры при минимальном или отсроченном вовлечении глазных мышц. Реакция на ингибиторы холинэстеразы оказывается вариабельной, однако плазмаферез бывает эффективным. Кроме того, большинство пациентов реагируют и на другую варианты иммунотерапии, включая кортикостероиды, азатиоприн, циклоспорин и микофенолат. Эффективность тимэктомии у этой категории пациентов остается невыясненной.

МИАСТЕНИЧЕСКИЙ СИНДРОМ ЛАМБЕРТА–ИТОНА

38. Каковы основные проявления миастенического синдрома Ламберта–Итона (МСЛИ)?

Основные проявления МСЛИ – слабость и патологическая утомляемость проксимальных мышц, особенно мышц бедер и тазового пояса, ослабление или выпадение сухожильных рефлексов. Сила мышц и сухожильные рефлексы могут увеличиваться на короткое время после физической нагрузки (посленагрузочное облегчение). Хотя при МСЛИ возможен птоз, наружные мышцы глаз и бульбарные мышцы обычно бывают затронуты минимально. Может наблюдаться умеренная вегетативная дисфункция, которая прежде всего проявляется сухостью во рту.

39. Какая опухоль связана с МСЛИ?

Примерно у 50–66% пациентов с МСЛИ выявляют онкологическое заболевание, обычно мелкоклеточный рак легких. Злокачественное новообразование удается диагностировать при появлении неврологической симптоматики или позднее, но, как правило, в течение первых 2 лет. Хотя иммунологические данные свидетельствуют, что опухоль может играть важную роль в патогенезе МСЛИ, у меньшей части пациентов с МСЛИ никогда не развивается злокачественный процесс.

40. Какие экспериментальные данные свидетельствуют об аутоиммунном патогенезе МСЛИ?

Пассивный перенос IgG от пациентов с МСЛИ животным приводит к электрофизиологическим нарушениям, характерным для МСЛИ. Во фракции IgG при МСЛИ обнаруживаются антитела против потенциал-зависимых кальциевых каналов.

41. Опишите патофизиологию аутоиммунного процесса при МСЛИ.

Основной антиген, против которого при МСЛИ разворачивается аутоиммунная атака, обнаруживается в области пресинаптического окончания и клетках мелкоклеточного рака легких. Антитела при МСЛИ перекрестно реагируют с N- и L-типами потенциал-зависимых кальциевых каналов и синаптотагмином в пресинаптических окончаниях, уменьшая количество потенциал-зависимых кальциевых каналов, что предупреждает активацию каскада, ведущего к высвобождению АХ из пресинаптических везикул. Снижение высвобождения АХ уменьшает деполяризацию в концевой пластинке мышцы, в результате не достигается порог активации мышечного волокна.

42. Объясните механизм нарастающего ответа после высокочастотной повторяющейся стимуляции нерва у пациентов с МСЛИ.

Уменьшение входящего тока Ca^{2+} в пресинаптическое нервное окончание (вследствие воздействия антител) приводит к недостаточному высвобождению ацетилхолина. При стимуляции нерва с достаточно высокой частотой (вследствие внешней высокочастотной повторяющейся стимуляции нерва или кратковременной физической нагрузки) повторяющаяся деполяризация нерва приводит к частому вхождению кальция, что превосходит возможности системы, выводящий кальций из клетки. В результате уровень внутриклеточного кальция временно увеличивается, а вместе с этим нормализуется процесс высвобождения АХ, что приводит к драматическому увеличению амплитуды суммарного мышечного потенциала действия. Тем не менее низкочастотная стимуляции нерва приводит к снижению амплитуды мышечного потенциала действия, что можно спутать с декрементом при миастении.

43. Каковы морфологические изменения в нервно-мышечном синапсе при МСЛИ?

У здорового человека техника замораживания-скола выявляет субмикроскопические выпуклые структуры, образующие параллельные ряды в той части пресинаптической мембраны, где собраны кальциевые каналы. Эти «белковые частицы активной зоны» соответствуют потенциал-зависимым кальциевым каналам. При МСЛИ выявляются уменьшение количества параллельных рядов и их разрывы.

44. Как лечится МСЛИ?

Высвобождение ацетилхолина из пресинаптических окончаний усиливается гуанидина гидрохлоридом, 4-аминопиридином и 3,4-диаминопиридином. Аминопиридины, особенно 4-аминопиридин, снижают эпилептический порог. У некоторых пациентов состояние может улучшиться при приеме антихолинэстеразных препаратов. В случае паранеопластического синдрома наилучшим вариантом является лечение основного заболевания, которое может привести к полной ремиссии. Хотя описано улучшение после внутривенного иммуноглобулина и других видов иммунотерапии (плазмаферез, пероральный прием кортикостероидов), результаты такого лечения чаще разочаровывают.

45. Какие меры предосторожности необходимо соблюдать при проведении хирургических вмешательств, требующих общей анестезии, у пациентов с миастенией и МСЛИ?

Необходимо учитывать большую длительность действия миорелаксантов у пациентов с миастенией и МСЛИ. Предпочтительно использовать недеполяризующие короткодействующие миорелаксанты в минимальных дозах. Если прекращение приема стероидов невозможно, эквивалентную дозу кортикостероидов вводят внутривенно. Полезна дополнительная доза кортикостероида во время хирургического вмешательства. Проведения антихолинэстеразной терапии во время хирургического вмешательства обычно не требуется, но ее начинают при необходимости после операции, когда пациент приходит в сознание. Необходимо учитывать неэквивалентность доз антихолинэстеразных препаратов при их назначении внутрь и парентерально. Важно поддерживать нормальный уровень в сыворотке натрия, калия, кальция, фосфора и магния. Для уменьшения лекарственных осложнений следует избегать использования препаратов, не являющихся необходимыми, особенно таковых, которые могут ухудшить нервно-мышечную передачу.

КЛЮЧЕВЫЕ ФАКТЫ: ДРУГИЕ ЗАБОЛЕВАНИЯ, НАРУШАЮЩИЕ НЕРВНО-МЫШЕЧНУЮ ПЕРЕДАЧУ ✓

1. Антитела к пресинаптическим потенциал-зависимым кальциевым каналам вызывают МСЛИ, который в 60% случаев имеет паранеопластическую природу
2. У пациентов с миастенией и МСЛИ при низкочастотной стимуляции нерва выявляется декремент
3. Ботулизм часто удается отдифференцировать от миастении с агрессивным началом по расширению зрачков и утрате их реакции

ДРУГИЕ ЗАБОЛЕВАНИЯ, НАРУШАЮЩИЕ НЕРВНО-МЫШЕЧНУЮ ПЕРЕДАЧУ

46. Каковы клинические проявления ботулизма?

Через 2–48 часов после употребления неправильно приготовленной или законсервированной пищи, зараженной *Clostridium botulinum*, развивается паралич глазных и бульбарных мышц, что приводит к нарушению конвергенции, диплопии, птозу, слабости жевательных мышц, дисфагии и дизартриий. Этим симптомам могут предшествовать тошнота, рвота и диарея. Запор, задержка мочи, расширение зрачков и утрата их реакции указывают на вегетативную дисфункцию. Дыхательная недостаточность и выраженная слабость всех конечностей возникают без потери чувствительности или изменений психического статуса. У детей раннего возраста ботулизм может приводить к нарушению сосания, трудностям при кормлении, слабому крику, нарушению контроля головы и двустороннему птозу с последующим генерализованным вялым параличам. Течение зависит от количества всосавшегося токсина и может варьировать от смертельного исхода в течение 4–8 дней (в случае отсутствия поддержки дыхания) до умеренных симптомов с полным восстановлением.

47. Охарактеризуйте инфекционный процесс при ботулизме.

Токсин ботулизма представляет собой экзотоксин *C. botulinum*. Наличие других бактерий ингибирует рост *C. botulinum*, но инфекция возникает, когда человек съедает неправильно приготовленные консервированные или бутилированные продукты, в которых другие бактерии убиты, но сохранены более резистентные споры *C. botulinum*. У детей кишечная флора может неэффективно ингибировать рост *C. botulinum*. Ботулизм у человека обычно вызван экзотоксином типа А, В и Е, которые нарушают высвобождение ацетилхолина.

48. Каково действие на человека яда паука «черная вдова»?

Яд «черной вдовы» усиливает высвобождение ацетилхолина из пресинаптических нервных окончаний и истощает пресинаптические запасы ацетилхолина. Этот яд также ингибирует захват холина. Клиническая картина интоксикации включает болезненные мышечные спазмы, тяжелые желудочно-кишечные симптомы, вслед за которыми развивается мышечная слабость.

49. Как действует кураре?

Кураре – это классический антагонист никотиновых ацетилхолиновых рецепторов, он конкурирует с ацетилхолином за связывающий участок. Поэтому кураре используется как миорелаксант (недеполяризующего типа) при общей анестезии.

50. Какой змеиный яд вызывает нервно-мышечное расстройство?

Альфа-бунгаротоксин – мощный токсин, продуцируемый тайваньским крайтом (Bungarus multicinctus). Он связывается с АХР в нескольких участках альфа-субъединицы, блокируя связывание ацетилхолина, примерно таким же образом, как это происходит при миастении.

51. Каково значение альфа-бунгаротоксина в экспериментальных исследованиях миастении?

Вследствие высокого аффинитета к рецептору он является полезным маркером в фундаментальных научных исследованиях. Укусы и клинически проявляющаяся картина интоксикации в настоящее время стали редкими, поскольку количество этих змей в природе постоянно снижалось, что ставит данный вид на грань вымирания.

ВЕБСАЙТЫ

1. http://www.myasthenia.org
2. http://www.neuro.wustl.edu/neuromuscular/synmg.html

ЛИТЕРАТУРА

1. Antel J, Birnbaum G. Hartung H-P (eds): Clinical Neuroimmunology. Maiden. MA, Blackwell Science, 1998.
2. Ciafaloni E, Sanders DB: Advances in myasthenia gravis. Curr Neural Neurosci Rep; 2:89–95, 2002.
3. Gooch CL, Swenson MR: The treatment of myasthenia gravis: A stepwise approach. Adv Immunother 10:19–23, 2003.
4. Newsome-Davis J: Therapy in myasthenia gravis and Lambert-Eaton myasthenic syndrome. Semin Neurol 23:191–198, 2003.
5. Rolak LA, Harati Y (eds): Neuroimmunology for the Clinician. Boston, MA, Butterworth-Heinemann, 1997.
6. Vincent A, Wray D (eds): Neuromuscular Transmission: Basic and Applied Aspects. Manchester, England, Manchester University Press, 1990.

Глава 6. ПЕРИФЕРИЧЕСКИЕ НЕВРОПАТИИ

Yadollh Harati, Betul Gundogdu

1. Какие заболевания периферических нервов встречаются наиболее часто?

Наиболее частыми причинами поражения периферических нервов являются: сахарный диабет, алкоголизм, нарушения питания, синдром Гийена–Барре, травмы, наследственные заболевания, воздействие токсических и лекарственных средств, ревматические заболевания и васкулиты, амилоидоз, паранеопластический синдром, инфекции, другие системные заболевания, опухоли.

2. Какие существуют разновидности повреждения периферического нерва?

Поражение нерва может быть связано с повреждением миелина, аксона, тела клетки или сосудов нерва (vasa nervorum). Выделяют три основных механизма повреждения нерва.

1. **Валлеровская дегенерация** развивается после повреждения как аксона, так и миелиновой оболочки, например при пересечении нерва. Дистальнее места пересечения происходит дегенерация аксона, а затем и миелиновой оболочки, вследствие чего в течение 3–5 дней нарушается генерация и проведение потенциала действия. Аксон может заново отрастать в направлении, определяемом базальной мембраной шванновских клеток, но степень восстановления зависит от того, насколько хорошо сопоставлены концы нерва.

2. **Сегментарная демиелинизация** характеризуется повреждением миелиновой оболочки или шванновской клетки. Поскольку мышца не денервируется, атрофия отсутствует, тогда как при валлеровской дегенерации аксон повреждается, что приводит к атрофии мышцы. Прогноз в отношении полного восстановления хороший.

3. **Нейрональная (аксональная) дегенерация** развивается при повреждении тела нейрона и характеризуется отмиранием дистальной части аксона с последующей демиелинизацией. В результате гибели дистальной части нервного волокна происходит денервация мышцы, поэтому развивается ее атрофия. Возможна реиннервация денервированной мышцы соседними нервными волокнами, однако восстановление может быть неполным (рис. 6.1).

3. Какие электрофизиологические механизмы связаны с мышечной слабостью при периферической невропатии?

Блок проведения, денервация с гибелью двигательных единиц, нарушение нервно-мышечной передачи. Мышечная слабость связана с одним или несколькими вышеописанными механизмами. Снижение скорости проведения по моторным волокнам, даже выраженное, само по себе не сопровождается мышечной слабостью.

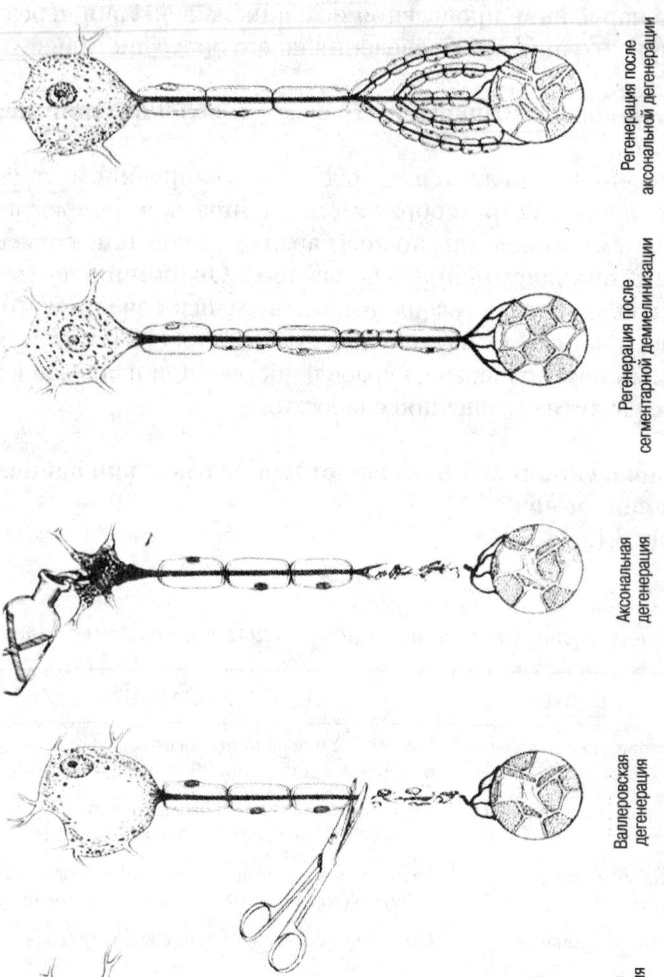

Рис. 6.1. Сегментарная демиелинизация может сменяться сегментарной ремиелинизацией. Ремиелинизированные сегменты короче и имеют меньший диаметр. Аксональная регенерация связана с формированием кластеров (пучков) маленьких и тонких миелинизированных волокон

4. Что такое блок проведения?

Фокальное нарушение проведения потенциала действия через определенный сегмент нерва при сохранности проведения по его более дистальному участку.

5. Каково клиническое значение блока проведения при периферической невропатии?

Блок проведения выявляется только при ограниченном числе заболеваний периферических нервов: остром обратимом ишемическом повреждении нерва, вызванном сдавлением демиелинизацией (паранодальной или сегментарной), приобретенных демиелинизирующих невропатиях. Он обычно не встречается при наследственных невропатиях, за одним важным исключением — наследственной невропатии со склонностью к параличам от сдавления (ННПС). Клиническая значимость последней обусловлена ее курабельностью: при надлежащем лечении возможно обратное развитие мышечной слабости.

6. Какие клинические тесты применяют для диагностики наиболее частых корешковых синдромов?

См. таблицу 6.1.

Таблица 6.1

Клинические тесты для наиболее частых корешковых синдромов

КОРЕШОК	МЫШЦЫ	ИССЛЕДОВАНИЕ	РЕФЛЕКС
C5	Дельтовидная, двуглавая	Отведение плеча: попытка опустить руку, отведенную под углом 90°	С двуглавой мышцы
C6	Двуглавая, плечелучевая	Сгибание в локте: попытка выпрямить руку, согнутую в локтевом суставе под углом 90°	С плечелучевой мышцы
C7	Трехглавая, разгибатели пальцев	Разгибание в локте: попытка согнуть в локте вытянутую (разогнутую) и супинированную руку	С трехглавой мышцы
C8	Сгибатели пальцев	Сгибание пальцев: «с силой сожмите мой палец»	
T1	Собственные мышцы кисти	Отведение и приведение пальцев: попытка свести вместе с силой разведенные пальцы	
L1–L3	Подвздошно-поясничная	Сгибание в тазобедренном суставе: в положении сидя пациент сгибает ногу в тазобедренном суставе, попытка опустить бедро вниз, надавливая на колено	Кремастерный
L2–L3	Приводящие	Приведение бедра: попытка свести ноги	
L3–L4	Четырехглавая	Разгибание ноги в коленном суставе	Коленный
L4	Передняя большеберцовая	Тыльное сгибание стопы	Коленный
L5	Разгибатели пальцев, передняя большеберцовая	Тыльное сгибание пальцев	
S1	Икроножная, разгибатели пальцев	Подошвенное сгибание стопы	Ахиллов

Таблица 6.2

Периферические невропатии с вовлечением черепных нервов

ПРИЧИНА НЕВРОПАТИИ	ЧЕРЕПНЫЕ НЕРВЫ, КОТОРЫЕ ПОРАЖАЮТСЯ НАИБОЛЕЕ ЧАСТО	ЧЕРЕПНЫЕ НЕРВЫ, КОТОРЫЕ ПОРАЖАЮТСЯ РЕЖЕ
Дифтерийная	IX	II, III
Саркоидоз	VII	I, III, IV, VI
Сахарный диабет	III*	IV, VI, VII
Синдром Гийена–Барре (СГБ)	VI, VII	
СГБ, вариант Миллера Фишера	III, IV	
Синдром Шегрена	V	
Узелковый полиартериит	VII, III	VIII
Гранулематоз Вегенера	VIII	
Лаймская болезнь	VII, V	Все кроме I
Порфирия	VII, X	III, IV, V, XI, XII
Болезнь Рефсума	I, VIII	
Первичный амилоидоз	VII, V, III	VI, XII
Сифилис	III	IV, V, VII, VIII
Отравление мышьяком	V	

* Зрачковая иннервация обычно не затрагивается

7. При каких периферических невропатиях могут поражаться черепные нервы?
См. таблицу 6.2.

8. Какие невропатии начинаются проксимально, а не дистально?

Большинство невропатий начинается дистально, но некоторые невропатии могут начинаться с вовлечения проксимальных отделов.

1. Сенсорные невропатии: порфирия и редкие случаи танжерской болезни.
2. Моторные невропатии: синдром Гийена–Барре, хроническая воспалительная демиелинизирующая невропатия, диабетическая полиневропатия, острая идиопатическая плечевая плексопатия.

9. Какие невропатии начинаются с вовлечения рук, а не ног?

Большинство невропатий начинаются с симптомов в ногах. Когда проявления на нижней конечности доходят до середины голени, появляются симптомы в области кистей. Хотя эта последовательность обычно соблюдается, некоторые невропатии могут начинаться с верхних конечностей.

1. Компрессионные/туннельные синдромы
2. Диабетическая невропатия
3. Васкулитная невропатия
4. Синдром Гийена–Барре
5. Мультифокальная моторная невропатия

6. Свинцовая интоксикация
7. Порфирия
8. Саркоидоз
9. Лепра
10. Болезнь Шарко–Мари–Тута (редко)
11. Танжерская болезнь
12. Наследственные рецидивирующие фокальные невропатии
13. Некоторые формы семейной амилоидной полиневропатии (САП).

10. Какие невропатии могут быть преимущественно моторными?

Синдром Гийена–Барре, дифтерийная невропатия, дапсоновая невропатия, порфирийная невропатия, мультифокальная моторная невропатия.

11. Какие невропатии бывают преимущественно сенсорными?

1. Вызванные интоксикацией лекарственными препаратами: пиридоксином, доксорубицином, цисплатином.

2. Аутоиммунные невропатии: синдром Миллера Фишера, сенсорный вариант острой и хронической воспалительной демиелинизирующей полиневропатии, IgM-парапротеинемия, паранеопластическая невропатия, синдром Шегрена.

3. Инфекционные: дифтерия, ВИЧ, лаймская болезнь.

4. Дефицит питания: витамин Е.

5. Наследственные: абеталипопротеинемия, спиноцеребеллярная дегенерация.

12. Каковы причины множественной мононевропатии (множественного мононеврита)?

1. Травма или компрессия
2. Сахарный диабет
3. Васкулит на фоне заболевания соединительной ткани или без него, вирус-ассоциированный васкулит (ВИЧ, гепатит В и С)
4. Лепра
5. Лаймская болезнь
6. Саркоидоз
7. Сенсорный периневрит
8. Опухолевая инфильтрация
9. Лимфогранулематоз
10. Демиелинизирующая идиопатическая и парапротеинемическая невропатии (редко)
11. Наследственная невропатия со склонностью к параличам от сдавления (ННПС)

13. При каких состояниях пальпаторно выявляются увеличенные периферические нервные стволы?

1. Наследственные моторно-сенсорные невропатии (НМСН), в том числе болезнь Шарко–Мари–Тута (демиелинизирующий тип) и синдром Дежерина–Сотта (НМСН III)

2. Амилоидоз
3. Болезнь Рефсума
4. Лепра
5. Акромегалия
6. Нейрофиброматоз

14. Как возникают «луковицы»?

Формирование луковиц — патоморфологический признак гипертрофических невропатий, при которых наблюдаются сегментарная демиелинизация и ремиелинизация. Как видно на поперечных срезах, луковицы представляют собой многочисленные концентрические слои истонченных отростков шванновских клеток, которые окружают оставшиеся нервные волокна. Отростки шванновских клеток отделены друг от друга слоями коллагеновых волокон. Формирование луковиц можно наблюдать при любых состояниях, сопровождающихся хронической сегментарной демиелинизацией и ремиелинизацией, они часто наблюдаются при болезни Шарко–Мари–Тута, синдроме Дежерина–Сотта, болезни Рефсума и идиопатической хронической рецидивирующей (воспалительной) демиелинизирующей невропатии.

15. Биопсия каких нервов проводится чаще всего?

Наиболее часто используемым и оптимальным для биопсии является икроножный нерв — чисто сенсорный нерв, расположенный кнаружи от латеральной лодыжки. Нерв может быть взят для биопсии на этом уровне или выше, между головками икроножной мышцы. Биопсия поверхностного малоберцового нерва и кожная ветвь лучевого нерва применяются в некоторых определенных ситуациях; например, кожная ветвь лучевого нерва часто подвергается биопсии при невропатиях, преимущественно поражающих верхнюю конечность (например, некоторые случаи лепры). Промежуточный кожный нерв бедра подвергается биопсии у пациентов с проксимальной диабетической невропатией.

16. Каковы показания для биопсии икроножного нерва?

Биопсия икроножного нерва икры наиболее информативна в тех случаях, когда патологический процесс является мультифокальным и асимметричным. Примером могут служить многие заболевания, связанные с множественной мононевропатией, особенно васкулиты и лепра. Биопсия может применяться при хронических демиелинизирующих невропатиях — с целью подтверждения диагноза, если планируется лечение с потенциально опасными побочными эффектами. Нерв — одна из нескольких тканей, биопсия которой проводится при диагностике амилоидоза. Генетические исследования и исследование активности ферментов уменьшили потребность в биопсии нерва при некоторых наследственных невропатиях, но она все еще полезна в нераспознанных случаях, например в диагностике ННПС и метахроматической лейкодистрофии. Метаболические и токсические невропатии обычно не диагностируются при биопсии икроножного нерва. К биопсии нерва иногда прибегают как к последнему диагностическому ресурсу у пациентов с прогрессирующей инвалидизирующей периферической невропатией неясной этиологии.

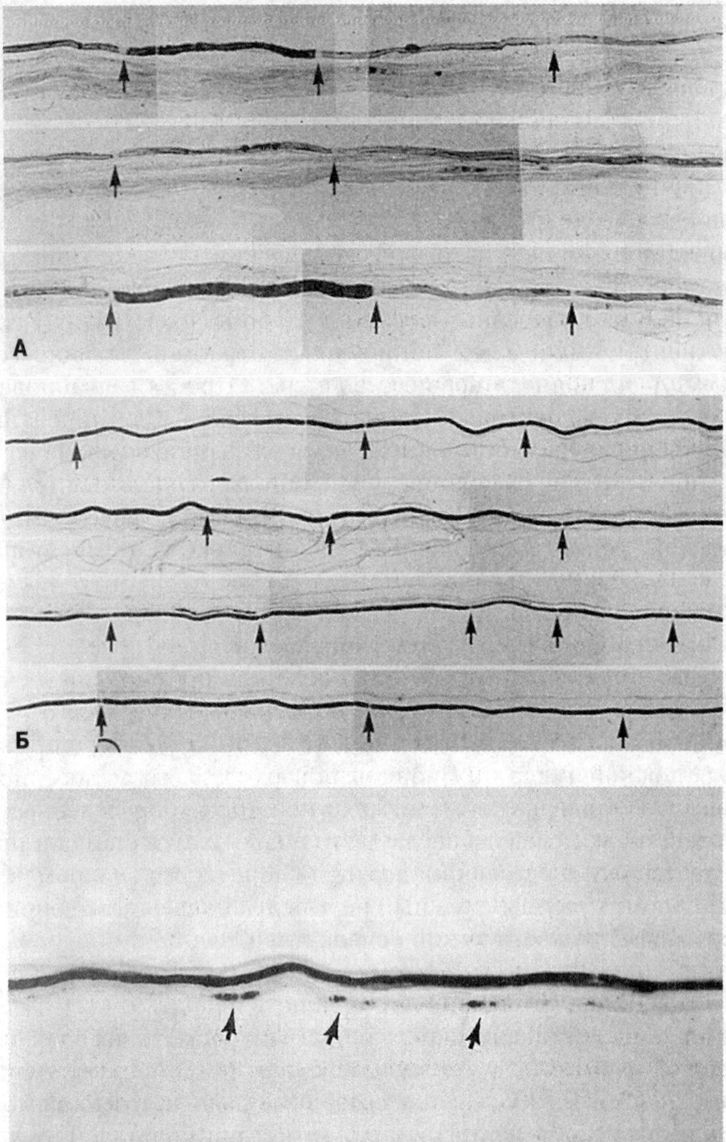

Рис. 6.2. Препарат нервного волокна, полученный при игольчатой биопсии нерва: А — сегментарная демиелинизация; Б — ремиелинизация; В — аксональная дегенерация

По препарату нервного волокна, взятого иглой, можно идентифицировать сегментарную демиелинизацию, ремиелинизацию и аксональную дегенерацию. При сегментарной демиелинизации уменьшается диаметр демиелинизированных сегментов. Ремиелинизация характеризуется вариабельной длиной межузловых участков. Аксональная дегенерация вызывает распад миелина с образованием «овоидов и шаров» (рис. 6.2).

НАИБОЛЕЕ ЧАСТЫЕ НЕВРОПАТИИ

17. Какова наиболее частая причина периферической невропатии в мире?

Сахарный диабет. В прошлом наиболее частой причиной была лепра, но с практическим внедрением рекомендаций Всемирной организации здравоохранения (ВОЗ) по активной диагностике и лечению лепры ее распространенность снижается. В настоящее время лепра является второй после диабета причиной периферической невропатии.

18. Назовите клинические формы диабетической невропатии.

- симметричные полиневропатии (наиболее частая форма): сенсорная или сенсомоторная полиневропатия
- вегетативная невропатия
- фокальные невропатии: асимметричная моторная невропатия нижних конечностей (диабетическая амиотрофия), компрессионные мононевропатии, изолированные туловищные радикулопатии, краниальные невропатии

19. Что такое нарушение толерантности к глюкозе и как она связана с периферической невропатией?

Уровень глюкозы в крови натощак, превышающий 126 мг/дл (мг%), свидетельствует о наличии сахарного диабета, тогда как промежуточное определение «нарушенный уровень глюкозы натощак» (НГН) используется, если уровень глюкозы в крови превышает 110 мг/дл, но ниже 126 мг/дл. Уровень глюкозы, превышающий 140, но остающийся ниже 200 мг/дл спустя 2 часа после приема внутрь 75 г, определяется как нарушение толерантности к глюкозе (НТГ), а если уровень глюкозы после нагрузки глюкозой превышает 200 мг/дл, то это сахарный диабет. Показано, что промежуточные состояния (НГН и НТГ) в основном эквивалентны по отношению к инсулинрезистентности. Нарушенная толерантность к глюкозе и истинный сахарный диабет формируют континуум состояний, характеризующихся нарушением регуляции глюкозы. Вместе с тем, накапливаются доказательства концепции, согласно которой нарушение толерантности к глюкозе можно рассматривать как самостоятельное заболевание. Нарушение толерантности к глюкозе связано с синдромом инсулинорезистентности, гиперинсулинемии, гиперлипидемии и гипертензии и является потенциальным фактором риска развития сердечно-сосудистых заболеваний и заболеваний, сопровождающихся окклюзией периферических сосудов, независимо от того, что оно также является фактором риска развития сахарного диабета. В последнее время все большее количество исследований свидетельствует в пользу гипотезы, согласно которой аксональная невропатия может быть связана с изолированной послеобеденной гипергликемией в рамках НТГ.

20. Какие диабетические невропатии сопровождаются болевым синдромом?

- невропатия третьего черепного нерва
- острая торакоабдоминальная невропатия
- острая дистальная сенсорная невропатия

- острая поясничная радикулоплексопатия
- хроническая дистальная невропатия мелких нервов (волокон)

21. Какова глобальная значимость проблемы лепрозной невропатии в сравнении с ее значимостью в США?

Несмотря на десятикратное снижение глобальной распространенности лепры приблизительно до одного миллиона, она все еще остается главной причиной невропатий в развивающихся странах. В противоположность этому, распространенность лепры в США низкая (менее 10 000 больных). Заболеваемость в последние 10 лет (100–200 человек в год) колебалась в предыдущих десятилетиях в зависимости от количества иммигрантов и беженцев, въезжающих в США из эндемичных районов. Однако лепрозная невропатия не должна быть пропущена, потому что лепра встречается у коренных жителей США. Хотя коренные жители в большинстве регионов США составляют меньшую часть больных (10–20%), тем не менее они чаще поражаются в эндемичных южных пограничных районах Техаса, Луизианы и Флориды, а также на Гавайях.

22. Как распознать наследственную невропатию со склонностью к параличам от сдавления (ННПС)?

ННПС, называемая также рецидивирующей компрессионной невропатией или томакулезной невропатией, легко диагностируется в случаях повторения компрессионных мононевропатий, при семейном характере заболевания с аутосомно-доминантным типом передачи, признаках демиелинизации, наличии своеобразных утолщений нервных волокон, по форме напоминающих связку сосисок (томакул), при биопсии нерва. Однако роль травмы не всегда очевидна, и обнаружение многочисленных томакул может быть единственным ключом к диагнозу в спорадических случаях, проявляющихся генерализованной полиневропатией. Выявление делеции гена PMP22 подтверждает диагноз. В связи с более широким использованием генетического исследования становится очевидной клиническая гетерогенность заболевания.

23. Какие клинические признаки помогают в ранней диагностике синдрома запястного канала?

1. Усиление боли, парестезий, онемения в ночное время, при действиях, требующих длительного удержания кисти в положении разгибания или сгибания (например, вождение автомобиля), а также при повторяющихся движениях в запястье.

2. Онемение чаще затрагивающее только часть зоны иннервации срединного нерва (например, большой и указательный пальцы), а не всю эту зону (первые три с половиной пальца). Боль, но не онемение может подниматься выше запястья.

3. Симптомы преходящей слабости кисти с последующим развитием постоянной слабости мышц возвышения большого пальца и латеральных червеобразных мышц.

4. Тщательное исследование продемонстрировало, что такие провокационные клинические пробы, как перкуссия в проекции срединного нерва (тест Тинеля) или форсированное сгибание запястья (тест Фалена) недостаточно специфичны для

диагностики. Недавно предложенные пробы, такие как непосредственная наружная компрессия запястного канала, либо над поперечной связкой запястья (запястный компрессионный тест), либо над запястьем (провокационный компрессионный тест) также не совсем точны.

Kawl MP, Pagel KJ, Wheatley MJ, et al: Carpal compression test and pressure provocative test in veterans with median-distribution paresthesias. Muscle Nerve 24:107–111, 2001.

24. Назовите три наиболее частые причины крыловидной лопатки.

1. **Поражение длинного грудного нерва.** Длинный грудной нерв иннервирует переднюю зубчатую мышцу. Ее слабость приводит к наибольшей выраженности симптома, который усиливается при вытягивании руки вперед и уменьшается в покое. Верхний (медиальный) угол лопатки смещается к средней линии, тогда как нижний угол смещается латерально и отходит от грудной клетки.

2. **Поражение добавочного нерва.** Добавочный нерв иннервирует трапециевидную мышцу. Ее слабость приводит к легкой выраженности симптома в покое, однако он усиливается при отведении руки до 90° и уменьшается при вытягивании руки вперед (сгибании плеча под углом 90°). При этом верхний (медиальный) угол лопатки отходит от средней линии, а нижний угол вращается в медиальную сторону. Вследствие атрофии трапециевидной мышцы плечо на стороне поражения ниже.

3. **Поражение дорсального нерва лопатки.** Дорсальный нерв лопатки иннервирует ромбовидную мышцу. Слабость этой мышцы приводит к минимально выраженному симптому крыловидной лопатки в покое, однако он усиливается при медленном опускании руки, поднятой над головой, и уменьшается при поднятии руки над головой. Верхний (медиальный) угол лопатки отходит от средней линии, а нижний угол смещается латерально.

Кроме того, существует много ненейрогенных причин возникновения крыловидной лопатки, включая миопатии и мышечную дистрофию.

25. Какие типы невропатий встречаются при лаймской болезни?

Лаймская болезнь – мультисистемное заболевание, вызываемое клещевой спирохетой, Borrelia burgdorferi, которое может вызывать развитие различных периферических невропатий, включая краниальные невропатии (особенно паралич Белла), радикулит, плексопатию, множественную мононевропатию, состояние, сходное с синдромом Гийена–Барре, и наиболее часто симметричную сенсомоторную полиневропатию. В эндемичных районах лаймская болезнь является причиной двух третей случаев поражения лицевого нерва у детей и четверти случаев этого заболевания – у взрослого населения. Поражение других черепных нервов обычно встречается в случае развития лимфоцитарного менингита. Радикулит клинически бывает трудно отличить от вертеброгенной радикулопатии. Радикулопатии обычно вызывают симптомы со стороны нижних конечностей и сопровождаются плеоцитозом в ЦСЖ. Односторонние или двусторонние плечевая и пояснично-крестцовая плексопатии наблюдаются редко. Симметричная дистальная сенсомоторная полиневропатия, обычно с умеренной симптоматикой, встречается у многих пациентов с хронической лаймской болезнью. Эта полиневропатия может проявиться через длительный период (от 6 месяцев до 8 лет) после инфицирования и наиболее распространена среди пожилых лиц, особенно в Европе. Патология нервных волокон характеризуется аксональной дегенерацией.

26. Какие типы периферических невропатий возможны при ВИЧ-инфекции?

До 50% пациентов с ВИЧ-инфекцией страдают периферическими невропатиями, которые могут быть представлены одной или несколькими нижеперечисленными формами.

1. Дистальная симметричная полиневропатия (самая частая форма):
   - болевой сенсорный тип
   - сенсомоторный тип (легкое вовлечение двигательных волокон)
   - синдром диффузного воспалительного лимфоцитоза (симметричная или асимметричная сенсомоторная симптоматика).
2. Воспалительная демиелинизирующая полиневропатия (как острая, так и хроническая формы, обычно с плеоцитозом в ЦСЖ).
3. Множественная мононевропатия.
4. Полирадикулопатия (вызванная цитомегаловирусом (ЦМВ), опоясывающим герпесом, сифилисом, лимфоматозом).
5. Краниальная невропатия.
6. Вегетативная невропатия.
7. Алиментарная, витамин-дефицитная полиневропатия.
8. Лекарственная полиневропатия.

27. Какие вещества, широко используемые в промышленности, вызывают периферические невропатии?

1. **Акриламид.** Только при непосредственном попадании на кожу мономер акриламида токсичен для периферических нервов. Невропатия возникает из-за нарушения механизмов аксоплазматического транспорта, особенно ретроградного.

2. **Дисульфид углерода.** Длительное вдыхание небольших доз дисульфида углерода, используемого в производстве целлофановой пленки и искусственного шелка, приводит к дистальной аксонопатии.

3. **Диметиламинопропионитрил (ДМАПН).** Вдыхание ДМАПН, используемого в производстве полиуретановой пены, приводит к урологической дисфункции (затруднения инициации мочеиспускания, уменьшение скорости струи, недержание мочи, иногда импотенция), дополняющееся дистальной симметричной преимущественно сенсорной полиневропатией с характерной потерей чувствительности в крестцовых дерматомах.

4. **Этиленоксид.** В высоких концентрациях этиленоксид вызывает симметричную дистальную полиневропатию, иногда с симптомами энцефалопатии. Считается, что длительное воздействие низких концентраций приводит к субклинической невропатии у работников стерилизационных подразделений больниц и пациентов, длительно находящихся на гемодиализе. Прекращение контакта приводит к постепенному выздоровлению.

5. **Гексакарбоны (н-гексан, метил-н-бутил кетон).** Промышленное использование гексакарбоновых растворителей в плохо вентилируемых помещениях и вдыхание паров подростками (нюхающими клей) являются основными причинами

гексакарбоновой невропатии. Нейротоксический эффект является следствием нарушения ретроградного аксоплазматичсского тока, что приводит к симметричной дистальной сенсорной полиневропатии с выпадением ахилловых рефлексов и фокальным утолщением аксонов (гигантские аксоны).

28. Что такое полиневропатия критических состояний?

Полиневропатия критических состояний (ПКС) развивается у 50–70% пациентов, находящихся в реанимационном отделении в отсутствие специфического заболевания или известной причины невропатии, но зачастую имеющих сепсис и/или травму с сопутствующей полиорганной недостаточностью. Состояние, ведущее к ПКС, называется синдромом системной воспалительной реакции. Симптомы полиневропатии обращают внимание в связи со слабостью дыхательных мышц, предопределяющей затруднения при снятии пациента с ИВЛ. В тяжелых случаях при продолжительной госпитализации возникают слабость в конечностях, снижение чувствительности, выпадение сухожильных рефлексов. Поскольку клиническое обследование таких пациентов часто затруднено, диагностика опирается, главным образом, на дополнительные методы исследования. Электрофизиологическое обследование, биопсия нерва и мышцы выявляют признаки, подтверждающие аксональную полиневропатию и помогают отличить ПКС от синдрома Гийена–Барре, нарушений нервно-мышечной передачи и миопатии. Вначале считалось, что большинство пациентов, вышедших из критического состояния, излечивались от ПКС, но более поздние исследования показали, что восстановление может быть медленным и часто неполным, даже по прошествии 1–2 лет.

Zifko UA: Long-term outcome of critical illness polyneuropathy. Muscle Nerve 9 (Suppl): S49–S52, 2000.

29. Каков окончательный диагноз у пациентов с «полиневропатией неясной этиологии», обращающихся в специализированный консультативный центр?

В 42% случаев у таких пациентов обнаруживается наследственная полиневропатия, в 21% случаев при биопсии нерва определяется воспалительная полиневропатия, в 13% обнаруживаются другие причины. В 24% случаев даже после всестороннего обследования этиология полиневропатии остается неустановленной.

30. Для каких наследственных невропатий в настоящее время доступно генетическое исследование?

Наследственная моторно-сенсорная невропатия I типа (болезнь Шарко–Мари–Тута (БШМТ1) наследуется по аутосомно-доминантному типу. БШМТ1А составляет 70–80% случаев БШМТ1 и связана с мутацией гена PMP22 (ген периферического белка миелина, хромосомный локус 17p11.2). Наиболее распространенная мутация, которая приводит к возникновению БШМТ1А — это дупликация (удвоение) PMP22. Другие подтипы клинически неотличимы и могут быть отдифференцированы только на основании молекулярного анализа. БШМТ1В, которая встречается гораздо реже, чем БШМТ1А, связана с точечными мутациями в гене MPZ (хромосомный локус 1q22). Наследственная невропатия со склонностью к параличам от сдавления связана преимущественно с делецией PMP22. Х-сцепленную форму

БШМТ1 можно идентифицировать по точечным мутациям в гене С×32. БШМТ1D вызвана миссенс-мутациями в EGR2. HMCH II (БШМТ2) – это аксональная (недемиелинизирующая) невропатия, клинически напоминающая БШМТ1, но, как правило, менее тяжелая. В настоящее время генетическое тестирование доступно только для БШМТ2Е. В двух семьях с БШМТ2Е выявлены мутации в гене NEFL. Очень редкая аутосомно рецессивная невропатия БШМТ4 вызвана гомозиготностью по точечным мутациям в гене PMP22. Иногда БШМТ с аутосомно-рецессивным наследованием называют синдромом Дежерина–Сотта. БШМТ4А связана с мутациями в гене GDAP (хромосомный локус 8q13–q21.1). БШМТ4Е связана с мутациями в гене EGR2 (хромосомный локус 10q21.1–q22.1). БШМТ4F связана с мутациями в гене PRX (хромосомный локус 19q13.1–q13.2). Среди наследственных амилоидозов преобладающей формой является транстиретиновый амилоидоз (тип I, португальский тип). Он наследуется по аутосомно-доминантному типу. К настоящему времени во всем мире были идентифицированы более 80 мутаций в гене транстиретина.

Baxter RV, Ben Othmane K, Rochelle JM, et al: Ganglioside-induced differentiation-associated protein-1 is mutant in Charcot-Marie-Tooth disease type 4A/8q21. Nat Genet 30(1):21–22, 2002.

Boerkoel CF, Takashima H, Bacino CA, et al: EGR2 mutation R359W causes a spectrum of Dejerine-Sottas neuropathy. Neurogenetics 3(3):153–157, 2001.

Boerkoel CF, Takashima H, Stankiewicz P, et al: Periaxin mutations cause recessive Dejerine-Sottas neuropathy. Am J Hum Genet 68(2):325–333, 2001.

Connors LH, Lim A, Prokaeva T, et al: Tabulation of human transthyretin (TTR) variants, 2003. Amyloid 10(3):160–184, 2003.

De Jonghe P, Mersivanova I, Nelis E, et al: Further evidence that neurofilament light chain gene mutations can cause Charcot-Marie-Tooth disease type 2E. Ann Neural 49(2):245–249, 2001.

Mersiyanova IV, Perepelov AV, Polyakov AV, et al: A new variant of Charcot-Marie-Tooth disease type 2 is probably the result of a mutation in the neurofilament-light gene. Am J Hum Genet 67(1):37–46, 2000.

Warner LE, Mancias P, Butler IJ, et al: Mutations in the early growth response 2 (EGR2) gene are assotiated with hereditary myelinopathies. Nat Genet 18(4):382–38, 1998.

АУТОИММУННЫЕ НЕВРОПАТИИ

31. Где наиболее вероятно начальное повреждение нервных волокон при аутоиммунных невропатиях?

В местах, где гематоневральный барьер недостаточен, например моторные спинномозговые корешки, спинномозговые ганглии, терминали моторных волокон. Гематоневральный барьер служит для защиты нервных волокон и содержимого эндоневрия от компонентов крови. Там, где этот барьер недостаточен, циркулирующие клеточные и гуморальные иммунные компоненты получают доступ к нерву.

32. Какова взаимосвязь между заболеванием соединительной ткани и сенсорной невропатией тройничного нерва?

Сенсорная невропатия тройничного нерва – медленно прогрессирующая краниальная невропатия с односторонним или двусторонним онемением или парестезиями в области лица, может быть первым проявлением заболевания соединительной ткани. Предполагают, что сенсорная невропатия тройничного нерва вызывается васкулитом или фиброзом Гассерова узла. Альтернативная гипотеза связывает происхождение синдрома с действием аутоантител, которые получают доступ к нерву вследствие недостаточности гематоневрального барьера.

33. Что такое POEMS синдром?

P Полиневропатия
O Органомегалия
E Эндокринопатия
M М-протеин (парапротеин)
S Кожные изменения (от англ. *skin*)

Это развернутый вариант остеосклеротической миеломы с периферической невропатией. У пациентов обычно наблюдается хроническая прогрессирующая сенсомоторная полиневропатия, периферические отеки, асцит, гипертрихоз, диффузная гиперпигментация и утолщение кожи, гепатомегалия, спленомегалия, лимфоаденопатия, гинекомастия, импотенция, аменорея, утолщение концевых фаланг.

34. Какова связь между моноклональной гаммопатией и полиневропатией?

Приблизительно 10% полиневропатий связаны с сывороточной моноклональной гаммопатией (парапротеинемией). Две трети таких случаев вначале классифицируются как моноклональная гаммапатия неопределенной значимости (МГНЗ), а в оставшейся трети случаев выявляют (по убыванию частоты) множественную миелому, амилоидоз, макроглобулинемию, лимфому, лейкемию. Только одна четвертая часть случаев МГНЗ признается идиопатической при длительном наблюдении. Риск развития определенного заболевания составляет 17% в течение 10 лет и 33% в течение 20 лет. Поэтому важно длительное наблюдение за пациентами. Клинически пациенты с идиопатической моноклональной гаммопатией, обычно старше 50 лет; соотношение мужчин и женщин 2:1. Клинически наблюдаются симметричная сенсорная (ранняя) и моторная (поздняя) полиневропатия или полирадикулопатия, в большей степени затрагивающие ноги, чем руки. Краниальные нервы не поражаются, а симптомов поражения вегетативной нервной системы обычно нет. Содержание белка в ЦСЖ повышено у 83% пациентов.

35. Какова роль типа М-протеина и наличия антител к нервным волокнам при МГНЗ с полиневропатией?

IgM – наиболее часто обнаруживаемый тип М-протеина, и в развитии полиневропатии он играет более важную роль, чем IgG или IgA. У пациентов с IgM с большей вероятностью выявляется демиелинизирующая полиневропатия, которая протекает быстрее и является более тяжелой. Аутоантитела к различным глюкоконъюгатам нервных волокон присутствуют у 50–82% пациентов с IgM. Патогенное значение в наибольшей степени установлено для IgM, направленного против миелин-ассоциированного глюкопротеина (МАГ). Лечение полиневропатии при МГНЗ представляет трудности. Неконтролируемые исследования показывают эффективность высоких доз внутривенного иммуноглобулина, однако в контролируемом исследовании у пациентов с IgM-ассоциированной полиневропатией умеренное кратковременное улучшение отмечено лишь в небольшом проценте случаев.

Chassande B, Leger J-M, Younes-Chennoufi AB, et al: Peripheral neuropathy associated with IgM monoclonal gammopathy: Correlations between M-protein antibody activity and clinical/electrophysiologic features in 40 cases. Muscle Nerve 21:55–62, 1998.

Dyck PJ, Low PA, Windebank AJ, et al: Plasma exchange in polyneuropathy associated with monoclonal gammopathy of uncertain significance. N Engl J Med 325:1482–1486, 1991.

Notermans NC: Monoclonal gammopathy and neuropathy. Curr Opin Neurol 9:334–337, 1996.

ХРОНИЧЕСКАЯ ВОСПАЛИТЕЛЬНАЯ ДЕМИЕЛИНИЗИРУЮЩАЯ ПОЛИРАДИКУЛОНЕВРОПАТИЯ

36. Какие варианты хронической воспалительной демиелинизирующей полиневропатии (ХВДП) выделяют?

- ХВДП
- ХВДП, связанная с демиелинизацией в ЦНС
- ХВДП при болезни Шарко–Мари–Тута
- мультифокальная моторная невропатия
- мультифокальная сенсомоторная демиелинизирующая невропатия с персистирующими блоками проведения (Левиса–Самнера)
- ХВДП, связанная с системными заболеваниями: гепатитом В и С, воспалительным заболеванием кишечника, ВИЧ, пересадками органов и костного мозга, васкулитами при коллагенозах, тиреотоксикозом, лимфомой, нефротическим синдромом, сахарным диабетом
- демиелинизирующие полиневропатии, связанные с IgM гаммапатией (анти-МАГ невропатия)
- демиелинизирующие полиневропатии, связанные с другими вариантами МГНЗ
- POEMS синдром
- синдром полиневропатии, связанный с миеломной болезнью.

37. Каковы критерии диагностики хронической воспалительной демиелинизирующей полирадикулоневропатии (ХВДП)?

В пользу диагноза ХВДП свидетельствуют: подострое развитие прогрессирующей мышечной слабости и сенсорных нарушений в конечностях с гипо- или арефлексией, белково-клеточная диссоциация в ЦСЖ, наличие признаков демиелинизации при исследовании проведения по нерву и биопсии нерва.

38. Какая иммуносупрессивная терапия применяется при ХВДП?

Кортикостероиды являются препаратами выбора. У большинства пациентов, реагирующих на лечение преднизоном, положительный эффект проявляется в течение 8 недель. Повторяющиеся курсы с внутривенным введением высоких доз

(1000 мг) метилпреднизолона эффективны у некоторых пациентов и могут рассматриваться как более безопасная альтернатива постоянному пероральному приему кортикостероидов. **Азатиоприн** показал эффект в нескольких небольших исследованиях, однако его эффективность остается дискутабельной. Он может быть использован у пациентов, у которых терапия кортикостероидами неэффективна или невозможна из-за побочных эффектов. **Циклофосфамид** может быть использован у пациентов, резистентных к начальной терапии, однако необходимы дальнейшие исследования, прежде чем будет сделано заключение о соотношении пользы и риска. В неконтролируемом исследовании на небольшом количестве пациентов с ХВДП, резистетных к кортикостероидам, азатиоприну и плазмаферезу, показана эффективность циклоспорина А. Внутривенный иммуноглобулин также вызывает улучшение у некоторых пациентов с ХВДП и может использоваться, когда другие виды лечения противопоказаны, либо терапия первого выбора.

Harati Y: Chronic immune-related demyelinating polyradiculoneuropathy. In Rolak LA, Harati Y (eds): Neuroimmunology for the Clinician. Boston, Butterworth-Heinemann, 1997, pp 229–235.

39. Многие виды невропатии лечатся кортикостероидами. Чем опасен прием стероидов внутрь? Как можно предотвратить побочное действие?

Обычно пациенты начинают лечение с 60–100 мг преднизона в день в течение 2–3 недель, а затем переходят на 60–100 мг через день в течение 6–8 недель. Пациенты продолжают лечение в такой дозе до тех пор, пока не будет достигнут максимальный терапевтический эффект (обычно 4–6 месяцев). Врач должен обсудить с пациентом побочные эффекты стероидов и предпринять меры для их предотвращения. Полезными будут следующие рекомендации.

1. **Язвы.** Пациенты должны начать принимать гастропротекторы, например, омепразол (20 мг внутрь на ночь), блокаторы гистаминовых рецепторов второго типа и антациды (маалокс, алмагель). Маалокс, который содержит алюминий и магний, может вызвать диарею, а алмагель — запоры.

2. **Гипокалиемия** может быть предотвращена приемом калия в дозе 30 мЭкв/сут либо употреблением в пищу 1–2 бананов в день.

3. **Нарушение толерантности к глюкозе** может встречаться у пациентов с латентным сахарным диабетом или сахарным диабетом в семейном анамнезе. В этом случае необходимо изменить диету, но может потребоваться и применение гипогликемических препаратов.

4. **Артериальная гипертензия.** Обязательна диета с низким содержанием натрия. Могут потребоваться и гипотензивные препараты, такие как диуретики.

5. **Остеопения.** Пожилые женщины особенно подвержены развитию остеопении. Рекомендуется прием карбоната кальция (500 мг внутрь 2 раза в день).

6. **Увеличение массы тела.** Пациенты должны соблюдать низкокалорийную диету с низким содержанием углеводов и соли и высоким содержанием белка.

7. **Катаракта и глаукома.** Необходимо 1 раз в несколько месяцев проходить обследование у офтальмолога.

8. **Миопатия.** Стероидную миопатию следует заподозрить при нарастании мышечной слабости, если активность ферментов в крови и ЭМГ остаются без изменений. Женщины более подвержены стероидной миопатии. Лечение заключается

в снижении дозы стероидов; если наступает улучшение, можно считать, что мышечная слабость развилась вследствие применения гормона. При биопсии выявляется атрофия волокон II типа. Развитие стероидной миопатии отчасти зависит от дозы и продолжительности приема стероидов; однако индивидуальная чувствительность значительно варьирует, в связи с чем симптомы могут проявляться уже спустя несколько недель, а не месяцев.

40. Какова роль плазмафереза при ХВДП?

Первоначальные сообщения о значительном кратковременном улучшении у некоторых пациентов с ХВДП были в последующем подтверждены в контролируемых исследованиях. Улучшение обычно проявляется в течение 6 недель. Приблизительно 20–30% пациентов с ХВДП становятся резистентными ко всем другим видам лечения и длительное время лечатся повторными курсами плазмафереза или внутривенного иммуноглобулина. В настоящее время плазмаферез обычно используется: 1) при тяжелой, инвалидизирующей симптоматике, когда необходимо получить быстрый эффект; 2) при остром обострении; 3) как альтернативная терапия у пациентов, у которых иммуносупрессивная терапия не эффективна, плохо переносится и сопровождается высоким риском осложнений (например, пациенты с сахарным диабетом или иммунодефицитом).

Hahn AF, Bolton CF, Pillay N, et al: Plasma exchange therapy in chronic inflammatory demyelinating polyneuropathy: A double-blind, sham-controlled, cross-over study. Brain 119:1055–1066, 1996.

41. Какова роль внутривенного иммуноглобулина и интерферона в лечении ХВДП?

Эффективность внутривенного иммуноглобулина у пациентов с резистентной или нелеченной ХВДП подтверждена контролируемыми исследованиями. Внутривенный иммуноглобулин вводится в дозе 0,4 г/кг/сут в течение 3–5 дней или в дозе 1 г/кг/сут в течение 2 дней. Эффект может быть значительным, но зачастую кратковременным (2–9 недель). Стабилизация состояния пациентов с ХВДП возможна на фоне регулярных курсов терапии. Наибольший эффект наблюдается при активном течении и короткой продолжительности заболевания (не более 1 года). Внутривенный иммуноглобулин может иметь преимущество перед иммуносупрессивной терапией и повторными курсами плазмафереза благодаря простоте применения и относительной безопасности. В контролируемом перекрестном исследовании у 20 больных ХВДП эффективность внутривенного иммуноглобулина и плазмафереза в кратковременной перспективе была примерно равна.

Dyck PJ, Litchy WJ, Kratz KM, et al: A plasma exchange versus immunoglobulin infusion trial in chronic inflammatory demyelinating polyradiculoneuropathy. Ann Neurol 36:838–845, 1994.

Hahn AF, Bolton CF Zochodne D, et al: Intravenous immunoglobulin treatment in chronic inflammatory demyelinating polyneuropathy: A double-blind, placebo-controlled, crossover study. Brain 119:1067–1077, 1996.

Mendell JR. Barohn RJ. Kissel JT, et al: Intravenous immunoglobulin (IVIg) in untreated patients with chronic inflammatory demyelinating polyradiculoneuropathy (CIDP). Neurology 54: A212, 2000.

42. Чем отличается мультифокальная моторная невропатия (ММН) с блоками проведения от ХВДП и болезни двигательных нейронов?

ММН с блоками проведения – предположительно аутоиммунная хроническая асимметричная моторная невропатия. Наличие мышечной слабости, атрофий и фасцикуляций при сохранности чувствительности и асимметричном снижении сухожильных рефлексов позволяет констатировать наличие синдрома поражения периферических (нижних) мотонейронов. Гиперрефлексия не характерна, бульбарная симптоматика встречается редко. Невропатическая природа заболевания распознается на основании электрофизиологических данных, свидетельствующих о наличии блоков проведения по моторным волокнам, а также распределения симптомов, свидетельствующего об ограниченном и мультифокальном поражении двигательных нервов. В противоположность ХВДП ММН характеризуется более асимметричной симптоматикой и преобладающим вовлечением верхних конечностей. Рекомендуемое лечение включает высокие дозы внутривенного иммуноглобулина (средство выбора) и циклофосфамид. Внутривенный иммуноглобулин может дать довольно быстрое, хотя и временное улучшение с частичным регрессом блоков проведения. Поддержание эффекта обычно требует повторных курсов лечения с интервалами, определяемыми продолжительностью эффекта одного курса у данного пациента. У большинства больных выявляется повышение уровня анти-GM1 антител, однако их наличие не коррелирует с эффективностью внутривенного иммуноглобулина. Предварительные исследования эффективности интерфероном β1А принесли обнадеживающие результаты в резистентных случаях.

Frederico P, Zochodne DW. Hahn AF, et al: Multifocal motor neuropathy improved by IVIG. Randomized, double-blind, placebo-controlled study. Neurology 55:1256–1262, 2000.

Leger J-M, Chassande B, Musset L, et al: Intravenous immunoglobulin therapy in multifocal motor neuropathy. A double-blind, placebo-controlled study. Brain 124:145–153,2001.

Martina IS, van Doom PA, Schmitz PI, et al: Chronic motor neuropathies: Response to interferon-beta 1a after failure of conventional therapies. J Neurol Neurosurg Psychiatry 66:197–201, 1999.

Van den Berg LH, Franssen H, Wokke JHJ: The long-term effect of intravenous immunoglobulin treatment in multifocal motor neuropathy. Brain 121:421–428, 1998.

СИНДРОМ ГИЙЕНА–БАРРЕ

43. Опишите типичное начало синдрома Гийена–Барре (СГБ)

Обычно пациент с СГБ сообщает об ощущениях онемения или покалывания в руках и ногах, которые сменяются быстро прогрессирующей восходящей симметричной мышечной слабостью. Симптомы часто появляются спустя 1–3 недели после вирусной респираторной или желудочно-кишечной инфекции, вакцинации или хирургического вмешательства. Параличи достигают максимального развития в течение 2 недель (50%) или к концу 1-го месяца (в более чем 90% случаев). В тяжелых случаях развивается вялая тетраплегия с нарушением дыхания, глотания, речи (вследствие пареза орофарингеальной или респираторной мускулатуры). От 10 до 20% пациентов нуждаются в искусственной вентиляции легких. Более чем у 50% пациентов развивается слабость мимических мышц, а у 10% – паралич наружных мышц глаза. Характерны гипорефлексия или арефлексия. Сохранение рефлексов у больных с тяжелой мышечной слабостью делает диагноз СГБ маловероятным. У пациента может отмечаться умеренное снижение чувствительности в дистальных отделах конечностей, но значительного выпадения чувствительности не наблюдается. У многих пациентов встречаются симптомы вегетативной дисфункции.

44. Назовите два основных морфологически различных варианта СГБ.

1. Острая воспалительная демиелинизирующая полирадикулоневропатия (ОВДП) вследствие аутоиммунного поражения мембраны шванновских клеток или миелиновой оболочки.

2. Острая (моторная или моторно-сенсорная) аксональная невропатия (ОМАН или ОМСАН) вследствие аутоиммунного поражения аксолеммы или аксоплазмы. Этот вариант следует отличать от тяжелых случаев ОВДП, при которых возможно вторичное аксональное повреждение.

45. Какие иммунопатологические процессы происходят на ранней стадии ОВДП?

Последние патоморфологические исследования показывают, что связывание комплемент-фиксирующих антител с антигеном, против которых направлена аутоиммунная атака, может быть первичным событием, ведущим к активации комплемента и разрушению компактного миелина. Выявленные в более ранних исследованиях лимфоцитарная инфильтрация корешков и нервов с опосредованным макрофагами разрушением миелина и, наконец, сегментарной демиелинизацией можно рассматривать как вторичные явления.

Griffin JW, Li CY, Ho TW, et al: Guillain-Barrй syndrome in Northern China. The spectrum of neuropathological changes in clinically defined cases. Brain 118:577–595, 1995.

46. Какие изменения выявляются при СГБ с помощью дополнительных методов исследования?

Спустя неделю после развития симптомов у большинства пациентов начинает повышаться содержание белка в ЦСЖ, достигая максимума на 4–6 неделе. Цитоз не увеличивается. Скорость проведения по нервам снижается при ОВДП, но может быть нормальной в начале болезни (первые 2 недели). Блоки проведения в большинстве случаев ответственны за раннюю мышечную слабость, но спустя 2–3 недели свой вклад в ее развитие мышечной слабости вносит аксональное повреждение, что коррелирует с появлением признаков денервации мышц при ЭМГ.

47. Каково значение инфекции Campylobacter jejuni при СГБ?

В США у большинства (75%) пациентов с СГБ и предшествующей инфекцией *C. jejuni* развивается ОВДП, однако у них повышена вероятность развития более тяжелой аксональной формы заболевания. Не у всех пациентов с серологическими признаками инфекции *C. jejuni* развитию СГБ предшествуют желудочно-кишечные симптомы. Перекрестная реактивность антигенов *C. jejuni* и ганглиозидов периферических нервов может объяснить патогенетическую связь между инфекцией и СГБ.

48. Какие признаки предвещают тяжелое течение и неблагоприятный исход у пациентов с СГБ?

1. Пожилой возраст.
2. Быстрое развитие тяжелого тетрапареза.
3. Необходимость ранней искусственной вентиляции легких.
4. Выраженное снижение суммарных мышечных потенциалов действия (<20% от нормы).
5. Острая моторно-сенсорная аксональная форма заболевания.

Существуют противоречивые данные в отношении того, является ли инфекция *C. jejuni* и наличие анти-GM1 антител предвестником более тяжелого течения болезни или неблагоприятного исхода. Абсолютное большинство пациентов с неблагоприятным исходом требуют искусственной вентиляции легких, в этой группе предвестниками неблагоприятного исхода являются пожилой возраст (особенно высокий риск), паралич верхних конечностей, продолжительность искусственной вентиляции легких, наличие невозбудимых нервов, позднее попадание в специализированный центр. Восстановление у пациентов, находящихся на искусственной вентиляции легких, может быть длительным и окончательная оценка исхода может потребовать двух или более лет наблюдения.

Fletcher DD, Lawn ND, Wolter TD, et al: Long-term outcome in patients with Guillain-Barrй syndrome requiring mechanical ventilation. Neurology 54:2311–2315, 2000.

49. У какого процента пациентов с СГБ развивается рецидив или второй эпизод?

За последние 25 лет, как показало наблюдение за наиболее крупными сериями групп пациентов с СГБ, в среднем частота рецидивов составила 2–3%. Рецидив может возникнуть спустя месяцы или годы после начального эпизода.

50. Как проводится лечение СГБ?

Плазмаферез и введение внутривенного иммуноглобулина, начатые в первые 2 недели от появления симптомов болезни, примерно в равной степени увеличивают скорость и степень восстановления. Первоначально оценка эффективности плазмафереза проводилась на группах больных со среднетяжелым и тяжелым заболеванием, у которых были необходимы, как минимум, четыре сеанса. В последующем French Cooperative Group пришла к выводу, что в более легких случаях улучшение наступает, как минимум, от двух процедур. Несмотря на первоначальную озабоченность по поводу раннего рецидива, наблюдавшегося примерно у 10% пациентов, пролеченных внутривенным иммуноглобулином, в последующем выяснилось, что такие пациенты реагируют на повторный курс лечения, к тому же сходные флуктуации и рецидивы были описаны и при лечении плазмаферезом. Эффективность указанных двух способов лечения кажется равной во всех подгруппах больных СГБ, за исключением, возможно, тех пациентов, у которых выявляются IgG антитела к GM1 и клинически обычно обнаруживается ОМАН. Сообщения о более высокой эффективности внутривенного иммуноглобулина по сравнению с плазмаферезом нуждаются в подтверждении в больших проспективных исследованиях. Поскольку применение внутривенного иммуноглобулина имеет преимущества перед плазмафререзом в виде большей простоты, удобства применения, безопасности при примерно сходных затратах, именно он является терапией выбора. Усиления эффекта при сочетании этих двух видов лечения не отмечено. Кортикостероиды *не* показаны.

French Cooperative Group on Plasma Exchange in Guillain-Barrй Syndrome. Ann Neurol 41:298–306, 1997.

Hadden RD. Cornbiath DR, Hughes RA, et al: Electrophysiological classifications of Guillain-Barrй syndrome: Clinical association and outcome. Plasma Exchange/Sandoglobulin Guillain-Barrй Syndrome Trial Group. Ann Neurol 44:780–788, 1998.

Hughes RA, Wijdicks EF, Barohn R, et al: practice parameter: Immunotherapy for GBS. Neurology 61(6):736–740, 2003.

Kuwabara S, Mori M, Ogawara K, et al: Intravenous immunoglobulin therapy for Guillain-Barrй syndrome with IgG anti-GMI antibody. Muscle Nerve 24:54–58, 2001.

Plasma Exchange/Sandoglobulin Guillain-Barrй Syndrome Trial Group: Randomized trial of plasma exchange, intravenous immunoglobulin, and combined treatments on Guillain-Barrй syndrome. Lancet 349:225–230, 1997.

Visser LH, van der Meche FGA, Meulstee J, et al: Risk factors for treatment-related clinical fluctuations in Guillain-Barrй syndrome. J Neurol Neurosurg Psychiatry 64:242–244, 1998.

БОЛЕЗНИ ДВИГАТЕЛЬНЫХ НЕЙРОНОВ

51. Какое заболевание наиболее часто поражает двигательные нейроны?

Боковой амиотрофический склероз (БАС) — прогрессирующее дегенеративное заболевание, вовлекающее верхние и нижние мотонейроны. БАС проявляется мышечной слабостью, которая сопровождается симптомами поражения верхних (центральных) мотонейронов (спастичность, рефлекс Бабинского, оживление глубоких рефлексов) и нижних (периферических) мотонейронов (снижение тонуса и атрофия мышц, фасцикуляции и гипорефлексия). Дефект носит исключительно двигательный характер. Отсутствуют нарушение чувствительности, деменция [1],

КЛЮЧЕВЫЕ ФАКТЫ: ПЕРИФЕРИЧЕСКИЕ НЕВРОПАТИИ ✓

1. Наиболее частыми причинами периферических невропатий являются сахарный диабет и алкоголизм
2. Наиболее частой моторной невропатией является синдром Гийена–Барре
3. Биопсия нерва редко бывает необходимой для диагностики периферической невропатии
4. Периферическая невропатия — частое осложнение ВИЧ инфекции
5. Чаще всего остаются недиагностированными наследственные формы периферической невропатии
6. В ЦСЖ при синдроме Гийена–Барре выявляется белково-клеточная диссоциация
7. Наиболее распространенным заболеванием двигательных нейронов является БАС

[1] Не менее чем у 5% пациентов с БАС выявляются признаки лобно-височной деменции.— *Прим. ред. перев.*

мозжечковые и экстрапирамидные симптомы. Мотонейроны, контролирующие движения глаз и тазовые функции обычно остаются сохранными. Причина такой избирательности неясна, хотя полученные данные наводят на мысль о важной роли клеточно-специфичных защитных регуляторных кальций-связывающих белков. Заболевание чаще начинается на шестом десятилетии жизни (с широким разбросом, охватывающим большую часть зрелого возраста). Летальный исход, как правило, развивается в течение 3–5 лет и связан с аспирацией или параличом дыхательной мускулатуры.

52. Как можно подтвердить диагноз БАС?

Диагноз основывается на характерной клинической картине. Попытки идентифицировать биохимический маркер потерпели неудачу. Успехи в разработке эффективной терапии будут усиливать потребность в ранней диагностике. В настоящее время наиболее полезным методом диагностики является ЭМГ, которая выявляет распространенные признаки денервации и реиннервации мышц (фасцикуляции, полифазные высокоамплитудные мышечные потенциалы). Биопсия мышцы указывает на нейрогенную атрофию (мелкие, угловатые волокна, возможно, группировка по типу волокон). Хотя уровень КФК в сыворотке может быть слегка повышен, все остальные лабораторные показатели обычно в пределах нормы.

53. Каковы причины БАС?

Приблизительно у 8–10% пациентов выявляется семейный анамнез. Тип наследования — аутосомно-доминантный. Генетический дефект на 21-й хромосоме, затрагивающий фермент супероксиддисмутазу I типа (СОД I), который участвующий в метаболизме свободных радикалов, ответственен за 15–20% семейных случаев БАС. Хотя этот ген не затронут в подавляющем большинстве спорадических случаев БАС, нарушение катаболизма свободных радикалов может сыграть свою роль и в этих случаях. Предположение о роли токсинов в этиологии БАС было сделано после открытия глутаматоподобных соединений, селективно повреждающих мотонейроны, таких как ВОАА в турецком горохе (причина латиризма) и ВМАА в семенах саговых растений (связан с западной тихоокеанской формой БАС). Эти наблюдения привели к возникновению теории эндогенных эксайтотоксинов, таких как глутамат.

Rosen DR, Siddique T, Patterson D, et al: Mutations in Cu/Zn superoxide dismutase gene are associated with familial amyotrophic lateral sclerosis. Nature 362:59–62, 1993.

Siklos L, Engelhardt J, Harati Y, et al: Ultrastructural evidence for altered calcium in motor nerve terminals in amyotrophic lateral sclerosis. Ann Meurol 39:203–216, 1996.

54. К каким заболеваниям проводят дифференциальный диагноз при БАС?

Дифференциальный диагноз необходимо проводить с другими состояниями, которые могут поражать пирамидный тракт и нижние мотонейроны или имитировать некоторые их клинические признаки; в их числе: заболевания шейного отдела спинного мозга и краниоспинального перехода (опухоли, сирингомиелия и сирингобульбия, шейный спондилез), тиреотоксикоз, гиперпаратиреоз, диспротеинемия, паранеопластические синдромы, недостаточность гексозаминидазы А.

55. Какие средства оказались эффективными при БАС в контролируемых исследованиях?

Рилузол, ингибирующий высвобождение глутамата, оказался способным умеренно увеличивать выживаемость пациентов. Он является первым препаратом, одобренным FDA для лечения БАС. В многочисленных клинических испытаниях, проведенных в течение последних 10–15 лет, не удалось показать эффективности различных нейротрофических факторов и факторов роста, а также как и различных иммуносупресивных или иммуномодулирующих средств.

Lacomblez L, Bensimon G, Leigh PN, et al: Dose-ranging study of riluzole in amyotrophic lateral sclerosis. ALS/Riluzole Study Group III. Lancet 347:1425–1431, 1996.

Lai EC: Therapeutic developments in amyotrophic lateral sclerosis (ALS). Exp Opin Invest Drugs 8:347–361, 1999.

56. Какие другие заболевания преимущественно вовлекают нижние мотонейроны (переднероговые клетки)?

При наличии симптомов избирательного поражения переднероговых клеток дифференциальный диагноз следует проводить с несколькими наследственными заболеваниями, такими как Х-сцепленная бульбоспинальная амиотрофия и проксимальная спинальная амиотрофия (последняя включает инфантильную форму [болезнь Верднига–Гофмана], ювенильную форму [болезнь Кугельберга–Веландер] и взрослую форму). Приобретенные поражения нижних мотонейронов включают полиомиелит, постполиомиелитический синдром, прогрессирующую мышечную атрофию, ММН с блоками проведения, дегенерацию переднероговых клеток при других заболеваниях (например при болезни Крейтцфельдта–Якоба).

57. Что такое первичный боковой склероз?

Это форма приобретенного медленно прогрессирующего заболевания двигательных нейронов, при которой выявляются только признаки поражения кортикоспинального тракта. У пациентов редко развиваются симптомы поражения продолговатого мозга или нижних мотонейронов. Современное лабораторное обследование позволило исключить другие заболевания, поражающие верхние мотонейроны, что подтверждает существование первичного бокового склероза как самостоятельного заболевания.

Hudson AJ, Kiernan JA, Munoz DG, et al: Clinico-pathological features of primary lateral sclerosis are dif-ferent from amyotrophic lateral sclerosis. Brain Res Bull 30:359–364, 1993.

58. Кем был Луи Гериг?

Луи Гериг, чье имя было дано БАС («болезнь Луи Герига»), играл первой базой за бейсбольную команду New York Yankees («янки Нью-Йорка») с 1923 по 1939 год, обычно отбивая после Бэби Руса. За всю спортивную карьеру он отбивал в среднем 0,340 подач и 23 раза выигрывал ударом турнир (что является рекордом). Он был первым современным игроком, который выигрывал четыре перебежки за одну игру. Он известен как «железный человек» — прозвище, сохранившееся несмотря на то, что позднее его рекорд (2130 игр подряд) был побит. Добрый, честный, внимательный, трудолюбивый, застенчивый и вежливый человек, Луи Гериг, который умер от БАС, был настоящим спортивным героем.

ВЕБСАЙТЫ

1. http://www.neuro.wustl.edu/neuromuscular
2. http://www.neuropathy.org
3. http://www.genetests.org

ЛИТЕРАТУРА

1. Aminoff MJ: Electromyography in Clinical Practice: Clinical and Electrodiagnostic Aspects of Neuromuscular Disease, 3rd ed. New York, Churchill Livingstone, 1998.
2. Bertorini TE. Clinical Evaluation and Diagnostic Test for Neuromuscular Disorders. Boston, Butterworth-Heinemann, 2002.
3. Dyck PJ, Thomas PK, Lambert EH, et al (eds): Peripheral Neuropathies, Philadelphia, 1993, WB Saunders.
4. Gries FA, Cameron N (eds): Textbook of Diabetic Neuropathy, New York, 2003, Thieme.
5. Brown RH, Swash M, Meininger V: Amyotrophic Lateral Sclerosis. London, Martin Dunitz, 1999.
6. Mendell JR, Cornblath DR, Kissell JT: Diagnosis and Management of Peripheral Nerve Disorders. Oxford, Oxford University Press, 2000.
7. Rolak LA, Harati Y (eds): Neuro-immunology for the Clinician. Boston, Butterworth-Heinemann, 1997.

Глава 7. РАДИКУЛОПАТИИ И ДЕГЕНЕРАТИВНАЯ ПАТОЛОГИЯ ПОЗВОНОЧНИКА

Randall J. Wright, Steven B. Inbody

1. Укажите различия между передними и задними ветвями спинномозговых нервов.

Спинномозговые корешки прикреплены к соответствующим сегментам спинного мозга. Корешки, отходящие от спинного мозга в задней латеральной борозде, называют задними (дорсальными), в то время как передние (вентральные) корешки отходят от более широкой области передней поверхности спинного мозга. Передний и задний корешок с каждой стороны объединяются кпереди от спинномозгового ганглия, формируя короткий смешанный спинномозговой нерв. Далее этот смешанный спинномозговой нерв делится на более тонкую заднюю (дорсальную) ветвь и более толстую переднюю (вентральную) ветвь. Дорсальные ветви образованы центральными отростками униполярных клеток спинномозговых ганглиев и несут сенсорную информацию. Вентральные ветви образованы отростками мотонейронов передних рогов, которые далее идут в составе шейного, плечевого и пояснично-крестцового сплетений и иннервируют соответствующие мышцы. Помимо моторных волокон, вентральные ветви содержат также аксоны, отходящие от спинномозговых и вегетативных ганглиев (рис. 7.1).

2. Сколько пар спинномозговых нервов выходит из спинного мозга?

Всего насчитывают 31 пару спинномозговых нервов (8 пар шейных, 12 пар грудных, 5 пар поясничных, 5 пар крестцовых, 1 пару копчиковых). Так как шейных позвонков только 7, первые 7 шейных спинномозговых нервов выходят **выше** шейных позвонков с тем же номером. Восьмой шейный нерв выходит выше позвонка T1, остальные спинномозговые нервы (T2–L5) выходят ниже позвонков с теми же номерами. Легко запомнить, что «семь небесных» шейных нервов выходят выше тел соответствующих позвонков (рис. 7.2).

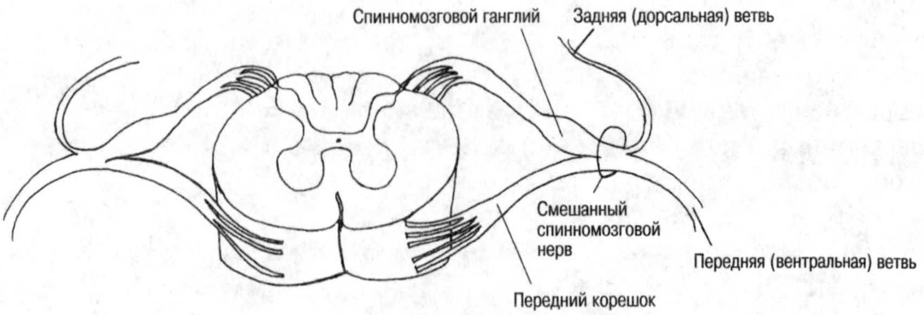

Рис. 7.1. Анатомия спинного мозга и спинномозговых корешков *(рис. R. J. Wright)*

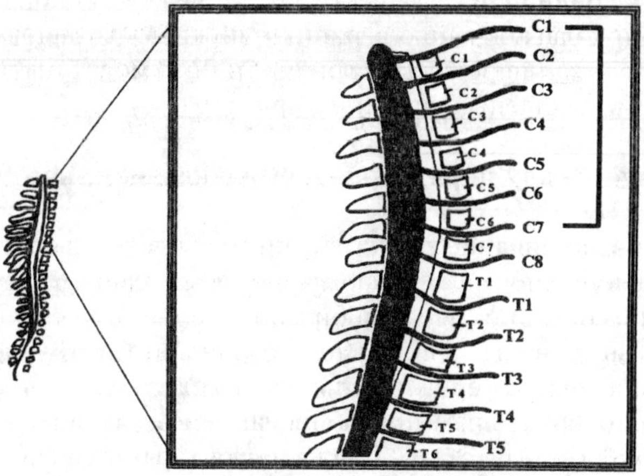

Рис. 7.2. Первые семь шейных нервов («небесная семерка») выходят выше тел соответствующих позвонков *(рис. R.J. Wright)*

3. Где выходят поясничные спинномозговые корешки, какие из корешков наиболее вероятно повреждаются при грыже межпозвонкового диска?

Поясничные корешки выходят под дужками соответствующих позвонков через межпозвонковые отверстия. Например, корешок L5 выходит под дужкой позвонка L5 через отверстие L5/S1. Так как в большинстве случаев грыжа диска развивается в заднелатеральном направлении, компрессии при этом подвергается корешок, который выходит через отверстие, расположенное **ниже** пораженного диска. Поэтому при протрузии диска L4/L5 происходит компрессия корешка L5, а при протрузии диска L5/S1 – компрессия корешка S1. В 95% случаев грыжа диска возникает на уровнях L4/L5 и L5/S1. Грыжи выше расположенных дисков встречаются редко.

4. Какие анатомические структуры являются потенциальными источниками боли?

Источником боли в спине могут быть различные структуры позвоночника: надкостница тел позвонков, межпозвонковые диски, паравертебральные мышцы и фасции, связки, фасеточные суставы, фиброзное кольцо, спинномозговые корешки, спинномозговые ганглии и даже паравертебральные кровеносные сосуды. Наиболее частыми причинами боли являются повреждения мышц и связок, а также возрастные дегенеративные изменения межпозвонковых дисков и фасеточных суставов. К частым причинам боли в спине относятся также грыжи межпозвонковых дисков и стеноз позвоночного канала.

5. В чем разница между спондилезом, спондилолистезом и спондилолизом?

Спондилез – неспецифический дегенеративный процесс в позвоночнике, часто связанный с остеоартрозом и формированием остеофитов. **Спондилолистез** – передний подвывих (смещение кпереди) тела одного позвонка относительно тела другого позвонка. **Спондилолиз** – дефект задней (межсуставной) части дужки позвонка, приводящий к расхождению верхних и нижних суставных отростков и соскальзыванию позвонка кпереди. Все три состояния могут быть причиной боли в спине и могут быть выявлены рентгенологически.

6. В чем различие между циркулярным выпячиванием, протрузией и грыжей диска?

Циркулярное выпячивание диска возникает вследствие дегидратации и постепенного уплощения диска. Оно характеризуется равномерным увеличением диаметра диска (при сохранности его фиброзного кольца), в результате чего наружный контур диска выходит за границы тел позвонков. **Протрузия диска** характеризуется проникновением материала пульпозного ядра диска в трещины или щели фиброзного кольца с фокальным пролабированием остающихся интактными наружных волокон фиброзного кольца. **Грыжа диска** характеризуется выходом наружу (экструзией) материала пульпозного ядра через разрыв фиброзного кольца[1].

7. Каковы наиболее распространенные причины позвоночного стеноза?

Позвоночный стеноз может быть вызван различными причинами. Он может быть результатом незначительных анатомических изменений, возникающих в процессе развития и приводящих к уменьшению диаметра позвоночного канала (например, укороченные дужки позвонка или утолщение пластинки). Эти состояния сами по себе редко вызывают симптомы, но могут предрасполагать к развитию дегенеративных изменений, которые проявляются клинически. К подобной патологии относятся дегенеративные изменения суставных фасеток сзади или межпозвонкового диска спереди. При формировании остеофитов может сужаться как корешковый, так и центральный канал. Другие причины спинального стеноза включают дегенеративный спондилолистез и послеоперационный позвоночный стеноз.

8. В чем разница между корешковой и отраженной болью?

Ключевыми признаками корешковой боли являются ощущения жжения и прохождения электрического тока, которые распространяются в зону иннервации пораженного корешка. Боль часто бывает режущей, стреляющей или жгучей. Она иррадиирует вниз по конечности, но никогда не распространяется вверх. Потеря чувствительности редко бывает полной вследствие перекрытия зон иннервации соседних корешков.

Отраженная боль – феномен, который возникает вследствие ирритации или повреждения тканей (мышц, фасеточного сустава, надкостницы) и характеризуется

---

[1] Терминология, характеризующая различные степени протрузии диска, остается противоречивой. В данном издании авторы предлагают разделять протрузию и грыжу диска, предлагая считать протузией диска интрузию пульпозного ядра (при которой остаются сохранными наружные волокна фиброзного кольца), а грыжей диска – экструзию ядра, при которой нарушается целостность наружного слоя кольца. Это не является общепризнанной точкой зрения, и многие авторы продолжают употреблять термины «грыжа» или «протрузия» диска как взаимозаменяемые термины, выделяя при этом интрузию и экструзию как последовательные стадии протрузии (грыжи) диска. *Прим. ред. перев.*

болью, которая ощущается в соответствующем дерматоме. Эта боль может быть стреляющей, но обычно не бывает жгучей и не сопровождается ощущением прохождения электрического тока, как при корешковой боли.

9. Какие заболевания позвоночника вызывают как аксиальную боль (спина или шея), так и неврологические симптомы со стороны конечностей?

Заболевания позвоночника могут вызывать боль в шее или спине и неврологическую дисфункцию в рамках трех синдромов. Характеристика этих синдромов дана на примере поражения поясничного отдела позвоночника:

1. **Грыжа диска, вызывающая компрессию одного корешка** (боль в ноге преобладает над болью в спине). Клинические признаки включают положительные симптомы натяжения, корешковую боль в конечности, диспропорционально более выраженную по сравнению с болью в спине. В зоне иннервации пораженного корешка наблюдается снижение мышечной силы, рефлексов и чувствительности.

2. **Синдром латерального кармана** (боль в ноге преобладает над болью в спине или сопоставима с ней). Компрессии подвергаются один или несколько корешков с одной или обеих сторон. Боль в конечности примерно равна боли в спине или интенсивнее ее. Симптомы провоцируются ходьбой или стоянием и облегчаются в положении сидя. Симптомы натяжения могут отсутствовать.

3. **Позвоночный стеноз** (боль в ноге преобладает над болью в спине). Отмечается множественное вовлечение корешков, интенсивность боли в спине заметно больше, нежели в конечности. Симптомы появляются при стоянии или ходьбе. Могут возникать нарушение функции кишечника, мочевого пузыря, половая дисфункция.

ПОРАЖЕНИЕ ПОЯСНИЧНОГО ОТДЕЛА ПОЗВОНОЧНИКА

10. Каковы клинические проявления патологии межпозвонковых дисков в поясничном отделе?

Острая грыжа диска в пояснично-крестцовом отделе вызывает боль, которая может варьировать от умеренной тупой боли в спине до тяжелой корешковой боли (вызванной компрессией корешка в межпозвонковом отверстии или латеральном кармане). Редким осложнением является синдром конского хвоста, возникающий вследствие массивной центральной грыжи. Боль часто начинается внезапно и усиливается при натуживании. Часто отмечается напряжение паравертебральных мышц. В 95% случаев грыжа диска выявляется на уровнях L4/L5 или L5/S1. Грыжи на более высоких уровнях встречаются редко.

11. Каковы признаки радикулопатии L4?

Компресия корешка L4 вызывает боль и парестезии, распространяющиеся в область тазобедренного сустава, по передней поверхности бедра, медиальной поверхности коленного сустава и голени. Чувствительность снижается по медиальной поверхности голени. Слабость возникает в четырехглавой мышце бедра и приводящих мышцах. Коленный рефлекс ослабляется.

12. Каковы признаки радикулопатии L5?

Компрессия корешка L5 вызывает боль, распространяющуюся по заднелатеральной поверхности ягодицы, заднелатеральной поверхности бедра и голени. Потеря чувствительности наиболее часто отмечается в треугольной зоне, охватывающей большой и второй пальцы стопы, а также прилегающий участок кожи на тыле стопы. Характерна слабость мышц, иннервируемых корешком L5 (средняя ягодичная, передняя и задняя большеберцовые, малоберцовые, длинный разгибатель большого пальца стопы). В результате возникают затруднения при тыльном сгибании, наружной и внутренней ротации стопы, а также при отведении бедра. Наиболее легко выявить слабость длинного разгибателя большого пальца стопы (обеспечивающего тыльное сгибание большого пальца). Ахиллов рефлекс обычно остается сохранным.

13. Каковы признаки радикулопатии S1?

Компрессия корешка S1 вызывает боль, распространяющуюся по задней поверхности ягодицы, бедра, голени и латеральной поверхности стопы (классическая ишиалгия). Потеря чувствительности отмечается по латеральной поверхности стопы, особенно в области третьего, четвертого и пятого пальцев. Слабость может возникать в большой ягодичной мышце (сгибание бедра) и подошвенных сгибателях стопы. Ахиллов рефлекс обычно снижен или выпадает (рис. 7.3).

14. Каковы клинические признаки поясничного стеноза?

Большинство пациентов – старше 50 лет. Как правило, симптомы, характерные для поясничного стеноза, выявляются более 1 года. Нейрогенная перемежающаяся хромота («псевдохромота») – наиболее частый и постоянный симптом поясничного стеноза. Симптомы обычно двусторонние, но одна нога может быть затронута больше, чем другая, хотя возможна и односторонняя симптоматика. Обычно вовлекается вся нижняя конечность. Боль провоцируется ходьбой, а у многих пациентов просто стоянием. По характеру она обычно тупая и быстро уменьшается при сидении и наклоне вперед. У некоторых пациентов боль сопровождается онемением в вовлеченной ноге и ощущением, что она «в любой момент может ослабеть».

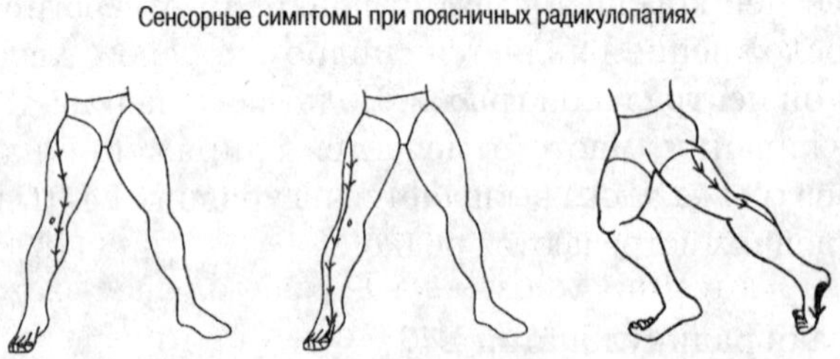

Рис. 7.3. Боль при компрессии корешка L4 иррадиирует по передней поверхности бедра и медиальной поверхности голени. Компрессия корешка L5 вызывает иррадиацию боли по латеральной поверхности ноги к большому пальцу стопы. Компрессия корешка S1 вызывает боль в латеральной части стопы *(рис. R. J. Wright)*

КЛЮЧЕВЫЕ ФАКТЫ: КЛИНИЧЕСКИЕ ПРИЗНАКИ ПОЯСНИЧНОГО СТЕНОЗА ✓

1. Нейрогенная перемежающаяся хромота («псевдохромота»)
2. Боль провоцируется ходьбой или стоянием и облегчается отдыхом (в положении лежа, сидя или при наклоне вперед)
3. Симптомы обычно двусторонние, но могут быть асимметричными
4. Объективное нарушение чувствительности часто не выявляется
5. Слабость в ногах и недержание мочи — редкие проявления
6. В отличие от сосудистой перемежающейся хромоты, боль может сохраняться при прекращении ходьбы, если пациент не наклоняется вперед

15. Каков механизм нейрогенной перемежающейся хромоты при поясничном стенозе?

Симптомы связаны с усилением лордоза при стоянии или ходьбе. Миелография показала, что при лордозе уменьшается площадь поперечного сечения позвоночного канала из-за выпячивания дисков спереди, а также укорочения и утолщения желтой связки сзади и сближения суставных фасеток латерально. При сгибании (например, в положении сидя) все эти факторы исчезают, в результате площадь поперечного сечения позвоночного канала увеличивается. Этим можно объяснить, почему некоторые пациенты с нейрогенной перемежающейся хромотой могут ездить на велосипеде (в положении сидя), тогда как у пациентов с сосудистой перемежающейся хромотой боль в этом случае может сохраняться.

16. С какими заболеваниями проводят дифференциальный диагноз при боли в пояснице?

Наиболее частые альтернативные диагнозы включают фокальную патологию тазобедренного сустава, компрессионные переломы позвонков, метастазы злокачественных опухолей, анкилозирующий спондилит и остеомиелит позвоночника. Редкими причинами болей в пояснице являются аневризма аорты, патология малого таза и органов брюшной полости, другие периферические невропатии (например, воспалительные поли- или мононевропатии).

ПОРАЖЕНИЕ ГРУДНОГО ОТДЕЛА ПОЗВОНОЧНИКА

17. Опишите клиническую картину грыжи диска в грудном отделе.

Менее 1% грыж межпозвонковых дисков образуются в грудном отделе. Свыше 75% из них формируются ниже позвонка T8, наибольшая частота отмечается на уровне T11–T12. Обычно выявляется центральная протрузия. У большинства пациентов грыжа диска развивается вследствие дегенеративного процесса; травма служит причиной лишь 10–20% грыж диска. Боль (корешковая или срединная) – самый частый начальный симптом, далее по частоте следует онемение. Слабость нижних конечностей – начальный симптом у 28% пациентов. Нарушения мочеиспускания редко бывает начальным симптомов, но в целом наблюдается у 30% пациентов.

18. С какими заболеваниями проводится дифференциальный диагноз при болях в грудном отделе?

Злокачественные или доброкачественные опухоли позвоночника
Анкилозирующий спондилез
Торакоабдоминальная невропатия (сахарный диабет)
Межреберная невралгия
Опоясывающий герпес
Компрессионные переломы грудных позвонков
Процессы в брюшной полости (поражение желчного пузыря, язва желудка, панкреатит)
Кардиальные причины (аневризма аорты)
Интрамедуллярные поражения (например, при демиелинизирующем процессе)

ПОРАЖЕНИЕ ШЕЙНОГО ОТДЕЛА ПОЗВОНОЧНИКА

19. Каковы отличительные признаки радикулопатий С6, С7 и С8?

Компрессия шейных корешков обычно вызвана остеофитом или грыжей диска. Компрессия корешка С6 вызывает корешковую боль, распространяющуюся в надплечье, плечо, по латеральной поверхности предплечья в большой палец. Слабость может возникать в дельтовидной и двуглавой мышцах, круглом пронаторе. В большом и указательном пальцах могут возникать парестезии. Возможно снижение рефлексов с двуглавой мышцы плеча и плечелучевой мышцы. Компрессия корешка С7 вызывает корешковую боль в плече, грудной клетке, предплечье, а также в указательном и среднем пальцах. Слабость может возникать в трехглавой мышце плеча и лучевом сгибателе кисти. Парестезии могут наблюдаться в указательном и среднем пальцах. Рефлекс с трехглавой мышцы плеча обычно снижен. Компрессия корешка С8 вызывает симптоматику, сходную с таковой при радикулопатии С7, но парестезии могут возникать в четвертом и пятом пальцах. Слабость выявляется в собственных мышцах кисти и разгибателях пальцев (рис. 7.4).

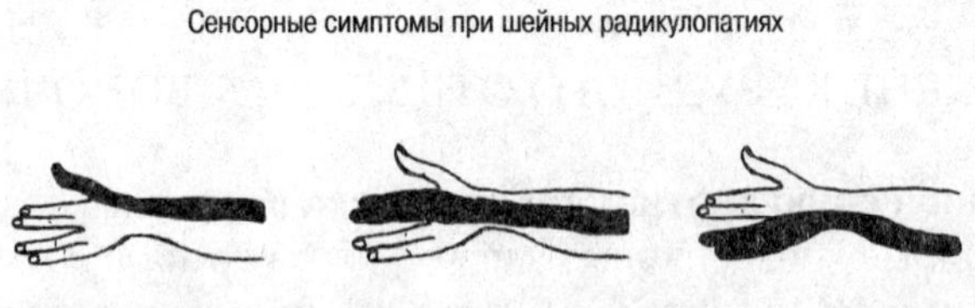

Рис. 7.4. Компрессия корешка С6 вызывает корешковую боль, распространяющуюся по латеральной поверхности предплечья к большому пальцу. Компрессия корешка С7 вызывает боль в указательном и среднем пальцах. Компрессия корешка С8 вызывает симптомы в четвертом и пятом пальцах *(рис. R. J. Wright)*

КЛЮЧЕВЫЕ ФАКТЫ: ✓

1. Первые 7 шейных нервов выходят **выше** шейных позвонков с теми же номерами
2. Радикулопатия L5 вызывает боль, иррадирующую по задней поверхности бедра к тылу стопы и большому пальцу
3. Показаниями к хирургическому вмешательству при радикулопатиях служат невыносимая боль, прогрессирующие парез или сенсорный дефицит, рефрактерность симптомов к консервативному лечению соответствующей продолжительности
4. Нейронная перемежающаяся хромота обычно характеризуется двусторонней асимметричной болью в нижних конечностях, которая провоцируется ходьбой (иногда стоянием) и уменьшается в покое
5. Компрессия корешка C6 вызывает корешковую боль, распространяющуюся по латеральной поверхности предплечья к большому пальцу кисти, компрессия корешка C7 — боль в указательном и среднем пальцах, компрессия C8 — симптомы в четвертом и пятом пальцах

20. Что такое симптом Спурлинга?

Данный является шейным аналогом симптома Ласега и назван так в честь нейрохирурга, который отстаивал задний доступ при операциях на шейных дисках. Болевые ощущения, которые испытывает пациент, можно воспроизвести, если врач давит сверху на макушку пациента, одновременно наклоняя (а иногда и немного разгибая) голову в сторону боли. Данный прием вызывает сужение межпозвонкового отверстия («ох, это даже звучит болезненно!»).

Spurling RG, Scoville WB: Lateral rupture of the cervical intervertebral disc: A common cause of shoulder and arm pain. Surg Gynecol Obstet 78:350–358, 1944.

21. С какими состояниями проводят дифференциальный диагноз при боли в шее?

Поражение шейного диска могут имитировать плечевая плексопатия и плечелопаточная периартропатия вследствие тендинита, субакромиального бурсита или патологии ротаторной манжетки. Необходимо также исключить неопластические и инфекционные процессы.

ДИАГНОСТИКА

22. Какие методы исследования применяются при боли в спине?

1. **Рентгенография** дает важную информацию о состоянии позвоночника и дегенеративных изменениях в нем.

2. **Функциональная рентгенография (рентгенограммы в состоянии сгибания и разгибания)** дает информацию о нестабильности позвоночника.

3. **Магнитно-резонансная томография (МРТ)** позволяет выявить заболевания спинного мозга, в том числе грыжу диска, опухоли спинного мозга, инфекции (абсцессы) (рис. 7.5).

4. **Компьютерная томография (КТ) с миелографией** информативны при компрессии корешка (рис. 7.6).

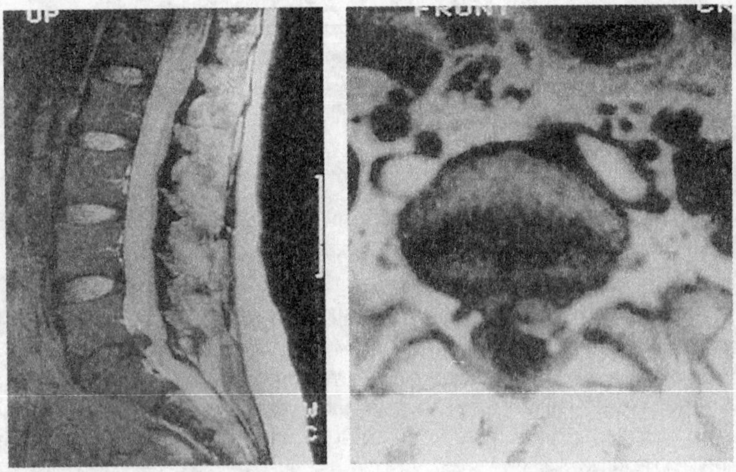

Рис. 7.5. МРТ: грыжа диска L5 на сагиттальном (слева) и аксиальном (справа) срезах

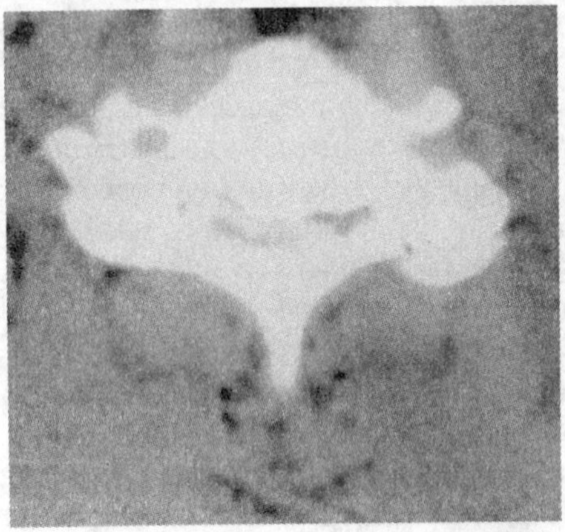

Рис. 7.6. КТ: компрессия спинного мозга на шейном уровне, вызванная тяжелым шейным спондилезом

23. Какова роль электромиографии (ЭМГ) в обследовании пациента с радикулопатией?

ЭМГ дает нейрофизиологическое подтверждение данным визуализации. ЭМГ-признаки аномальной иннервации указывают на значительные изменения корешка. Наиболее частые ЭМГ-признаки радикулопатии — положительные острые волны и потенциалы фибрилляций. ЭМГ-изменения вначале выявляются в мышцах, наиболее близко расположенных к месту повреждения, что подчеркивает важность исследования паравертебральных мышц. Недостатком ЭМГ является задержка появления достоверных изменений до 7–10 дня после повреждения корешка. ЭМГ-изменения начинаются с положительных острых волн в паравертебральных мышцах (между 7 и 10 днями), затем их сменяют потенциалы фибрилляции в паравертебральных мышцах и положительные острые волны в мышцах конечностей (между 17 и 21 днями).

Preston DC, Shapiro BE: Electromyography and Neuromuscular Disorders. Boston, Butterworth-Heinemann, 1998.

24. Какова роль исследования Н-рефлекса при S1 радикулопатии?

Н-рефлекс — это исследование вызванного потенциала, выполняемое путем субмаксимальной электрической стимуляции S1 корешка и измерения скорости проведения по проксимальному участку нерву. Отсутствие Н-рефлекса указывает на проксимальное (корешковое) повреждение. Это электродиагностический эквивалент ахиллова рефлекса. Н-рефлекс позволяет выявить нарушения в течение 1–2 дней после повреждения корешка.

КОНСЕРВАТИВНОЕ ЛЕЧЕНИЕ БОЛИ В СПИНЕ

25. На чем основывается консервативное лечение вертеброгенной боли?

В целом неспецифическая боль считается доброкачественной. Примерно у 90% пациентов улучшение наступает в течение 3 месяцев. Тем не менее недавние исследования позволили пересмотреть это положение, показав, что у 75% пациентов отмечается один или более рецидивов, а у 72% пациентов спустя год все еще могут сохраняться некоторые резидуальные боли. Пациенты с радикулопатией, возникшей в результате грыжи диска или компрессии корешка вследствие спондилеза со временем обычно отмечают улучшение. Однако при поясничном стенозе боли остаются стабильными или со временем нарастают. Лишь у 17% пациентов со стенозом отмечается улучшение, у 70% клиническая картина остается стабильной, а у 15% — спустя 4 года наступает ухудшение.

Deyo R, Weinstein J: Low back pain. N Engl J Med 344(5):363–370, 2001.

Mochida K, Komori H, Okawa A, et al: Regression of cervical disc herniation observed on magnetic resonance images. Spine 23:990–995, 1998.

26. Полезны ли постельный режим и физические упражнения в лечении острой и хронической боли в спине?

Исследования свидетельствуют, что постельный режим в острой фазе болей в спине не столь полезен, как ранее предполагалось. Постельный режим, как оказалось, не только не ускоряет выздоровление, но, более того, в некоторых случаях он замедляет восстановление. Тем не менее пациентам, которые отмечают улучшение от постельного режима, он может быть рекомендован на 1–2 дня. В острой фазе не удалось показать полезность физических нагрузок, но они очень важны в лечении хронической боли в спине. В целом наилучшей рекомендацией большинству пациентов с острой болью в спине будет как можно более быстрое возвращение к нормальной активности без постельного режима или физических нагрузок. Но при этом пациентов необходимо предупредить о необходимости во время острой фазы болей избегать поднятия тяжестей, скручивания туловища (поворотов), вибрации туловища. При хронической боли в спине эффективна интенсивная программа физических упражнений.

Deyo R, Weinstein J: Low back pain. N Engl J Med 344(5):363–370, 2001.

27. Какие классы лекарственных средств могут помочь в острой фазе боли в спине?

Нестероидные противовоспалительные препараты помогают купировать боль, возникающую вследствие умеренного воспаления (в скелетных мышцах). При тяжелом воспалении или отеке корешка проводят короткий курс глюкокортикоидов с постепенным снижением дозы. **Миорелаксанты** полезны у некоторых пациентов при мышечном спазме, кроме того, они способны улучшить сон (благодаря побочному седативному эффекту). **Антидепрессанты** (например, трициклические) и **противоэпилептические** препараты (например, габапентин) полезны в лечении невропатической боли и также могут улучшить сон. Кратковременное обезболивание при помощи опиоидных анальгетиков показано в ограниченном числе случаев. Для достижения наилучших результатов обезболивающие препараты необходимо принимать регулярно («по часам») а не по необходимости.

ОПЕРАТИВНОЕ ЛЕЧЕНИЕ ПОЗВОНОЧНИКА

28. Какова роль хирургических вмешательств в лечении шейных радикулопатий?

Более чем у 95% пациентов с шейными радикулопатиями вследствие грыжи диска улучшение наблюдается при неоперативном лечении. Хирургическое лечение показано при сохранении боли, несмотря на консервативное лечение, или прогрессировании неврологического дефицита. Целью хирургического вмешательства при шейной радикулопатии является декомпрессия корешка через передний или задний доступы. Передний доступ рекомендуется при медиальной и центральной грыжах, а также тогда, когда предполагается спондилодез. Задний доступ показан при заднелатеральной грыже диска, а также при наличии остеофитов, которые иначе недоступны.

29. Какие хирургические операции рекомендуют при шейной радикулопатии?

1. **Передняя шейная дискэктомия** проводится при минимальной боли в шее, нормальном шейном лордозе и патологии на одном уровне, чтобы избежать потенциальных осложнений спондилодеза. Существует 5% риск повреждения гортанного нерва.

КЛЮЧЕВЫЕ ФАКТЫ: ПОКАЗАНИЯ К ОПЕРАТИВНОМУ ВМЕШАТЕЛЬСТВУ У ПАЦИЕНТОВ С РАДИКУЛОПАТИЯМИ ✓

1. Мучительная боль, не поддающаяся консервативной терапии
2. Тяжелые или прогрессирующие мышечная слабость или нарушение чувствительности
3. Сохранение симптомов, несмотря на консервативное лечение, сверх некоторого разумного времени
4. Исход оперативного вмешательства намного лучше, когда симптомы коррелируют с рентгенологическими (визуализационными) данными

2. **Передняя шейная дисэктомия со спондилодезом** показана пациентам с нестабильностью или патологией более чем на одном уровне. Обычно проводится на уровне C3–C7. Позволяет безопасно удалить остеофиты.

3. **Передняя шейная дискэктомия со спондилодезом и внутренней фиксацией.** Использование пластин рекомендуется для многоуровневого спондилодеза у пациентов с подтвержденной нестабильностью позвоночника, а также при наличии предшествующей безуспешной попытки спондилодеза. Позволяет начать раннюю мобилизацию без корсета.

4. **Задняя шейная дискэктомия.** Обычно используется при патологии нескольких шейных дисков или остеофитов, наличии шейного стеноза с грыжей диска, а также в ситуациях, когда риск повреждения гортанного нерва абсолютно неприемлем (профессиональные певцы и дикторы).

5. **Задняя фораминотомия.** Используется только для декомпрессии отдельных корешков (не спинного мозга). Полезна при монорадикулопатии вследствие сдавления корешка заднелатеральной грыжей диска и в случаях, когда передний доступ либо затруднен (пациент с толстой шеей) или несет неприемлемый риск (профессиональные певцы и дикторы).

Grossman R. Loftus C: Principles of Neurosurgery, 2nd ed. Philadelphia, Lippincott-Raven, 1999, pp 577–593.

Narayan P, Haid RW: Treatment of degenerative cervical disc disease. Neural Clin 19:217–229, 2001.

30. Какое самое частое послеоперационное осложнение при операциях на позвоночнике?

Арахноидит в области конского хвоста часто развивается после операций на поясничном отделе, миелографии с использованием масляного контраста и даже после подоболочечных инъекций. Он характеризуется кистозно-слипчивым процессом со сращением корешков и проявляется корешковыми болями, парестезиями, парезами, нарушением тазовых функций. МРТ выявляет утолщение корешков, которые сращиваются с дуральным мешком и накапливают контраст, ликворные кисты. Предпринимались попытки хирургического разделения спаек, введения кортикостероидов эпидурально или субарахноидально, однако ни один из методов не оказался эффективным. Более того, вследствие указанных методов лечения возможно ухудшение. Таким образом, лечение в основном носит симптоматический характер.

Bradley WG, Daroff R, Fenichel G, Marsden C: Neurology in Clinical Practice, Vol. II, 3rd ed. Philadelphia, Butterworth-Heinemann, 2003, pp 1981–1982.

31. Какие самые частые причины неудач при оперативных вмешательствах?

1. Неверный диагноз. Даже если операция была технически безупречной, пациент в этом случае требует всестороннего дообследования с составлением новой программы лечения.

2. Диагноз был верен, но лечение было технически некорректным, неподходящим или некомпетентным.

3. Не зависимо от правильности или неправильности диагноза, возникло новое обстоятельство, например, ранние или поздние осложнения лечения или несвязанное

с самим лечением, интеркуррентное осложнение. Эта ситуация обычно встречается когда сосуществуют два или несколько источников механизма, вызывающих боль. Например, при грыже диска удаление грыжи уменьшает корешковые симптомы, но не влияет на механическую боль, связанную с с нестабильностью позвоночника, которая вызвана грыжей.

4. Основное заболевание или его лечение вызвали осложнения; например, развитие арахноидита, поражение корешка или инфекцию дискового пространства.

5. Не были даны рекомендации. Врач должен объяснить план послеоперационного лечения, делая акцент на участии пациента в функциональном восстановлении и корректируя нереалистичные ожидания быстрого полного регресса симптомов.

ВЕБСАЙТ

http://www.backandbodycare.com

ЛИТЕРАТУРА

1. Anderson GBJ: The epidemiology of spinal disorders. In Frymoyer JW (ed): The Adult Spine: Principles and Practice. Philadelphia, Lippincott-Raven, 1997, pp 93–141.
2. Argoff CE, Wheeler AE: Spinal and radicuiar pain disorders. NeurolClin 16:833–849, 1998.
3. Bradley WG, Daroff R, Fenichel G, Marsden C: Neurology in Clinical Practice, Vol. II, 3rd ed. Philadelphia, Butterworth-Heinemann, 2003, pp 1981–1982.
4. Deyo R, Weinstein J: Low back pain. N Engl J Med 344(5):363–370, 2001.
5. Grossman R, Loftus C: Principles of Neurosurgery, 2nd ed. Philadelphia, Lippincott-Raven, 1999, pp 577–593.
6. Hall H: Surgery: Indications and options. Neural Clin 17:113–130, 1999.
7. Malanga GA, Nadier SF: Nonoperative treatment of low back pain. Mayo Clin Proc 74:1135–1148; 1999.
8. Narayan P, Haid RW: Treatment of degenerative cervical disc disease. Neural Clin 19:217–229, 2001.
9. Tan JC: Practice Manual of Physical Medicine and Rehabilitation. Diagnostics, Therapeutics and Basic Problems. St. Louis, Mosby, 1998, pp 133–155.

Глава 8. МИЕЛОПАТИИ

Randall J. Wright, Ericka Simpson

1. Опишите наиболее важные проводящие пути спинного мозга, их расположение и функции.
См. таблицу 8.1.

Таблица 8.1

Проводящие пути спинного мозга

ПУТЬ	РАСПОЛОЖЕНИЕ	ФУНКЦИЯ
Тонкий	Задние столбы (медиально)	Глубокая чувствительность от ног
Клиновидный	Задние столбы (латерально)	Глубокая чувствительность от рук
Спиноцеребеллярный	Боковые столбы (поверхностно)	Тонус и положение мышц
Пирамидный	Боковые столбы (глубинные отделы)	Моторный контроль
Латеральный спиноталамический	Вентролатеральный столб	Болевая и температурная чувствительность

2. Нарисуйте анатомическое расположение клеток передних рогов, кортикоспинальных путей, задних столбов и спиноталамических путей.
См. рисунок 8.1.

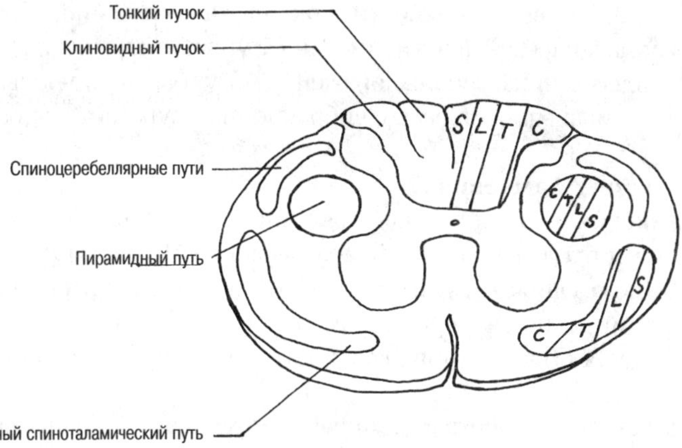

Рис. 8.1. Расположение проводящих путей. Кортикоспинальный и спиноталамический пути имеют пластинчатую структуру, наиболее латерально в них проходят крестцовые волокна, а наиболее медиально-шейные. В задних столбах — наоборот, наиболее латерально расположены шейные волокна, а наиболее медиально-крестцовые. Это важно при дифференцировке интрамедуллярных и экстрамедуллярных повреждений (С — шейный, Т — грудной, L — поясничный, S — крестцовый)

3. Где перекрещиваются кортикоспинальный, латеральный спиноталамический, спиноцеребеллярный тракты, задние столбы?

Нисходящий кортикоспинальный путь перекрещивается в нижнем отделе продолговатого мозга, проходит вниз по спинному мозгу и иннервирует мышцы на стороне, противоположной тому полушарию, из которого он выходит. Проводящие пути задних столбов входят в спинной мозг и следуют вверх по той же стороне. Затем они перекрещиваются в нижних отделах продолговатого мозга. Латеральный спиноталамический тракт входит в спинной мозг и сразу же переходит на противоположную сторону на 1–2 сегмента выше места вхождения, а затем следует вверх по спинному мозгу на противоположной стороне от места вхождения в спинной мозг. Спиноцеребеллярные пути не перекрещиваются.

4. Какие дерматомы находятся на уровне пупка и сосковой линии?

На уровне пупка — T10, на уровне сосковой линии — T5.

5. Каковы взаимоотношения сегмента спинного мозга и отходящих от него спинномозговых нервов с телом позвонка?

Спинной мозг простирается от краниоцервикального перехода в большом затылочном отверстии до уровня тела первого или второго поясничных позвонков. Спинномозговые корешки выходят вблизи тела соответствующего позвонка. Первые семь шейных спинномозговых нервов выходят над телом соответствующего позвонка, а восьмой — ниже тела C7. Оставшиеся спинномозговые нервы выходят ниже тел соответствующих позвонков.

6. Каковы признаки синдрома передней спинальной артерии?

Синдром возникает при окклюзии передней спинальной артерии, которая кровоснабжает передние 2/3 спинного мозга. Ее окклюзия приводит к двусторонней потере болевой и температурной чувствительности ниже места поражения, параличам (тетрапарезу или нижнему парапарезу — в зависимости от уровня поражения) и дисфункции мочевого пузыря. Рефлексы ниже уровня поражения могут быть оживлены. Функция задних столбов (суставно-мышечное чувство, вибрационная чувствительность) сохранена.

7. Что такое артерия Адамкевича?

Артерия Адамкевича — это крупная поясничная корешковая артерия, которая начинается от аорты и входит в спинной мозг между T10 и L3. Она кровоснабжает поясничные и нижние грудные сегменты спинного мозга. Эта артерия образует анастомозы с передней спинальной артерией в нижнегрудном отделе — в этой зоне располагается водораздельная область (зона смежного кровоснабжения) спинного мозга.

8. Какие участки спинного мозга кровоснабжаются задней спинальной артерией?

Задние спинальные артерии — это парные артерии, которые идут дорсолатерально по отношению к спинному мозгу. Они следуют вдоль всего длинника спинного мозга и кровоснабжают его заднюю треть через огибающие и пенетрирующие сосуды. Окклюзия одной из этих артерий приводит к ипсилатеральному нарушению глубокой чувствительности ниже уровня поражения.

9. Что такое миелопатия?

Миелопатия — это любой патологический процесс, который преимущественно поражает спинной мозг, вызывая соответствующую неврологическую дисфункцию. Наиболее частые причины миелопатий.

1. Врожденные аномалии или аномалии созревания:
   - сирингомиелия
   - дефекты формирования нервной трубки
2. Травма
3. Вертеброгенные поражения спинного мозга:
   - шейный спондилез
   - спондилоартрит
   - острая грыжа диска
4. Опухоли спинного мозга
5. Физические воздействия:
   - болезнь декомпрессии (кессонная болезнь)
   - поражение электрическим током
   - лучевая миелопатия
6. Интоксикации:
   - оксидом азота
   - триортокрезилфосфатом
7. Метаболические и нутриогенные (алиментарные) расстройства:
   - пернициозная анемия
   - хронические заболевания печени
8. Паранеопластические синдромы
9. Арахноидит
10. Постинфекционные аутоиммунные расстройства:
    - острый поперечный миелит
    - заболевания соединительной ткани
11. Рассеянный склероз
12. Эпидуральные инфекции
13. Первичные инфекции (вирус иммунодефицита человека [ВИЧ])
14. Сосудистые заболевания:
    - эпидуральная гематома
    - атеросклероз, аневризма абдоминальной аорты
    - мальформации

КЛЮЧЕВЫЕ ФАКТЫ: КЛИНИЧЕСКИЕ ПРИЗНАКИ МИЕЛОПАТИИ ✓

1. Двусторонняя слабость ног вследствие поражения верхних мотонейронов (парапарез, параплегия) либо ног и рук (тетрапарез, тетраплегия)
2. Двустороннее нарушение чувствительности с наличием определенного уровня, который отделяет область с нормальной чувствительностью от области с нарушенной чувствительностью
3. Дисфункция сфинктеров мочевого пузыря и кишечника

10. Что такое симптом Лермитта?

Симптом Лермитта – ощущение прохождения электрического тока вниз по спине при наклоне головы вперед. Симптом вызывается растяжением или раздражением поврежденных волокон в задних столбах шейного отдела спинного мозга. Он может встречаться при спондилогенной шейной миелопатии, воспалительных поражениях спинного мозга, например, при рассеянном склерозе или подострой комбинированной дегенерации вследствие дефицита витамина B_{12}.

Goldblatt D, Levy J: The electric sign and the incandescent lamp. Semin Neurol 5:191–193, 1985.

11. Что такое анальное «мигание»?

Это не новый способ выражения ваших чувств кому-либо! На самом деле это рефлекс, который позволяет оценить целостность сегментов S2–S5. Рефлекс заключается в сокращении наружного анального сфинктера при колющем раздражении кожи перианальной области. Отсутствие этого сокращения свидетельствует о поражении крестцовых сегментов.

12. Что такое «седловидная анестезия»?

Можно подумать, что это результат длительной езды верхом на лошади. Но на самом деле этот термин описывает потерю чувствительности в перианальной области (обычно контактирующей с седлом), которая является результатом поражения спинного мозга на уровне сегментов S1 и S2. Она может сопровождаться нарушением чувствительности в медиальных отделах голени и задних отделах бедра. Симметричная седловидная анестезия может быть результатом поражения конуса спинного мозга.

13. Что такое поверхностный брюшной рефлекс?

Рефлекс заключается в сокращении мышц брюшной стенки, которое вызывается штриховым раздражением кожи живота. Рефлекс часто снижен или отсутствует ниже уровня поражения спинного мозга. У пациентов с избыточным количеством жировой клетчатки в области живота вызвать и оценить этот рефлекс бывает крайне затруднительно.

14. Как нижнечелюстной (подбородочный) рефлекс помогает локализовать поражение у пациентов с гиперрефлексией?

Нижнечелюстной рефлекс – сокращение жевательной и височной мышц при постукивании по нижней челюсти. Волокна, составляющие афферентную часть дуги рефлекса, входят в состав нижнечелюстной ветви тройничного нерва и идут к среднемозговому (мезэнцефальному) ядру тройничного нерва. Эфферентная часть дуги рефлекса начинается от моторного ядра тройничного нерва и также проходит через нижнечелюстную ветвь. Нижнечелюстной рефлекс усиливается при поражениях выше уровня ядер тройничного нерва и не изменяется при поражениях, расположенными ниже – в спинном мозге. Оценка рефлекса помогает уточнить топический диагноз у пациентов с гиперрефлексией во всех четырех конечностях: оживленный нижнечелюстной рефлекс свидетельствует о локализации поражения выше уровня спинного мозга (например, верхние отделы ствола или головной мозг).

Brazis P: The localization of lesions affecting cranial nerve V (the trigeminal nerve). In Brazis P, Masdeu J, Biller J (eds): Localization in Clinical Neurology, 3rd ed. New York, Little, Brown, and Company, 1996.

15. Что такое синдром Броун-Секара?

Синдром Броун-Секара вызывается латеральным пересечением половины поперечника спинного мозга. При этом поражаются пирамидный путь (уже перекрещенный в продолговатом мозге), неперекрещенные задние столбы и перекрещенный спиноталамический путь. *Ипсилатерально ниже* уровня повреждения выявляется центральный паралич и потеря глубокой чувствительности. На стороне поражения происходит оживление глубоких сухожильных рефлексов, выявляются спастичность и разгибательные стопные знаки. *С контралатеральной стороны* ниже уровня поражения выпадает болевая и температурная чувствительность.

16. Что такое спинальный шок?

Спинальный шок может возникать при внезапном травматическом, ишемическом или компрессионном поражении спинного мозга. Это состояние, при котором отмечается временная утрата всех спинальных рефлексов, двигательной активности и чувствительности ниже места поражения. Кардинальными признаками являются вялый паралич, гипорефлексия, утрата чувствительности и атония мочевого пузыря. Может отмечаться вегетативная дисфункция с диффузной потливостью и артериальной гипотензией. Развитие признаков поражения верхних мотонейронов может занять несколько недель.

17. Что такое поперечный миелит?

Поперечный миелит — воспалительный процесс, который локализуется в нескольких смежных сегментах спинного мозга и вызывает функциональный «перерыв» спинного мозга. Он может иметь как инфекционную, так и параинфекционную природу, возникать как проявление рассеянного склероза, васкулита или аутоиммунного процесса. В значительном числе случаев (40%) специфическая этиология не определяется (рис. 8.2).

Rolak LA: Transverse myelitis. In Samuels MA, Feske SK (eds): Office Practice of Neurology, 2nd ed. Philadelphia, Churchill Livingstone, 2003, pp 420–423.

18. Каковы клинические признаки острого поперечного миелита?

Внезапное развитие слабости и нарушений чувствительности в ногах и туловище является типичным проявлением заболевания. Часто встречается дисфункция тазовых органов. Обычно нарушаются болевая и температурная чувствительность, но глубокая чувствительность часто сохранена. Сухожильные рефлексы ниже места повреждения могут быть сначала снижены, а затем оживляются. Локализацию поражения можно определить по уровню нарушений чувствительности.

Transverse Myelitis Consortium Working Group. Proposed diagnostic criteria and nosology of acute transverse myelitis. Neurology 59:499–505, 2002.

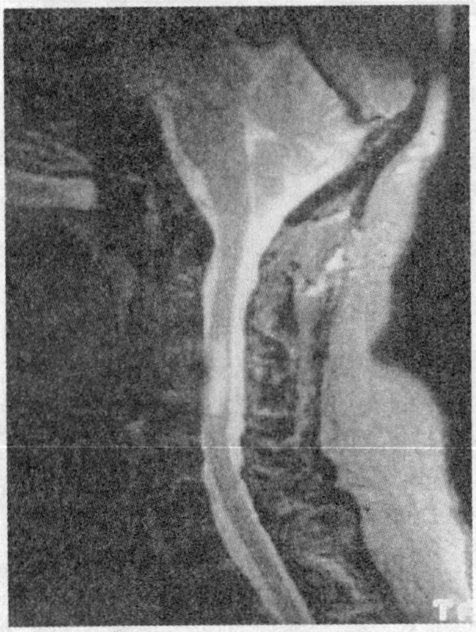

Рис. 8.2. Сагиттальное Т2-взвешенное МРТ изображение показывает усиление сигнала от шейного отдела спинного мозга, вызванное острым поперечным миелитом

19. Что такое шейный спондилез?

Это состояние, при котором образование и рост остеофитов в шейном отделе приводит к сужению позвоночного канала. Эти изменения могут приводить к компрессии спинного мозга, если диаметр канала становится достаточно малым, при этом может страдать как кровообращение спинного мозга, так и ток ЦСЖ. Вследствие спондилеза возможно сдавление спинномозговых нервов, выходящих через межпозвонковые отверстия. При сдавлении спинного мозга возникают пирамидные знаки (спастический парез, гиперрефлексия). Эти симптомы могут опережать нарушения чувствительности. Нарушения чувствительности скорее бывают связаны с поражением задних столбов, нежели с вовлечением латеральных спиноталамических путей. Реже встречается дисфункция толстой кишки и мочевого пузыря.

20. Перечислите причины сдавления спинного мозга.

1. **Экстрамедуллярные экстрадуральные поражения** (расположенные вне спинного мозга и твердой мозговой оболочки):
   - эпидуральные метастазы опухолей, расположенных на удалении от спинного мозга
   - эпидуральный абсцесс
   - эпидуральная гематома
   - грыжа межпозвонкового диска

2. **Экстрамедуллярные интрадуральные поражения** (расположенные вне спинного мозга, но в пределах твердой мозговой оболочки):
   - нейрофиброма и шваннома
   - менингиома

3. **Интрамедуллярные интрадуральные поражения** (расположенные в пределах спинного мозга):
   - первичные опухоли спинного мозга

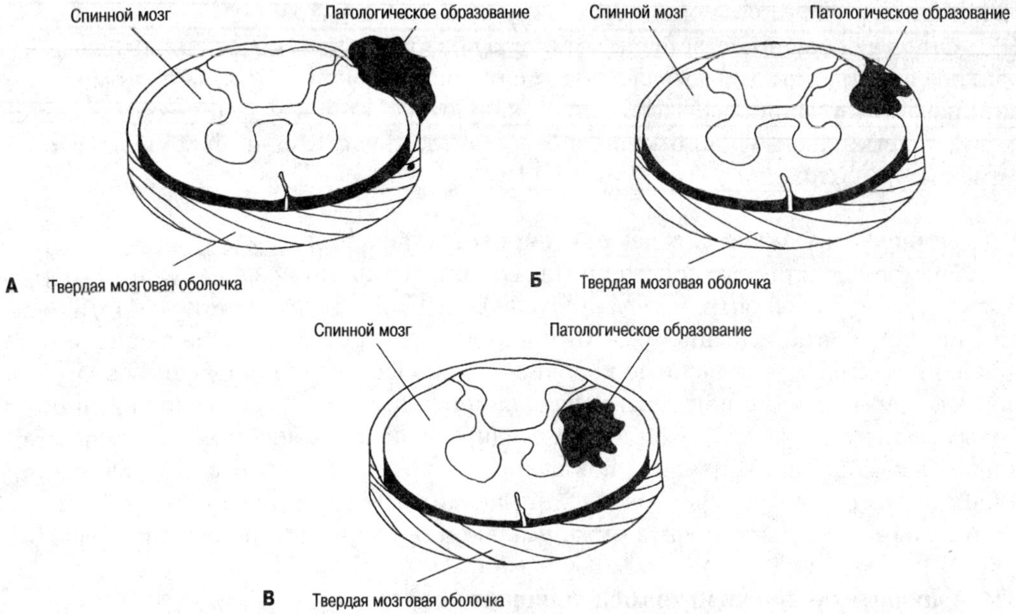

Рис. 8.3. Локализация спинальных образований: А — экстрадурально экстрамедуллярно, Б — интрадурально экстрамедуллярно, В — интрадурально интрамедуллярно

- сирингомиелия
- метастазы или абсцессы в веществе спинного мозга (редко)

См. рисунок 8.3.

21. Какие опухоли чаще всего возникают в спинном мозге?

Большинство первичных опухолей спинного мозга — это астроцитомы, эпендимомы или олигодендроглиомы (рис. 8.4).

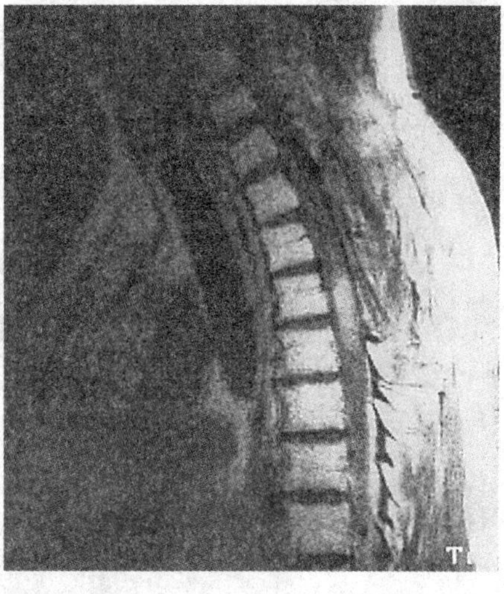

Рис. 8.4. Сагиттальное Т1-взвешенное МРТ изображение после гадолиниевого усиления: выявляется астроцитома грудного отдела спинного мозга (интрамедуллярное интрадуральное поражение)

22. Какие опухоли обычно метастазируют в спинной мозг?

Опухоли обычно метастазируют в тела позвонков и распространяются в эпидуральное пространство, вызывая экстрамедуллярную экстрадуральную компрессию спинного мозга. Наиболее часто метастазируют в спинной мозг опухоли молочной железы, легких, желудочно-кишечного тракта, предстательной железы, а также лимфома и миелома.

23. Опишите признаки экстрамедуллярных поражений.

Экстрамедуллярные поражения сдавливают спинной мозг снаружи. Они могут быть *экстрадуральными* или *интрадуральными*. Спиноталамические и кортикоспинальные пути организованы соматотопически: крестцовые волокна располагаются наиболее латерально, а шейные волокна — наиболее медиально. В силу этого внешняя компрессия спинного мозга сначала приводит к нарушению функции крестцовых сегментов, а затем поясничных, грудных и, наконец, шейных. Таким образом, внешняя компрессия приводит к появлению восходящего типа расстройств, начинающихся с крестцовых сегментов и поднимающихся вверх — до уровня, расположенного на один или два сегмента ниже реальной локализации поражения (рис. 8.7).

24. Опишите признаки интрамедуллярных поражений.

Интрамедуллярные поражения развиваются внутри спинного мозга. Если поражение возникает внутри половины спинного мозга и растет кнаружи, то первыми поражаются более медиальные волокна проводящих путей. В силу соматотопической организации проводящих путей при высоком поражении (например, в шейном отделе) первой страдает функция шейных волокон, затем грудных, поясничных и, наконец, крестцовых. Таким образом, **интрамедуллярные поражения часто оставляют сохранной чувствительность в области, иннервируемой крестцовыми сегментами**. Поскольку спиноталамические пути пересекают среднюю линию, интрамедуллярные поражения вызывают потерю чувствительности на один или два сегмента ниже уровня поражения. По мере распространения поражения (опухоли) кнаружи, нарушения чувствительности начинают распространяться вниз, последовательно захватывая шейную, грудную, поясничную и, наконец, крестцовую области (рис. 8.5).

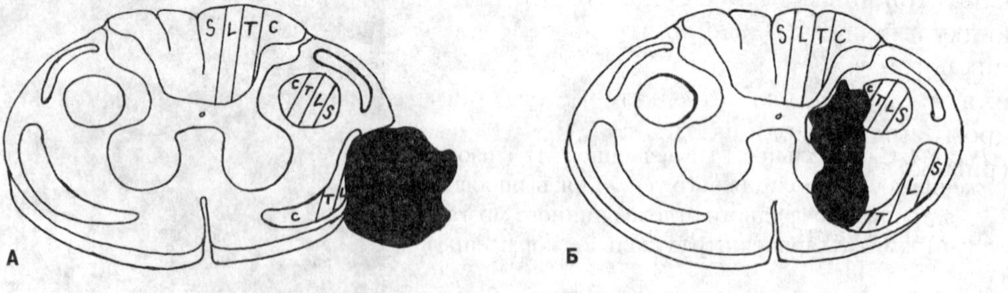

А Б

Рис. 8.5. Экстрамедуллярное поражение сдавливает спинной мозг снружи (А), при этом первыми поражаются крестцовые волокна. По мере сдавления поясничных, грудных и шейных волокон уровень неврологических нарушений поднимается. При интрамедуллярных поражениях (Б) первыми поражаются шейные волокна, чувствительность в зоне иннервации крестцовых сегментов часто сохранена

25. Опишите признаки поражения задних столбов.

Задние столбы несут волокна, отвечающие за суставно-мышечное чувство и вибрационную чувствительность. Эти проводящие пути также организованы соматотопически. Однако в этом случае волокна от крестцовых сегментов расположены медиально, а от шейных сегментов – латерально. Таким образом, латеральные поражения задних столбов в первую очередь затронут волокна от шейных сегментов и, наоборот, поражения, расположенные медиально, в первую очередь затронут волокна от крестцовых сегментов. Поражения задних столбов могут приводить к нарушению вибрационной, суставно-мышечной и дискриминационной чувствительности.

26. Что такое сирингомиелия?

Сирингомиелия – это заболевание, характеризующееся формированием продольной кистозной полости внутри вещества спинного мозга. Она может захватывать несколько сегментов спинного мозга и даже распространяться в продолговатый мозг (сирингобульбия). Полость неправильной формы склонна распространяться в сторону передних рогов серого вещества и серого вещества дорсальнее центрального канала. Сирингомиелия может быть результатом врожденной аномалии, травмы (гиперэкстензионной травмы шеи), ишемии; кроме того, сирингомиелическая полость может быть частью интрамедуллярной опухоли.

27. Каковы клинические признаки сирингомиелии?

Классические клинические признаки сирингомиелии – диссоциированное расстройство чувствительности (потеря болевой и температурной чувствительности при сохранности глубокой чувствительности) и симптомы поражения периферических мотонейронов (вялый паралич, атрофия и фасцикуляции мышц). Симптомы объясняются тем, что центрально расположенные поражения сначала затрагивают перекрещивающиеся волокна спиноталамического пути, которые, как известно, несут болевую и температурную информацию. Из-за пластинчатого строения спинного мозга сначала поражаются шейные и грудные волокна (если поражение расположено в шейном отделе), приводя к двустороннему нарушению чувствительности, зона которого напоминает накидку или шаль. В результате роста полости вперед поражаются клетки передних рогов, что приводит к атрофии, парезу и арефлексии на уровне поражения или чуть ниже его. Латеральное распространение полости приводит к синдрому ипсилатеральных рогов. Возможно развитие нейрогенной артропатии (рис. 8.6).

28. Какая часть спинного мозга поражается при атаксии Фридрейха?

Атаксия Фридрейха – аутосомно-рецессивное заболевание, которое возникает вследствие экспансии триплетных повторов в гене фратаксина. Оно характеризуется поражением мозжечка, спинного мозга, периферических нервов и сердца. В спинном мозге поражаются следующие пути: задние столбы, латеральные кортикоспинальные пути, передние и задние спиноцеребеллярные пути. Как можно догадаться по названию, основной симптом заболевания – атаксия.

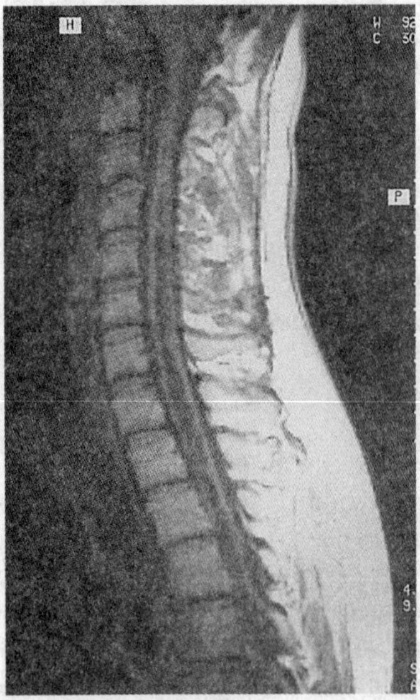

Рис. 8.6. Сагиттальное МРТ изображение: большая сирингомиелическая полость в шейном и грудном отделах спинного мозга. Полость связана с аномалией развития краниовертебрального перехода — аномалией Арнольда–Киари (опущение миндалин мозжечка вниз через большое затылочное отверстие)

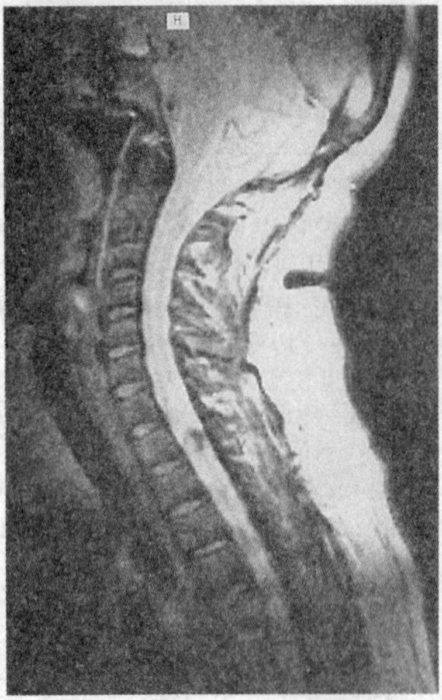

Рис. 8.7. Сагиттальное Т2-взвешенное МРТ изображение: нейрофиброма, смещающая грудной отдел спинного мозга (экстрамедуллярное интрадуральное образование)

29. Какая часть спинного мозга поражается при спинной сухотке?

Спинная сухотка — одно из многочисленных проявлений нейросифилиса, которые возникают вследствие инфицирования головного мозга, мозговых оболочек или спинного мозга *бледной трепонемой*. При инфицировании спинного мозга развивается дегенерация задних столбов. Это приводит к потере суставно-мышечного чувства и тактильной чувствительности.

30. Что такое «синдром человека в бочке»?

«Человека в бочке» не нужно путать с отдыхающими на Ниагарском водопаде! Синдром возникает в результате гиперэкстензионной травмы шеи. Это приводит к тетраплегии в острой фазе, при этом руки вовлекаются в большей степени, чем ноги (как у человека, у которого бочка надета на грудную клетку). Наблюдаются также задержка мочеиспускания и мозаичные нарушения чувствительности. Возможно спонтанное восстановление в в течение нескольких минут или часов, но в ряде случаев неврологический дефицит оказывается стойким. Развитие синдрома связано с повреждением центрального серого вещества.

31. Что такое тропический спастический парапарез?

Это заболевание распознается на основе клинических данных в тропических районах Японии в течение многих лет. Оно характеризуется хроническим течением с развитием нижнего спастического пареза умеренной или тяжелой степени с разгибательными стопными знаками. У половины пациентов выявляются симптомы поражения задних столбов, у 15% — поражение зрительных нервов. Состояние вызывается ретровирусом — человеческим Т-лимфоцитарным вирусом 1-го типа (HTLV-1), поэтому иногда обозначается как HTLV1-ассоциированная миелопатия.

McKendall RR: HTLV-1 infection. In Samuels M, Feske S (eds): Office Practice of Neurology, 2nd ed. Philadelphia, Churchill Livingstone, 2003, pp 503–506.

32. Что такое подострая комбинированная дегенерация спинного мозга?

Это состояние, которое развивается в результате недостаточности витамина B_{12}. У большинства пациентов недостаточность B_{12} проявляется симптомами полиневропатии: болью и ощущением жжения в кистях и стопах. Обследование выявляет расстройство чувствительности по типу перчаток и носков, а также расстройство вибрационной поверхностной чувствительности. Поражение спинного мозга характеризуется демиелинизацией и вакуолярной дегенерацией задних столбов и кортикоспинальных путей. Это, в свою очередь, приводит к появлению пирамидных знаков (спастическому парезу, гиперрефлексии, рефлексам Бабинского и Гофмана). Сходную патоморфологическую картину может дать воздействие оксида азота. Лечение заключается в заместительной терапии с в/м введением витамина B_{12}.

Rowland L: Merritt's Textbook of Neurology, 9th ed. Philadelphia, Lea and Febiger, 1999, pp 945–948.

33. Опишите мочеиспускательный рефлекс.

Мочеиспускание зависит от тонкого баланса между рефлекторным процессом и корковым контролем. Волокна, начинающиеся от корковых структур, следуют с двух сторон в спинном мозге медиальнее кортикоспинальных путей и переключаются на преганглионарные парасимпатические нейроны в сегментах S2, S3 и S4. Далее волокна выходят в составе передних корешков S2, S3 и S4 и переключаются в парасимпатических ганглиях вблизи мочевого пузыря на постганглионарные нейроны, отростки которых непосредственно иннервируют детрузор. Мышечные веретена, расположенные в детрузоре, при наполнении мочевого пузыря растягиваются и увеличивают частоту разрядов. Это, в свою очередь, приводит к увеличению частоты разрядов преганглионарных парасимпатических нейронов в сегментах S2, S3 и S4, что в конечном итоге вызывает сокращение детрузора и, как следствие, опорожнение мочевого пузыря. Этот рефлекс в норме находится под контролем нисходящих корковых влияний.

34. Как нарушается мочеиспускание при повреждении спинного мозга?

При двусторонних поражениях спинного мозга в острой фазе возникает атония мочевого пузыря, а затем постепенно развивается его гиперрефлексия (спастичность). Причиной является потеря нисходящих корковых влияний. Как и в случае с глубокими сухожильными рефлексами, мочеиспускательный рефлекс вначале «выпадает», что приводит к задержке мочи. При этом по мере переполнения и растяжения мочевого пузыря может развиться постоянная форма недержания (недержание вследствие переполнения). Со временем развивается гиперрефлексия детрузора (подобно тому как развивается оживление сухожильных рефлексов). В этом случае даже небольшое растяжение детрузора запускает процесс мочеиспускания. Гиперрефлексия мочевого пузыря проявляется учащенным и императивным («ургентным») мочеиспусканием.

35. Что такое синдром конского хвоста?

Спинной мозг заканчивается на уровне L1/L2. Если поражение возникает на этом уровне или ниже, могут поражаться выходящие спинномозговые корешки, образующие конский хвост. Обычно это происходит при грыже межпозвонкового диска пояснично-крестцового отдела. Это приводит к парезам и нарушениям чувствительности в нижних конечностях, которые могут быть асимметричными. Кроме того, нарушаются функции кишечника и мочевого пузыря. Поскольку сдавливаются спинномозговые корешки, возникает картина поражения нижних мотонейронов. Коленный и ахиллов рефлексы могут выпадать. Уже на раннем этапе

КЛЮЧЕВЫЕ ФАКТЫ: ПРИЧИНЫ МИЕЛОПАТИИ ✓

1. При интрамедуллярных поражениях сохраняется чувствительность в крестцовых сегментов, а симптомы распространяются сверху вниз (последовательно вовлекаются шейные, грудные, поясничные и, наконец, крестцовые сегменты)
2. Острое повреждение спинного мозга может вызвать спинальный шок, который проявляется вялым параличом, гипорефлексией, потерей чувствительности и атонией мочевого пузыря
3. Окклюзия артерии Адамкевича может приводить к синдрому передней спинальной артерии, вызывая параплегию, гиперрефлексию, утрату температурной чувствительности ниже места поражения при сохранении функции задних столбов (глубокая чувствительность)
4. Синдром конского хвоста — неотложное состояние, требующее нейрохирургического вмешательства, которое проявляется параличами и утратой чувствительности в нижних конечностях, выраженной корешковой болью, седловидной анестезией и, на более позднем этапе, недержанием мочи

отмечается корешковая боль, которая зачастую бывает очень интенсивной. Она может усиливаться ночью или в положении лежа. Может выявляться асимметричная седловидная анестезия, позднее присоединяется недержание мочи вследствие атонии мочевого пузыря. Симптоматика обратима в случае раннего хирургического вмешательства. Таким образом, этот синдром является неотложным состоянием, требующим *экстренного нейрохирургического вмешательства*.

36. Каковы клинические признаки поражения мозгового конуса?

Поражение нижнего отдела спинного мозга приводит к возникновению автономного нейрогенного мочевого пузыря и параличу мышц тазового дна. Возникает потеря произвольного контроля мочевого пузыря из-за того, что пациент не чувствует его наполнения. Это приводит к задержке мочи, а позднее – к недержанию мочи вследствие переполнения мочевого пузыря. Могут наблюдаться запоры, эректильная дисфункция и симметричная седловидная анестезия. Боль не является типичным проявлением (что отличает это состояние от синдрома конского хвоста), но может появляться на поздних стадиях заболевания.

ВЕБСАЙТ

http://www.spinalinjury.net

ЛИТЕРАТУРА

1. Bradley WG, Daroff R, Fenichel G, Marsden C: Neurology in Clinical Practice, Vol. II, 3rd ed. Philadelphia, Butterworth-Heinemann, pp 1981–1982.
2. Brazis P: The localization of lesions affecting cranial nerve V (the trigeminai nerve). In Brazis P Masdeu J, Biller J (eds): Localization in Clinical Neurology, 3rd ed. New York, Little, Brown, and Company, 1996, 259pp.
3. Mihai C, Mattson DH: Myelitis and myeiopathy. In Joynt RJ, Griggs RC (eds): Clinical Neurology. Philadelphia, J-B. Lippincott, 1997, pp 1–31.
4. Rowland L: Merritt's Textbook of Neurology, 9th ed. Philadelphia, Lea and Febiger, 1999, pp 945–948.
5. Victor M, Ropper AH: Principles of Neurology, 7th ed. New York, McGraw-Hill, 2000.

Глава 9. ЗАБОЛЕВАНИЯ СТВОЛА ГОЛОВНОГО МОЗГА

Eugene C. Lai

КЛИНИЧЕСКАЯ АНАТОМИЯ СТВОЛА ГОЛОВНОГО МОЗГА

1. Какова функциональная значимость ствола головного мозга?

Ствол головного мозга представляет собой небольшое, вытянутое в длину анатомическое образование, соединяющее спинной мозг с остальными отделами головного мозга. Ствол расположен вентральнее мозжечка, с которым соединен мозжечковыми ножками. Он играет ключевое значение в обеспечении жизненно важных функций. В составе ствола в непосредственной близости друг от друга расположены структуры, имеющие ключевое значение для жизнедеятельности организма, такие как длинные восходящие и нисходящие пути, которые несут сенсорную и моторную информацию к вышележащим областям мозга и от них. Он содержит ядра с III по IX черепных нервов и их внутримозговые волокна. В его состав входят группы нейронов, являющиеся основными источниками норадренергической, дофаминергической и серотонинергической иннервации большинства частей мозга. Кроме того, в стволе мозга лежат другие специфические ядерные группы, такие как ретикулярная формация, оливы и красные ядра. Говоря кратко, это сложная, но высокоорганизованная структура, которая контролирует моторные и сенсорные функции, дыхание, функцию сердечно-сосудистой системы, процессы сна и бодрствования. Следовательно, даже небольшое поражение ствола мозга может затрагивать несколько соседних структур и вызывать тяжелейшие неврологические нарушения.

КЛЮЧЕВЫЕ ФАКТЫ: ОСНОВНЫЕ ОТДЕЛЫ СТВОЛА МОЗГА ✓

1. Продолговатый мозг
2. Мост
3. Средний мозг

2. Опишите функции продолговатого мозга.

Продолговатый мозг (или bulbus) представляет собой ростральное продолжение спинного мозга. Он содержит ядра нижних черепных нервов (преимущественно IX, X, XI и XII) и нижнее оливное ядро. Проводящие пути задних столбов перекрещиваются в центральных отделах продолговатого мозга, формируя медиальную петлю, тогда как кортикоспинальные пути перекрещиваются в вентральной части и идут в каудальном направлении. Вместе с мостом продолговатый мозг принимает участие в поддержании жизненно важных функций, таких как пищеварение, дыхание, регуляция сердечного ритма и артериального давления (рис. 9.1).

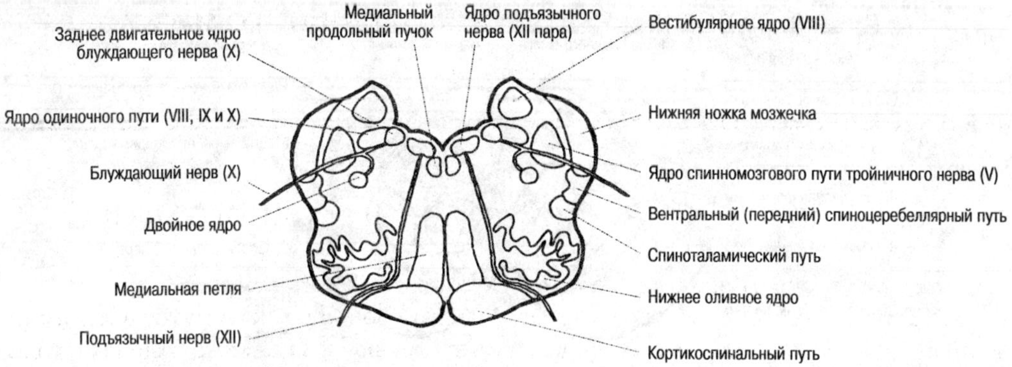

Рис. 9.1. Продолговатый мозг

3. Опишите функции моста.

Мост расположен ростральнее продолговатого мозга и представляет собой выпячивание вентральной поверхности ствола. Мост содержит ядра V, VI, VII и VIII черепных нервов, а также большое количество нейронов, которые передают информацию о движениях от лобных долей больших полушарий к мозжечку (фронто-понтоцеребеллярный путь). Другими клинически значимыми путями моста являются пути контроля саккадических движений глаз (медиальный продольный пучок) и слуховые пути (рис. 9.2).

4. Опишите функции среднего мозга.

Средний мозг — наиболее ростральный отдел ствола мозга, имеющий наименьшие размеры по сравнению с другими отделами ствола. Он играет важную роль в контроле движений глаз и координации зрительных и слуховых рефлексов. Он

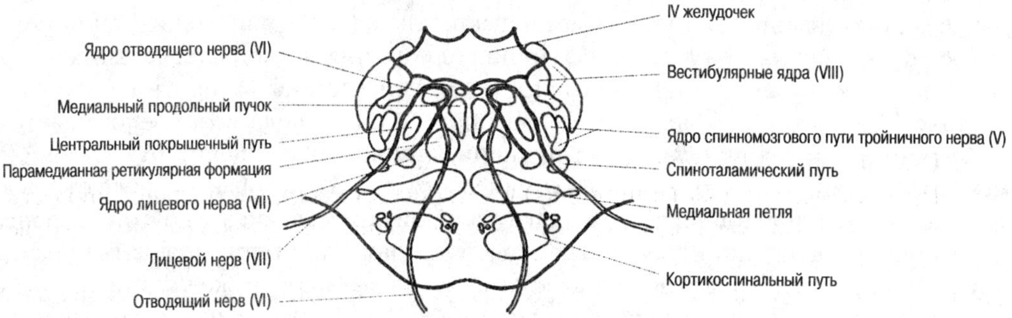

Рис. 9.2. Мост

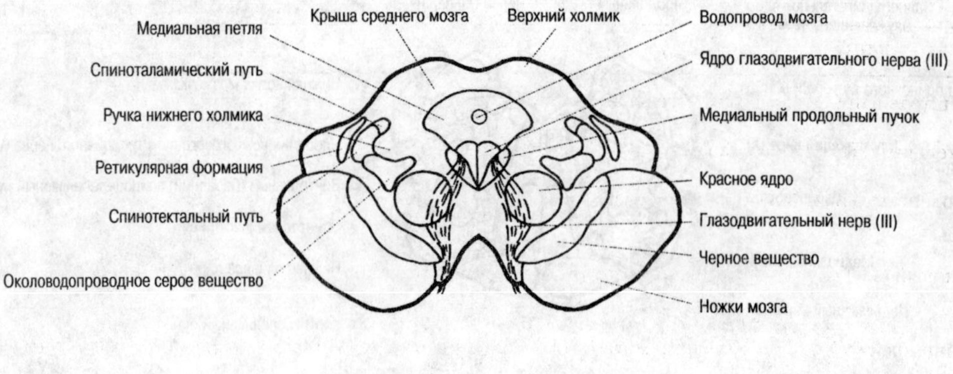

Рис. 9.3. Средний мозг

содержит ядра III и IV черепных нервов. Другими важными структурами являются красные ядра и черная субстанция. Околоводопроводная область оказывает важное, но не до конца изученное влияние на сознание и восприятие боли (рис. 9.3).

5. Какие из черепных нервов отсутствуют в стволе головного мозга?

Все 12 черепных нервов последовательно пронумерованы в рострально-каудальном направлении. В стволе головного мозга расположены ядра всех черепных нервов за исключением двух: зрительного (II) нерва, волокна которого следуют к таламусу, и обонятельного (I) нерва, волокна которого оканчиваются в обонятельной луковице.

6. Укажите локализацию и функции каждого черепного нерва.

См. табл. 9.1.

7. Как локализовать поражение ствола мозга?

Как следствие уникального анатомического строения ствола мозга, одностороннее его поражение часто вызывает перекрестные (альтернирующие) синдромы, при которых ипсилатеральная дисфункция одного или нескольких черепных нервов сопровождается гемиплегией и/или гемигипестезией на противоположной стороне. Точная топическая дисагностика поражений ствола мозга основывается, с одной стороны, на признаках дисфункции длинных проводящих путей (например, кортикоспинального и спиноталамического путей), которые позволяют локализовать поражение в продольной (сагиттальной) плоскости, а с другой стороны, на признаках дисфункции черепных нервов, что позволяет локализовать поражение в поперечной (аксиальной) плоскости. Локализацию поражений ствола мозга можно упростить, просуммировав неврологические симптомы, наблюдаемые у пациента, и ответив на следующие вопросы: является ли поражение односторонним или двусторонним? На каком уровне находится поражение? Если поражение одностороннее, является ли оно медиальным или латеральным?

Таблица 9.1

Локализация и функции черепных нервов (ЧН)

НЕРВ	ЛОКАЛИЗАЦИЯ ЯДЕР	ФУНКЦИИ
Обонятельный (I)	Обонятельная луковица	Сенсорные: обоняние и обонятельные рефлексы
Зрительный (II)	Таламус	Сенсорные: зрение и зрительные рефлексы
Глазодвигательный (III)	Средний мозг	Моторные: движения глазных яблок, век, сужение зрачка, аккомодация
Блоковый (IV)	Средний мозг	Моторные: движения глазных яблок (верхняя косая мышца)
Тройничный (V)	Средний мозг	Сенсорные: проприоцептивная чувствительность при жевании
	Мост	Сенсорные: чувствительность кожи лица и роговицы Моторные: иннервация жевательной мускулатуры и мышцы, напрягающей барабанную перепонку
	Продолговатый мозг	Сенсорные: чувствительность кожи лица и слизистой оболочки ротовой полости
Отводящий (VI)	Мост	Моторные: движения глазных яблок (латеральная прямая мышца)
Лицевой (VII)	Мост	Сенсорные: чувствительность кожи в области наружного уха, вкусовая чувствительность передних отделов языка Моторные: иннервация мимической мускулатуры, стременной мышцы, слюноотделение и слезоотделение
Преддверно-улитковый (VIII)	Мост и продолговатый мозг	Сенсорные: чувство равновесия и слух
Языкоглоточный (IX)	Продолговатый мозг	Сенсорные: чувствительность структур среднего уха, неба, глотки и задних отделов языка, вкус с задних отделов языка. Моторные: глотание, слюноотделение из околоушной железы
Блуждающий (X)	Продолговатый мозг	Сенсорные: чувствительность глотки, гортани, грудной клетки и брюшной полости, вкусовая чувствительность надгортанника. Моторные: глотание и фонация. Вегетативные: парасимпатическая иннервация органов брюшной и грудной полостей
Добавочный (XI)	Продолговатый мозг	Моторные: иннервация грудино-ключично-сосцевидной мышцы и верхней части трапециевидной мышцы
Подъязычный (XII)	Продолговатый мозг	Моторные: иннервация мышц языка

По *Wilson-Pauwels L, Akesson EJ, Stewart PA: Cranial Nerves: Anatomy and Clinical Comments. Toronto, B.C. Decker, 1988.*

КЛЮЧЕВЫЕ ФАКТЫ: ОСНОВНЫЕ ФУНКЦИИ ЧЕРЕПНЫХ НЕРВОВ ✓

1. Обеспечивают моторные функции и общую чувствительность
2. Обеспечивают особые виды чувствительности: зрение, слух, обоняние и вкус
3. Обеспечивают парасимпатическую иннервацию внутренних органов

8. Перечислите основные субъективные и объективные симптомы поражений ствола.

Субъективные симптомы

1. Двоение
2. Головокружение
3. Тошнота
4. Расстройства координации
5. Нарушения ходьбы
6. Онемение лица
7. Осиплость голоса
8. Нарушения глотания и речи

Объективные симптомы

1. Дисфункция нескольких черепных нервов
2. Паралич взора
3. Нистагм
4. Симпатическая дисфункция (синдром Горнера)
5. Снижение слуха
6. Дисфагия
7. Дизартрия
8. Дисфония
9. Девиация или атрофия языка
10. Парез лицевой мускулатуры или нарушения чувствительности в области лица в сочетании с моторными или сенсорными нарушениями на противоположной стороне тела (альтернирующие синдромы)
11. Ипсилатеральные гемипарез и атаксия
12. Угнетение сознания и кома (при тяжелых двусторонних поражениях ствола)

9. Как локализовать изолированное нарушение функции черепного нерва?

Изолированное нарушение функции черепного нерва, особенно VI и VII, чаще всего возникает вследствие периферического, а не стволового поражения.

10. Чем отличаются проявления интрааксиальных и экстрааксиальных поражений?

Поражение, которое первично затрагивает вещество ствола мозга, называется интрааксиальным, или интрамедуллярным. Обычно оно проявляется симптомами поражения длинных проводников и черепного нерва, которые возникают одновременно. Поражение за пределами продолговатого мозга называется экстрааксиальным.

Вначале развиваются сдавление и нарушение функции отдельных черепных нервов, позднее, по мере роста образования, могут быть затронуты расположенные по соседству структуры ствола, что приводит к появлению признаков поражения длинных проводников.

11. Какие заболевания могут вызывать поражение ствола мозга?

Интрааксиальные поражения:

- опухоли
- ишемия/инфаркт
- кровоизлияние
- сосудистая мальформация
- демиелинизирующее заболевание
- воспалительный очаг

Экстрааксиальные поражения:

- невринома слухового нерва
- менингиома
- хордома
- аневризмы
- эпидермоид
- арахноидальная киста

12. Какое нейровизуализирующее исследование является методом выбора при поражениях ствола?

Магнитно-резонансная томография (МРТ) является методом выбора при подозрении на поражение ствола. МРТ – высокочувствительный неинвазивный метод получения изображений задней черепной ямки, которые лишены артефактов, связанных с костями основания черепа. Контрастное усиление гадолинием может быть полезным для оценки сохранности гематоэнцефалического барьера. МР-ангиография может помочь в исследовании основных артерий вертебрально-базилярной системы при инфаркте ствола мозга.

СОСУДИСТЫЕ ЗАБОЛЕВАНИЯ СТВОЛА МОЗГА

13. Опишите кровоснабжение продолговатого мозга.

Продолговатый мозг кровоснабжается позвоночными артериями и их ветвями. Артерии, кровоснабжающие продолговатый мозг, можно разделить на две группы: **парамедианные бульбарные** и **латеральные бульбарные артерии**. Парамедианные бульбарные артерии – это прободающие ветви, отходящие преимущественно от позвоночной артерии и кровоснабжающие структуры продолговатого мозга, расположенные по средней линии. В кровоснабжении срединных структур нижних отделов продолговатого мозга участвуют ветви передней спинальной артерии. Латеральная часть продолговатого мозга кровоснабжается латеральными бульбарными ветвями позвоночной артерии или задней нижней мозжечковой артерией.

14. Опишите кровоснабжение моста.

Основным источником кровоснабжения моста является базилярная артерия. Она отдает три типа ветвей. **Парамедианные артерии** кровоснабжают медиальные базальные отделы моста, включая ядра моста, кортикоспинальные волокна и медиальную петлю. **Короткие огибающие артерии** кровоснабжают латеральные отделы моста, а также верхнюю и среднюю мозжечковые ножки. **Длинные огибающие артерии**, совместно с ветвями передней нижней мозжечковой и верхней мозжечковой артерий, кровоснабжают покрышку и дорсолатеральный квадрант моста.

15. Опишите кровоснабжение среднего мозга.

Кровоснабжение среднего мозга осуществляется ветвями верхней мозжечковой артерии, задней мозговой артерии, задней соединительной артерии и передней ворсинчатой артерии. Ветви этих артерий, аналогично ветвям артерий, кровоснабжающих мост, могут быть разделены на **парамедианные**, кровоснабжающие срединные структуры, **длинные и короткие огибающие артерии**, которые кровоснабжают дорсальные и латеральные отделы среднего мозга.

16. Что такое медиальный синдром продолговатого мозга?

Медиальный синдром продолговатого мозга (синдром Дежерина) развивается вследствие окклюзии передней спинальной артерии или позвоночной артерии, от которой она отходит. В результате возникают следующие симптомы:

1. На стороне поражения – парез языка (в результате поражения XII нерва) с девиацией языка в сторону поражения.
2. На противоположной стороне – гемиплегия (вследствие поражения волокон кортикоспинального тракта) в отсутствие пареза лицевой мускулатуры.
3. На противоположной стороне – утрата суставно-мышечной и вибрационной чувствительности (в результате повреждения волокон медиальной петли).

17. Какие симптомы развиваются в результате окклюзии доминантной передней спинальной артерии?

Центральные отделы продолговатого мозга могут кровоснабжаться единственной доминантной передней спинальной артерий. Таким образом, окклюзия этого сосуда ведет к двустороннему инфаркту продолговатого мозга, в результате которого развивается тетраплегия (с сохранением функции мимической мускулатуры), полным параличом языка и полной утратой суставно-мышечной и вибрационной чувствительности. Пациент не способен говорить, хотя сознание его полностью сохранено.

18. Что такое латеральный синдром продолговатого мозга?

Латеральный синдром продолговатого мозга (синдром Валленберга) часто развивается в результате окклюзии позвоночной или задней нижней мозжечковой артерии. Причиной может быть также расслоение позвоночной артерии. Поражение дорсолатеральных отделов продолговатого мозга и нижней мозжечковой ножки приводит к развитию следующих симптомов.

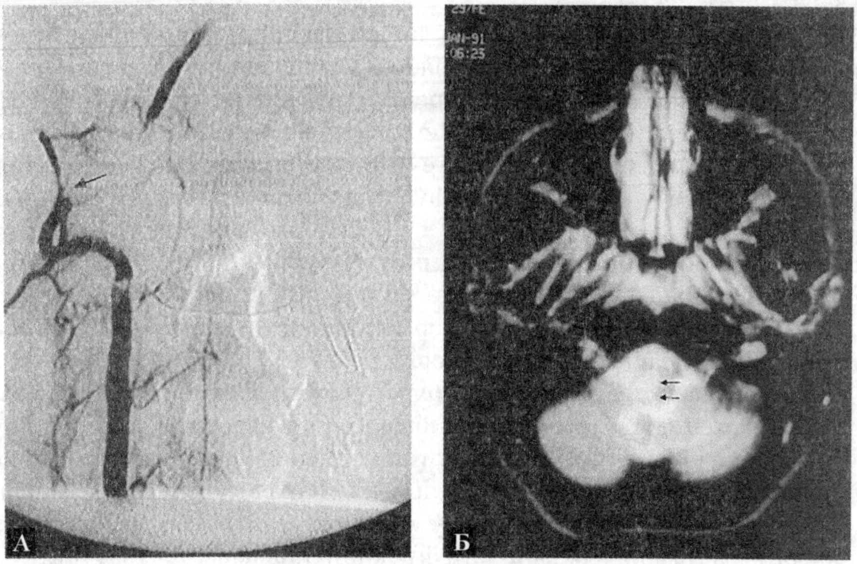

Рис. 9.4. Расслоение правой позвоночной артерии (А, указано стрелкой), вызывающее латеральный инфаркт продолговатого мозга (синдром Валленберга), который выглядит на Т2 взвешенном МРТ изображении как участок с повышенной интенсивностью сигнала (Б, показано стрелками)

1. На стороне поражения – утрата болевой и температурной чувствительности на лице (вследствие поражения нисходящего спинномозгового пути тройничного (V) нерва и его ядра).
2. На стороне поражения – паралич небной занавески, глотки и голосовых связок с развитием дисфагии и дизартрии (в результате поражения ядер или волокон IX и X нервов).
3. На стороне поражения – синдром Горнера (вследствие поражения нисходящих симпатических волокон).
4. На стороне поражения – атаксия и дисметрия (в результате поражения нижней мозжечковой ножки и мозжечка).
5. На противоположной стороне тела – утрата болевой и температурной чувствительности (вследствие поражения спиноталамического пути).
6. Головокружение, тошнота, рвота и нистагм (в результате поражения вестибулярных ядер).
7. Другие жалобы и симптомы могут включать икоту, двоение или одностороннюю головную боль в затылочной области.

См. рисунок 9.4.

19. Что такое вентральный синдром моста?

Вентральный синдром моста (синдром Мийяра–Гублера) развивается вследствие парамедианного инфаркта моста, который приводит к появлению следующих симптомов.

1. На стороне поражения – паралич латеральной прямой мышцы с развитием двоения (в результате поражения отводящего (VI) нерва).

2. На стороне поражения – периферический парез верхней и нижней мимической мускулатуры (в результате поражения лицевого (VII) нерва).

3. На противоположной стороне – гемиплегия (в результате поражения кортикоспинального пути) с сохранностью функции мимической мускулатуры.

20. Что такое нижний дорсальный синдром моста?

Нижний дорсальный синдром моста (синдром Фовилля) развивается вследствие поражения дорсальных отделов покрышки нижней части моста, которое приводит к появлению следующих симптомов.

1. На стороне поражения – парез верхней и нижней мимической мускулатуры (вследствие поражения ядра и волокон лицевого (VII) нерва).

2. На стороне поражения – паралич горизонтального взора (поражение парамедианной ретикулярной формации моста и/или ядра отводящего (VI) нерва).

3. На противоположной стороне – гемиплегия (вследствие поражения кортикоспинального тракта) при сохранности функции лицевой мускулатуры.

21. Что такое верхний дорсальный синдром моста?

Верхний дорсальный синдром моста (синдром Раймона–Сестана) развивается в результате окклюзии длинных огибающих ветвей базилярной артерии и характеризуется следующими симптомами.

1. На стороне поражения – атаксия в сочетании с грубым интенционным тремором (результат вовлечения верхней и средней мозжечковых ножек).

2. На стороне поражения – паралич жевательной мускулатуры в сочетании с утратой чувствительности на лице (в результате поражения моторного и сенсорного ядер и путей тройничного (V) нерва).

3. На противоположной стороне тела – утрата всех видов чувствительности (вследствие поражения медиальной петли и спиноталамического пути).

4. Контралатеральный гемипарез с вовлечением мимической мускулатуры – при распространении поражения в вентральном направлении (вследствие вовлечения кортикоспинального пути).

5. Как и при нижнем дорсальном синдроме моста, может возникать парез горизонтального взора.

22. Что такое вентральный синдром среднего мозга?

Вентральный синдром среднего мозга (синдром Вебера) развивается вследствие окклюзии срединных или парамедианных перфорирующих ветвей, что приводит к возникновению следующих симптомов.

1. На стороне поражения – паралич глазодвигательных мышц, птоз в сочетании с расширением зрачка (в результате поражения пучка глазодвигательного (III) нерва, несущего парасимпатические волокна).

2. На противоположной стороне – гемиплегия с вовлечением нижней мимической мускулатуры (вследствие поражения кортикоспинального и кортикобульбарного путей).

23. Что такое дорсальный синдром среднего мозга?

Дорсальный синдром среднего мозга (синдром Бенедикта) развивается в результате поражения покрышки среднего мозга вследствие окклюзии парамедианных ветвей базилярной артерии, задней мозговой артерии или самих вышеназванных сосудов. Он характеризуется следующими симптомами.

1. На стороне поражения – паралич глазодвигательных мышц, птоз в сочетании с расширением зрачка (поражение пучка глазодвигательного нерва, несущего парасимпатические волокна, как и при синдроме Вебера).

2. На противоположной стороне – непроизвольные движения, такие как интенционный тремор, атаксия и хорея (вследствие поражения красного ядра).

3. В случае распространения очага в вентральном направлении может развиваться контралатеральный гемипарез.

4. Если очаг распространяется латерально, затрагивая спиноталамический путь и медиальную петлю, может развиться контралатеральная гемианестезия.

24. Что такое дорсолатеральный синдром среднего мозга?

Дорсолатеральный синдром среднего мозга развивается вследствие ишемии в бассейне огибающих артерий, что приводит к появлению следующих симптомов.

1. На стороне поражения – синдром Горнера (в результате повреждения симпатических волокон).

2. На стороне поражения – грубый тремор, который присутствует в покое, но значительно усиливается при попытке совершить движение (поражение волокон верхней мозжечковой ножки до их перекреста и вступления в противоположное красное ядро). При одновременном поражении верхней мозжечковой ножки и красного ядра могут развиваться двусторонние тремор и атаксия.

3. На противоположной стороне – утрата всех видов чувствительности (вследствие поражения спиноталамического пути и медиальной петли, которые на данном уровне проходят вместе в восходящем направлении).

25. Каковы клинические проявления транзиторной ишемической атаки в стволе головного мозга (в вертебрально-базилярном бассейне)?

Преходящая недостаточность кровообращения в вертебрально-базилярном бассейне проявляется эпизодом стволовой дисфункции, характеризующейся более мозаичными и вариабельными симптомами. Часто подобные атаки служат предвестниками грядущего стволового инсульта, который может привести к неблагоприятным последствиям.

Симптомы ишемии ствола обычно имеют множественный характер, тогда как изолированные симптомы (например, головокружение или двоение) чаще вызваны периферическими поражениями, затрагивающими отдельные черепные нервы

26. Что такое синдром верхушки базилярной артерии?

Окклюзия ростральной части базилярной артерии (обычно эмболическая) часто приводит к развитию инфаркта среднего мозга, таламуса и участков височной и затылочной долей. Этот синдром следует заподозрить у пациента с внезапно развившимися ареактивностью, спутанностью сознания, амнезией, нарушением движения глазных яблок, нарушением зрения. Неврологические симптомы вариабельны, к числу наиболее частых относятся.

1. **Нарушения движений глаз:** паралич вертикального взора (вверх, вниз или в обе стороны), косая девиация, гиперконвергенция или спазм конвергенции (псевдопоражение отводящего (VI) нерва), конвергентно-ретракционный нистагм, ретракция верхних век.

2. **Зрачковые нарушения:** сужение зрачков с ослаблением реакции на свет (диэнцефальная дисфункция), расширение или средние размеры зрачков с утратой реакций (дисфункция среднего мозга), эктопия зрачков (корэктопия), овальная форма зрачков.

3. **Угнетение сознания и нарушения поведения:** сопор, сомноленция, апатия, невнимательность, нарушение памяти, ажитированный делирий.

4. **Зрительные нарушения:** гомонимная гемианопсия, корковая слепота, синдром Балинта (нарушение зрительного различения формы, цветовая аномия), нарушения цветового зрения.

5. **Парезы, расстройства чувствительности, изменения рефлексов** обычно вариабельны, умеренно выражены. Они возникают вследствие вовлечения длинных проводников.

Этот синдром может быть обратимым у пациентов молодого возраста при отсутствии значительных факторов риска цереброваскулярных заболеваний.

Caplan LR: "Top of the basilar" syndrome. Neurology 30:72–79, 1980.

27. Что такое синдром изоляции (синдром «запертого» человека, locked-in syndrome)?

Синдром изоляции развивается при двустороннем поражении вентральных отделов моста. Наиболее частая причина – инфаркт моста. Другие частые причины – кровоизлияние в мост, травма, центральный понтинный миелинолиз, опухоль, энцефалит. Вследствие двустороннего поражения кортикоспинальных трактов в вентральных отделах моста развивается тетраплегия. Вследствие поражения кортикобульбарных трактов пациент не способен говорить, наблюдается паралич мимической мускулатуры. Горизонтальные движения глаз также ограничены вследствие двустороннего поражения ядер и волокон отводящего (VI) нерва. Сознание сохранено, поскольку ретикулярная формация не затронута. У пациентов сохраняются вертикальные движения глаз и моргание, поскольку надъядерные глазодвигательные пути, проходящие дорсально, не затрагиваются. Пациент может общаться с окружающими при помощи движений век, но в остальном – абсолютно неподвижен.

Bauby J-D: The Diving Bell and the Butterfly. New York, NY, Alfred A. Knopf, 1997.

28. Укажите наиболее частые причины кровоизлияния в ствол головного мозга.

Кровоизлияние в мост обычно развивается в результате плохо леченной артериальной гипертензии и приводит к внезапной потере сознания, тетрапарезу и появлению точечных зрачков. Прогрессирующее центральное вклинение при супратенториальных объемных образованиях может приводить к сдавлению ствола и вызывать кровоизлияние по средней линии среднего мозга (кровоизлияние Дюре), которое проявляется комой и двусторонним расширением зрачков с утратой их реакций. Кровоизлияние в промежуточный мозг, например в таламус, может распространяться до среднего мозга. В этих случаях развиваются внезапная интенсивная головная боль, гемипарез, признаки поражения глазодвигательного (III) нерва. Небольшие петехиальные кровоизлияния в стволе могут возникать вследствие травмы, заболеваний крови или при наличии других причин, обусловливающих склонность к кровотечениям. Разрыв аневризмы или артериовенозной мальформации в вертебрально-базилярной системе может привести к субарахноидальному кровоизлиянию с вовлечением ствола мозга.

КЛЮЧЕВЫЕ ФАКТЫ: ОСНОВНЫЕ ПРИЧИНЫ ИШЕМИИ СТВОЛА МОЗГА ✓

1. Атеросклеротический стеноз сосудов вертебрально-базилярной системы
2. Эмболия из сердца или изъязвившихся бляшек
3. Повторяющаяся артериальная гипотензия
4. Синдром позвоночного обкрадывания

ДРУГИЕ СИНДРОМЫ ПОРАЖЕНИЯ СТВОЛА ГОЛОВНОГО МОЗГА

29. Что такое синдром Парино?

Синдром Парино известен также как дорсальный синдром среднего мозга, или синдром четверохолмия. Он развивается при локализации очага поражения в ростральной части дорсальных отделов среднего мозга, что сопровождается поражением верхних холмиков и претектальных структур. Больные предъявляют жалобы на затруднения при взгляде вверх, нарушение зрения вдаль. Для данного синдрома характерна тетрада симптомов.

1. Паралич взора вверх и аккомодации при сохранности остальных движений глаз.

2. Размер зрачков варьирует от нормальных до широких с диссоциацией зрачковых рефлексов (отсутствие реакции зрачков на свет при сохранности сужения зрачков при конвергенции).

3. Ретракция век.

4. Конвергентно-ретракционный нистагм (глаза совершают конвергирующие и ретракционные осцилляции после саккады, направленной вверх).

Причинами развития синдрома Парино являются: опухоли шишковидной железы, инсульт, кровоизлияние, травма, гидроцефалия, рассеянный склероз. Парез взора вверх может быть симптомом прогрессирующего надъядерного паралича, тиреоидной офтальмопатии, миастении, синдрома Гийена–Баре или врожденного ограничения взора вверх.

30. Что такое межъядерная офтальмоплегия?

Межъядерная офтальмоплегия (МЯО) представляет собой нарушение горизонтального взора, которое развивается при поражении ствола головного мозга (как правило, в области моста, в проекции медиального продольного пучка между ядрами VI и III нервов). Для обеспечения содружественного горизонтального взора необходимо одновременное сокращение латеральной прямой мышцы отводящегося глазного яблока (иннервируется отводящим нервом и медальной прямой мышцы приводящегося глазного яблока (иннервируется глазодвигательным нервом). Эта сложная функция регулируется парамедианной ретикулярной формацией моста (мостовой центр взора), которая получает импульсы от контралатеральных затылочного и лобного глазных полей (корковый центр взора) и посылает волокна к ипсилатеральному ядру отводящего (VI) нерва и контралатеральному ядру глазодвигательного (III) нерва. Волокна от мостового центра взора идут в ростральном направлении вместе с вестибулярными и другими путями, образуя медиальный продольный пучок (МПП).

Наиболее частой причиной МЯО у пациентов молодого возраста является рассеянный склероз (в этом случае синдром, как правило, двусторонний). У пожилых пациентов данный синдром, как правило, односторонний и развивается вследствие окклюзии базилярной артерии или ее парамедианных ветвей. В ряде случаев МЯО может быть вызвана системной красной волчанкой или передозировкой лекарственных препаратов (например, барбитуратов, фенитоина, амитриптилина). Псевдо-МЯО встречается редко – у больных миастенией, энцефалопатией Вернике, синдромом Гийена–Барре.

У многих пациентов с МЯО какие-либо субъективные симптомы отсутствуют, но у некоторых может возникать двоение или нечеткость зрения. Признаки МЯО при взгляде в сторону.

1. Ограничение или паралич приведения глазного яблока на стороне поражения. Степень выраженности данного симптома может варьировать от полного паралича медиальной прямой мышцы до легкого замедления приводящей саккады.

2. Горизонтальный нистагм отводящегося глаза на стороне, противоположной поражению.

3. В случае двусторонней МЯО нарушение приведения выявляется при взгляде как вправо, так и влево, нистагм в отводящемся глазном яблоке также наблюдается при взгляде в обе стороны.

4. Конвергенция, как правило, сохранена. Иногда наблюдаются косая девиация глазных яблок и вертикальный взор-индуцируемый нистагм.

31. Что такое «полуторный» синдром?

Это нарушение горизонтальных движений глаз, которое характеризуется параличом горизонтального взора при взгляде в сторону поражения и МЯО при взгляде в противоположном направлении. Очаг поражения расположен в парамедианной ретикулярной формации моста или ядре отводящего (VI) нерва. Кроме того, поражаются волокна МПП, идущие от противоположного ядра отводящего нерва, что приводит к МЯО. Наиболее частые причины полуторного синдрома те же, что и причины МЯО (рассеянный склероз, инсульт). Кроме того, он может развиваться при опухоли или кровоизлиянии в нижней части моста. Псевдополуторный синдром может встречаться при миастении, энцефалопатии Вернике и синдроме Гийена–Барре.

Для полуторного синдрома характерны следующие клинические проявления:

1. Паралич горизонтального взора при взгляде в сторону очага поражения («одна единица»).

2. МЯО при взгляде в противоположную сторону («половина единицы»). При этом возникает паралич приведения и нистагм при отведении глазного яблока. В результате глаз на стороне поражения не двигается в горизонтальной плоскости, а единственным оставшимся горизонтальным движением являются отведение и нистагм глаза на противоположной стороне.

3. Сопутствующие симптомы включают косую девиацию глазных яблок, вертикальный взор-индуцируемый нистагм, экзотропия (смещение кнаружи) глаза на стороне, противоположной очагу поражения.

4. Вертикальный взор и конвергенция, как правило, сохранены.

32. Что такое бульбарный паралич?

Bulbus – обозначение продолговатого мозга, термин «бульбарный паралич» обозначает синдром поражения нижних мотонейронов ядер черепных нервов, расположенных в нижней части ствола мозга (преимущественно IX – XII). В результате развивается паралич мышц лица, нёба, глотки, гортани, грудино-ключично-сосцевидной мышцы, верхней части трапециевидной мышцы, а также мышцы языка. Клиническая картина представлена дизартрией, дисфагией, осиплостью голоса, носовым оттенком голоса, свисанием мягкого нёба с девиацией язычка, снижением глоточного рефлекса, слабостью грудинно-ключично-сосцевидной мышцы и верхней части трапециевидной мышцы, слабостью языка. Причинами интрааксиального поражения являются стволовой инфаркт, сирингобульбия, глиома, полиомиелит, энцефалит, болезнь мотонейронов (боковой амиотрофический склероз или прогрессирующий бульбарный паралич). Причинами экстрааксиального поражения являются: новообразования (менингиома или нейрофиброма), хронический менингит, аневризмы, травма шеи, врожденные аномалии (аномалия Арнольда–Киари или базилярная импрессия).

33. Что такое псевдобульбарный паралич?

Псевдобульбарный паралич представляет собой синдром поражения верхних мотонейронов, который развивается в результате двустороннего поражения кортикобульбарных путей выше уровня ствола. Хотя большинство симптомов напоминает проявления бульбарного паралича, поражение, вызывающее псевдобульбарный паралич, расположено не в стволе. Это состояние проявляется дисфагией, дизартрией, парезом языка (без атрофии и фасцикуляций). В отличие от бульбарного паралича, при псевдобульбарном синдроме рефлекторные движения мягкого неба и глотки часто оживлены. Нижнечелюстной рефлекс также оживлен. Могут выявляться лобные знаки и примитивные рефлексы, такие как хватательный, сосательный, хоботковый и глабеллярный рефлексы. К характерным проявлениям относится недержание аффекта в виде насильственного плача, реже – насильственного смеха. Возможно, что они развиваются в результате повреждения лобных эфферентных волокон, контролирующих эмоциональную экспрессию. Псевдобульбарный синдром обычно развивается вследствие множественных лакунарных инфарктов или хронической ишемии в полушариях головного мозга, поражающих кортико-бульбарные волокона с обеих сторон. Другими причинами являются боковой амиотрофический склероз (БАС) и рассеянный склероз.

ДРУГИЕ ЗАБОЛЕВАНИЯ СТВОЛА ГОЛОВНОГО МОЗГА

34. Что такое глиома ствола?

Глиомы – самый частый тип опухолей ствола. Они встречаются преимущественно у детей и подростков и часто связаны с нейрофиброматозом. Опухоль начинает расти в области ядра отводящего (VI) нерва и постепенно увеличивается, поражая отводящий (VI), лицевой (VII) нервы и прилежащие вестибулярные структуры. Вестибулярные, мозжечковые симптомы и симптомы поражения нижних черепных нервов могут возникать и медленно прогрессировать в течение нескольких месяцев или лет до установления диагноза, поскольку моторные и сенсорные симптомы со стороны туловища и конечностей обычно отсутствуют.

35. Каковы наиболее частые метаболические причины поражения ствола?

Структуры, контролирующие движения глаз, и мозжечковые пути наиболее подвержены воздействию метаболических расстройств в силу их высокой метаболической активности. Симптомы поражения этих структур обычно возникают остро, но бывают обратимыми. Характерные проявления – атаксия, головокружение, тошнота, рвота, дизартрия, нистагм, паралич взора или межъядерная офтальмоплегия. Наиболее частые причины – алкогольная интоксикация и передозировка седативных препаратов (например, барбитуратов) и антиконвульсантов (например, фенитоина).

36. Как поражается ствол мозга при дефиците тиамина?

Энцефалопатия Вернике представляет собой осложнение алкоголизма или дефицита питания, приводящих к дефициту тиамина. Клинически она обычно характеризуется изменениями психического статуса в виде спутанности сознания, атаксией, глазодвигательными нарушениями и другими симптомами поражения ствола. Симптомы поражения ствола можно быстро купировать парентеральным введением тиамина, тогда как психические изменения регрессируют медленнее.

37. Как поражается ствол мозга при демиелинизирующих заболеваниях?

Расеянный склероз часто сопровождается демиелинизацией быстропроводящих высокомиелинизированных нервных волокон, проходящих в стволе. Эти волокна входят в состав мозжечково-вестибулярных путей, медиального продольного пучка, пирамидных трактов. Двусторонняя межъядерная офтальмоплегия почти патогномонична для рассеянного склероза. Другим признаком локализации очагов рассеянного склероза в стволе является комбинация двусторонних мозжечковых и пирамидных знаков (например, атаксии и патологического оживления глубоких рефлексов).

38. Что такое центральный понтинный миелинолиз?

Центральный понтинный миелинолиз представляет собой демиелинизирующее заболевание, поражающее белое вещество ствола мозга, преимущественно в центральных отделах моста, и изредка полушария мозжечка. Центральный понтинный миелинолиз развивается главным образом при алкоголизме или в результате дефицита питания, осложненных гипонатриемией. Основной причиной демиелинизации считают излишне быструю коррекцию гипонатриемии. Данное заболевание проявляется подострым развитием тетрапареза, сопровождающегося признаками поражения нижних черепных нервов. Центральный понтинный миелинолиз, как правило, приводит к летальному исходу, однако возможно выздоровление с регрессом неврологического дефицита. Развитие данного состояния можно предупредить путем постепенной (а не быстрой) коррекции электролитного дисбаланса.

Charness ME: Neurologic complications of alcoholism. In Samuels ME, Feske SE (eds): Office Practice of Neuorology. Philadelphia, Churchill-Livingstone, 2003, pp 1268–1277.

ГОЛОВОКРУЖЕНИЕ

39. Дайте определение головокружения.

Истинное головокружение представляет собой ложное ощущение (иллюзия) движения самого себя или окружающего пространства. Это чувство может охватывать все тело или ограничиваться только головой. Его необходимо отличать от часто называемых пациентами головокружением ощущений дурноты и неустойчивости, которые возникают при предобморочном состоянии, постуральной гипотензии, гипервентиляции, мультисенсорной недостаточности, атаксии или других патологических состояниях. Ощущение вращения при головокружении связано с дисфункцией вестибулярных структур.

40. Перечислите наиболее частые причины головокружения.

Головокружение может быть центральным (при поражении ствола) и периферическим (при поражении внутреннего уха или вестибулярного нерва). Центральное головокружение почти всегда сопровождается другими симптомами поражения ствола, такими как двоение, слабость лицевой мускулатуры, онемение лица, дизартрия или дисфагия. Периферическое головокружение часто сопровождается шумом в ушах и снижением слуха, тогда как другие неврологические проявления отсутствуют (табл. 9.2).

48. Какие симптомы помогают отличить центральное головокружение от периферического?

См. таблицу 9.3.

42. Что такое вестибулярный нейронит?

Вестибулярный нейронит — заболевание, которое преимущественно поражает молодых людей и проявляется внезапным приступом головокружения без шума

Таблица 9.2

Наиболее частые причины головокружения

ЦЕНТРАЛЬНОЕ ГОЛОВОКРУЖЕНИЕ	ПЕРИФЕРИЧЕСКОЕ ГОЛОВОКРУЖЕНИЕ
Острое нарушение кровообращения или транзиторная ишемическая атака в области ствола	Вестибулярный нейронит
Рассеянный склероз	Доброкачественное позиционное головокружение
Опухоли ствола	Болезнь Меньера
Сирингобульбия	Локальная травма или ее последствия
Аномалия Арнольда–Киари	Физиологическое головокружение (в частности, при укачивании)
Базилярная мигрень	Применение лекарственных препаратов или воздействие токсических веществ (например, антибиотиков, диуретиков, противоопухолевых средств и антиконвульсантов)
Кровоизлияние в мозжечок	Новообразования или другие объемные процессы в области задней черепной ямки (например, невринома слухового нерва)

Таблица 9.3

Дифференциальная диагностика центрального и периферического головокружения

СИМПТОМЫ	ЦЕНТРАЛЬНОЕ ГОЛОВОКРУЖЕНИЕ	ПЕРИФЕРИЧЕСКОЕ ГОЛОВОКРУЖЕНИЕ
Нистагм	Как правило, вертикальный или ротаторный; может меняться в зависимости от направления взгляда; усиливается при взгляде в сторону очага поражения	Преимущественно горизонтальный, иногда ротаторный; однонаправленный; усиливается при взгляде в сторону, противоположную очагу поражения
Латентный период и длительность нистагма	Нет латентного периода после движения головой; имеет стойкий характер (более 60 сек)	После движения головой отмечается латентный период, быстро истощается, длительность менее 60 сек
Калорическая проба	Результаты могут соответствовать норме	Изменена на стороне поражения
Симптомы поражения ствола и черепных нервов	Часто	Отсутствуют
Снижение слуха, шум в ухе	Отсутствуют	Часто
Тошнота и рвота	Как правило, отсутствуют	Характерны
Головокружение	Как правило, умеренное	Тяжелое, часто вращательное
Падения	Как правило, в сторону поражения	Как правило, в сторону, противоположную направлению нистагма
Фиксация взора или закрывание глаз	Не влияют на симптомы или усиливают их	Приводят к подавлению нистагма и головокружения

в ушах или потери слуха. Это доброкачественное заболевание обычно разрешается в течение нескольких дней. Предполагается вирусная этиология.

Baloh RW: Vestibular neuritis. N Eng J Med 348:1027–1032, 2003.

43. Что такое болезнь Меньера?

Болезнь Меньера проявляется триадой симптомов: эпизодическим головокружением, шумом в ушах и снижением слуха. Оно вызвано избытком эндолимфы в средней лестнице лабиринта. Патоморфологически выявляется дегенерация волосковых клеток в ампуле и преддверии.

44. Что такое доброкачественное позиционное головокружение? Как оно диагностируется?

Доброкачественное позиционное головокружение проявляется приступами головокружения и нистагма, провоцирующимися определенным положением головы. Слух не страдает. Диагноз подтверждают специальные приемы, представляющие собой движения головой, которые приводят к появлению симптомов. Причиной данного состояния являются кальцификация и смещение отолитов, которые свободно перемещаются в полукружных каналах (каналиты), в результате происходит патологическая стимуляция волосковых клеток в полукружных каналах.

Furman JM, Cass SP: Benign paroxysmal positional vertigo. N Eng J Med 341:1590–1596, 1999.

45. Что такое приемы репозиции каналитов (Эпли)?

Приемы Эпли выполняются для лечения доброкачественного позиционного головокружения. В положении лежа на спине производят повороты головы пациента, которая таким образом последовательно проходит ряд положений, в результате чего отолиты удаляются из полукружных каналов и устраняется причина позиционного головокружения.

Epley JM: The canalith repositioning procedure for treatment of benign paroxysmal positional vertigo. Otolaryngol Head Neck Surg 107:399–406, 1992.

СОЗНАНИЕ

46. Какие функции выполняет ретикулярная формация ствола головного мозга?

Ретикулярная формация — сеть диффузных скоплений нейронов, расположенная в центральной части продолговатого мозга, моста и среднего мозга. Она заполняет пространство между ядрами черепных нервов, телами олив и связует волокна восходящих и нисходящих путей. Ее нейроны получают афферентную информацию от спинного мозга, ядер черепных нервов, мозжечка и головного мозга и посылают эфферентные импульсы к этим структурам. Широкие связи этих нейронов обеспечивают им всестороннее влияние на многие нейрональные процессы.

Основные функции ретикулярной формации:

1. Активация головного мозга для обеспечения различных уровней бодрствования.

КЛЮЧЕВЫЕ ФАКТЫ: ПОРАЖЕНИЯ СТВОЛА МОЗГА ✓

1. Одностороннее поражение ствола часто вызывает перекрестные (альтернирующие) синдромы, при которых дисфункция одного или нескольких черепных нервов на стороне поражения сопровождается гемипарезом или гемианестезией на противоположной стороне
2. Поражение ствола обычно вызывает множественные симптомы. Изолированные симптомы (такие как головокружение или двоение) чаще вызваны периферическими поражениями, затрагивающими отдельные черепные нервы
3. Наиболее частой опухолью ствола является глиома. Другие опухоли ствола включают эпендимомы, которые локализуются в IV желудочке, и метастазы, источником которых могут быть злокачественная меланома, рак легких или молочной железы
4. Болезнь Меньера проявляется триадой симптомов: эпизодическим головокружением, шумом в ушах, снижением слуха. Она вызвана избыточным количеством эндолимфы в лабиринте. Патоморфологически выявляется дегенерация волосковых клеток в ампуле и преддверии
5. Кровоснабжение ствола осуществляется вертебрально-базилярной системой
6. Центральный понтинный миелинолиз возникает преимущественно у пациентов с нарушением питания и алкоголизмом, осложненными гипонатриемией. Причиной этого состояния считается излишне быстрая коррекция гипонатриемии

2. Модулирующее влияние на сегментарные рефлексы растяжения и мышечный тонус, направленные на осуществление контроля двигательной активности.

3. Координация вегетативных функций, таких как дыхание и сердечно-сосудистая деятельность.

4. Модуляция восприятия боли.

Steriade M: Arousal: Revisiting the reticuiar activating system. Science 272:225–227, 1996.

47. Каким образом проводится оценка стволовых функций в состоянии комы?

При осмотре больного, находящегося в состоянии комы, важно обращать внимание на симптомы, свидетельствующие о связи комы с дисфункцией ствола (ретикулярной формации). Это особенно важно при угрозе вклинения в заднюю черепную ямку вследствие повышения внутричерепного давления. Дисфункция ствола распространяется в ростро-каудальном направлении, заканчиваясь смертью пациента при вовлечении продолговатого мозга. В этом случае необходимо проведение неотложных мероприятий, направленных на снижение внутричерепного давления. Для контроля за состоянием пациента используются следующие параметры:

- психический статус
- дыхание
- величина зрачков и их реакция на свет
- спонтанные движения или отклонения глазных яблок
- окулоцефалический рефлекс при поворотах головы (феномен кукольных глаз)
- окуловестибулярная реакция в ответ на орошение уха ледяной водой.
- оценка моторной реакции при надавливании на точку выхода надглазничного нерва (болевое раздражение)

- исследование других стволовых рефлексов (роговичного, рвотного, цилиоспинального)

48. Каким образом при клиническом осмотре больного в коме можно определить уровень поражения стволовых структур?

См. таблицу 9.4.

Таблица 9.4

Локализация уровня поражения ствола

КЛИНИЧЕСКИЕ ПРОЯВЛЕНИЯ	ПОДКОРКОВЫЕ СТРУКТУРЫ	СРЕДНИЙ МОЗГ	МОСТ	ПРОДОЛГОВАТЫЙ МОЗГ
Сознание	Сонливость или сопор	Кома	Кома	Кома
Дыхание	Чейна–Стокса	Центральная гипервентиляция	Апноэтическое или кластерное	Атактическое
Зрачки	Узкие, реакции сохранены	Средних размеров, ареактивные (поражение ядра III нерва); односторонние расширение и ареактивность (поражение III нерва); расширение и ареактивность (претектальный уровень)	Часто точечные, ареактивые	Средних размеров, неправильной формы
Окулоцефалический и окуловестибулярный рефлексы	В норме	Отсутствуют или патологические	Отсутствуют или патологические	Не вызываются
Двигательные реакции на раздражение	Декортикационная поза	Децеребрационная поза	Децеребрационная поза или реакция отсутствует	Реакция отсутствует

49. Как можно диагностировать необратимое поражение ствола?

Смерть мозга — это клинический диагноз необратимого прекращения всех полушарных и стволовых функций. О полной утрате функции ствола прежде всего видетельствует апноэтическая кома. При обследовании все стволовые рефлексы (роговичный, зрачковый, рвотный и цилиоспинальный) отсутствуют. Зрачки средних размеров или широкие, ареактивны. Окулоцефалический и окуловестибулярный рефлексы отсутствуют. Мышечный тонус снижен, отсутствуют спонтанные сокращения лицевой мускулатуры и двигательные реакции на болевые раздражители. Чтобы диагностировать смерть мозга, указанное состояние у взрослых должно продолжаться в течение 6–24 часов. Необходимо исключить метаболическое поражение (гипотермия, артериальная гипотензия) и передозировку лекарственных препаратов (миорелаксанты, седативные средства). В разных регионах разработаны свои собственные, модифицированные критерии смерти мозга.

Booth CM, Boone RH, Tomlinson G, Detsky AS: Is this patient dead, vegetative, or severely neurologically impaired? JAMA 291 (7):870–879, 2004.

50. Что такое апноэтическпая проба?

Апноэтическая проба — основной тест, подтверждающий полное прекращение функционирования стволовых структур. Тест вызывает гиперкапнию, которая служит стимулятором дыхательного центра ствола. Один из методов предполагает подачу 100% кислорода через маску в течение 10–30 минут (длительность введения зависит от тяжести повреждения легких), после чего пациента отключают от ИВЛ и снимают маску, в этот период 100% кислород вводят через катетер в трахею или через Т-образную трубку со скоростью 6 л/мин. В результате развивается гиперкапния. Отсутствие спонтанных дыхательных движений при $PaCO_2$ более 60 мм рт. ст. или увеличении более чем на 20 мм (по сравнению с исходным уровнем) подтверждает наличие апноэ. До и после отключения вентиляции необходимо определение газового состава крови. В ряде случаев тест невозможно провести полностью из-за желудочковых аритмий или артериальной гипотензии. В этом случае диагноз необратимого поражения ствола ставится клинически.

ВЕБСАЙТЫ

1. http://www.neuroanatomy.wisc.edu/BS97/TEXT/BS/contents.htm
2. http://www.nlm.nih.gov/medlineplus/dizzinessandvertigo.html

ЛИТЕРАТУРА

1. Baloh RW: Dizziness, Hearing Loss, and Tinnitus. Philadelphia, FA. Davis, 1998.
2. Kandel ER, Schwartz JH, Jessell TM: Principles of Neural Science, 4th ed. New York, McGraw-Hill, 2000.
3. Leigh RJ. Zee DS: The Neurology of Eye Movements, 4th ed. Philadelphia, F.A. Davis, 2001.
4. Patten J: Neurological Differential Diagnosis. London, Springer, 1996.
5. Plum F, Posner JB: The Diagnosis of Stupor and Coma, 3rd ed. Philadelphia, F.A. Davis, 1982.
6. Victor M, Ropper AH: Principles of Neurology, 7th ed. New York, McGraw-Hill, 2001.

Глава 10. ЗАБОЛЕВАНИЯ МОЗЖЕЧКА

Eugene C. Lai

1. Назовите функции мозжечка.

Мозжечок координирует движения, поддерживает равновесие и мышечный тонус при помощи сложных регуляторных систем, в том числе действующих по принципу обратной связи. Он получает соматосенсорную информацию от спинного мозга, моторную информацию от коры головного мозга, а информацию о равновесии от вестибулярного аппарата внутреннего уха. Мозжечок интегрирует всю эту информацию и помогает рассчитать амплитуду, скорость, направление и силу движений, обеспечивая плавность произвольных движений и регуляцию позы. Для этого он постоянно отслеживает поступающую сенсорную информацию и модулирует свою моторную эфферентацию. Мозжечок также играет важную роль в координации и планировании движений конечностей. Кроме того, он участвует в моторном научении, в том числе в обучении навыкам, в связи с этим функция мозжечка может модифицироваться опытом.

Поражение одного мозжечка не нарушает восприятие сенсорной информации или мышечную силу, но при этом страдает координация движений конечностей и глаз, равновесие, снижается мышечный тонус.

2. Каково анатомическое строение мозжечка?

Мозжечок состоит из трех основных долей, которые разделены между собой поперечными бороздами. Основная поперечная борозда расположена на верхней поверхности мозжечка и разделяет его на **переднюю долю** и **заднюю долю**. Заднелатеральная борозда находится на нижней поверхности мозжечка, она отделяет крупную заднюю долю от небольшой **клочково-узелковой (флоккуло-нодулярной) доли**. Кора мозжечка состоит из трех слоев, которые получили название в соответствии с их микроскопическим строением: слой молекулярных клеток, слой клеток Пуркинье, а также слой гранулярных клеток. В толще мозжечка расположены три пары глубинных ядер. В направлении от срединных отделов к латеральным они расположены в следующей последовательности: ядро шатра, вставочное ядро (может быть разделено на шаровидное и пробковидное ядра), а также зубчатое

КЛЮЧЕВЫЕ ФАКТЫ: ОСНОВНЫЕ ОТДЕЛЫ МОЗЖЕЧКА ✓

1. Клочково-узелковая (флоккуло-нодулярная) доля
2. Червь
3. Промежуточная зона
4. Латеральная зона

ядро. С функциональной точки зрения наиболее оправдано деление мозжечка на продольные зоны с вертикальными границами, имеющие различные связи. Зона, занимающая срединное положение, известна как **червь**, она разделяет полушария мозжечка. В свою очередь, каждое полушарие состоит из **промежуточной зоны** и **латеральной зоны**. Все эти три зоны, вместе с клочково-узелковой долей представляют собой основные функциональные отделы мозжечка, которые различаются между собой афферентными и эфферентными связями (рис. 10.1).

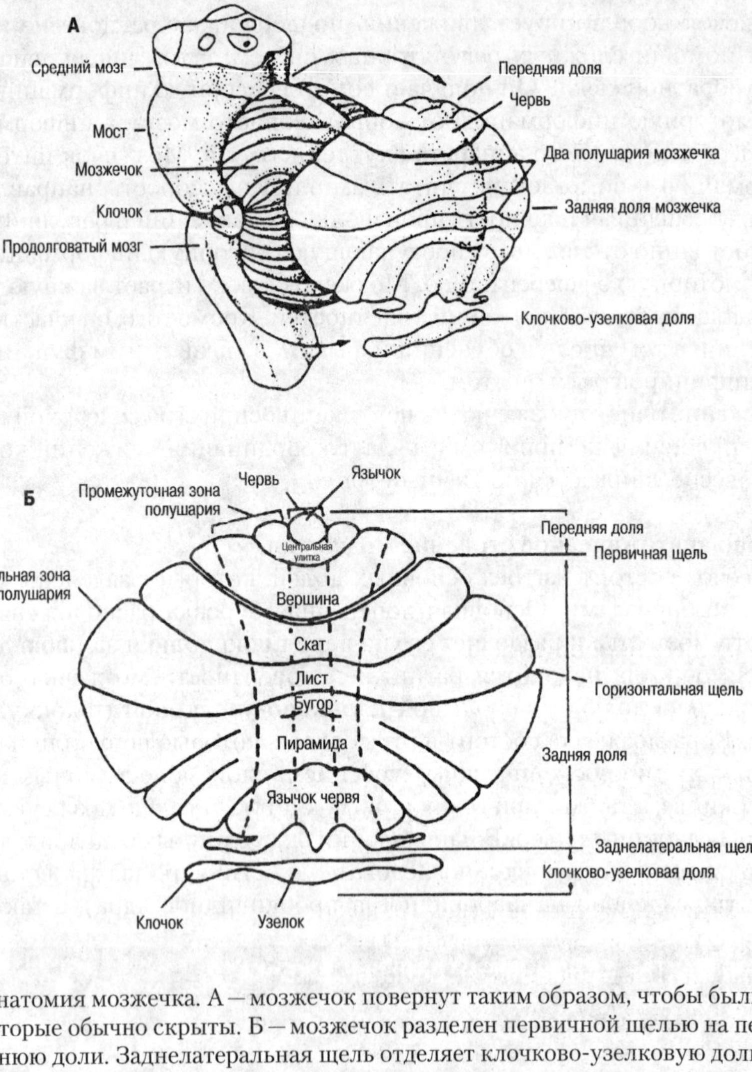

Рис. 10.1. Анатомия мозжечка. А – мозжечок повернут таким образом, чтобы были видны его доли, которые обычно скрыты. Б – мозжечок разделен первичной щелью на переднюю и заднюю доли. Заднелатеральная щель отделяет клочково-узелковую долю. Менее глубокие щели разделяют переднюю и заднюю доли на девять долек. В мозжечке выделяют три функциональных отдела: центрально расположенный червь, латеральную и промежуточную зоны в каждом полушарии (по *Ghez C: The cerebellum. In Kandel ER et al (eds): Principles of Neural Science. New York, Elsevier, 1991*)

3. Перечислите связи и функции основных отделов мозжечка.
См. таблицу 10.1.

Таблица 10.1

Связи и функции основных отделов мозжечка

ФУНКЦИОНАЛЬНЫЙ ОТДЕЛ	ОСНОВНЫЕ АФФЕРЕНТНЫЕ СВЯЗИ	ОСНОВНЫЕ ЭФФЕРЕНТНЫЕ СВЯЗИ	ФУНКЦИЯ
Клочково-узелковая доля (вестибулоцеребеллум)	Вестибулярные ядра, лабиринт, зрительная система	Вестибулярные ядра, медиальный и латеральный вестибулярные тракты	Поддержание равновесия (аксиальные отделы), движения глаз и вестибулярные рефлексы
Червь (спиноцеребеллум)	Вестибулярная, зрительная, слуховая системы, лицо, проксимальные части тела	Вестибулярные ядра, ретикулярная формация, контралатеральная моторная кора, медиальная нисходящая система через ядро **шатра**	Контроль аксиальной и проксимальной мускулатуры и выполнение поступательных движений
Промежуточная зона (спиноцеребеллум)	Спинной мозг (дистальные части тела)	Контралатеральные красное ядро и моторная кора, латеральная нисходящая система через **вставочное** ядро	Контроль дистальной мускулатуры, выполнение поступательных движений
Латеральная зона (цереброцеребеллум)	Кора полушария головного мозга на противоположной стороне через ядра моста	Контралатеральные красное ядро, таламус, моторная и премоторная кора через **зубчатое** ядро	Планирование, инициация и временная координация движений

4. Перечислите основные афферентные и эфферентные связи мозжечка.

Все афферентные и эфферентные пути, исходящие от мозжечка или направляющиеся к нему, проходят через три пары мозжечковых ножек, которые соединяют мозжечок со стволом.

1. **Нижняя мозжечковая ножка** (веревчатое тело) состоит в основном из афферентных волокон. Единственный эфферентный путь, проходящий в ее составе, — фастигиобульбарный тракт, волокна которого направляются от клочково-узелковой доли к вестибулярным ядрам. В составе нижней мозжечковой ножки следуют, как минимум, пять афферентных путей от различных источников: 1) вестибулоцеребеллярный; 2) оливоцеребеллярный; 3) задний спиноцеребеллярный; 4) кунеоцеребеллярный; 5) ретикулоцеребеллярный.

2. **Средняя мозжечковая ножка** (плечо моста) почти полностью представлена перекрещенными афферентными волокнами от ядер моста, которые несут импульсы от коры полушарий головного мозга к промежуточной и латеральной зонам мозжечка (кортико-понтоцеребеллярный путь).

3. **Верхняя мозжечковая ножка** (соединительное плечо) состоит в основном из эфферентных путей мозжечка. От зубчатого и вставочного ядер волокна

направляются к красному ядру, таламусу и ретикулярной формации. Фастигиобульбарный тракт от ядра шатра проходит короткое расстояние в составе верхней мозжечковой ножки, прежде чем он входит в нижнюю ножку мозжечка. Афферентные пути включают вентральный спиноцеребеллярный, тригеминоцеребеллярный и тектоцеребеллярный тракты.

5. Как осуществляется кровоснабжение мозжечка?

Позвоночная и базилярная артерии отдают три пары ветвей к мозжечку: верхнюю, переднюю нижнюю и заднюю нижнюю мозжечковые артерии, которые анастомозируют между собой. Верхняя мозжечковая артерия проходит по верхней поверхности мозжечка, тогда как другие артерии кровоснабжают его нижнюю поверхность.

КЛЮЧЕВЫЕ ФАКТЫ: КРОВОСНАБЖЕНИЕ МОЗЖЕЧКА ✓

1. Верхние мозжечковые артерии
2. Передние нижние мозжечковые артерии
3. Задние нижние мозжечковые артерии

6. Какие тесты применяют для выявления дисфункции мозжечка?

См. таблицу 10.2.

Поскольку большинство тестов, оценивающих функции мозжечка, требуют полноценного контакта с пациентом и выполнения им произвольных движений, клинические признаки мозжечковой дисфункции нельзя выявить при наличии параличей или в состоянии комы.

Таблица 10.2

Пробы, применяемые с целью выявления дисфункции мозжечка

СИМПТОМЫ	МЕТОДИКА ИССЛЕДОВАНИЯ
Мышечная гипотония	Пассивные движения конечностей для проверки мышечного тонуса; маятникообразный коленный рефлекс, симптом отсутствия обратного толчка (феномен отдачи), поза «тряпичной куклы»
Асинергия	Пальценосовая, колено-пяточная пробы, быстрые альтернирующие движения (пронация-супинация рук) позволяют оценить скорость, амплитуду, силу и точность произвольных движений
Нистагм	Осцилляции глазных яблок в пределах области взора
Дизартрия	Нарушения артикуляции и просодии (скандированная или эксплозивная речь, нарушение расставления акцентов)
Ходьба и поза	Во время ходьбы и при стоянии пациент широко расставляет ноги, выявляются затруднения при тандемной ходьбе, постуральная неустойчивость
Тремор	Тремор конечностей в покое, при удержании позы, при движении

КЛЮЧЕВЫЕ ФАКТЫ: МНЕМОНИЧЕСКОЕ ПРАВИЛО МОЗЖЕЧКОВОЙ ДИСФУНКЦИИ ✓

Правило **HANDS Tremor** (буквально — тремор рук), где

H — **h**ypotonia — гипотония (снижение мышечного тонуса)

A — **a**synergia — асинергия (нарушение координации)

N — **n**ystagmus — нистагм (осцилляции глазных яблок)

D — **d**ysrthria — дизартрия — (нарушение артикуляции)

S — **s**tation and gait — стояние и ходьба (нарушение равновесия, локомоторная атаксия)

Tremor — тремор (грубый интенционный тремор)

7. Как отличить мозжечковую атаксию от сенситивной?

Мозжечок способен обеспечивать координацию и соразмерность движений только в случае, если он получает точную проприоцептивную информацию. Таким образом, при наличии поражения проприоцептивной системы у пациента развиваются атаксия и нарушение равновесия. Однако нарушения глубокой чувствительности могут быть компенсированы при помощи зрительного контроля. Поэтому у пациентов с нарушением чувствительности при закрывании глаз затрудняется поддержание равновесия (табл. 10.3).

Таблица 10.3

Сравнительная характеристика мозжечковой и сенситивной атаксии

	МОЗЖЕЧКОВАЯ АТАКСИЯ	СЕНСИТИВНАЯ АТАКСИЯ
Мышечная гипотония	+	–
Асинергия, дисметрия	+	–
Нистагм	+	–
Дизартрия	+	–
Тремор	+	–
Нарушение вибрационной и суставно-мышечной чувствительности	–	+
Арефлексия	–	+
Усиление атаксии при закрывании глаз (проба Ромберга)	–	+

8. Каковы основные принципы топической диагностики поражения мозжечка?

Разные отделы мозжечка ответственны за выполнения различных функций. Кроме того, проекции частей тела в мозжечке устроены соматотопически. Поэтому признаки поражения мозжечка позволяют определять локализацию поражения. Некоторые основные принципы топической диагностики поражений мозжечка представлены ниже.

1. При поражении срединных структур нарушаются равновесие и ходьба.

2. Поражение латеральных отделов вызывает атаксию в ипсилатеральных конечностях.

3. При поражении полушария мозжечка симптомы развиваются на стороне очага по причине двойного перекреста проводящих путей. Восходящие церебеллокортикальные волокна перекрещиваются на уровне среднего мозга и достигают коры противоположного полушария. Нисходящие кортикоспинальные волокна снова совершают перекрест на уровне продолговатого мозга и контролируют функцию противоположной стороны тела.

4. При поражении афферентных или эфферентных проводящих путей мозжечка развиваются симптомы, сходные с симптомами поражения самого мозжечка.

5. При поражении верхней мозжечковой ножки и глубинных ядер обычно возникают наиболее тяжелые нарушения функций мозжечка.

9. Перечислите основные мозжечковые синдромы.

Выделяют четыре основных синдрома поражения мозжечка: синдром ростральной части червя, синдром каудальной части червя, синдром полушария мозжечка, синдром тотального поражения мозжечка (панцеребеллярный синдром). Перечисленные синдромы различаются по клиническим проявлениям и анатомическим областям, вовлеченным в патологический процесс. Распознавание этих синдромов может помочь в дифференциальной диагностике поражений мозжечка (табл. 10.4).

10. Перечислите наиболее частые приобретенные заболевания мозжечка.

Приобретенные заболевания мозжечка часто дебютируют остро развивающейся атаксией при наличии или отсутствии других мозжечковых симптомов. Эти состояния, как правило, поддаются терапии, если распознаются на ранней стадии. Поэтому врач должен знать, как проводить дифференциальный диагноз острой атаксии, чтобы идентифицировать заболевание и начать лечение как можно раньше. В случае мозжечкового поражения приходится дифференцировать широкий спектр неврологических заболеваний. В первую очередь следует определить, является данное заболевание наследственным или приобретенным. Ниже перечислены наиболее часто встречающиеся приобретенные заболевания мозжечка.

1. **Сосудистые заболевания**

   Инфаркт (преимущественно тромботический, иногда – эмболический)

   Кровоизлияние (вследствие артериальной гипертензии, сосудистой мальформации или опухоли)

   Транзиторные ишемические атаки

   Базилярная мигрень (обычно у детей)

   Сосудистые мальформации

   Системные васкулиты (системная красная волчанка).

2. **Новообразования**

   Примитивная нейроэктодермальная опухоль/медуллобластома (встречается у детей)

   Астроцитома (часто кистозная; у детей поражает срединные структуры мозжечка, у взрослых – его полушария)

Таблица 10.4

Мозжечковые синдромы

КЛИНИЧЕСКИЕ СИНДРОМЫ	ЛОКАЛИЗАЦИЯ ПОРАЖЕНИЯ	РАСПРЕДЕЛЕНИЕ СИМПТОМОВ	НАИБОЛЕЕ ЧАСТЫЕ ПРИЧИНЫ	МЫШЕЧНАЯ ГИПОТОНИЯ	НАРУШЕНИЯ КООРДИНАЦИИ			НИСТАГМ	ДИЗАРТРИЯ
					В РУКАХ	В НОГАХ	НАРУШЕНИЯ ХОДЬБЫ И ТУЛОВИЩНАЯ АТАКСИЯ		
Синдром поражения полушария мозжечка	Одностороннее поражение промежуточной и латеральной зон	Голова и туловище на стороне поражения	Инфаркт, новообразования, абсцесс, демиелинизация	+	+	+	+	+ (двусторонний, но более грубый и медленный при взгляде в сторону поражения, более быстрый и мелкий – при взгляде в противоположную сторону)	+
Синдром поражения ростральной части червя	Передне-верхняя часть червя	Нарушения ходьбы и туловищная атаксия	Алкоголизм, дефицит тиамина	+	±	+	+	–	–
Синдром поражения каудальной части червя	Клочково-узелковая доля и задняя часть червя	Нарушения равновесия	Срединная опухоль мозжечка	±	–	+	+	+ (вариабельный)	–
Синдром тотального поражения мозжечка	Все отделы	Двусторонние симптомы поражения мозжечка	Токсические/метаболические/инфекционные, параинфекционные, паранеопластические, дегенеративные поражения	+	+	+	+	+ (различного типа)	+

Гемангиобластома (может быть связана с болезнью Гиппеля–Линдау)
Метастатическая опухоль (может быть множественной)

3. **Инфекции**
   Острая мозжечковая атаксия детского возраста (предполагается вирусная этиология)
   Туберкулез или туберкулема
   Цистицеркоз
   Бактериальные инфекции и абсцесс (вследствие контактного распространения инфекции при гнойном мастоидите)
   Хронический панэнцефалит при врожденной краснухе
   Вирусный энцефалит (с вовлечением мозжечка или ствола головного мозга)
4. **Другие воспалительные или аутоиммунные заболевания**
   Рассеянный склероз
   Острый постинфекционный церебеллит
   Постинфекционный рассеянный энцефаломиелит
   Синдром Миллера Фишера
5. **Паранеопластические синдромы**
   Паранеопластическая дегенерация мозжечка (часто развивается при раке легкого, яичника или молочной железы)
   Опсоклонус-миоклонус (проявление нейробластомы)
6. **Метаболические расстройства**
   Гипотиреоз
   Гипертермия
   Гипоксия
   Дефицит тиамина (при алкоголизме), ниацина (при пеллагре), витамина E, незаменимых аминокислот и цинка
7. **Лекарственные и токсические воздействия**
   Антиконвульсанты: фенитоин, карбамазепин, барбитураты
   Химиотерапевтические средства: 5-флуороурацил, цитозина арабинозид
   Тяжелые металлы: таллий, свинец, органическая ртуть
   Алкоголь (поражение может быть опосредовано нарушением питания)
   Толуол
8. **Аномалии развития**
   Аномалии Киари (Арнольда–Киари)
   Синдром Дэнди–Уокера
   Аплазия мозжечка
   Базилярная импрессия
9. **Травмы**
   Посткоммоционный синдром
   Гематома или ушиб

11. Перечислите основные наследственные заболевания мозжечка.

Классификация наследственных заболеваний с поражением мозжечка представляет собой сложную задачу. Эти заболевания обычно вызывают прогрессирующую дегенерацию и атрофию мозжечка. Наследственные заболевания мозжечка называют также наследственными атаксиями, так как их основным клиническим проявлением является атаксия (неловкость или нарушение координации движений). Наследственные заболевания мозжечка можно классифицировать по возрасту начала, типу наследования, известной или неизвестной этиологии, а также по клиническим проявлениям. Ниже перечислены наиболее распространенные варианты наследственных атаксий.

1. **Атаксия Фридрейха.** Тип наследования — аутосомно-рецессивный. Данное заболевание специально выделено в виду относительно высокой распространенности, которая составляет примерно один случай на 100 000 населения.
2. **Заболевания, связанные с нарушением репарации ДНК** (тип наследования — аутосомно-рецессивный)
   Атаксия-телангиоэктазия (с низким уровнем IgA и IgE)
   Пигментная ксеродермия
3. **Митохондриальные энцефалопатии**
   Болезнь Лея
   Синдром Кирнса–Сейра
4. **Метаболические заболевания с известной этиологией**
   Абеталипопротеинемия или гипобеталипопротеинемия (сопровождается дефицитом аполипопротеина B)
   Гепатолентикулярная дегенерация (низкий уровень или отсутствие церулоплазмина)
   Болезнь Рефсума (характерен дефицит гидроксилазы фитановой кислоты)
   Аминацидурии (болезнь Хартнупа)
   Нарушения метаболизма пирувата и лактата (метаболический ацидоз)
   Дефицит ферментов цикла мочевины (гипераммониемия)
   Дефицит биотиназы (метаболический ацидоз)
   Дефицит гексаминидазы
   Лейкодистрофии (метахроматическая, болезнь Краббе)
   Цероидный липофусциноз
   Болезнь Нимана–Пика
5. **Другие наследственные заболевания**
   Заболевания с аутосомно-доминантным типом наследования
   - Оливопонтоцеребеллярная атрофия (атаксия, офтальмоплегия, атрофия зрительного нерва)
   - Спиноцеребеллярная атаксия (атаксия, дизартрия, нарушение чувствительности)
   - Болезнь Мачадо–Джозеф (вариабельные мозжечковые, экстрапирамидные и пирамидные симптомы)

   Заболевания с аутосомно-рецессивным типом наследования
   - Синдром Рамсея Ханта (атаксия и миоклония)
   - Синдром Бера (атаксия, атрофия зрительного нерва, задержка умственного развития)
   - X-сцепленная спиноцеребеллярная атаксия (встречается редко)

12. Представьте классификацию аутосомно-доминантных спиноцеребеллярных атаксий (СЦА).

Тип 1 (СЦА 1)	Повторы ЦАГ в гене атаксина-1 (6p)
Тип 2 (СЦА 2)	Повторы ЦАГ в гене атаксина-2 (12q)
Тип 3 (СЦА 3)	Повторы ЦАГ в гене атаксина-3 (14q); известна как болезнь Мачадо–Джозеф
Тип 4 (СЦА 4)	Локус 16q
Тип 5 (СЦА 5)	Локус 11p
Тип 6 (СЦА 6)	Повторы ЦАГ в гене альфа-1а субъединицы кальциевого канала (19p)
Тип 7 (СЦА 7)	Повторы ЦАГ в гене атаксина-7 (3q)
Тип 8 (СЦА 8)	Повторы ЦТГ (13q)
Тип 9 (СЦА 9)	Локус не установлен
Тип 10 (СЦА 10)	Локус 22q
Тип 11 (СЦА 11)	Локус 15q
Тип 12 (СЦА 12)	Повторы ЦАГ (5q)
Тип 13 (СЦА 13)	Локус 19q
Тип 14 (СЦА 14)	Локус 19q
Тип 15 (СЦА 15)	Локус не установлен
Тип 16 (СЦА 16)	Локус 8q
Тип 17 (СЦА 17)	Повторы ЦАГ в гене ТАТА-связывающего белка.

13. Опишите наиболее частые клинические проявления аутосомно-доминантных СЦА.

Симптомы наследственных аутосомно-доминантных атаксий во многом схожи и перекрываются, так что эти заболевания часто не удается различить на основе клинических проявлений. В большинстве случаев поражается мозжечок и его связи, в результате развивается прогрессирующее нарушение его функций, что проявляется нарастающей неустойчивостью при ходьбе, дискоординацией в конечностях, дизартрией.

14. Каковы клинические проявления атаксии Фридрейха?

Атаксия Фридрейха представляет собой заболевание с аутосомно-рецессивным типом наследования, при котором поражаются мозжечок, спинной мозг, периферические нервы и сердце. Кроме того, выявляются нарушения углеводного обмена. Для этого заболевания характерны раннее начало в возрасте до 20 лет и быстрое прогрессирование. Оно дебютирует, как правило, с неустойчивости при ходьбе, но с самого начала может наблюдаться и атаксия в руках. Часто возникают сколиоз и дизартрия. Типичными для данного заболевания являются утрата всех сухожильных рефлексов, нарушение вибрационной и суставно-мышечной чувствительности, а также наличие патологических стопных рефлексов. Среди других симптомов следует отметить слабость и атрофию мышц, гипертрофическую кардиомиопатию, полую стопу, глазодвигательные нарушения, сахарный диабет и тугоухость. Многие пациенты уже с молодого возраста прикованы к инвалидной коляске. Современные генетические исследования показали, что в основе заболевания лежит экспансия тринуклеотидного повтора гуанин-аденин-аденин (ГАА) на 9-й хромосоме. Однако каким образом данный генетический дефект приводит к симптомам заболевания, остается неясным. В настоящее время эффективного патогенетического лечения не разработано. Симптоматические меры, например, лечение сколиоза с помощью ортопедических мероприятий или коррекция кардиальной патологии соответствующими препаратами, могут продлить жизнь пациентов.

Campuzano V, Montermini L, Molto MD, et al: Friedreich's ataxia: Autosomal recessive disease caused by an intronic GAA triplet repeat expansion. Science 271:1423–1425, 1996.

15. Чем отличается диагностика новообразований задней черепной ямки у детей и взрослых?

Опухоли задней черепной ямки составляют приблизительно 50% всех новообразований у детей. Среди опухолей данной локализации можно выделить 4 основных типа: астроцитома мозжечка, медуллобластома (примитивная нейроэктодермальная опухоль), эпендимома четвертого желудочка, а также глиома ствола. У взрослых новообразования задней черепной ямки встречаются значительно реже. Они представлены в основном гемангиобластомой, метастазами, невриномой (шванномой) слухового нерва и менингиомой.

McAllister LD, Ward JH, Schulman SF, DeAngelis LM: Practical Neuro-oncology. Boston, Butterworth-Heinemann, 2002.

16. Опишите клинические проявления инфаркта и кровоизлияния в мозжечок. В чем особенность ведения больных?

Клинически инфаркт мозжечка и кровоизлияние в мозжечок бывает трудно отличить друг от друга. Внезапное появление головной боли, рвоты, головокружения, атаксии, особенно у пациентов, страдающих артериальной гипертензией, должно рассматриваться как неотложное состояние, требующее исключения сосудистой природы. Высокая степень диагностической настороженности может обеспечить постановку правильного диагноза при помощи КТ или МРТ. Распространение гематомы или отека может быстро приводить к сдавлению ствола мозга и мозжечковому вклинению, которые сопровождаются такими симптомами, как гемипарез, мостовой паралич взора, угнетение сознания, нерегулярное дыхание или кома. Быстрое хирургическое удаление гематомы или некротизированной ткани мозжечка может сохранить жизнь пациенту.

Amarenco P: The spectrum of cerebellar infarctions. Neurology 41:973–979, 1991.

17. Каковы клинические признаки и причины синдрома мостомозжечкового угла?

Патологические процессы в пространстве между мозжечком и мостом часто приводят к сдавлению и нарушению функций близлежащих черепных нервов, а именно тройничного, лицевого и преддверно-улиткового (V, VII и VIII). Поражение тройничного нерва часто обнаруживается по снижению или отсутствию роговичного рефлекса на стороне поражения. Позднее могут появляться другие сенсорные симптомы и двигательные нарушения: онемение лица, слабость жевательной мускулатуры. При вовлечении лицевого нерва развиваются лицевая миокимия (непроизвольные волнообразные сокращения мимических мышц) и паралич мимической мускулатуры на стороне поражения. О вовлечении преддверно-улиткового нерва могут свидетельствовать снижение слуха, шум в ушах и головокружение. По мере роста образования возможно сдавление стволовых структур, что проявляется двусторонними симптомами поражения длинных проводников или обструкцией водопровода мозга с развитием гидроцефалии и повышения внутричерепного давления. Компрессия полушария мозжечка, прилежащего к мостомозжечковому углу, проявляется нарушением координации и интенционным тремором в ипсилатеральных конечностях, а также нистагмом.

Kondziozka D, Lunsford LD Flickinger JC: Acoustic Neuromas. Curr Treatment Options Neurol 4:157–165, 2002.

18. Что такое невринома слухового нерва?

Невринома (шваннома) слухового нерва — самая частая экстрамедуллярная опухоль, которая вызывает синдром мостомозжечкового угла. Это новообразование исходит из шванновских клеток, которые формируют оболочку преддверно-улиткового нерва, в месте его входа в ствол головного мозга. Дифференциально-диагностическим признаком, позволяющим отличить невриному слухового нерва от других причин синдрома мостомозжечкового угла, является раннее развитие симптомов поражения преддверно-улиткового (VIII) нерва. Функции лицевого (VII) нерва при этой опухоли нарушаются намного позднее. Раннее поражение лицевого нерва — достаточное основание, чтобы заподозрить другой патологический процесс — например, менингиому, эпидермоид, краниофарингиому, опухоль яремного клубочка или аневризму базилярной артерии. Интрамедуллярные образования ствола и мозжечка также могут вызывать синдром мостомозжечкового угла — при достаточно больших размера и распространении в мостомозжечковое пространство (рис. 10.2).

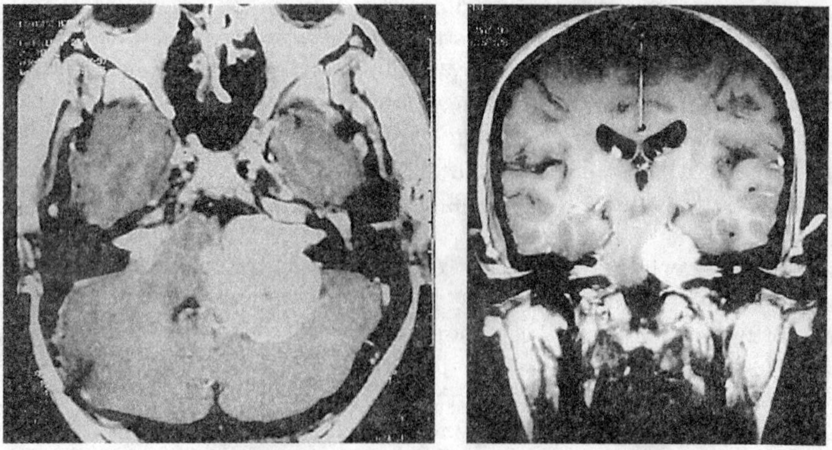

Рис. 10.2. Т1-взвешенные МРТ изображения с гадолиниевым контрастированием: двусторонняя невринома слуховых нервов (особенно большая слева) у пациента с нейрофиброматозом

19. Каковы клинические проявления синдромов мозжечкового вклинения?

Объемные образования мозжечка, особенно опухоли и гематомы на ранних стадиях проявляются лишь неспецифическими симптомами, такими как головная боль. Однако по мере роста патологического очага нарастает внутричерепное давление, что приводит к вклинению мозжечка в одном из двух направлений: вверх или вниз.

Нижнее вклинение развивается наиболее часто. В результате нарастания внутричерепного давления в задней черепной ямке миндалины мозжечка смещаются вниз в большое затылочное отверстие, что приводит к компрессии продолговатого мозга. Она характеризуется нарастающей тошнотой, ригидностью шейных мышц, асимметрией глазных яблок, коматозным состоянием, атактическим дыханием, остановкой дыхания и смертью. Зрачковые нарушения не характерны вплоть до развития терминального состояния. В отсутствие надлежащих неотложных мероприятий данное состояние ведет к летальному исходу.

Верхнее вклинение развивается, если объемное образование мозжечка смещает его и верхние отделы ствола вверх через вырезку мозжечкового намета. Клинические признаки вызваны нарастающей компрессией моста и среднего мозга. У пациента наблюдаются оглушение или кома, сужение зрачков или анизокория (реакции вначале сохранены). Окулоцефалическая и окуловестибулярная реакции нарушены. Гемипарез может прогрессировать с развитием тетрапареза и декортикационной позы. Может наблюдаться нарушение дыхания (центральная гипервентиляция или апнейстическое дыхание).

20. Каковы методы лечения мозжечкового вклинения?

Временное улучшение может быть достигнуто путем назначения осмотических диуретиков и гипервентиляции, однако решающим является хирургическое вмешательство, направленное на декомпрессию и, по возможности, удаление объемного образования.

21. Что такое паранеопластическая дегенерация мозжечка (ПДМ)?

Паранеопластическая дегенерация мозжечка (ПДМ) — самое частое отдаленное осложнение злокачественного новообразования, связанное с поражением головного мозга. Она развивается при раке легкого (особенно мелкоклеточном), яичника и молочной железы, а также при лимфогранулематозе. Симптомы поражения мозжечка обычно начинаются с локомоторной атаксии, развивающейся в течение нескольких недель или месяцев. Симптомы быстро нарастают, развивается тяжелая симметричная атаксия конечностей и туловища в сочетании с дизартрией и нистагмом. Таким образом, при развитии быстро прогрессирующего симметричного мозжечкового синдрома у взрослого пациента в первую очередь следует заподозрить ПДМ. Патоморфологическим субстратом ПДМ является массовая гибель клеток Пуркинье во всех частях мозжечка. Нейровизуализация на ранней стадии не выявляет каких-либо изменений, однако на более поздней стадии определяется картина прогрессирующей атрофии мозжечка. В ряде случаев мозжечковая симптоматика регрессирует после удаления новообразования, явившегося причиной ПДМ. Плазмаферез не эффективен.

22. За счет каких механизмов развивается ПДМ?

Непосредственной причиной ПДМ может быть аутоиммунный процесс. В плазме и ЦСЖ у больных ПДМ обнаруживаются антитела к антигенам клеток Пуркинье. Маркерами ПДМ принято считать два вида антител: анти-Yo антитела (антитела к цитоплазме клеток Пуркинье), которые обнаруживаются у больных с новообразованиями гинекологической сферы, и анти-Hu антитела (антинейрональные ядерные антитела), которые выявляются у некоторых больных с мелкоклеточным раком легкого. Однако патогенетическое значение данных антител еще не ясно.

Darnell RB: Paraneoplastic neurologic disorders. Arch Neurol 61:30–32, 2004.

Lai EC: Paraneoplastic syndromes. In Rolak LA, Harati Y (eds): Neuroimmunology for the Clinician. Boston, Butterworth-Heinemann, 1997.

ВЕБСАЙТЫ

1. http://www.anatomy.wisc.eclu
2. http://www.ataxia.org

ЛИТЕРАТУРА

1. Adams RD, Victor M, Ropper AH: Principles of Neurology, 6th ed. New York, McGraw-Hill, 1997.
2. Kandel ER, Schwartz JH, Jessell TM: Principles of Neural Science, 4th ed. New York, McGraw-Hill, 2000.
3. Lechtenberg R: Handbook of Cerebeiiar Diseases. New York, Marcel Dekker, 1993.
4. Rotak LA, Harati Y: Neuroimmunology for the Clinician. Boston, Butterworth-Heinemann, 1997.

Глава 11. БАЗАЛЬНЫЕ ГАНГЛИИ И ЭКСТРАПИРАМИДНЫЕ РАССТРОЙСТВА

Philip A. Hanna, Francisco Cardoso, Joseph Jankovic

АНАТОМИЯ И ФИЗИОЛОГИЯ

1. Какие структуры объединены под названием «базальные ганглии»?

Базальные ганглии – это группа ядер, расположенных в глубинных отделах головного мозга и верхней части ствола. Базальные ганглии включают стриатум (полосатое тело), в котором выделяют хвостатое ядро, скорлупу и вентральный стриатум; паллидум, который состоит из внутреннего и наружного сегментов бледного шара; субталамическое ядро и черную субстанцию, состоящую из компактной и ретикулярной частей. Скорлупа и бледный шар вместе образуют чечевицеобразное (лентикулярное) ядро, получившее название вследствие внешнего сходства с чечевичным зерном или линзой. Эти тесно связанные между собой структуры прежде всего отвечают за контроль двигательных функций (рис. 11.1).

Obeso JA, Rodriguez-Oroz MC, Rodriguez M, et al: Pathophisiology of basal ganglia in Parkinson's disease. Trends Neurosci 23(10 Suppl):S8–S19, 2000.

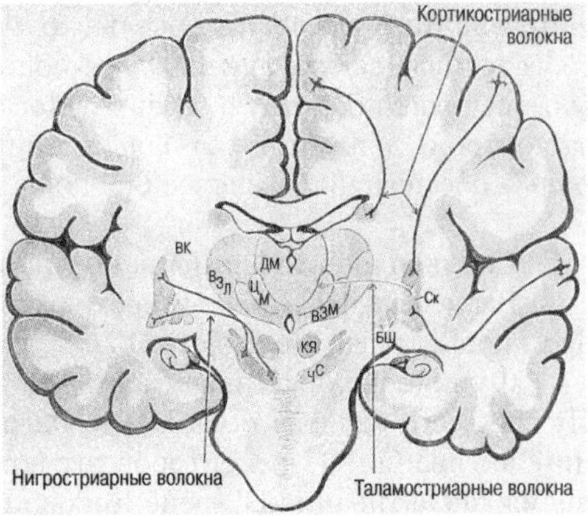

Рис. 11.1. Базальные ганглии и таламус. Ск – скорлупа, БШ – бледный шар, ЧС – черная субстанция, КЯ – красное ядро, ВК – внутренняя капсула, ВЗЛ – вентральное заднелатеральное ядро, ВЗМ – вентральное заднемедиальное ядро, ЦМ – центромедиальное ядро, ДМ – дорсомедиальное ядро

2. Как организованы базальные ганглии?

Внутри базальных ганглиев выделяют три уровня. Первый включает 2 основных пути от стриатума: 1) непрямой путь к наружному сегменту бледного шара; 2) прямой путь к черной субстанции и внутреннему сегменту бледного шара. Второй уровень состоит из путей, идущих от коры головного мозга (пластины 5-го слоя корковых нейронов) к стриосомам и матриксу стриатума [распределение нейронов в стриатуме имеет мозаичный характер, клетки образуют скопления (стриосомы), которые чередуются с зонами менее плотного расположения клеток (матрикс)]. Третий уровень соответствует топографическому распределению корковых проекций на другие отделы стриатума.

Gerfen CR: Molecular effects of dopamine on striatal-projection pathways. Trends Neurosci 23(10 Suppl):S64–S70, 2000.

3. Какие нейромедиаторы обеспечивают передачу нервных импульсов в двух основных стриарных путях?

Самая большая популяция клеток в стриатуме – ГАМК-ергические средние шиповидные нейроны, волокна от которых направляются к бледному шару и черной субстанции. Приблизительно 50% этих клеток содержат также субстанцию Р и динорфин и проецируются на черную субстанцию и внутренний сегмент бледного шара. Другая половина нейронов продуцирует энкефалин и направляет свои аксоны к наружному сегменту бледного шара. Эти два пути называют соответственно стриатонигральным (прямым) и стриопаллидарным (непрямым).

Chase TN, Oh JD: Striatal dopamine-and glutamate-mediated dysregulation in experimental parkinsonism. Trends neurosci 12(10 Suppl): S86–S91, 2000.

4. Какие структуры являются основным источником афферентации, следующей от базальных ганглиев?

ГАМК-ергические нейроны ретикулярной части черной субстанции и внутреннего сегмента бледного шара. Ретикулярная часть черной субстанции и внутренний сегмент бледного шара образуют единый нейрональный комплекс, проецирующийся на медиодорсальную и вентральную группы таламических ядер (обеспечивают обратную связь с лобной корой), интраламинарные ядра таламуса (обеспечивают обратную связь с полосатым телом), верхний холмик (ответственен за контроль движений глаз), а также педункулопонтинное ядро (предполагаемая роль – обеспечение равновесия и поддержания позы).

5. Сколько идентифицировано типов дофаминовых рецепторов?

Выделено, фармакологически охарактеризовано и клонировано пять типов дофаминовых рецепторов (D1–D5).

Функциональная значимость множественности рецепторов остается неясной. Лучше всего изучена роль D1- и D2-рецепторов в организации моторных функций; активация D1-рецепторов играет важную роль в патогенезе дистонии, в то время как активация D2-рецепторов приводит к возникновению хореического гиперкинеза. Клозапин – производное дибензодиазепина, специфический блокатор D4-рецепторов, который является эффективным антипсихотическим средством. При применении клозапина, который, по-видимому, обладает также способностью блокировать D2-рецепторы, отмечено развитие акатизии, острой дистонической реакции и поздней дискинезии.

Dave M: Clozapine-related tardive dyskinesia. Biol Psychiatry 35:886, 1994.

Khan ZU, Gutierrez A, Martin R, et al: Dopamine D5 receptors of rat and human brain. Neuroscience 100: 689–699, 2000.

6. Каким образом D1 и D2 рецепторы распределены в стриатуме?

D1-рецепторы преимущественно локализуются на стриатонигральных нейронах, в то время как D2-рецепторы в основном расположены на стриопаллидарных нейронах. Согласно экспериментальным данным, D1- и D2-рецепторы в стриатуме опосредуют возбуждающий и тормозной эффекты соответственно.

ПАРКИНСОНИЗМ

7. Какие нейрофизиологические изменения имеют место в базальных ганглиях при болезни Паркинсона (БП)?

Гибель нейронов в черной субстанции с последующим истощением запасов дофамина в стриатуме составляет нейрохимическую и патоморфологическую основу болезни Паркинсона. Дофаминергическая деафферентация приводит к нарушению функции стриатума, которое заключается в снижении активности стриатонигрального пути и повышению активности стриопаллидарного пути. Этот дисбаланс, в свою очередь, приводит к ослаблению торможения (растормаживанию) субталамического ядра, а также повышению активности нейронов внутреннего сегмента бедного шара и ретикулярной части черной субстанции. Это влечет за собой усиление торможения вентральных ядер таламуса, которые обеспечивают активацию корковых зон, вовлеченных в генерацию движений. Таким образом, окончательным эффектом, к которому приводит недостаток дофамина, является обеднение и замедление движений (гипокинезия).

Braak H, Braak E: Pathoanatomy of Parkinson's disease. J neurol 247(suppl 2):II3–II10, 2000.

8. Каковы основные жалобы и клинические проявления при паркинсонизме?

Тремор покоя — один из наиболее характерных симптомов паркинсонизма. Он характеризуется колебательными движениями по типу пронации-супинации частотой 3–5 Гц. Кроме верхних конечностей, где тремор может приобретать характер «скатывания пилюль» или «счета монет», дрожание может захватывать лицевую мускулатуру (губы и подбородок), а также нижние конечности. Тремор головы исключительно редко встречается при паркинсонизме, его наличие заставляет скорее предполагать эссенциальный тремор (ЭТ).

В рамках **гипокинезии** выделяют брадикинезию (замедленность движений) и олигокинезию (затруднение инициации и обеднение рисунка движений). В результате гипокинезии больные могут испытывать трудности при одевании, приеме пищи, осуществлении гигиенических процедур. Гипокинезию несложно выявить, если попросить пациента произвести быстрые альтернирующие движения, например пронацию и супинацию предплечий.

Еще одним характерным проявлением паркинсонизма служит **ригидность**, которая часто сочетается с феноменом «зубчатого колеса». Нарушения постуральных рефлексов приводят к постуральной неустойчивости и частым падениям. Типичная паркинсоническая походка часто отражает комбинацию гипокинезии, ригидности и постуральной неустойчивости.

Gelb DJ, Oliver E, Gilman S: Diagnostic criteria for Parkinson's disease. Arch Neurol 56:33–39, 1999.

9. Каковы наиболее распространенные причины паркинсонизма?

В отобранной популяции, например, среди пациентов, обращающихся за помощью в центр, специализирующийся на расстройствах движений, самой частой причиной паркинсонизма является болезнь Паркинсона, которая составляет 77,7% всех случаев паркинсонизма. Другие частые причины — заболевания из группы «паркинсонизм-плюс» (12,2%), вторичный паркинсонизм (8,2%) и паркинсонизм при наследственных дегенеративных заболеваниях (0,6%) (табл. 11.1).

Riley DE: Secondary parkinsonism. In Jakovic J, Tolosa E (eds): Parkinson's disease and movement disorders. Baltimore, Williams & Wilkins, 1999.

10. Каковы причины болезни Паркинсона?

Несмотря на то, что заболевание описано давно — в 1817 году, его причина до сих пор не известна. Обнаружение способности 1-метил-4-фенил-1,2,3,6-тетрагидропиридина (МФТП) вызывать у человека и приматов синдром паркинсонизма, по своим проявлениям весьма близкий к болезни Паркинсона, заставило предположить, что аналогичные вещества в природе могут приводить к возникновению БП.

Одна из теорий патогенеза болезни Паркинсона предполагает, что в результате нарушения функционирования антиоксидантной системы и повышенного образования высоко реактивных, токсичных свободных радикалов (окислительный стресс) происходит быстрое накопление аномальных белков в пораженных нейронах, превышающее возможности их утилизации убиквитин-зависимой системой протеолиза. Это приводит к образованию включений в цитоплазме клеток, получивших название тельца Леви.

Накапливается все больше фактов, которые свидетельствуют о роли наследственной предрасположенности при болезни Паркинсона. В литературе встречаются описания семейных случаев с симптомами, в той или иной степени типичными для болезни Паркинсона, которые передаются по аутосомно-доминантному типу. Имеются также данные, свидетельствующие о более высокой конкордантности монозиготных близнецов по данному заболеванию.

Хотя этиология БП до сих пор остается предметом дискуссий, можно предполагать, что причиной заболевания является взаимодействие факторов внешней среды и наследственной предрасположенности.

Greenamyre JT, Hastings TG: Parkinson's divergent causes, convergent mechanisms. Science 304:1120–1122, 2004.

Kuopio AM, Marttila RJ, Helenius H, Rinne UK: Environmental risk factors in Parkinson's disease. Mov disord 14:928–939, 1999.

Olanow CW, Perl DR, De Martino GN, et al: Lewy-body formation is an aggresome-related process: a hypothesis. Lancet neurol 3:496–503, 2004.

Polimeropoulous MH, Lavedan C, Leroy E, et al: Mutation in the alpha-synuclein gene identified in families with parkinson's disease. Science 276:2045, 1997.

Scott WK, Yamaoka LH, Stajich JM, et al: The alpha-synuclein gene is not a major risk factor in familial Parkinson's disease. Neurogenetics 2(3):191–192, 1999.

Таблица 11.1

Причины паркинсонизма

I. Идиопатический паркинсонизм

- Болезнь Паркинсона (БП)
  - Спорадическая форма
  - Семейная форма

II. Вторичный паркинсонизм

- Лекарственный
  - Блокаторы дофаминовых рецепторов (нейролептики, противорвотные средства, например, метоклопрамид)
  - Препараты, истощающие запасы дофамина (резерпин, тетрабеназин)
  - Блокаторы кальциевых каналов (флунаризин, циннаризин, дилтиазем)
  - Препараты лития
  - Метилдофа
- Гемиатрофия-гемипаркинсонизм
- Гидроцефалия
  - Нормотензивная гидроцефалия
  - Несообщающаяся гидроцефалия
- Гипоксия
- Инфекционные заболевания
  - СПИД
  - Болезнь Крейтцфельдта–Якоба
  - Грибковые заболевания
  - Болезнь интрацитоплазматических гиалиновых включений
  - Постэнцефалитический паркинсонизм
  - Подострый склерозирующий панэнцефалит
- Нарушения метаболизма
  - Приобретенная гепатоцеребральная дегенерация (хроническая печеночная энцефалопатия)
  - Гипокальциемический паркинсонизм
- Паранеопластический паркинсонизм
- Сирингомезэнцефалия
- Интоксикации
  - Сероуглерод
  - Окись углерода (угарный газ)
  - Цианиды
  - Дисульфирам
  - Этанол
  - Марганец
  - Метанол
  - 1-метил-4-фенил-1,2,3,6-тетрагидропиридин (МФТП)
- Черепно-мозговая травма
- Опухоли
- Сосудистый паркинсонизм
  - Мультиинфарктное состояние
  - Болезнь Бинсвангера
  - «Паркинсонизм нижней половины тела»

III. «Паркинсонизм-плюс»

- Болезнь Альцгеймера с паркинсонизмом
- Кортикобазальная дегенерация (КБД)
- Болезнь диффузных телец Леви
- Мультисистемная атрофия (МСА):
  - Синдром Шая–Дрейджера
  - Спорадическая оливопонтоцеребеллярная атрофия (ОПЦА)
  - Стриатонигральная дегенерация
- Паркинсонизм-БАС-деменция
- Прогрессирующая паллидарная атрофия
- Прогрессирующий надъядерный паралич (ПНП)

Таблица 11.1 (продолжение)

Причины паркинсонизма

IV. Наследственные дегенеративные заболевания
Цероидный липофусциноз
Болезнь Герстманна–Штрausслера –Шенкера
Наследственная оливопонтоцеребеллярная атрофия (ОПЦА)
Болезнь Галлервордена–Шпатца
Болезнь Гентингтона
Леводопа-чувствительная дистония с суточными колебаниями
Болезнь Мачадо–Джозеф (Азорская наследственная атаксия)
Митохондриальные цитопатии со стриарным некрозом
Нейроакантоцитоз
Синдром таламической деменции
Гепатолентикулярная дегенерация
Х-сцепленная дистония-паркинсонизм
Комплекс расторможенность-деменция-паркинсонизм-амиотрофия (связанный с 17-хромосомой)
Болезнь телец Леви с аутосомно-доминантным наследованием
Наследственная недостаточность церулоплазмина
Семейный прогрессирующий подкорковый глиоз
Семейная кальцификация базальных ганглиев
Семейный паркинсонизм с периферической невропатией
Паркинсонизм-пирамидный синдром

11. Каковы клинические и патоморфологические признаки БП?

В типичных случаях БП начинается исподволь на шестом десятилетии жизни. Клинические проявления сначала носят односторонний характер или преобладают на одной стороне тела. Различают два основных клинических типа БП: **тип с преобладанием дрожания (дрожательный тип)**, который характеризуется **преобладанием тремора** с самого начала заболевания, медленным прогрессированием и относительно сохранными когнитивными функциями, и **тип с преобладанием постуральной неустойчивости и нарушений ходьбы**. В последнем случае более выражена гипокинезия, заболевание отличается более быстрым прогрессированием и развитием деменции. При патоморфологическом исследовании выявляется гибель дофаминергических нейронов в черной субстанции, при этом оставшиеся нервные клетки содержат тельца Леви. Другие пигментированные ядра ствола головного мозга, такие как голубоватое пятно и вентральная часть покрышки, также вовлечены в патологический процесс, хоть и в меньшей степени, чем черная субстанция. Недавнее клинико-патоморфологическое исследование показало, что наличие тремора покоя с наибольшей точностью предсказывает выявление при аутопсии телец Леви.

Jankovic J, Beach J, Schwartz K, Contant C: Tremor and longevity in relatives of patients with Parkinson's disease, essential tremor and control subjects. Neurology 45:645–648, 1995.

Jankovic J, McDermott M, Carter J et al: Variable expression of Parkinson's disease: a baseline analysis of the DATATOP cohort. Neurology 40:1529–1534, 1990.

Giladi N, McDermott MP, Fahn S, et al: Parkinson study group. Freezing of gait in PD: progressive assessment in the DATATOP cohort. Neurology 56:1712–721, 2001.

12. Насколько достоверен клинический диагноз БП?

Данный вопрос поднимался в двух клинико-патоморфологических исследованиях (Rajput и соавт., 1991; Huges и соавт., 1992). В обоих случаях оказалось, что у 24% пациентов, которым при жизни ставился диагноз БП, на аутопсии были обнаружены признаки другого заболевания. Данные этих исследований свидетельствуют, что у больных с типичными симптомами болезни Паркинсона на вскрытии могут обнаружиться другие заболевания. И наоборот, характерным патоморфологическим признакам могут соответствовать атипичные клинические проявления. Такие критерии, как асимметричное начало заболевания, отсутствие других причин паркинсонизма и атипичных симптомов способствовали повышению специфичности клинического диагноза БП до 92% (как показало лондонское исследование), однако в 32% случаев патоморфологически диагностированной БП клиническая картина не соответствовала приведенным выше клиническим критериям, что свидетельствует об их низкой чувствительности.

Hugles AJ, Ben-Shlomo Y, Daniel SE, Lees AJ: What features improve the accuracy of clinical diagnosis in Parkinson's disease. A clinicopathological study. Neurology 42:1142–1146, 1992b.

Hugles AJ, Daniel SE, Kilford L, Lees AJ: Diagnose of idiopathic Parkinson's disease. A clinicopathological study of 100 cases. J neurol neurosurg psychiatry 55:181, 1992a.

Jankovic J, Rajput AH, McDermott M, Perl DP: the evolution of diagnosis in early Parkinson's disease. Parkinson study group. Arch neurol 57(3):369–372, 2000.

13. Какова роль антихолинергических препаратов и амантадина в лечении БП?

На ранних стадиях БП антихолинергические средства в комбинации с депренилом могут применяться как препараты первого ряда. Тем не менее по мере прогрессирования заболевания возникает необходимость в дополнительном назначении препаратов леводопы. Однако даже в этой ситуации у некоторых пациентов сохраняется положительный эффект антихолинергических средств и амантадина. Тремор относительно резистентен к дофаминергическим средствам, и для его уменьшения к препаратам леводопы можно добавить другие, вспомогательные средства. В отличие от антихолинергических средств, амантадин, обладающий легким антихолинергическим эффектом, способствует увеличению высвобождения дофамина и уменьшает ригидность и гипокинезию. Кроме того, недавние исследования показали, что амантадин может уменьшать дискинезии, вызванные приемом леводопы.

При назначении антихолинергических препаратов необходимо соблюдать меры предосторожности, так как, кроме сухости во рту и затруднения мочеиспускания, они могут вызывать дезориентацию, спутанность сознания, снижение памяти, особенно это касается пожилых больных. Кроме того, при назначении амантадина в некоторых случаях отмечаются такие побочные эффекты, как снижение когнитивных функций, ретикулярное ливедо, отеки нижних конечностей, ухудшение уже имеющейся сердечной недостаточности.

Jankovic J: Therapeutic strategies in Parkinson's disease. In Jankovic J, Tolosa E (eds): Parkinson's disease and movement disorders, 4th ed. Baltimore, William & Wilkins, 2002.

Luginger E, Wenning GK, Bosch S, Poewe W: Beneficial effects of amantadine on L-dopa-induced dyskinesias in Parkinson's diseases. Mov disord 15:873–878, 2000.

14. Когда к лечению необходимо подключать препараты леводопы?

Основным принципом терапии БП является возмещение дефицита дофамина. Этот подход был разработан в 1960-е годы. В настоящее время вместо дофамина, который не проходит через гематоэнцефалический барьер, используется комбинация препаратов леводопы и ингибитора ДОФА-декарбоксилазы (бензеразида или карбидопы). Леводо́па превращается в дофамин, а ингибитор ДОФА-декарбоксилазы тормозит на периферии распад леводопы. То, что процесс ингибирования ДОФА-декарбоксилазы происходит именно на периферии, а не в головном мозге, существенно снижает дозу леводопы, необходимую для лечения, а также уменьшает риск возникновения побочных эффектов со стороны желудочно-кишечного тракта (тошнота и рвота).

Наиболее оправданной тактикой является назначение препаратов леводопы, начиная с того момента, когда проявления паркинсонизма начинают затруднять повседневную активность, нарушают социальную адаптацию пациентов и ограничивают трудоспособность. Более предпочтительным является назначение препаратов леводопы с замедленным высвобождением (например, синемета CR или мадопара ГСС), так как они способствуют более постоянной активации дофаминовых рецепторов, что обеспечивает более длительный и предсказуемый ответ на терапию, чего не наблюдается при применении более короткодействующих стандартных препаратов леводопы, приводящих к прерывистой стимуляции дофаминовых рецепторов. Начальная доза синемета CR обычно составляет 25/100 два или три раза в день. Поддерживающая доза для пациентов с развернутой стадией заболевания составляет 200–600 мг леводопы в день. Другие лекарственные формы леводопы включают синемет 10/100, синемет 25/250 и синемет CR 50/200. Доза карбидопы не должна превышать 150 мг в день, иначе вещество может проникнуть через гематоэнцефалический барьер, что приведет к ингибированию центральной ДОФА-декарбоксилазы. Поэтому в случаях, когда необходимо назначать высокие дозы леводопы, более предпочтительной являются таблетки синемета 25/250, а не 25/100.

Agid Y: Levodopa: Is toxicity a myth? Neurology 50:858–863,1998.

Camp DM, Loeffler DA, LeWitt PA: L-Dopa does not enhance hydroxyl radical formation in the nigrostriatal dopamine system of rats with a unilateral 6-hydroxydopamine lesion. J Neurochem 74:1229–1240, 2000.

Shulman LM: Levodopa toxicity in Parkinson's disease: Reality or myth? Reality – practice patterns should change. Arch Neurol 57(3):406–407; discussion 410, 2000.

15. Каковы наиболее распространенные периферические побочные эффекты препаратов леводопы? Каким образом их предотвращают?

В начале терапии препаратами леводопы наиболее частыми периферическими побочными эффектами являются тошнота и рвота. Во многих случаях эти симптомы можно предотвратить, если принимать препарат после еды. В некоторых случаях необходимо дополнительное назначение карбидопы (обычно назначают дополнительный прием таблетки 25 мг с каждым приемом синемета). Только у небольшого числа пациентов эти меры оказываются неэффективными. При возникновении побочных эффектов со стороны желудочно-кишечного тракта не следует назначать такие блокаторы дофаминовых рецепторов, как метоклопрамид, так как это может привести к усугублению проявлений БП. Альтернативные средства – домперидон и циклизин – являются достаточно эффективными.

Ортостатическая гипотензия – наиболее часто встречающийся побочный эффект со стороны сердечно-сосудистой системы. Для его предотвращения необходимо в рацион добавить повышенное количество соли, следует носить специальные эластичные чулки, а также применять такие средства, как флудрокортизон, индометацин или мидодрин.

Jankovic J: Levodopa strengths and weaknesses. Neurology 58(4 Suppl 1):S19–32, 2002.

Jankovic J, Gilden JL, Hiner BC, et al: Neurogenic orthostatic hypotension: A double-blind placebo controlled study with midodrine. Am J Med 95:38–48, 1993.

16. В чем заключаются флуктуации клинических проявлений при БП?

Хоть и считается, что флуктуации клинических проявлений при БП связаны с приемом препаратов леводопы, в некоторых случаях суточные колебания симптомов отмечаются у пациентов, которые никогда не принимали дофаминергических средств. Флуктуации наблюдаются не только в двигательной сфере, но также затрагивают настроение и вегетативные функции. Например, у некоторых больных отмечается депрессия в периоды «выключения» и эйфория в периоды «включения». Утомление и стресс, как правило, усиливают выраженность упомянутых симптомов. Наиболее ярким примером спонтанно возникающих флуктуаций являются парадоксальные дискинезии, когда под действием запредельной стрессовой ситуации почти обездвиженные больные паркинсонизмом неожиданно вскакивают и бегут (табл. 11.2).

Linazasoro G, Antonini A, Maguire RP, et al: Pharmacological and PET studies in patient's with Parkinson's disease and a short duration-motor response: implications in the pathophysiology of motor complications. J Neural Transm 111:497–509, 2004.

Olanow CW, Obeso JA: Preventing levodopa-induced dyskinesias. Ann Neurol 47:S167-S176, 2000.

Schrag A, Quinn N: Dyskinesias and motor fluctuations in Parkinson's disease: A community-based study. Brain 123(Pt 11):2297–2305, 2000.

17. Каков механизм действия синемета CR в лечении флуктуаций при БП?

Синемет CR – комбинированный препарат, содержащий леводопу и карбидопу в определенных соотношениях (в 1 таблетке содержатся 25/100 или 25/200 мг). Он используется вместо стандартного препарата синемет (10/100, 25/100, 25/250). Переход от обычной формы синемета к синемету CR должен быть заранее подготовлен. Из-за более низкой биодоступности при назначении синемета CR суточная доза леводопы может быть повышена на 30%. Тем не менее, многим пациентам необходимо повышение дозы на 50% в сравнении с дозой леводопы в составе стандартного препарата. При назначении синемета CR могут возникнуть проблемы, связанные с длительным латентным периодом. Это можно преодолеть путем добавления к первой утренней дозе синемета CR половины таблетки стандартного синемета 25/100. К сожалению, у большинства пациентов наряду с флуктуациями возникают дискинезии пика дозы. Последние могут усугубляться при усилении дофаминергической стимуляции, обеспечиваемой синеметом CR.

Таблица 11.2

Флуктуации клинических проявлений при болезни Паркинсона и их лечение

ТИП ФЛУКТУАЦИЙ	ЛЕЧЕНИЕ
Феномен «истощения» конца дозы	Ингибиторы КОМТ* Повышение частоты приема леводопы Препараты леводопы с замедленным высвобождением Агонисты дофаминовых рецепторов Селегилин Амантадин Инфузия препаратов леводопы или агонистов дофаминовых рецепторов
Отсроченное начало действия	Назначение леводопы перед едой Снижение потребления белка Антациды Инфузия препаратов леводопы или агонистов дофаминовых рецепторов
Резистентные периоды «выключения»	Повышение дозы леводопы и кратности ее приема Назначение препарата перед едой Инфузия препаратов леводопы или агонистов дофаминовых рецепторов
Феномен «включения-выключения» Случайные (непредсказуемые) колебания симптомов	Назначение агонистов дофаминовых рецепторов Селегилин Инфузия препаратов леводопы или агонистов дофаминовых рецепторов
Феномен «застывания»**	Увеличение дозы леводопы Агонисты дофаминовых рецепторов Дезипрамин Применение «перевернутой» L-образной трости

* КОМТ – катехол-О-метилтрансфераза.

** Может быть не связан с лечением препаратами леводопы.

18. Каковы наиболее частые формы дискинезий, связанных с приемом препаратов леводопы? Какие существуют методы их лечения?

После трехлетнего периода лечения примерно у 50% пациентов с БП развиваются дискинезии той или иной степени, связанные с приемом препаратов леводопы. Эти нарушения можно разделить на три основных группы:

1. **Дискинезии пика дозы** (улучшение–дискинезия–улучшение) по времени совпадают с моментом максимального клинического улучшения и представлены преимущественно хореическим гиперкинезом.

2. **Двухфазные дискинезии** (дискинезия–улучшение–дискинезия) имеют место в начале и/или в конце периода «включения». Как правило, они представлены дистонией или повторными стереотипными движениями нижних конечностей. У некоторых пациентов наблюдается сочетание двух типов дискинезий, которые таким образом занимают весь период «включения».

3. **Дискинезии периода «выключения»** в типичных случаях представлены болезненной дистонией, они совпадают с периодом снижения подвижности. Наиболее демонстративный пример – ранняя утренняя дистония. Дофаминергическая терапия способствует усугублению дискинезий периода «включения» и уменьшению двух остальных типов дискинезий. Наоборот, антагонисты дофамина способствуют

улучшению при всех типах дискинезий, но отрицательно влияют на проявления БП. Дистония, индуцированная леводопой, может значительно уменьшиться под влиянием баклофена, который является агонистом ГАМК-рецепторов. Отмечено, что клозапин способен ослабить дискинезии, вызванные леводопой (табл. 11.3).

Del Dotto P, Bonuccelli U: Clozapine for the treatment of levodopa-induced dyskinesias. Lancet Neurol 2004,3: 268.

Ferreira JJ, Rascol O: Prevention and therapeutic strategies for levodopa-induced dyskinesias in Parkinson's disease. Curr Opin Neurol 13(4):431–436, 2000.

Таблица 11.3

Дискинезии, связанные с приемом леводопы

ТИП ДИСКИНЕЗИЙ	ХАРАКТЕР ГИПЕРКИНЕЗА	ЛЕЧЕНИЕ
Дискинезии пика дозы	Хорея	Уменьшение разовой дозы леводопы Добавление агонистов дофаминовых рецепторов
	Дистония	Уменьшение разовой дозы леводопы Клоназепам Баклофен Антихолинергические препараты
	Фарингеальная дистония	Уменьшение разовой дозы леводопы Добавление антихолинергических средств
	Респираторные дискинезии	Уменьшение разовой дозы леводопы Добавление агонистов дофаминовых рецепторов
	Миоклония	Клоназепам Вальпроаты Метисергид
	Акатизия*	Анксиолитики Пропранолол Опиоиды
Двухфазные дискинезии	Дистония	Увеличение разовой дозы леводопы Баклофен Препарат леводопа с замедленным высвобождением
	Стереотипии	Увеличение разовой дозы леводопы Баклофен
Дискинезии периода «выключения»	Дистония	Баклофен Агонисты дофаминовых рецепторов Антихолинергические средства Препараты леводопы с замедленным высвобождением Трициклические антидепрессанты Препараты лития Ботулинотоксин
	Акатизия*	Анксиолитики Пропранолол Опиоиды
Стриарная поза*	Дистония	Увеличение дозы леводопы Антихолинергические средства Таламотомия Ботулотоксин

* Могут быть не связаны с приемом препаратов леводопы.

Holloway RG, Shoulson I, Fahn S, Parkinson Study Group: Pramipexole versus levodopa as initial treatment for Parkinson disease: a 4-year randomized controlled trial. Arch Neurol 61:1044–1053,2004.

Stacy M: Pharmacotherapy for advanced Parkinson's disease. Pharmacotherapy 20(1 Pt 2):8S-16S, 2000.

19. Какова роль агонистов дофаминовых рецепторов в лечении БП?

Агонисты дофаминовых рецепторов оказывают прямое стимулирующее влияние на дофаминовые рецепторы и, в отличие от препаратов леводопы, не требуют метаболической трансформации в активные метаболиты. Агонисты дофаминовых рецепторов обладают некоторыми преимуществами в сравнении с леводопой, в частности, они действуют в обход дегенерирующих пресинаптических нигростриарных нейронов. При назначении агонистов дофаминовых рецепторов реже развиваются дискинезии и флуктуации. К тому же эти препараты снижают потребность в леводопе. Агонисты дофаминовых рецепторов принято назначать в дополнение к препаратам леводопы, особенно при наличии флуктуаций и дискинезии. При раннем назначении агонистов дофаминовых рецепторов развитие осложнений, связанных с длительной терапией препаратами леводопы, может откладываться, так как они позволяют, во-первых, отсрочить момент назначения леводопы, а во-вторых, после того, как она все же будет назначена, поддерживать необходимую дозу леводопы на более низком уровне.

20. Какие агонисты дофаминовых рецепторов применяют при БП? Каковы наиболее частые побочные эффекты этих препаратов?

До 1997 года для лечения БП применялись только два препарата из группы агонистов дофаминовых рецепторов – бромокриптин и перголид. С тех пор появились новые лекарственные средства – прамипексол, ропинирол, пирибедил и апоморфин.

Как бромокриптин, так и перголид, являются производными спорыньи, и их применение сопряжено с риском развития таких осложнений, как вазоконстрикция (что проявляется парестезиями в конечностях и приступами стенокардии), обострение язвенной болезни желудка или двенадцатиперстной кишки, эритромелалгия, легочный и ретроперитонеальный фиброз, а также фиброз клапанов сердца. Прамипексол, пирибедил и ропинирол не являются производными спорыньи, поэтому их назначение в меньшей степени связано с риском развития упомянутых осложнений.

Хотя применение агонистов дофаминовых рецепторов в значительно меньшей степени сопряжено с развитием флуктуаций и дискинезий, чем прием препаратов леводопы, однако при их использовании возможно усиление дискинезий пика дозы и других нежелательных эффектов, связанных с дофаминергическим действием. Такие дофаминергические побочные эффекты, как тошнота, рвота, ортостатическая гипотензия, спутанность сознания, галлюцинации, а также отеки нижних конечностей при приеме агонистов дофаминовых рецепторов наблюдаются чаще, чем при лечении леводопой.

Deleu D, Hanssens Y, Northway MG: Subcutaneous apomorphine: an evidence-based review of its use in Parkinson's disease. Drugs Aging 21:687–709, 2004.

Hanna PA, Ratkos L, Ondo WG, Jankovic J: Switching from pergolide to pramipexole in Parkinson's disease: An open study. J Neural Transm 108(1):63–70, 2001.

Jankovic J: Therapeutic strategies in Parkinson's disease. In Jankovic J, Tolosa E (eds): Parkinson's Disease and Movement Disorders, 4th ed. Baltimore, William & Wilkins, 2002.

Le WD, Jankovic J: Are dopamine receptor agonists neuroprotective in Parkinson's disease? Drugs Aging 18:389–396, 2001.

Rascol O, Brooks DJ, Korczyn AD, et al: A five-year study of the incidence of dyskinesia in patients with early Parkinson's disease who were treated with ropinirole or levodopa. 056 Study Group. N Engl J Med 342:1484–1491, 2000.

Tintner R, Jankovic J: Dopamine agonists in Parkinson's disease. Expert Opin Investig Drugs 12:1803–1820, 2003.

21. Какова роль хирургических методов в лечении БП?

Глубинная стимуляция мозга (ГСМ), в первую очередь стимуляция вентрального промежуточного ядра таламуса, оказалась весьма полезным методом, особенно эффективным в отношении тремора и дискинезий. Эта методика заключается в имплантации электрода в указанное ядро таламуса. После этого на электрод от генератора, имплантируемого под кожу в подключичной области, подаются высокочастотные импульсы, с помощью которых проводится длительная стимуляция избранной анатомической мишени. Пациент может включать и выключать устройство путем воздействия на магнит, расположенный снаружи. В отличие от таламотомии, данное вмешательство может быть двусторонним и при этом нет риска развития дизартрии.

Признание роли гиперактивности субталамического ядра (СТЯ) в патогенезе БП привело к разработке такого метода, как субталамотомия. Он оказался эффективным в ходе опытов на обезьянах, которым с целью моделирования паркинсонизма вводился МПТП. Некоторым пациентам, которым ранее вместо таламотомии была случайно проведена субталамотомия, отметили улучшение в виде уменьшения не только тремора, но и гипокинезии. Результаты проводимой в последнее время стимуляции субталамического ядра показали, что данный метод эффективен в отношении контралатеральной гипокинезии и других проявлений синдрома паркинсонизма, а также дискинезии.

Мишенью для стереотаксического вмешательства при БП является также паллидум, прежде всего задневентральная часть его внутреннего сегмента. Основным эффектом паллидотомии является значительное уменьшение индуцированных леводопой дискинезий на противоположной стороне, в ряде случаев отмечается улучшение и на стороне хирургического вмешательства. Данный метод также способствует уменьшению таких проявлений, как гипокинезия, тремор и ригидность, однако степень этого эффекта более вариабельна. После паллидотомии пациенты нуждаются в меньшей дозе препаратов леводопы. В настоящее время все большее внимание уделяется стимуляции внутреннего сегмента бледного шара.

Ashkan K, Wallace B, Bell BA, et al: Deep brain stimulation of the subthalamic nucleus in Parkinson's disease 1993–2003: where are we 10 years on? Br J Neurosurg. 18:19–34, 2004.

Hallett M, Litvan I: Scientific position paper of the Movement Disorder Society evaluation of surgery for Parkinson's disease. Task Force on Surgery for Parkinson's Disease of the

American Academy of Neurology Therapeutic and Technology Assessment Committee. Mov Disord 15(3):436–438, 2000.

Jankovic J, Cardoso F, Grossman RG, et al: Outcome after stereotactic thalamotomy for Parkinsonian, essential and other types of tremor. Neurosurgery 37:680,1995.

Jankovic J, Lai E, Ben-Arie L, et al: Levopa-induced dyskinesias treated by pallidotomy. j Neurol Sci 167:62–67, 1999.

Lozano AM, Mahant N: Deep brain stimulation surgery for Parkinson's disease: mechanisms and consequences. Parkinsonism Relat Disord (10 Suppl 1):S49–57, 2004.

22. Какова роль трансплантационной хирургии в лечении БП?

Повышенный интерес к трансплантации мозгового вещества надпочечников в базальные ганглии при БП был порожден гипотезой, что хромаффинные клетки надпочечников будут способны продуцировать дофамин в случае их пересадки в полосатое тело пациентов с БП. Несмотря на то, что первые результаты были обнадеживающими, применение этого метода в США и странах Европы было прекращено по причине его скромных лечебных результатов и высокого риска осложнений. Много научных исследований было посвящено пересадке фетальных клеток среднего мозга. Например, недавно проведенное двойное слепое плацебо-контролируемое исследование (в ходе которого сравнивались результаты проводимых на самом деле и имитируемых хирургических вмешательств) показало, что применение упомянутого метода приводит к некоторому улучшению клинических проявлений БП у пациентов моложе 60 лет по сравнению с плацебо.

Fink JS, Schumacher JM, Ellias SL, et al: Porcine xenografts in Parkinson's disease and Huntington's disease patients: Preliminary results. Cell Transplant 9:273–278, 2000.

Freed CR, Greene PE, Breeze RE, et al: Transplantation of embryonic dopamine neurons for severe Parkinson's disease. N EngI J Med 344(10)710–

Kordower JH, Freeman TB, Snow BJ: Neuropathological evidence of graft survival and striatal reinnervation after the transplantation of fetal mesencephalic tissue in a patient with Parkinson's disease. N EngI J Med 332:1118, 1995.

23. Существует ли какая-либо взаимосвязь между БП и болезнью Альцгеймера (БА)?

Современные данные опровергают мнение, что БА и БП имеют общую этиологию. Тем не менее приблизительно 30% пациентов с БП имеют явные признаки деменции. Не известно, в какой части этих случаев имеет место БА. При БП, в отличие от БА, деменция характеризуется отсутствием таких проявлений нарушения корковых функций, как афазия или апраксия, однако имеют место забывчивость, брадифрения и депрессия. Различия в профиле нейропсихологических нарушений свидетельствует о том, что когнитивный дефицит при этих заболеваниях связан с разными механизмами, причем эти различия подтверждаются патоморфологическими исследованиями. При БП наблюдается умеренная атрофия коры головного мозга, а также снижение численности нейронов в черной субстанции и в других подкорковых структурах, например в голубоватом пятне, а в оставшихся клетках обнаруживаются тельца Леви. С другой стороны, при БА в патологический процесс вовлекается в основном кора головного мозга, а основными патоморфологическими признаками являются нейрофибриллярные клубочки и амилоидные отложения.

Тем не менее недавнее исследование показало, что более чем у 50% пациентов с БА на той или иной стадии заболевания наблюдаются паркинсонизм и миоклония.

Wilson RS, Bennett DA, Gilley DW, et al: Progression of parkinsonism and loss of cognitive function in Alzheimer's disease. Arch Neurol 57:855–860, 2000.

24. Каковы основные клинические проявления прогрессирующего надъядерного паралича (ПНП)?

ПНП занимает второе место в списке причин идиопатического паркинсонизма. В типичных случаях заболевание дебютирует на седьмом десятилетии жизни. При этом семейный анамнез, как правило, отсутствует. Для пациентов с ПНП характерен паралич взора вниз, синдром паркинсонизма, псевдобульбарный синдром и лобные знаки. Часто наблюдается патология век, например, «апраксия» открывания или закрывания глаз, соответственно в связи с торможением мышцы, поднимающей верхнее веко, или круговой мышцы глаза (данный синдром обозначается так же как «застывание» век). Данные о частоте деменции при ПНП противоречивы. Дистония выявлена в 13% патоморфологически доказанных случаев ПНП.

Jankovic J: Progressive supranuclear palsy. In Griffin JW, Johnson RT (eds): Current Therapy in Neurological Diseases, 5th ed. St. Louis, Mosby, 1997, pp 279–282.

25. Каковы причины ПНП?

Причины ПНП остаются неизвестными. Результаты нейровизуализационных и патоморфологических исследований свидетельствуют, что клиническая картина, аналогичная таковой при ПНП, может наблюдаться и при мультиинфарктном состоянии. В случаях идиопатического ПНП при патоморфологическом исследовании выявляются резкое снижение численности нейронов в подкорковых структурах, таких как базальное ядро Мейерта, бледный шар, субталамическое ядро, черная субстанция, голубоватое пятно и верхние холмики. Патоморфологическими признаками заболевания служат также нейрофибриллярные клубочки, грануловакуолярная дегенерация и глиоз. Атрофия, генерализованная или фокальная (вовлекающая средний мозг и мозжечок) – один из наиболее типичных признаков, выявляемых при ПНП с помощью КТ или МРТ головного мозга. Тем не менее у 25% пациентов с ПНП нейровизуализация не выявляет каких-либо признаков патологии. Накапливается все больше данных, свидетельствующих о связи между ПНП и аллельными вариантами гена тау-протеина.

Higgins JJ, Golbe LI, De Biase A, et al: An extended 5'-tau susceptibility haplotype in progressive supranuclear palsy. Neurology 55:1364–1367, 2090.

Litvan I, Agid Y, Jankovic J, etal: Accuracy of clinical criteria for the diagnosis of progressive supranuclear palsy (Steele-Richardson-Olszewski syndrome). Neurology 46:922, 1996.

Winikates J, Jankovic J: Vascular progressive supranuclear palsy. J Neural Transm 42:S189, 1994.

26. Каким образом можно отдифференцировать ПНП от БП?

БП – самый частый ошибочный диагноз у пациентов с ПНП. Наиболее важным критерием в дифференциальном диагнозе является наличие при ПНП паралича взора вниз, который не характерен для БП. Затруднения в дифференциальной

Таблица 11.4

Дифференциальная диагностика прогрессирующего надъядерного паралича (ПНП) и болезни Паркинсона (БП)

КЛИНИЧЕСКИЕ ПРОЯВЛЕНИЯ	ПНП	БП
Типичный возраст начала заболевания (десятилетие)	7–е	6–е
Начальные симптомы	Постуральная неустойчивость и нарушения ходьбы	Тремор и гипокинезия
Семейный анамнез	–	±
Наличие множественных инфарктов	±	–
Деменция	± (нарушение визуомоторных функций)	±
Паралич взора вниз	+	–
Нарушения движений век	+	±
Псевдобульбарный синдром	+	±
Походка	С широкой площадью опоры, шаткая, ригидная	Замедленная, шаркающая, с узкой площадью опоры, семенящая
Ригидность	Аксиальная (мышцы шеи)	Генерализованная
Мимика, выражение лица	Удивленное, обеспокоенное	Гипомимия
Тремор покоя	–	+
Дистония	+	±
Пирамидные знаки	±	–
Симметричность симптомов	+	–
Снижение массы тела	–	+
Улучшение на фоне дофаминергической терапии	–	+
Индуцированные леводопой дискинезии	–	+

«+» – присутствуют, «–» – отсутствуют.

диагностике возникают в тех случаях, когда данный симптом не выражен, особенно на ранних стадиях ПНП. У некоторых больных с патоморфологически установленным диагнозом ПНП паралич взора не развивается. Трудности в диагностике ПНП приводят к тому, что его клинический диагноз устанавливают в среднем спустя 3,6 года после появления первых признаков заболевания. Компьютеризированная постурография – важный дополнительный метод, помогающий отдифференцировать раннюю стадию ПНП от БП и контрольных пожилых лиц (табл. 11.4).

Ondo W, Warrior D, Overby A, et al: Computerized posturograthy analysis of progressive supranuclear palsy: A case-control comparison with Parkinson's disease and healthy controls. Atch neurol 57(10):1464–1469, 2000.

Osaki Y, Ben-Shlomo Y, Lees AJ, et al: Accuracy of clinical diagnosis of progressive supranuclear palsy. Mov disord 19:181–189, 2004.

27. Каковы методы лечения ПНП?

Наиболее часто для лечения ПНП применяются препараты леводопы и агонисты дофаминовых рецепторов. Тем не менее даже при назначении этих лекарственных средств в высоких дозах наблюдается лишь незначительное или преходящее уменьшение симптомов паркинсонизма. Неэффективность фармакотерапии, возможно, объясняется утратой дофаминовых рецепторов в полосатом теле и наличием обширного патологического процесса, затрагивающего другие нейромедиаторные системы, например холинергическую. В настоящее время не разработаны медикаментозные средства, которые бы обеспечивали стойкий положительный эффект при ПНП. По мере прогрессирования заболевания пациенты постепенно становятся прикованными к постели, теряют способность глотать и говорить. В далеко зашедших случаях для поддержания жизни необходима гастростомия. Смерть наступает вследствие респираторных осложнений в среднем через 7–8 лет от момента появления первых симптомов.

Kompoliti K, Goetz CG, Litvan I, et al: Pharmacological therapy in progressive supranuclear palsy. Arch Neurol 55:1099–1102, 1998.

Tolosa E, Valldeoriola F, Pastor P: Progressive supranuclear palsy. In Jankovic J, Tolosa E (eds): Parkinson's Disease and Movement Disorders, 4th ed. Philadelphia, Lippincott Williams & Wilkins, 2002.

28. Каковы наиболее важные особенности сосудистого паркинсонизма?

Множественные сосудистые очаги в области базальных ганглиев могут вызывать синдром паркинсонизма. Тремор покоя для таких случаев не характерен, гипокинезия и ригидность более выражены в нижних конечностях. У некоторых больных нарушения фактически выявляются лишь в ногах, поэтому данную форму паркинсонизма называют «паркинсонизмом нижней части тела». В отличие от БП, походка пациентов с сосудистым паркинсонизмом отличается широким расставлением ног (широкой площадью опоры). У некоторых больных прогрессирование заболевания происходит ступенеобразно. Часто выявляются другие клинические проявления, такие как деменция, спастичность, парезы, патологические стопные знаки. При нейровизуализации, особенно при МРТ выявляется мультиинфарктное состояние. Дофаминергические средства часто оказываются не эффективными.

Sibon I, Fenelon G, Quinn NP, et al: Vascular parkinsonism. J Neurol 251:513–524, 2004.

Winikrates J, Jankovic J: Clinical correlates of vascular parkinsonism. Arch Neurol 56:98–102, 1999.

29. Можно ли клинически отличить лекарственный паркинсонизм от БП?

В популяционных исследованиях лекарственные средства оказываются одной из самых частых причин паркинсонизма. Лекарственный паркинсонизм вызывается препаратами, способными блокировать постсинаптические дофаминовые рецепторы и/или истощать запасы дофамина в пресинаптических окончаниях. Результаты клинических исследований свидетельствуют, что лекарственный паркинсонизм не отличается по своим проявлениям от БП. Отмена препарата, вызвавшего синдром паркинсонизма, как правило, приводит к регрессу симптоматики, однако в некоторых случаях проявления паркинсонизма длительно сохраняются. Предполагается, что у этих пациентов имела место субклиническая форма БП, которая проявилась под влиянием лекарственных средств. В подобных случаях необходимо назначение дофаминергической терапии.

Chabolla DR, Maraganore DM, Ahlskog JE, et al: Drug-induced parkinsonism as a risk factor for Parkinson's disease: A historical cohort study in Olmsted County, Minnesota. Mayo Clin Proc 73:724–727, 1998.

30. Что такое мультисистемная атрофия (МСА)?

МСА – единый патоморфологический термин для обозначения синдрома Шая–Дрейджера (СШД), спорадических случаев оливопонтоцеребеллярной атрофии (ОПЦА) и стриатонигральной дегенерации (СНД). Для СШД характерны вегетативная недостаточность в сочетании с синдромом паркинсонизма, который иногда реагирует на дофаминергическую терапию. При ОПЦА доминирующими являются мозжечковые симптомы, которые могут сопровождаться умеренными признаками паркинсонизма и пирамидным синдромом. Основным проявлением СНД является паркинсонизм, который может сопровождаться пирамидным синдромом и стридором гортани, хотя некоторые случаи СНД мало чем клинически отличаются от БП. Вопрос о целесообразности выделения в рамках МСА трех упомянутых форм – СШД, ОПЦА и СНД – вызывает дискуссии. Все эти три формы заболевания, хоть и отличаются на ранних стадиях, по мере его прогрессирования в значительной степени перекрываются. Все три синдрома имеют общий патоморфологический субстрат, включающий снижение численности нейронов и глиоз в полосатом теле, черной субстанции, голубоватом пятне, нижних оливах, ядрах моста, дорсальных ядрах блуждающего нерва, мозжечке (клетки Пуркинье), боковых рогах спинного мозга. Характерным гистологическим маркером МСА являются глиальные цитоплазматические включения, которые в основном обнаруживаются в олигодендроцитах. Именно их наличие при всех трех формах позволило объединить их в единую клинико-патоморфологическую форму – МСА.

Hanna PA, Jankovic J, Kirkpatrick JB: Multiple system atrophy: The putative causative role of environmental toxins. Arch Neurol 56:90–94, 1999.

Litvan I, Goetz CG, Jankovic J, et al: What is the accuracy of the clinical diagnosis of multiple system atrophy? A clinicopathologic study. Arch Neurol 54:937–944, 1997.

Wenning GK, Ben-Shlomo Y, Hughes A, et al: What clinical features are most useful to distinguish definite multiple system atrophy from Parkinson's disease? J Neurol Neurosurg Psychiatry 68:434–440, 2000.

31. Каковы методы лечения МСА?

Основой лечения МСА являются дофаминергические препараты. Тем не менее, даже при использовании в высоких дозах препараты леводопы не приводят к значительному улучшению. Отсутствие эффекта лечения, вероятно, можно объяснить утратой постсинаптических нейронов в полосатом теле и распространенным патологическим процессом, вовлекающим другие нейромедиаторные системы.

Wenning GK, Geser F. Stampfer-Kountchev M, et al: Multiple system atrophy: an update. Mov Disord 18(Suppl 6).S34–42, 2003.

32. Что такое кортикобазальная дегенерация (КБД)?

У больных КБД выявляется сочетание признаков поражения коры (пирамидный синдром, миоклония, апраксия) и подкорковых структур (ригидность и дистония), а также специфический синдром «чужой конечности». КБД – практически единственное заболевание, при котором наблюдается подобная констелляция симптомов. Вплоть до поздней стадии у пациентов не развивается деменции и вегетативной недостаточности. К частым нейроофтальмологическим признакам относятся нарушение конвергенции и окуломоторная апраксия. Характерными патоморфологическими признаками являются отечные (баллонообразные) ахроматические нейроны, снижение численности нервных клеток и глиоз в коре головного мозга, черной субстанции, латеральных ядрах таламуса, полосатом теле, голубоватом пятне, а также в мозжечке (клетки Пуркинье). Причина заболевания до сих пор не известна. Подавляющее большинство случаев имеет спорадический характер. Заболевание неуклонно прогрессирует, смерть наступает примерно через 10 лет с момента появления первых симптомов. Дофаминергическая терапия обычно неэффективна.

Hanna PA, Doody RS: Alien limb sign. In Litvan J, Goetz CG, Lang AE (eds): Corticobasal degeneration and related disorders. Advances in Neurology Series, Vol. 82. Philadelphia, Lippincott Williams & Wilkins, 2000.

Kumar R, Bergeron C, Lang AE: Corticobasal degeneration. In Jankovic J, Tolosa E (eds.): Parkinson's Disease and Movement Disorders. 4th ed. Baltimore, William & Wilkins, 2002.

ТРЕМОР

33. Что такое эссенциальный тремор (ЭТ)?

ЭТ – неврологическое заболевание, основным клиническим проявлением которого является акционный тремор рук, не вызванный какой-либо явной причиной, такой как действием лекарственного средства или интоксикация. Другие типы тремора, например изолированное дрожание головы или голосовых связок, рассматриваются как варианты проявления ЭТ. Установлено, что ЭТ выявляется не менее чем у пяти миллионов жителей США. При ЭТ преобладает постуральное дрожание, но оно может иметь и кинетический компонент. В тяжелых случаях дрожание может сохраняться и в покое. Тремор затрагивает всю верхнюю конечность или только кисть. В начале заболевания дрожание бывает асимметричным. Предполагается аутосомно-доминантный тип наследования ЭТ с вариабельной экспрессивностью гена. В семейных случаях ЭТ выявлено несколько генетических мутаций. Так, в некоторых исландских семьях с ЭТ выявлен мутантный ген на 3-й хромосоме. Тем не менее приблизительно у 35% пациентов с ЭТ семейный анамнез отсутствует. Дополнительными критериями диагностики ЭТ является уменьшение дрожания после приема алкоголя, пропранолола и примидона.

Gulcher JR: Mapping of a familial essential tremor gene, FET1, to chromosome 3q13. Nat Genet 17:84, 1997.

Lou JS, Jankovic J: Essential tremor: Clinical correlates in 350 patients. Neurology 41:234, 1991.

Higgins JJ, Lombardi RQ, Pucilowska J, et al: Integrated physical map of the human essential tremor gene region (ETM2) on chromosome 2p24,3-p24.2. Am JMed Genet 127B(1):128–130, 2004.

Таблица 11.5

Причины усиленного физиологического тремора

Стрессорные воздействия: тревога, волнение, физическая нагрузка, усталость, высокая температура тела
Лекарственные и иные средства: агонисты бета-адренорецепторов (теофиллин, тербуталин, адреналин), циклоспорин, производные метилксантина (кофе, чай), психотропные средства (препараты лития, нейролептики, трициклические антидепрессанты), психостимуляторы (производные амфетамина, кокаин), вальпроаты
Эндокринные факторы: прием кортикостероидов, гипогликемия, феохромоцитома, тиреотоксикоз
Токсические воздействия: интоксикация мышьяком, висмутом, ртутью, свинцом

34. Каким образом можно различить усиленный физиологический и эссенциальный тремор?

Физиологический тремор представляет собой ритмичные колебания частотой 8–12 Гц, которая зависит, главным образом, от биомеханических свойств осциллирующей конечности. При определенных условиях физиологический тремор может усиливаться и становиться похожим на ЭТ. Но, в отличие от ЭТ, частота физиологического дрожания может быть снижена при утяжелении конечности (табл. 11.5).

Jankovic J: Essential tremor: Clinical characteristics. Neurology 54(11 Suppl 4):S21-S23, 2000.

35. Какие патофизиологические механизмы лежат в основе ЭТ?

Тщательное патоморфологическое исследование проведено лишь у 14 больных ЭТ, при этом никаких специфических изменений не было обнаружено. Предполагается, что в основе постурального компонента ЭТ лежат спонтанные разряды нижнего оливного ядра, импульсация от которого активирует мозжечок и далее через таламус – кору головного мозга, от которой импульсация направляется к спинному мозгу. С помощью функциональной МРТ выявлено, что при ЭТ отмечается повышенная активация мозжечка и красного ядра. Тем не менее согласно результатам большинства исследований, проводимых при помощи позитронно-эмиссионной томографии (ПЭТ) и функциональной МРТ, нижние оливы не являются генератором ЭТ. Предполагают, что эту функцию несет мозжечок. Эта гипотеза подтверждается данными ПЭТ, выявляющей двустороннюю гиперактивность мозжечковых связей у больных с первичным ортостатическим и писчим тремором. Роль мозжечка в патогенезе ЭТ подтверждается также данными клинических исследований: более чем 50% пациентов с этим заболеванием испытывают затруднения при тандемной ходьбе, что отражает дисфункцию мозжечка. В пользу данной теории свидетельствует и тот факт, что после инфаркта полушария мозжечка может исчезать ЭТ с ипсилатеральной стороны.

Bucher SF, Seelos KC, Dodel RC, et al: Activation mapping in essential tremor with functional magnetic resonance imaging. Ann Neurol 41:32, 1997.

Louis ED, Shungu DC, Mao X, et al: Cerebellar metabolic symmetry in essential tremor studied with 1H magnetic resonance spectroscopic imaging: implications for disease pathology. Mov Disord 19:672–677, 2004.

Wills AJ, Thompson PD, Findley LJ, Brooks DJ: A positron emission tomography study of primary orthostatic tremor. Neurology 46:747, 1996.

36. Существует ли связь между ЭТ и БП?

Согласно различным источникам, распространенность ЭТ у пациентов с БП составляет от 3 до 8,5%. Данные о частоте БП среди больных с ЭТ противоречивы (согласно разным исследованиям, она колеблется от 4,5 до 21,8%). В пользу этиологической связи между БП и ЭТ свидетельствуют относительно высокие показатели распространенности ЭТ среди родственников пациентов с БП (15–23%). Farrer и соавт. (1999) исследовали большую семью, члены которой страдали паркинсонизмом с тельцами Леви, резистентным к леводопе. У некоторых членов данного семейства имел место постуральный тремор в отсутствие паркинсонизма. Более того, выявлена связь аллеля (263 bp) гена неамилоидного компонента бляшек (NACP)-Repl со спорадическими случаями БП среди жителей Германии, а недавно и США. Авторы пришли к выводу, что связь данного аллеля с БП и ЭТ «предполагает наличие возможной этиологической связи этих двух заболеваний». Необходимы дальнейшие генетические и эпидемиологические исследования, чтобы разрешить спорные вопросы взаимоотношений БП и ЭТ.

Benamer TS, Patterson J, Grosset DG, et al: Accurate differentiation of parkinsonism and essential tremor using visual assessment of [123I]-FP-CIT SPECT imaging: The [123IJ-FP-CIT Study Group. Mov Disord 15:503–510, 2000.

Farrer M, Gwinn-Hardy K, Muenter M, et al: A chromosome 4p haplotype segregating with Parkinson's disease and postural tremor. Hum Mol Genet 8:81–85, 1999.

Tan EK, Matsuura T. Naoamitsu S, et al: Polymorphism of NACP-Rep1 in Parkinson's disease: An etiologic link with essential tremor? Neurology 54:1195–1198, 2000.

37. Каковы взаимоотношения ЭТ и дистонии?

Тремор часто можно обнаружить у пациентов с дистонией, и в таких случаях не всегда понятно, является ли дрожание формой дистонии (дистонический тремор) или это — проявление сопутствующего ЭТ. Постуральный тремор рук, феноменологически идентичный ЭТ, может предшествовать дистонии или быть ее первым проявлением. Отсутствие демографических и других различий между больными ЭТ и ЭТ плюс дистония свидетельствует о том, что ЭТ — единое заболевание, которое может быть представлено спектром клинических проявлений, часто включающим и дистонию. Тем не менее некоторые исследователи придерживаются иного мнения, считая, что постуральный тремор у больных с дистонией отличается по своим клиническим характеристикам от ЭТ; например, ему свойственны неритмичность, более широкий частотный диапазон, асимметричность сокращений, сочетание с миоклонией.

Jankovic J, Leder S, Warner D, et al: Cervical dystonia: Clinical findings and associated movement disorders. Neurology 41:1088–1091, 1991.

Jedynak CP. Bonnet AM, Agid Y: Tremor and idiopathic dystonia. Mov Disord 6:230, 1991.

Pal PK: Head tremor in cervical dystonia. Can J Neurol Sci 27:137–142, 2000.

38. Что такое ортостатический тремор?

Ортостатический тремор (ОТ) – относительно редкое расстройство, при котором часто ставят ошибочные диагнозы. ОТ чаще встречается у женщин. Первые проявления типично возникают на шестом десятилетии жизни. Для ОТ характерно высокочастотное (13–14 Гц) дрожание в нижних конечностях, которое возникает в положении стоя. Сочетание ОТ с постуральным тремором рук, а также случаи ЭТ в семейном анамнезе позволяют предполагать, что ОТ – это вариант ЭТ. Препаратом выбора при лечении ОТ является клоназепам, менее эффективны – пропранолол, примидон, габапентин и фенобарбитал.

FitzGerald PM, Jankovic J: Orthostatic tremor: An association with essential tremor. Mov Disord 6:60, 1991.

Gerschlager W, Munchau A, Katzenschlager R, et al: Natural history and syndromic associations of orthostatic tremor: a review of 41 patients. Mov Disord 19:788–795, 2004.

39. Какие другие типы тремора можно считать вариантами ЭТ?

Помимо ОТ, существуют и другие виды тремора, которые рассматривают как варианты ЭТ. Тем не менее некоторые авторы возражают против такого мнения, считая, что неодинаковая эффективность лекарственных средств при этих видах дрожания свидетельствует об их различной природе. Так, по некоторым данным, локальные варианты тремора (например, тремор головы), а также те варианты тремора, которые возникают только при специфических действиях (например, первичный писчий тремор), на самом деле являются формами дистонического тремора. Этот спорный вопрос останется неразрешенным до тех пор, пока не будут обнаружены биологические маркеры для ЭТ и дистонии (табл. 11.6).

Louis ED, Ford B, Barnes LF: Subtypes of essential tremor. Arch Neurol 57:1194–1198, 2000.

40. Как проводится лечение ЭТ?

Пропранолол остается самым эффективным средством, применяемым для лечения ЭТ, хотя и другие бета-блокаторы обладают антитреморной ак-

Таблица 11.6

Варианты эссенциального тремора и их лечение

РАЗНОВИДНОСТЬ ТРЕМОРА	ЛЕЧЕНИЕ
Тремор нижней челюсти	Пропранолол, примидон
Тремор лица	Клоназепам, пропранолол, примидон
Тремор головы	Клоназепам, примидон, пропранолол
Ортостатический тремор	Клоназепам, пропранолол, примидон, фенобарбитал
Приступы дрожания (у детей)	Пропранолол
Кинезиоспецифический тремор (писчий тремор)	Пропранолол, примидон, тригексифенидил, ботулотоксин
Тремор языка	Пропранолол, примидон
Тремор туловища	Клоназепам, пропранолол, примидон
Тремор голоса	Пропранолол, этанол, ботулотоксин

тивностью. Для получения положительного эффекта суточная доза пропранолола может достигать 360 мг.

Примидон, который относится к группе антиэпилептических препаратов, также является высокоэффективным средством лечения ЭТ, что было доказано в клинических испытаниях как открытых, так и контролируемых. Лечение следует начинать с небольших доз препарата (25 мг на ночь), так как иногда возникает острая идиосинкразическая токсическая реакция, проявляющаяся тошнотой, рвотой, выраженным седативным эффектом, спутанностью сознания и атаксией.

В целом менее эффективны, но в отдельных случаях полезны лоразепам, клоназепам, альпразолам и диазепам. Хотя употребление алкоголя приводит к улучшению примерно у 2/3 больных с ЭТ, его не следует рекомендовать из-за опасности развития алкогольной зависимости. Тем не менее наличие ЭТ не сопровождается повышенным риском алкоголизма.

Последним ресурсом при ЭТ, резистентным к фармакологическим воздействиям, является контралатеральная таламотомия, которая весьма эффективна и хорошо переносится пациентами. Более современным методом лечения тяжелого ЭТ является длительная высокочастотная стимуляция таламуса.

Jankovic J, Schwartz K, Clemence W, et al: A randomized, double-blind, placebo-controlled study to evaluate botulinum toxin type A in essential hand tremor. Mov Disord 11:250, 1996.

Ondo W, Almaguer M, Jankovic J, Simpson RK: Thalamic deep brain stimulation: Comparison between unilateral and bilateral placement. Arch Neurol 58(2)218–222, 2001.

Ondo W, Hunter C, Vuong KD, et al: Gabapentin for essential tremor: A multiple-dose, double-blind, placebo-controlled trial. Mov Disord 15:678–682, 2000.

41. Каковы характерные признаки и наиболее частые причины интенционного тремора?

Интенционный тремор возникает при поражении афферентных путей, следующих от мозжечка. Данный вид тремора характеризуется частотой 3–4 Гц и, как правило, наблюдается при выполнении пальценосовой пробы, усиливаясь при приближении к цели. У больных с поражением мозжечка интенционный тремор нередко сопровождается титубацией (передне-задними колебаниями туловища и головы) и постуральным тремором рук. При поражении среднего мозга, затрагивающем верхнюю ножку мозжечка и нигростриарную систему, интенционный тремор может сопровождаться постуральным тремором и тремором покоя (мезэнцефальный тремор, или тремор Холмса).

Самыми частыми причинами интенционного тремора являются рассеянный склероз, черепно-мозговая травма, инсульты, гепатолентикулярная дегенерация, интоксикация фенитоином, острая алкогольная интоксикация, алкогольная дегенерация мозжечка, а также новообразования.

Попытки лекарственного воздействия на интенционный тремор, как правило, неэффективны. Такие препараты, как пропранолол и примидон, успешно применяемые для лечения других видов дрожания, при интенционном треморе не дают лечебного эффекта. В ряде случаев отмечается положительный результат при назначении изониазида, карбамазепина или глютетимида. У отдельных больных удается добиться улучшения с помощью утяжеления конечности, таламотомии или введения ботулотоксина. Сообщается о положительных результатах применения буспирона для лечения легкого мозжечкового тремора.

Lou JS, Goldfarb L, McShane L. et al: Use of buspirone for treatment of cerebellar ataxia. An open-label study. Arch Neurol 52:982–988, 1995.

Schulder M, Sernas TJ, Karimi R: Thalamic stimulation in patients with multiple sclerosis. Stereotact Fund Neurosurg 72(2–4):196–201, 1999.

Wishart HA, Roberts DW, Roth RM, et al: Chronic deep brain stimulation for the treatment of tremor in multiple sclerosis: review and case reports. J Neurol Neurosurg Psychiatr 74:1392–1397, 2003.

42. Существует ли взаимосвязь между развитием тремора и периферической травмой?

Случаи возникновения тремора и других расстройств движения, особенно дистонии и миоклонии, хорошо документированы. Тремор, индуцированный периферической травмой, может быть тремором покоя или акционным тремором. В некоторых случаях развивается клиническая картина, типичная для паркинсонизма, которая включает тремор покоя, брадикинезию, гипомимию, реагирующие на препараты леводопы. Патофизиологические механизмы, лежащие в основе упомянутых явлений, остаются неизвестными. Хотя стандартные нейрофизиологические методы исследования выявляют признаки поражения периферических нервов менее чем в половине случаев, есть основания предполагать, что повреждение периферической нервной системы вызывает стойкие изменения функционирования ЦНС, которые и ответственны за развитие расстройств движения. Частое сочетание с рефлекторной симпатической дистрофией заставляет предположить роль вегетативных расстройств в развитии посттравматических расстройств движений. Приблизительно у 60% таких пациентов имеются предрасполагающие факторы, в частности, наличие ЭТ у самого больного или его родственников, а также применение нейролептиков в анамнезе.

Лечение посттравматических расстройств движения весьма затруднительно. Антихолинергические средства, а также препараты, обычно используемые для лечения тремора, такие как пропранолол и примидон, оказываются, как правило, неэффективными. В некоторых случаях отмечается умеренный эффект при назначении клоназепама. Сообщается об успешном применении ботулотоксина, который вводят в вовлеченные мышцы. При неэффективности консервативной терапии прибегают к таламотомии.

Cardoso FC, Jankovic J: Post-traumatic peripherally-induced tremor and parkinsonism. Arch Neurol 52:263–270, 1995.

Ellis SJ: Tremor and other movement disorders after whiplash type injuries. J Neurol Neurosurg Psychiatry 63:110–112, 1997.

ДИСТОНИЯ

43. Что такое торсионная дистония?

Торсионная дистония – неврологическое заболевание, характеризующееся стойким одновременным сокращением мышц-агонистов и антагонистов,

Таблица 11.7

Классификация дистонии

По этиологии	
Идиопатическая:	
семейная	
спорадическая	
Симптоматическая	
По возрасту начала	
Детская	0–12 лет
Юношеская	13–20 лет
Зрелого возраста	>20 лет
По локализации (анатомическому распределению)	
Фокальная	охватывает одну часть тела
Сегментарная	охватывает одну или более смежных частей тела
Мультифокальная	охватывает две или более несмежных частей тела
Генерализованная	наличие сегментарной круральной дистонии и дистонии хотя бы еще в одной дополнительной части тела
Гемидистония	охватывает половину тела

в результате чего, как правило, возникают повторяющиеся скручивающие движения, приводящие к формированию патологических поз. Диагноз ставится на основе клинических проявлений, так как в случае дистонии отсутствуют какие-либо биохимические, гистологические или нейровизуализационные маркеры. Дистонические движения характеризуются повторяемостью, строгой организованностью и характерным паттерном, что позволяет их отличить от других гиперкинезов. Больные с дистонией способны подавлять или уменьшать непроизвольные дистонические движения путем легкого прикосновения к вовлеченной области (корригирующие жесты). Стресс или переутомление усугубляют дистонический гиперкинез, в то время как сон и отдых приводят к улучшению (табл. 11.7).

Jankovic J, Fahn S: Dystonic disorders. In Jankovic J, Tolosa E (eds): Parkinson's Disease and Movement Disorders, 4th ed. Baltimore, Williams & Wilkins, 2002.

44. Какие признаки свидетельствуют в пользу вторичной дистонии?

Вторичная дистония составляет 25% всех случаев дистонии. Она может быть заподозрена у пациентов, имеющих в анамнезе черепно-мозговую травму, периферическую травму, энцефалит, токсические или лекарственные воздействия, перинатальную гипоксию, ядерную желтуху и эпилептические припадки. У больных с вторичной дистонией в неврологическом статусе часто выявляются признаки деменции, глазодвигательные нарушения, атаксия, спастичность, парезы и амиотрофии. Кроме того, в пользу вторичной дистонии свидетельствуют развитие дистонии в покое, а не во время движений, нарушение раннего речевого развития, наличие гемидистонии, отклонения лабораторных показателей, а также патологические изменения, обнаруживаемые при нейровизуализации. Существует огромное

Таблица 11.8

Причины вторичной дистонии

Метаболические расстройства	*Другие причины*
Нарушения обмена аминокислот	Артериовенозные мальформации
Ацидурия глутаровой кислоты	Подвывих в атланто-окципитальном сочленении
Болезнь Хартнупа	Опухоль головного мозга
Гомоцистинурия	Аномалия Арнольда–Киари (эктопия мозжечка) и сирингомиелия
Метилмалоновая ацидемия	Центральный понтинный миелинолиз
Тирозиноз	Цереброваскулярные заболевания (ишемический инсульт)
Нарушения липидного обмена	Лекарственные средства:
Цероидный липофусционоз	антиконвульсанты
GM1-ганглиозидоз	антипсихотические средства
GM2-ганглиозидоз	бромокриптин
Метахроматическая лейкодистрофия	препараты спорыньи
Другие нейрометаболические расстройства	фенфлурамин
Болезнь Лебера	леводопа
Болезнь Лея	метоклопрамид
Синдром Леша–Найхана	Черепно-мозговая травма
Митохондриальные энцефалопатии	Инфекционное поражение нервной системы:
Недостаточность триозефосфатизомеразы	острая инфекционная кривошея
Дефицит витамина Е	СПИД
Нейродегенеративные заболевания	болезнь Крейтцфельдта–Якоба
Атаксия-телангиоэктазия	эпидемический энцефалит
Болезнь Мачадо-Джозеф (азорская наследственная атаксия)	синдром Рейе
Семейная кальцификация базальных ганглиев	подострый склерозирующий панэнцефалит
Болезнь Галлервордена–Шпатца	сифилис
Болезнь Гентингтона	туберкулез
Двусторонний некроз стриатума раннего детского возраста	Паранеопласитческий стволовой энцефалит
Болезнь интранейрональных включений	Перинатальное поражение головного мозга и ядерная желтуха
Рассеянный склероз	Периферическая травма
Нейроакантоцитоз	Плагиоцефалия
Болезнь Паркинсона	Психогенная дистония
Прогрессирующая паллидарная дегенерация	Интоксикации:
Прогрессирующий надъядерный паралич	окисью углерода (угарным газом)
Синдром Ретта	сероуглеродом
Гепатолентикулярная дегенерация	метанолом
	пчелиным ядом (при укусе)

количество причин, вызывающих вторичную дистонию, среди них особенно важно выявить потенциально курабельные, например гепатолентикулярную дегенерацию или позднюю дистонию (табл. 11.8.).

45. Каковы наиболее частые формы идиопатической дистонии?

Классическая идиопатическая дистония, наиболее распространенная среди евреев-ашкенази, характеризуется аутосомно-доминантным типом наследования с крайне вариабельной экспрессивностью гена. Фенокопии (спорадические случаи) составляют 20% случаев идиопатической дистонии.

Пароксизмальная дистония — гетерогенная группа относительно редких состояний. Хотя некоторые случаи пароксизмальной дистонии имеют психогенную природу, чаще гиперкинез связан с органическими причинами и, возможно, является формой подкорковой эпилепсии, возникающей вследствие патологического разряда нейронов в базальных ганглиях. Органические формы пароксизмальной дистонии как спорадические, так и наследственные (с аутосомно-доминантным типом передачи), можно разделить на кинезиогенные и некинезиогенные. В первом случае дистонический гиперкинез провоцируется внезапным резким движением, длится менее пяти минут и повторяется до 100 раз в течение дня. Как правило, подобные приступы предупреждают противоэпилептические препараты, такие как карбамазепин и фенитоин. При некинезогенной пароксизмальной дистонии приступы возникают реже (в среднем три раза в день), характеризуются большей длительностью (от нескольких минут до часа), часто провоцируются приемом алкоголя, кофе или переутомлением. В большинстве подобных случаев частичный эффект оказывает клоназепам. Среди причин вторичной пароксизмальной дистонии следует отметить инсульты, рассеянный склероз, травму центральной и периферической нервной системы (рис. 11.2).

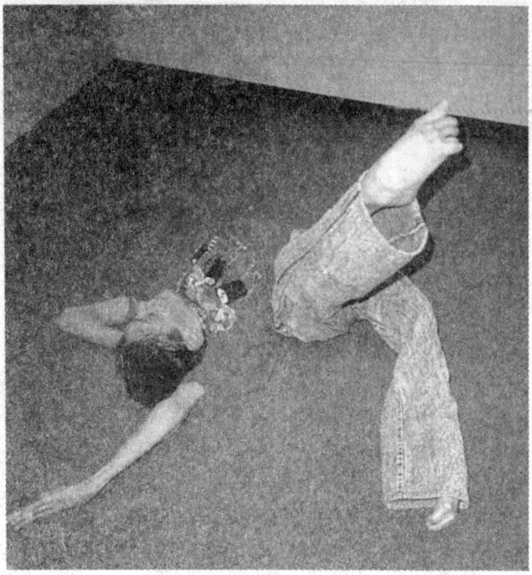

Рис. 11.2. Больной генерализованной дистонией с дебютом в детском возрасте

Hwu WL, Wang PJ, Hsiao KJ: Dopa-responsive dystonia induced by a recessive GTP cyclohydrolase I mutation. Hum Genet 105:226–230, 1999.

Segawa M: Hereditary progressive dystonia with marked diurnal fluctuation. Brain Dev22(Suppl 1)65–80, 2000.

46. Где локализуется ген, ответственный за развитие классической формы генерализованной дистонии?

Молекулярно-генетические исследования показали, что ген, ответственный за развитие классической генерализованной дистонии (DYT1), расположен на 9 хромосоме (9q34). Недавно было выявлен характер мутации DYT1-гена, которая заключается в делеции триплета гАГ в области С-конца гена, кодирующего аденозинтрифосфат-связывающий белок (торсин А). Данные о возможности развития дистонии в зрелом возрасте вследствие аналогичной мутации нуждаются в подтверждении.

Brassat D, Camuzat A, Vidailhet M, et al: Frequency of the DYT1 mutation in primary torsion dystonia without family history. Arch Neurol 57:333–335, 2000.

Ozelius LJ, Hewett JW, Page CE, et al: The early-onset torsion dystonia gene (DYT1) encodes an ATP-binding protein. Nat Genet 17:40–48, 1997.

Saunders-Pullman R, Shriberg J, et al: Penetrance and expression of dystonia genes. Adv Neurol 94:121–125, 2004.

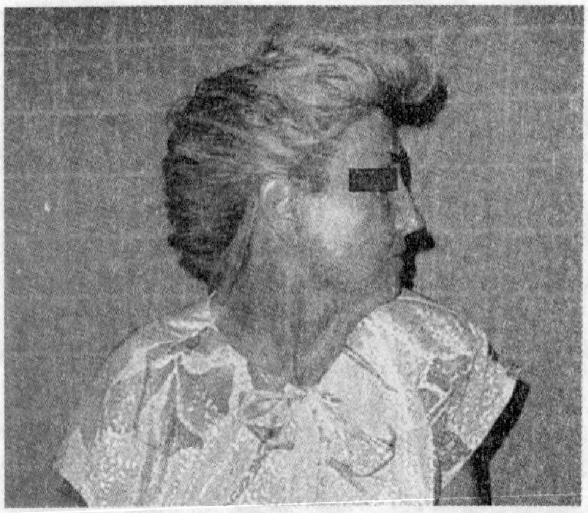

Рис. 11.3. Больная цервикальной дистонией, которая в основном проявляется поворотом головы влево (тортиколлис) с выраженным напряжением и гипертрофией правой грудино-ключично-сосцевидной мышцы

47. Какова наиболее частая форма фокальной дистонии?

Область шеи чаще всего вовлекается в дистонический гиперкинез. Среди 1000 больных, наблюдающихся в Центре по изучению болезни Паркинсона и расстройств движения при Бэйлорском медицинском колледже, у 77% имела место цервикальная дистония, либо изолированная (в 33% случаев), либо сопровождающаяся дистоническим гиперкинезом других частей тела. Эта форма несколько чаще отмечается у женщин (61%). В зависимости от того, какие мышцы вовлекаются, формируются разные патологические позы. У большинства пациентов наблюдается сочетание нескольких типов цервикальной дистонии, например, тортиколлиса, латероколлиса и антероколлиса. Боль имеет место приблизительно у 70% пациентов с цервикальной дистонией, в то время как тремор, дистонический или напоминающий эссенциальный, наблюдается в 60% случаев (рис. 11.3).

48. Какие другие формы фокальной дистонии встречаются?

Второе по частоте место среди других форм фокальной дистонии занимает блефароспазм, который может быть изолированным (11%) или сочетаться с оромандибулярной дистонией (23%). Он характеризуется непроизвольным зажмуриванием глаз, которое происходит в результате дистонического сокращения круговой мышцы обоих глаз. У женщин блефароспазм встречается в три раза чаще, чем у мужчин. Начало заболевания, как правило, постепенное. Первоначально пациенты отмечают учащенное моргание, которое провоцируется ярким светом, ветром или стрессом, со временем развивается стойкое зажмуривание глаз. По мере прогрессирования дистония охватывает другие лицевые мышцы, прежде всего жевательные, а также мышцы шеи. Некоторые движения могут выполнять функцию корригирующих жестов, то есть помогают пациентам удерживать глаза открытыми (пример, подтягивание пальцами верхних век вверх, разговор или зевота). Примерно 15% пациентов фактически становятся слепыми, поскольку утрачивают способность держать глаза открытыми.

Дистонический писчий спазм – форма дистонии, возникающая лишь при выполнении определенного действия (кинезиоспецифическая дистония), в данном случае письма. Несмотря на то, что пациенты не испытывают затруднений при выполнении руками других повседневных действий, через несколько секунд или минут письма развивается дистонический, как правило, болезненный спазм мышц предплечья, в результате чего больной не может больше писать. По мере прогрессирования заболевания дистония теряет специфичность и может возникать при выполнении действий, осуществляемых мышцами кисти, а затем может распространяться и на проксимальную мускулатуру. Приблизительно в 50% случаев аналогичные проявления развиваются и на противоположной стороне. Другие виды дистонии, связанной с определенными действиями, наблюдаются у музыкантов (дистония пианистов или гитаристов), у представителей других профессий, связанных с выполнением тонких координированных движений (профессиональная дистония). Реальные показатели распространенности упомянутых форм дистонии не известны, так как лишь незначительное количество пациентов обращается за медицинской помощью.

Cardoso F, Jankovic J: Dystonia and dyskinesia. Psychiatr Clin North Am 20:821–838, 1997.

Ibanez V, Sadato N, Karp B, et al: Deficient activation of the motor cortical network in patients with writer's cramp. Neurology 53:96–105, 1999.

49. Каковы лекарственные средства наиболее эффективны при генерализованной и сегментарной формах дистонии?

Препараты леводопы эффективны приблизительно у 10% детей с дистонией. Их следует испробовать в первую очередь во всех случаях дистонии с началом в детском возрасте. Если эффекта не наблюдается в течение двух месяцев, препараты леводопы следует заменить антихолинергическими средствами. Начальная доза тригексифенидила составляет 2 мг два раза в день. Для достижения эффекта могут требоваться высокие дозы препарата, иногда до 100 мг в день. Лечебный эффект может проявляться лишь спустя 3–4 месяца от начала терапии. Значительное (иногда драматическое) или умеренное улучшение отмечается в 70% случаев. При длительном применении антихолинергических средств их эффективность может снижаться. Полезность антихолинергических средств, особенно у взрослых, ограничивается побочными эффектами как периферическими (сухость во рту, нарушение аккомодации с нечеткостью зрения), так и центральными (снижение памяти, спутанность, галлюцинации). Среди других препаратов, которые можно применять в данном случае, следует отметить баклофен, карбамазепин, бензодиазепины и антидофаминергические средства (нейролептики). С особой осторожностью необходимо отнестись к назначению блокаторов дофаминовых рецепторов, так как они способны вызывать позднюю дискинезию.

Из перорально назначаемых препаратов средствами выбора являются леводопа (у пациентов детского возраста) и антихолинергические препараты (у взрослых). Клоназепам иногда высокоэффективен при блефароспазме, в то время как баклофен может быть особенно полезен при других формах краниальной дистонии. К сожалению, системная (пероральная) терапия фокальных форм дистонии в большинстве случаев приносит разочаровывающие результаты. В связи с этим все большее распространение находят инъекции ботулотоксина. В настоящее время именно введение ботулотоксина в вовлеченные мышцы является методом выбора при лечении фокальной дистонии.

Jankovic J, Fahn S: Dystonic syndromes. In Jankovic J, Tolosa E (eds): Parkinson's Disease and Movement Disorders, 4th ed. Baltimore, Williams & Wilkins, 2002.

50. Какие существуют хирургические методы лечения дистонии?

Первоначально для лечения дистонии была предложена таламотомия. Наиболее подходящими кандидатами для такого метода лечения являлись пациенты с выраженной односторонней дистонией (гемидистонией), резистентной к консервативной терапии.

В последние годы все более широкое распространение при лечении дистонии, особенно генерализованной, находит стимуляция бледного шара через имплантированные электроды.

Cardoso F, Jankovic J, Grossman RG, Hamilton WJ: Outcome after stereotactic thalamotomy for dystonia and hemiballismus. Neurosurgery 36:501, 1995.

Coubes P, Cif L, El Fertit H, et al: Electrical stimulation of the globus pallidus internus in patients with primary generalized dystonia: long-term results. J Neurosurg 101:189–194, 2004.

Krauss JK, Toups EG, Jankovic J, Grossman RG: Symptomatic and functional outcome of surgical treatment of cervicaf dystonia. J Neurol Neurosurg Psychiatry 63:642–648, 1997.

Kumar R, Dagher A, Hutchison WD, et al: Globus pallidus deep brain stimulation for generalized dystonia: Clinical and PET investigation. Neurology 53:871–874, 1999.

Ondo WG, Desaloms JM, Jankovic J, Grossman RG: Pallidotomy for generalized dystonia. Mov Disord 13:693–698, 1998.

51. Какова роль ботулотоксина в лечении дистонии?

Ботулотоксин – один из наиболее опасных, смертельных биологических токсинов, продуцируемый бактериями *Clostridium botulinum*. Ботулотоксин воздействует на нервно-мышечный синапс, связываясь с пресинаптическим холинергическим окончанием и подавляя высвобождение ацетилхолина. В результате такой функциональной денервации возникают периферические парезы и атрофии мышц. Через 3–4 месяца происходит восстановление за счет ветвления (спрутинга) и регенерации нервных окончаний.

Инъекции ботулинотоксина эффективны в 95% случаев блефароспазма, 90% случаев спастической дисфонии, 85% случаев цервикальной дистонии, при лечении большинства пациентов с оромандибулярной дистонией и дистонией кисти. У больных с гемидистонией может отмечаться улучшение после инъекций ботулотоксина в наиболее вовлеченную область. Побочные эффекты в случае применения данного метода ограничиваются лишь локальной слабостью. Тип осложнения зависит от области введения. Например, при лечении блефароспазма может возникать птоз, в то время как при цервикальной дистонии возможна дисфагия. Большинство побочных эффектов самопроизвольно регрессирует через 2–4 недели. У небольшого числа пациентов (3–5%) продуцируются антитела к ботулотоксину.

Hanna PA, Jankovic J, Vincent A: Comparison of mouse bioassay and immunoprecipitation assay for botulinum toxin antibodies. J Neurol Neurosurg Psychiatry 66:612–616, 1999.

Hanna PA, Jankovic J: Mouse bioassay versus Western blot assay for botulinum toxin antibodies: Correlation with clinical response. Neurology 50:1624–1629, 1998.

Jankovic J: Dystonia: medical therapy and botulinum toxin. In Fahn S, Hallert M, DeLong DR (eds): Dystonia 4, Philadelphia, Lippincott Williams & Wilkins, 2004.

Jankovic J, Vuong KD, Ahsan J: Comparison of efficacy and immunogenicity of original versus current botulinum toxin in cervical dystonia. Neurology 60:1186–1188, 2003.

52. Для лечения каких еще заболеваний (помимо дистонии) применяется ботулотоксин?

Кроме дистонии, ботулотоксин применяется для лечения ряда других заболеваний. Впервые ботулотоксин был использован при лечении косоглазия. Введение ботулотоксина приводит к улучшению у 90% больных лицевым гемиспазмом, который является формой сегментарной миоклонии. Этот метод эффективен у 50% больных с тремором рук и/или головы. Кроме того, имеются сообщения об успешном применении инъекций ботулотоксина при других состояниях, связанных с патологическими или неадекватными мышечными сокращениями, например при тиках.

Jankovic J: Botulinum toxin in clinical practice. J Neurol Neurosurg Psychiatr 75:951–957, 2004. Jankovic J, Brin M: Therapeutic uses of botulinum toxin. N Engl J Med 324:1186, 1991.

Kwak CH, Hanna PA, Jankovic J: Botulinum toxin in the treatment of tics. Arch Neurol 57:1190–1193, 2000.

ТИКИ

53. Что такое тики?

Тики — относительно кратковременные внезапные быстрые отрывистые движения (моторные тики) или звуковые феномены (вокальные тики). Они, как правило, характеризуются повторяемостью и стереотипностью. Тик чаще всего начинается внезапно и бывает кратковременным (клонические тики), но может быть более медленным и длительным (дистонические тики). Еще более продолжительными являются тонические тики, примером которых может служить напряжение мышц живота или конечностей. Простые тики возникают в результате сокращения только одной группы мышц и представляют собой кратковременные движения, напоминающие подергивания или единичные, бессмысленные звуки. Моторные тики также могут быть сложными, представляя собой последовательность координированных движений, напоминающих обычные моторные акты, но неадекватные по своей выраженности или временному рисунку. Сложные вокальные тики представляют собой лингвистически осмысленные выражения и фразы (вербализации). Тикам, особенно дистоническим, могут предшествовать ощущения дискомфорта, которые облегчаются выполнением тикозного движения. В отличие от других гиперкинезов, тики могут быть задержаны усилием воли пациента на некоторое время. Это послужило основанием для некоторых авторов считать тики произвольными действиями, выполняемыми, тем не менее, в силу непреодолимого побуждения (табл. 11.9).

Таблица 11.9

Феноменологическая классификация тиков

МОТОРНЫЕ ТИКИ	ВОКАЛЬНЫЕ ТИКИ
Простые тики	Простые тики
Клонические тики	Фыркание
Зажмуривание	Покашливание
Подергивание головой	Похрюкивание
Наморщивание носа	Вскрикивание
Дистонические тики	Чихание
Напряжение мышц живота	Свист
Блефароспазм	Сосание
Бруксизм	Кряхтение
Закатывание глаз	Сложные тики
Вращение плеча	Копролалия (выкрикивание непристойных слов)
Длительное открывание рта	Эхолалия (повторение произнесенных слов)
Поворот головы	Палилалия (повторение собственных слов или фраз)
Сложные тики	
Копропраксия (неприличные жесты)	
Эхопраксия (повторение увиденных жестов)	
Встряхивание головой	
Биение в грудь	
Подпрыгивание	
Замахи ногой	
Бросковые движения	
Прикосновения (к частям тела, другим людям, предметам)	

54. Каковы наиболее частые причины тиков?

Синдром Туретта и связанные с ним состояния – самая частая причина тиков. Кроме того, тикозный гиперкинез может иметь место при других наследственных заболеваниях, а также при приобретенных заболеваниях (табл. 11.10.)

Jankovic J: Tics and Tourette's syndrome. In Jankovic J, Tolosa E, eds. Parkinson's Disease and Movement Disorders, 4th ed. Baltimore, 2002, William & Wilkins.

55. Каковы критерии диагностики синдрома Туретта (СТ)?

Согласно современным диагностическим критериям, диагноз СТ устанавливается при наличии всех приведенных ниже признаков: начало в возрасте до 21 года, наличие множественных моторных тиков в сочетании с не менее чем одним вокальным тиком, волнообразное течение, сохранение тиков более 1 года. Если тики продолжаются менее 1 года, ставится диагноз «транзиторные тики». Последние встречаются у 5–24% детей школьного возраста, при этом невозможно с точностью предсказать, разовьются ли вновь возникшие тики в СТ или станут транзиторными. Для хронических моторных и хронических вокальных тиков применяют те же критерии диагностики, что и для СТ – за исключением того, что тикозный гиперкинез должен быть представлен или только моторными, или только вокальными тиками.

Если учитывать лишь тикозные проявления, то СТ в три раза чаще встречается у лиц мужского пола, но если учесть случаи обсессивно-компульсивного расстройства,

Таблица 11.10

Этиологическая классификация тиков

ФИЗИОЛОГИЧЕСКИЕ ТИКИ	
Манерность	Привычные жесты
ПАТОЛОГИЧЕСКИЕ ТИКИ	
Первичные	
Преходящие (транзиторные) тики	Торсионная дистония
Хронические тики	Болезнь Гентингтона
Хронические моторные тики	Нейроакантоцитоз
Хронические вокальные тики	
Синдром Туретта	
Вторичные тики (туреттизм)	
Хромосомные аномалии	Инфекционные заболевания
Синдром Дауна	Болезнь Крейтцфельдта–Якоба
Синдром ломкой X-хромосомы	Энцефалит
Синдром XYY	Постэнцефалитический паркинсонизм
Синдром XXX в сочетании с 9р-мозаицизмом	Хорея Сиденгама
Лекарственные	Умственная отсталость
Противоэпилептические средства	Аутизм
Блокаторы дофаминовых рецепторов	Общие (первазивные) расстройства развития
Препараты леводопы	Синдром Ретта
Психостимуляторы	Краснушечный энцефалит
Амфетамин	Перинатальная энцефалопатия
Кокаин	Другие причины
Метилфенидат	Интоксикация угарным газом
Пемолин	Шизофрения
Черепно-мозговая травма	Инсульт

которое, по крайней мере, в части случаев можно рассматривать как своеобразную форму проявления СТ, то преобладание пациентов мужского пола становится менее значительным. Заболевание дебютирует приблизительно в возрасте семи лет с лицевых тиков. Со временем тики распространяются в ростро-каудальном направлении. Правильный диагноз часто ставится поздно — из-за того, что тики и поведенческие расстройства зачастую игнорируются, не воспринимаются как патология либо ошибочно интерпретируются. Поведенческие проблемы могут опережать возникновение тиков на 2–3 года.

Jankovic J: Tics and Tourette's syndrome. In Jankovic J, Tolosa E, eds: Parkinson's Disease and Movement Disorders, 4th ed. Baltimore, William & Wilkins, 2002.

Hanna PA, Jankovic J: Sleep and tic disorders. In Chokroverty S, Hening Walters A, eds: Sleep and Movement Disorders, Woburn, MA, Butterworth-Heinemann, 2003.

56. Что составляет клинический спектр тикозных расстройств и синдрома Туретта?

Накапливаются факты, свидетельствующие о том, что различные варианты первичных тиков (первичные тикозные расстройства) составляют единый клинический спектр, начинающийся от легких транзиторных тиков и заканчивающийся СТ.

Согласно результатам некоторых исследований, транзиторные тики, хронические моторные, хронические вокальные тики и СТ встречаются у разных членов одних и тех же семей. Это заставляет предполагать, что они могут быть проявлением одного и того же генетического дефекта. Одним из недостатков современных критериев диагностики СТ является то, что они не учитывают широкий круг сопутствующих психопатологических состояний, а также проблем, связанных с обучением. Например, обсессивно-компульсивное расстройство — синдром встречается по крайней мере у 50% больных СТ и может быть проявлением того же генетического дефекта, который лежит в основе тиков. Синдром дефицита внимания с гиперактивностью также весьма характерен для пациентов с СТ, встречаясь в 50–60% случаев, однако генетическая связь СТ с данным синдромом недостаточно изучена. Среди других поведенческих нарушений, часто наблюдаемых при СТ, следует отметить агрессивность, возбуждение, негативизм, депрессию, трудности обучения, панические атаки, а также расстройства сна.

57. Как СТ передается по наследству?

СТ передается по аутосомно-доминантному модулируемому полом типу с вариабельной экспрессивностью генетического дефекта, который может клинически проявляться как СТ, так и хроническими моторными тиками или обсессивно-компульсивным расстройством.

Hanna PA, Janjua FN, Contant CF, Jankovic J: Bilineal transmission in Tourette's syndrome. Neurology 53:813–818, 1999.

State MW, Greally JM, Cuker A, et al: Epigenetic abnormalities associated with a chromosome 18(q21–q22) inversion and a Gilles de la Tourette syndrome phenotype. Proc Natl Acad Sci USA. 100:4684–4689, 2003.

Tourette's Syndrome Association International Consortium for Genetics: A complete genome screen in sib pairs affected by Gilles de la Tourette's syndrome. Am J Hum Genet 65:1428–1436, 1999.

58. Каковы методы лечения синдрома Туретта?

Тикозный гиперкинез необходимо лечить, если он заставляет пациента ограничивать общение, нарушает его повседневную активность или вызывает болевые ощущения (особенно часто сопряжены с болью дистонические тики). Лечение тиков предполагает применение блокаторов дофаминовых рецепторов, таких как флуфеназин, который обладает более высокой эффективностью и в меньшей степени вызывает седативный эффект, чем другие нейролептики. Суточная доза обычно составляет от 3 до 6 мг, как правило, этого достаточно для получения существенного улучшения. Препараты данной группы необходимо назначать с осторожностью в связи с риском поздней дискинезии.

Поведенческие расстройства обычно в большей степени нарушают жизнедеятельность пациента, чем тикозный гиперкинез. Для лечения синдрома дефицита внимания с гиперактивностью препаратом выбора служит клонидин. У значительного числа пациентов в начале приема клонидина отмечается сонливость. Как только состояние больных стабилизируется, можно перейти на использование накожных пластин с клонидином. Согласно результатам открытого клинического испытания, селегилин, селективный ингибитор моноаминоксидазы типа В, метаболиты

Таблица 11.11

Рекомендации по лечению синдромы Туретта

КЛИНИЧЕСКИЕ ПРОЯВЛЕНИЯ	ЛЕЧЕНИЕ
Тики	Флуфеназин Пимозид Галоперидол Трифлуоперазин Молиндон Тетрабеназин Ботулотоксин
Синдром дефицита внимания с гиперактивностью	Клонидин Селегилин Метилфенидат Декстроамфетамин
Обсессивно-компульсивный синдром	Кломипрамин Флуоксетин Имипрамин Сертралин
Импульсивность	Карбамазепин Препараты лития

которого обладают амфетаминоподобными свойствами, может быть эффективной альтернативой в лечении синдрома дефицита внимания с гиперактивностью, при этом нет риска усиления тиков. Для лечения обсессивно-компульсивного расстройства препаратом выбора является кломипрамин, но можно использовать и имипрамин, флуоксетин или сертралин. В ряде случаев для лечения импульсивности применяют карбамазепин и препараты лития (табл. 11.11).

Jankovic J: Tics and Tourette's syndrome. In Jankovic J, Tolosa E. eds: Parkinson's Disease and Movement Disorders. 4th ed. Baltimore, William & Wilkins, 2002.

ХОРЕЯ

59. Что такое болезнь Гентингтона (БГ)?

Болезнь Гентингтона характеризуется клинической триадой, включающей хореический гиперкинез, когнитивное снижение и отягощенный семейный анамнез. Хорея представляет собой непроизвольные непрерывно возникающие быстрые отрывистые аритмичные движения, которые беспорядочно перетекают от одной части тела к другой. Больные способны лишь частично и на короткое время подавить гиперкинез. Нередко они пытаются инкорпорировать хореические движения в свои произвольные действия, что придает им своеобразный «полупроизвольный» характер (паракинезия). Для пациентов с хореическим гиперкинезом характерна своеобразная пританцовывающая, неупорядоченная походка. Помимо хореи, также имеют место другие двигательные нарушения: дизартрия, дисфагия, постуральная неустойчивость, атаксия, миоклония, дистония. Мышечный тонус может снижаться, а сухожильные рефлексы становятся «застывающими» и маятникообразными.

У всех больных постепенно развивается деменция, характеризующаяся снижением памяти на текущие события, нарушения критики, снижением внимания и способности к обучению. В ряде случаев поведенческие нарушения предшествуют двигательным симптомам и проявляются изменениями личности, апатией, самоизоляцией, возбуждением, импульсивностью, депрессией, маниакальными и паранойяльными расстройствами, бредом, галлюцинациями, враждебностью, делирием.

Фактически во всех случаях имеется отягощенный по данному заболеванию семейный анамнез, указывающий на аутосомно-доминантный тип наследования. К нейровизуализационным признакам, подтверждающим диагноз болезни Гентингтона, относят атрофию хвостатого ядра и скорлупы.

Jankovic J, Ashizawa T: Huntington's disease. In Noseworthy J (ed): Neurological Therapeutics: Principles and Practice, London, Martin Dunitz, 2003.

60. Что представляет собой вариант Вестфаля?

Для варианта Вестфаля характерно преобладание не хореического гиперкинеза, а прогрессирующего акинетико-ригидного синдрома. Указанным образом болезнь Гентигтона, как правило, проявляется в тех 10% случаев, которые манифестируют до 20 лет (ювенильный вариант). Помимо симптомов паркинсонизма для варианта Вестфаля характерны деменции, атаксия и эпилептические припадки.

61. Каковы другие частые причины хореи?

Возможно, что самой частой причиной хореи является дискинезия, вызываемая леводопой у пациентов с болезнью Паркинсона. Как правило, диагностика не представляет затруднений при знании анамнеза.

Сочетание хореического гиперкинеза и психических нарушений возможно при гепатолентикулярной дегенерации. Диагноз в таких случаях подтверждается наличием роговичного кольца Кайзера–Флейшера, снижением уровня церулоплазмина в крови, признаками дисфункции печени. Хорея Сиденгама представляет собой разновидность аутоиммунной хореи, которая является осложнением инфекции стрептококком группы А. Данное заболевание более характерно для развивающихся стран и в США встречается редко. Хорея аутоиммунного генеза возникает также при системной красной волчанке и первично антифосфолипидном синдроме. Сенильная хорея – состояние, при котором гиперкинез служит единственным клиническим проявлением, при этом отсутствует какой-либо семейный анамнез.

Penney JB Jr, Young AB, Shoulson I, et al: Huntington's disease in Venezuela; 7 years of follow-up on symptomatic and asymptomatic individuals. Mov Disord 5:93, 1990.

Stracciari A, Tempestini A, Borghi A, Guarino M: Effect of liver transplantation on neurological manifestations in Wilson disease. Arch Neurol 57:384–386, 2000.

62. Возможна ли диагностика болезни Гентингтона в отсутствие клинических проявлений?

Ген, ответственный за развитие болезни Гентингтона (обозначается как IT 15), расположен вблизи окончания короткого плеча 4-й хромосомы (4p16.3). Генетический дефект заключается в увеличении числа тринуклеотидных повторов ЦАГ (цитозин-аденин-гуанин) с 5'-конца крупного гена (210 kb). Данный ген кодирует синтез белка (348 кDa), который называется гентигтин. Недавние исследования показали, что агрегация измененного гентигтина играет важную роль в патогенезе БГ. У всех обследованных больных с болезнью Гентингтона число повторов ЦАГ превышает 36. При передаче мутации из поколения в поколение число ЦАГ-повторов, как правило, нарастает («нестабильная экспансия ЦАГ-повторов»), что приводит ко все более раннему клиническому дебюту заболевания (феномен антиципации). Разработанные молекулярно-генетические методы позволяют выявлять заболевание у лиц с отягощенным семейным анамнезом на доклинической стадии. Тем не менее, поскольку эффективного лечения болезни Гентингтона до сих пор не разработано, многие этические и юридические проблемы, связанные с генетическим тестированием, остаются нерешенными.

Biglan KM. Shoulson I: Genetics of movement disorders. In Jankovic J, Tolosa E (eds); Parkinson's Disease and Movement Disorders. 4th ed. Baltimore, William & Wilkins, 2002.

DiFiglia M, Sapp E, Chase K: Aggregation of huntingtin in neuronal intranuclear inclusions and dystrophic neurites in brain. Science 277:1990, 1997.

Qin ZH, Wang Y, Sapp E, et al: Huntingtin bodies sequester vesicle-associated proteins by a polyproline-dependent interaction J Neurosci 24:269–281, 2004.

63. Какие патоморфологические признаки характерны для болезни Гентингтона?

Наиболее важными патоморфологическими признаками болезни Гентингтона являются снижение численности нейронов и глиоз в коре головного мозга и полосатом теле, особенно в хвостатом ядре. Хорея прежде всего коррелирует со снижением численности шиповидных нейронов среднего размера в полосатом теле, которые проецируются на наружный сегмент бледного шара. Это приводит к снижению функциональной активности субталамического ядра, а это, в свою очередь, к гиперактивности ядер таламуса.

64. Существуют ли методы нейропротекции при болезни Гентингтона?

К сожалению, в настоящее время не разработаны методы, способные приостановить неуклонное прогрессирование заболевания. При дебюте заболевания в зрелом возрасте смерть наступает в среднем через 15 лет от момента появления первых симптомов. При ювенильном варианте средняя продолжительность жизни составляет около 9 лет. Современные методы лечения предполагают назначение нейролептиков, которые способствуют временному облегчению хореи и купированию психоза за счет блокирования дофаминергической передачи. Однако применение препаратов данной группы сопряжено с развитием побочных эффектов, в том числе поздней дискинезии. Альтернативный подход — применение препаратов, истощающих пресинаптические запасы дофамина (например, резерпин). В последнем случае отсутствует риск поздней дискинезии. Для лечения тревожных и депрессивных расстройств, характерных для БГ, применяют препараты бензодиазепинового ряда и антидепрессанты. Трансплантация фетальных тканей оказалась неэффективной.

Ondo WG, Tintner R, Thomas M, et al: Tetrabenazine treatment for Huntington's disease-associated chorea. Clin Neuropharmacol 25:300–302, 2002.

ЛЕКАРСТВЕННЫЕ ДИСКИНЕЗИИ

65. Что такое острая дистоническая реакция?

Острая дистоническая реакция — острая дистония, вызванная приемом лекарственного средства и обычно вовлекающая мышцы головы и шеи. Данное осложнение развивается приблизительно у 2,5% больных в первые 48 часов после начала лечения нейролептиками. Прием кокаина увеличивает риск развития острой дистонической реакции. Патогенез остается неизвестным, несмотря на то, что острая дистоническая реакция известна давно и исторически была первым описанным осложнением нейролептической терапии. Предполагается, что в основе развития острой дистонической реакции лежат изменения активности дофаминергических и холинергических систем в стриатуме, так как упомянутые нарушения возникают в результате применения блокаторов дофаминовых рецепторов и уменьшаются при назначении антихолинергических средств.

66. Что такое поздняя дискинезия?

ПД — гиперкинез, вызываемый применением блокаторов дофаминовых рецепторов. Согласно современным критериям, диагноз поздней дискинезии может быть установлен, если гиперкинез появляется во время лечения нейролептиками или в течение шести месяцев после их отмены и сохраняется не менее одного месяца после отмены всех нейролептических средств. Поздняя дискинезия развивается в среднем у 20% пациентов, принимающих нейролептики, но по данным различных исследований этот показатель варьирует от 13 до 49%. Наиболее тяжелые формы поздней дискинезии возникают у молодых мужчин и пожилых женщин.

DeLeon ML, Jankovic J: Clinical features and management of tardive dyskinesias, tardive myoclonus, tardive tremor, and tardive tourettism. In Sethi K (ed): Drug Induced Movement Disorders. New York, 2000, Marcel Dekker.

67. Почему важно диагностировать стереотипии у взрослых?

Стереотипии представляют собой кажущиеся целенаправленными координированные, но непроизвольные повторяющиеся движения, символические или манерные жесты, позы или звуки. Пациенты могут строить гримасы, причмокивать губами, жевать, высовывать язык или водить его из стороны в сторону («симптом леденца»). Кроме того, при поздней дискинезии — самой частой форме стереотипий взрослых — часто

КЛЮЧЕВЫЕ ФАКТЫ: БАЗАЛЬНЫЕ ГАНГЛИИ И ДВИГАТЕЛЬНЫЕ НАРУШЕНИЯ ✓

1. Гибель пигмент-содержащих дофаминергических нейронов черной субстанции — основной патоморфологический признак болезни Паркинсона
2. Препараты леводопы остаются наиболее эффективным средством лечения болезни Паркинсона
3. Эссенциальный тремор — наиболее частая причина непаркинсонического тремора
4. Цервикальная дистония — наиболее частая форма фокальной дистонии
5. Введение ботулотоксина — метод выбора в лечении большинства фокальных дистоний
6. Поздняя дискинезия — один из наиболее серьезных побочных эффектов нейролептиков

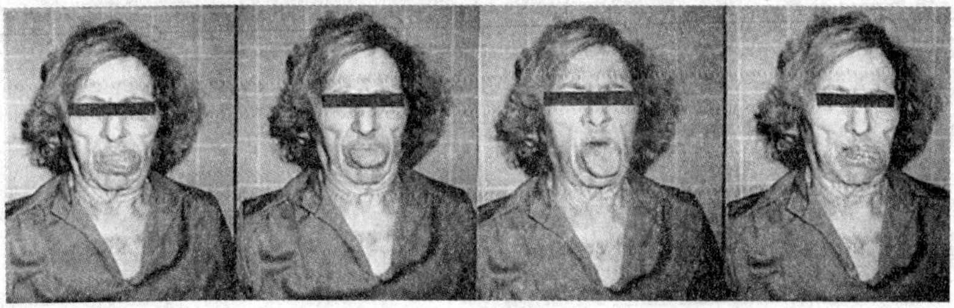

Рис. 11.4. Больная поздней дискинезией, проявляющейся стереотипными оролингвальными движениями

наблюдаются кивание головой, раскачивание туловища, скрещивание и разведение ног, переминание с ноги на ногу, топтание на месте, «собирание пылинок» с одежды.

Поздняя дискинезия в большинстве случаев (78%) проявляется именно стереотипиями. Второе по частоте проявление поздней дискинезии – дистония (75%). Наличие стереотипий у взрослых, не страдающих умственной отсталостью или нелеченной шизофренией, наличие стереотипий указывает на диагноз поздней дискинезии, особенно при наличии других гиперкинезов, характерных для поздней дискинезии (акатизия, тремор, миоклония, хорея, тики) (рис. 11.4).

68. Каков патогенез поздней дискинезии?

Поскольку поздняя дискинезия возникает при назначении блокаторов дофаминовых рецепторов, предполагается, что в основе ее патогенеза лежит дисфункция стриарной дофаминергической системы. Тем не менее конкретный механизм развития гиперкинеза остается неясным. Данные исследований и клинических наблюдений позволяют предполагать общие патогенетические звенья поздней дискинезии и дискинезий, вызванных леводопой. Экспериментальные данные показывают, что поздняя дискинезия может возникать вследствие дисфункции ГАМК-ергических нейронов наружного сегмента бледного шара, проецирующихся на субталамическое ядро, что приводит к ингибированию последнего. Как показывают недавние исследования, блокаторы дофаминовых рецепторов оказывают нейротоксическое воздействие, которое может приводить к повреждению нервных клеток. Однако до сих пор нет объяснения многообразию двигательных проявлений поздней дискинезии. Относительно специфический профиль каждой из форм поздней дискинезии свидетельствует о том, что в их основе могут лежать разные механизмы (рис. 11.5).

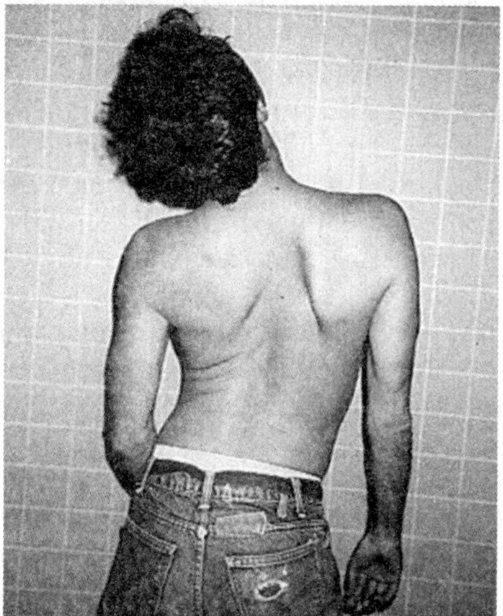

Рис. 11.5. Больной с аксиальной формой поздней дистонии

DiMonte DA, McCormack A, Petzinger G, et al: Relationship among nigrostriatal denervation, parkinsonism, and dyskinesias in the MPTP primate model. Mov Disord 15:459–466, 2000.

69. Как проводится лечение поздней дискинезии?

В первую очередь необходимо отменить препарат, который вызвал позднюю дискинезию. Это приводит к спонтанной ремиссии приблизительно в 60% случаев. Наиболее эффективным средством лечения поздней дискинезии являются препараты, истощающие пресинаптические запасы дофамина, например резерпин. Поздняя дистония в меньшей степени, чем другие формы поздней дискинезии, отвечает на лечение пероральными средствами. При поздней дистонии эффективны антихолинергические препараты, которые при других вариантах поздней дискинезии, включая стереотипии, приводят к ухудшению. При фокальной дистонии, например, краниальной или цервикальной, эффективным и безопасным методом лечения являются инъекции ботулотоксина в вовлеченные мышцы.

Jankovic J, Beach J: Long-term effects of tetrabenazine in hyperkinetic movement disorders. Neurology 48:358, 1997.

Ondo WG, Hanna PA, Jankovic J: Tetrabenazine treatment for tardive dyskinesia: Assessment by randomized videotape protocol. Am J Psychiatry 156:1279–1281, 1999.

ДРУГИЕ РАССТРОЙСТВА ДВИЖЕНИЙ

70. Как отличить миоклонию от хореи и тиков?

Миоклония представляет собой отрывистые, внезапные, кратковременные подергивания мышц, которые как будто возникают вследствие удара электрическим током. Миоклонические подергивания могут быть вызваны активным мышечным сокращением («позитивная» миоклония) либо внезапным прекращением мышечного сокращения («негативная» миоклония). Многие отдельные движения при хорее на самом деле имеют миоклонический характер, но, в отличие от истинной миоклонии, они непрерывно возобновляются, формируя постоянный поток подергиваний. Тики также могут напоминать миоклонические подергивания, но отличаются наличием ощущений-предвестников и способностью пациента в некоторой степени задерживать гиперкинез.

71. Как классифицируют миоклонию?

Миоклонию можно классифицировать на основании этиологии, патогенеза и локализации (табл. 11.12).

Marsden CD: Myoclonus: Classification and treatment. Syllabus for the Movement Disorders Course, AAN, p. 93, 1992.

72. Как лечат миоклонию?

Распознавание различных типов миоклонии имеет важное практическое значение, так как каждый из этих типов имеет специфический патогенез и требует особого подхода к лечению. Миоклония при метаболических энцефалопатиях регрессирует после коррекции метаболических расстройств. Для лечения миоклонической

Таблица 11.12

Классификация миоклонии

ПО ЭТИОЛОГИИ

Физиологическая миоклония

- Вызванная тревогой
- Доброкачественная миоклония раннего детского возраста, связанная с кормлением
- Вызванная физической нагрузкой
- Икота
- Гипническая миоклония

Эссенциальная миоклония

- Семейная форма (с аутосомно-доминантным типом наследования)
- Спорадическая форма

Миоклоническая эпилепсия

- Доброкачественная семейная миоклоническая эпилепсия
- Миоклонические эпилепсии детского возраста
  - Криптогенная миоклоническая эпилепсия
  - Инфантильные спазмы
  - Ювенильная миоклоническая эпилепсия
  - Миоклоническая астатическая эпилепсия
- Миоклония как фрагмент эпилепсии (эпилептическая миоклония)
  - Постоянная пациальная эпилепсия (epilepsia partialis continua)
  - Изолированные эпилептические миоклонические подергивания
  - Миоклонические абсансы
  - Фотосенситивная миоклония
- Прогрессирующая миоклоническая эпилепсия

Симптоматическая миоклония

- Дегенерации базальных ганглиев
  - Кортикобазальная дегенерация
  - Болезнь Галлервордена–Шпатца
  - Болезнь Гентингтона
  - Миоклоническая дистония
  - Болезнь Паркинсона
  - Прогрессирующий надъядерный паралич
- Деменции
  - Болезнь Альцгеймера
  - Болезнь Крейтцфельдта–Якоба
  - Болезнь Герстманна–Штрausслера–Шенкера
- Очаговые поражения
- Поражение дентатооливарных структур
- Инсульты
- Таламотомия
- Травма центральной или периферической нервной системы
- Опухоли
- Метаболические или токсические энцефалопатии
  - Дефицит биотина
  - Висмут
  - ДДТ
  - Лекарственные средства (в том числе леводопа)
  - Диализный синдром
  - Отравление тяжелыми металлами
  - Печеночная недостаточность
  - Гипогликемия
  - Гипонатриемия
  - Миоклоническая энцефалопатия раннего детского возраста
  - Метилбромид
  - Митохондриальные энцефалопатии
  - Множественный дефицит карбоксилазы
  - Некетотическая гипергликемия
- Энцефалопатии в результате физического воздействия
  - Кессонная болезнь
  - Электрошок
  - Тепловой удар
  - Последствия гипоксии
- Спиноцеребеллярные дегенерации
- Болезни накопления
  - Цероидный липофусциноз
  - Болезнь телец Лафоры
  - Липидозы
    - GM1-ганглиоздоз
    - GM2-ганглиозидоз
    - Болезнь Краббе
    - Болезнь Тея–Сакса
- Вирусные энцефалиты
  - Арбовирусный энцефалит
  - Эпидемический (летаргический) энцефалит
  - Энцефалит, вызванный вирусом простого герпеса
  - Постинфекционный энцефалит
  - Подострый склерозирующий панэнцефалит

Таблица 11.12 (продолжение)

Классификация миоклонии

ПАТОГЕНЕТИЧЕСКАЯ КЛАССИФИКАЦИЯ	
Корковая миоклония	*Стволовая миоклония*
Epilepsia partialis continua	Нёбная «миоклония»
Фокальная миоклония	Эссенциальная
Генерализованная миоклония	Симптоматическая
Мультифокальный	Ретикулярная
	Стартл-синдром
Таламическая миоклония	
	Спинальная миоклония
	Проприоспинальная
	Сегментарная
	Периферическая
ПО АНАТОМИЧЕСКОМУ РАСПРЕДЕЛЕНИЮ	
Аксиальная	Мультифокальная
Фокальная	Сегментарная
Генерализованная	

эпилепсии препаратами первого ряда являются вальпроаты. В случае токсических реакций или недостаточной эффективности добавляют клоназепам или примидон. Клоназепам – препарат выбора при стволовой миоклонии, кроме того, в данном случае эффективны 5-гидокситриптофан, кломипрамин и флуоксетин. Спинальная миоклония, как и другие виды сегментарных миоклоний, отвечает на лечение клоназепамом и препаратами, усиливающими серотонинергическую передачу, но наиболее эффективным методом в этих случаях является введение ботулотоксина в вовлеченные мышцы.

73. Что такое астериксис?

Астериксис – это одна из форм негативной миоклонии, возникающая при метаболических энцефалопатиях. Характерный электрофизиологический признак астериксиса – короткие «паузы» («электрическое молчание») при регистрации электрической мышечной активности. Впервые астериксис описан у больных с печеночной энцефалопатией, однако он встречается и при многих других состояниях. На ранней стадии дисметаболических нарушений возникает ритмичный гиперкинез, напоминающий дрожание. На более поздней стадии, когда пациент вытягивает руки вперед, можно наблюдать характерное внезапное сгибание кистей (вызванное преходящим электрическим молчанием в антигравитационной мускулатуре) (табл. 11.13).

74. Что такое синдром ригидного человека (СРЧ)?

Это довольно редкий синдром, при котором развивается прогрессирующая, как правило, симметричная ригидность аксиальной мускулатуры, выраженность которой колеблется. Усиление спазмов могут провоцировать движения, прикосновения, эмоциональные реакции, любые неожиданные раздражители. ЭМГ выявляет

Таблица 11.13

Причины астериксиса

ПЕЧЕНОЧНАЯ НЕДОСТАТОЧНОСТЬ	ЛЕКАРСТВЕННЫЕ ПРЕПАРАТЫ	ПОРАЖЕНИЯ ЦНС
Дыхательная недостаточность	Противоэпилептические средства	Медиальный отдел лобной коры
Почечная недостаточность	Салицилаты	Теменная кора
Сердечная недостаточность	Препараты леводопы	Внутренняя капсула
Хронический гемодиализ		Таламус
Полицитемия		Ростральная часть среднего мозга

постоянные нормальные потенциалы двигательных единиц в вовлеченных мышцах, несмотря на попытки пациента расслабиться. Диагноз СРЧ подтверждается уменьшением ригидности при общей или эпидуральной анестезии, блокадах периферических нервов, назначении диазепама, который по прежнему остается препаратом выбора для лечения СРЧ.

Обнаружение аутоантител к глутаматдегидроксилазе у 20 из 33 больных с СРЧ пролило свет на патогенез данного синдрома. В дальнейшем гипотеза об аутоиммунном генезе СРЧ была подтверждена выявлением других аутоантител (в частности, к островковым клеткам поджелудочной железы и париетальным клеткам желудка, а также наличие сопутствующих аутоиммунных заболеваний, таких как инсулин-зависимый сахарный диабет, витилиго, заболевания щитовидной железы. В пользу аутоиммунного генеза СРЧ свидетельствуют также отягощенный семейный анамнеза по аутоиммунной патологии, а также эффективность плазмафереза и кортикостероидов.

Blum P, Jankovic J: Stiff-person syndrome: An autoimmune disease. Mov Disord 6:12, 1990.

Koerner C, Wieland B, Richter W. et al: Stiff-person syndromes: motor cortex hyperexcitability correlates with anti-GAD autoimmunity. Neurology 62:1357–1362, 2004.

75. Что такое гепатолентикулярная дегенерация (болезнь Вильсона)?

Гепатолентикулярная дегенерация (ГЦД) — наследственное заболевание с аутосомно-рецессивным типом наследования. Ген, ответственный за его развитие локализован на 13-й хромосоме (13q14–21). Распространенность ГЦД составляет один случай на 30 000 населения. Патогенез заболевания связан с нарушением связывания меди с церулоплазмином, а также затруднением экскреции меди с желчью. В результате происходит накопление меди в печени, роговице и головном мозге, особенно в базальных ганглиях. Практически у всех пациентов имеются лабораторные или клинические признаки печеночной недостаточности. Наиболее информативный лабораторный тест — исследование уровня церулоплазмина в сыворотке крови. При ГЦД он, как правило, опускается ниже 20 мг/дл (в норме 24–45 мг/дл).

Наиболее частые неврологические проявления: паркинсонизм, бульбарные (псевдобульбарные) симптомы (например, дизартрия и дисфагия), дистония, постуральный тремор и атаксия. Психические нарушения, такие как психоз и депрессия, особенно часто встречаются у взрослых больных.

При МРТ головного мозга может выявлять как повышение, так и снижение интенсивности сигнала от полосатого тела в Т2-режиме. В среднем мозге при МРТ выявляется так называемый симптом «головы большой панды», вызванный исчезновением встречающейся в норме гипоинтенсивности черной субстанции, покрышки среднего мозга при наличии гипоинтенсивного сигнала от верхних холмиков.

76. Как проводят лечение гепатолентикулярной дегенерации?

Важное значение имеет ранняя диагностика, так как своевременно начатая терапия лечение хелатирующими соединениями способна привести к полному регрессу неврологических и печеночных проявлений. Необходимо обследование всех сибсов, а также двоюродных братьев и сестер больного, так как лечение, начатое на доклинической стадии, может предупредить развитие симптомов заболевания. Препаратом выбора при лечении ГЦД является D-пеницилламин, который обычно назначают в дозе 250 мг 4 раза в день в сочетании с пиридоксином (25 мг/сут). Побочные эффекты – усугубление клинических проявлений в начале лечения, кожные высыпания, ретробульбарный неврит, тромбоцитопения, лейкопения, нефротоксический эффект. Кроме того, для лечения ГЦД используют другие препараты, вмешивающиеся в метаболизм меди – триэтилен-тетрамингидрохлорид, цинка сульфат и тетратиомолибдат. Для симптоматического лечения неврологических проявлений применяют препараты леводопы, антихолинергические средства, инъекции ботулотоксина. В терминальной стадии печеночной недостаточности показана пересадка печени.

Stracciari A, Tempestini A, Borghi A, Guarino M: Effect of liver transplantation on neurological manifestations in Wilson's disease. Arch Neurol 57:384–386, 2000.

Stremmel W, Meyerrose KW, Niederau C, et al: Wilson's disease: Clinical presentation, treatment, and survival. Ann Intern Med 115:720–726, 1991.

77. Какие расстройства движений имеют паранеопластическую природу?

Среди паранеопластических расстройств движений следует прежде всего отметить опсоклонус-миоклонус, который представляет собой комбинацию быстрых беспорядочных непроизвольных движений глазных яблок и мультифокальных миоклоний (синдром танцующих глаз и танцующих ног). Данный синдром часто возникает в возрасте от 6 до 18 месяцев. В половине случаев он развивается на фоне новообразования, прежде всего нейробластомы. Опсоклонус-миоклонус встречается и у взрослых – при стволовом энцефалите, который может иметь как паранеопластическую природу, так и инфекционную природу (болезнь Уиппла). При данной форме миоклонуса отмечается драматическое улучшение при назначении кортикостероидов. Сообщается о нескольких случаях, ассоциированных с синдромом ригидного человека, раком молочной железы, а также наличием аутоантител к амфифизину.

Еще одним частым паранеопластическим расстройством движений является атаксия, которая бывает проявлением паранеопластической дегенерации мозжечка, связанной с продукцией антител к клеткам Пуркинье. Имеются сообщения о развитии паркинсонизма, хореи, дистонии, сегментарной ригидности, акционной и сегментарной миоклонии в качестве отдаленных осложнений злокачественного новообразования.

Posner JB: Autoantibodies in childhood opsoclonus-myoclonus syndrome. J Pediatr 130:855–857, 1997.

Rosin L, DeCamilli P, Butler M, et al: Stiff-man syndrome in a woman with breast cancer: An uncommon central nervous system paraneoplastic syndrome. Neurology 50:94–98, 1998.

Samii A, Dahlen DD, Spence AM, et al: Paraneoplastic movement disorder in a patient with non-Hodgkin's lymphoma and CRMP-5 autoantibody. Mov Disord 18:1556–1558, 2003.

ВЕБСАЙТЫ

1. http://www.apdaparkinson.com
2. http://www.psp.org
3. http://www.tsa-usa.org

ЛИТЕРАТУРА

1. Jankovic J: The extrapyramidal disorders. In Goldman L, Ausiello D (eds): Cecil Textbook of Medicine, 22nd ed. Philadelphia, W.B. Saunders, 2004.
2. Jankovic J, Lang AE: Movement disorders: diagnosis and assessment. In Bradley WG, Daroff RB, Fenichel GM. Jankovic J (eds): Neurology in Clinical Practice, 4th ed. Philadelphia, Butterworth-Heinemann, 2004.
3. Jankovic J, Tolosa E (eds): Parkinson's Disease and Movement Disorders, 3rd ed. Baltimore, Williams & Wilkins, 1998.
4. Noseworthy J: Neurological Therapeutics: Principles and Practice. London, Martin Dunitz, 2003.

Глава 12. ВЕГЕТАТИВНАЯ НЕРВНАЯ СИСТЕМА

Yadollah Harati, Hazem Machkhas

1. Какие физиологические реакции возникают при стимуляции симпатической и парасимпатической систем (рис. 12.1)?

Симпатическая стимуляция	**Парасимпатическая стимуляция**
Тахикардия	Брадикардия
Артериальная гипертензия	Артериальная гипотензия
Бронходилатация	Бронхоконстрикция
Мидриаз	Миоз
Вазоконстрикция	Слезовыделение
Снижение перистальтики	Слюновыделение
Уменьшение образования мочи в почках	Гипергидроз ладоней
Пилоэрекция	Вазодилатация
Сокращение сфинктеров	Усиление перистальтики
Эякуляция	Секреция экзокринных желез
Гликогенолиз	Сокращение мочевого пузыря
	Эрекция

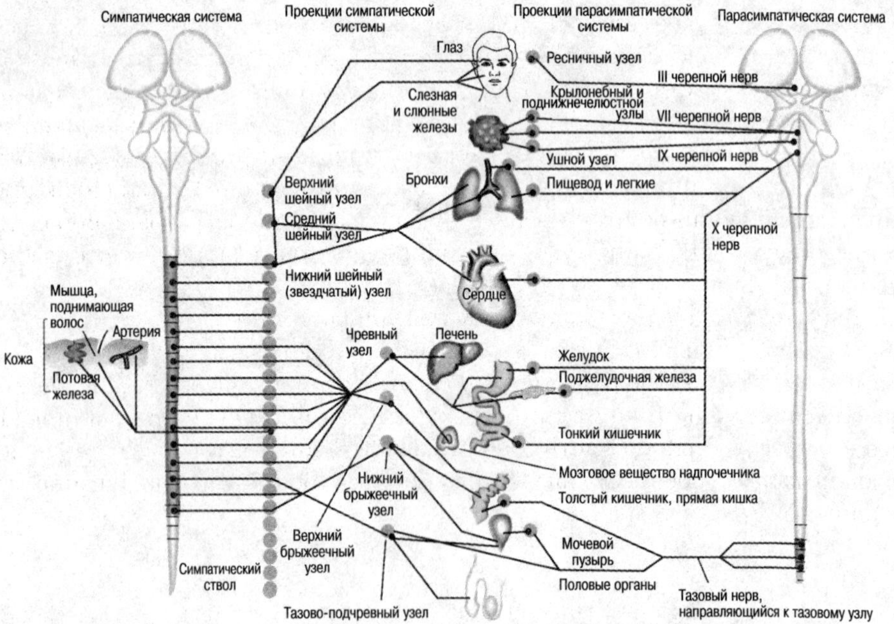

Рис. 12.1. Симпатическая и парасимпатическая нервная система
(по *Nadeau SE, Ferguson TS, Vatenstein E, et al: Medical neuroscience. Philadelphia, Saunders, 2004, p 504.*)

2. На что обращать внимание при сборе анамнеза у пациента с подозрением на вегетативную дисфункцию?

Прежде всего следует помнить, что симптомы вегетативной дисфункции могут быть вызваны лекарственными средствами или иметь психогенную природу. При сборе анамнеза особое внимание следует уделять симптомам, связанным с дисфункцией следующих систем.

1. **Сердечно-сосудистая:** ортостатическое головокружение, пелена перед глазами, обморочное или предобморочное состояния, повышенная утомляемость, боли или тяжесть в голове и шее при длительном стоянии, головокружение или стенокардия после приема пищи или физической нагрузки, предобморочное состояние после приема алкоголя или инъекции инсулина, сердцебиение, тахикардия в покое, транзиторная ишемическая атака или стенокардия при длительном нахождении в вертикальном положении или резком вставании.

2. **Судо- и вазомоторная:** снижение или отсутствие потоотделения, непереносимость высокой температуры (жар, приливы, головокружение и слабость в отсутствие потоотделения), чрезмерная потливость (локальная или диффузная), потоотделение в области лица и верхней части туловища при приеме пищи (особенно если пища вызывает обильное слюноотделение или при употреблении сыра), ночная потливость, дистрофические изменения кожи в дистальных участках конечностей, сухая или блестящая кожа, необычно холодные или теплые стопы, уменьшение складчатости кожи, периферические отеки.

3. **Экзокринная:** сухость рта и глаз.

4. **Мочеполовая:** наличие в анамнезе инфекций мочевых путей, удлиненный интервал между мочеиспусканиями, увеличенный объем первого утреннего мочеиспускания, необходимость натуживания для инициации мочеиспускания и опорожнения мочевого пузыря, слабость струи, выделение мочи по каплям после мочеиспускания, чувство неполного опорожнения мочевого пузыря, недержание вследствие переполнения мочевого пузыря, частые и императивные мочеиспускания с наличием дизурии (при сопутствующей инфекции) или без нее, импотенция (затруднения при инициации и/или поддержании эрекции), сниженная эрекция при пробуждении или ее отсутствие, снижение либидо, ретроградная эякуляция, снижение объема эякуляции, уменьшение количества влагалищной смазки (любрикации).

5. **Дыхательная:** нерегулярное дыхание или апноэ во сне.

6. **Пищеварительная:** дисфагия, дискомфорт за грудиной, жжение в области сердца, анорексия, чувство переполнения в эпигастрии во время или после еды, повторяющиеся эпизоды тошноты и рвоты (натощак или после приема пищи), связанные с болью в верхней части живота, запоры, диарея (особенно ночная) или недержание кала (особенно ночью), снижение веса. Возможно чередование запоров и внезапных эпизодов диареи.

7. **Зрительная** — нарушение четкости зрения, светобоязнь, асимметрия зрачков, опущение век.

8. **Факторы, усиливающие симптомы** — алкоголь, высокая температура (окружающей среды, горячая ванна, лихорадка), физическая нагрузка, постельный режим, прием пищи, гипервентиляция.

3. Какое физикальное обследование необходимо у пациента с подозрением на вегетативную дисфункцию?

Ценные сведения о вегетативной дисфункции дает внимательное обследование кожи. Особое внимание должно быть уделено периферическим вазомоторным и трофическим изменениям кожи, нарушению потоотделения, наличию зон аллодинии или гипералгезии. Важно провести осмотр глаз на предмет птоза, оценить форму и размер зрачков, их реакцию на свет и аккомодацию. Обследование сердечно-сосудистой системы включает измерение частоты сердечных сокращений в покое в ответ на глубокое дыхание и пробу Вальсальвы. Каждому пациенту с подозрением на вегетативную дисфункцию необходимо исследование артериального давления и частоты сердечных сокращений в положении лежа на спине (после 5–10 минут пребывания в этом положении в покое) с последующим их измерением в вертикальном положении (после 3 минут стояния). О наличии ортостатической гипотензии будет свидетельствовать снижение в вертикальном положении систолического давления более чем на 20 мм. рт. ст., а диастолического давления – более чем на 10 мм. рт. ст. – по сравнению с горизонтальным. Если указанного падения артериального давления не будет отмечено, а у пациента тем не менее отмечаются симптомы ортостатической гипотензии, то измерение артериального давления в положении стоя рекомендуют провести после 20 приседаний (ортостатический нагрузочный тест).

4. Какие клинические признаки отличают вегетативную недостаточность от вегетативной гиперактивности?

Вегетативная недостаточность	**Вегетативная гиперактивность**
Ортостатическая гипотензия	Нейрогенная артериальная гипертензия
Импотенция	Гипервентиляция
Гипогидроз	Гипергидроз
Дисфункция мочевого пузыря	Тахиаритмия
Нарушение моторики желудочно-кишечного тракта	Профузное потоотделение
Синдром Горнера	Нейрогенный отек легких
Расстройства зрения	Гипертермия или гипотермия

5. Каковы основные анатомические различия между симпатической и парасимпатической нервной системой?

Вследствие близости симпатических ганглиев к первичным (преганглионарным) симпатическим нейронам в боковых рогах спинного мозга (интермедиолатеральный и интермедиомедиальный столбы) симпатические преганглионарные волокна короткие, тогда как постганглионарные волокна могут протягиваться на большое расстояние до иннервируемых органов. С другой стороны, парасимпатические преганглионарные нейроны – относительно длинные миелинизированные волокна, которые подходят к парасимпатическим ганглиям, расположенным непосредственно вблизи или внутри стенки иннервируемых органов. Таким образом, парасимпатические постганглионарные волокна оказываются короткими (от одного миллиметра до нескольких сантиметров).

Соотношение преганглионарных и постганглионарных нейронов в парасимпатической системе (1:15–20) обычно намного меньше, чем в симпатической. Большое количество постганглионарных нейронов в симпатической системе объясняет диффузность и интенсивность симпатических реакций при нагрузке и в стрессовых ситуациях. При симпатической активации одновременно отмечается широкий спектр изменений, включающий повышение артериального давления, увеличение притока крови к работающим мышцам, усиление мышечного гликолиза и уровня глюкозы в крови, увеличение умственной активности и силы мышц, сокращение сфинктеров и снижение перистальтики желудочно-кишечного тракта. Заболевания, которые преимущественно поражают симпатическую нервную систему, могут, таким образом, лишить организм способности к адекватным реакциям при интенсивной физической или эмоциональной нагрузке. Напротив, более низкое соотношение между числом преганглионарных и постганглионарных нейронов в парасимпатической системе способствует более локализованному ответу и высокой специфичности парасимпатического контроля функций.

6. Какие нейромедиаторы функционируют в вегетативной нервной системе?

Ацетилхолин (АЦх) выполняет функцию нейромедиатора во всех преганглионарных нейронах и в парасимпатических постганглионарных нейронах. В вегетативной системе ацетилхолин взаимодействует с рецепторами никотинового и мускаринового типов. Никотиновые рецепторы подразделяются на несколько подтипов, но все они представляют собой лиганд-зависимые натриевые каналы, которые опосредуют быстрые реакции и локализуются главным образом в ганглиях. Мускариновые рецепторы опосредуют медленные реакции и находятся в основном в эффекторных тканях. В настоящее время идентифицированы и клонированы пять подтипов мускариновых рецепторов (M_1–M_5).

Норадреналин выполняет функции нейромедиатора в большинстве симпатических постганглионарных нейронах. Он воздействует на адренорецепторы, которые подразделяются на альфа- (α_1 и α_2) и бета- (β_1, β_2 и β_3) типы и располагаются в различных эффекторных тканях.

7. Какие еще нейромедиаторы задействованы в вегетативной нервной системе?

Выявлено большое количество нейропептидов, которые действуют как нейромодуляторы или ко-трансмиттеры в передаче сигналов в вегетативной нервной системе. Примером могут служить субстанция Р, соматостатин, вазоактивный интестинальный пептид, окситоцин и энкефалины. В передачу сигналов в вегетативной системе вовлечены также такие соединения, как оксид азота и монооксид углерода. Исследования показывают, что в одном нервном окончании может выявляться более чем один нейромедиатор (ко-локализация медиаторов).

8. Насколько полезно измерение уровня катехоламинов плазмы при исследовании вегетативной дисфункции?

Содержание в крови норадреналина — информативный, хотя и весьма приблизительный индекс постганглионарной симпатической активности, поскольку в кровь норадреналин поступает из щелей симпатических синапсов. Уровень норадреналина в плазме определяется различными процессами, которые затрагивают высвобождение, обратный захват, метаболизм и его удаление из плазмы, в том числе эмоциональным состоянием, физической нагрузкой, приемом пищи, курением, употреблением кофеин-содержащих продуктов, временем дня, объемом циркулирующей крови, гипогликемией. Таким образом, для того чтобы точно определить и адекватно интерпретировать уровень норадреналина в плазме, необходимо учесть влияние множества факторов, способных повлиять на этот показатель.

9. Что считается нормальным катехоламиновым ответом?

У здоровых людей уровень норадреналина в плазме после 30 минут пребывания в положении лежа на спине составляет 150–170 пг/мл, он увеличивается на 50–100% после пяти минут стояния и остается постоянным после 10 минут стояния.

10. Как влияет возраст на уровень катехоламинов?

Поскольку уровень норадреналина в плазме с возрастом увеличивается, при оценке показателя необходима коррекция на возраст. Механизм увеличения уровня норадреналина с возрастом не совсем ясен; предполагают, что причиной может быть как уменьшение клиренса, так и увеличение высвобождения медиатора. Микронейрографическая регистрация показывает увеличение симпатической активности в мышцах с возрастом, что поддерживает гипотезу о возрастном увеличении высвобождения норадреналина.

11. Может ли измерение уровня катехоламинов помочь в топической диагностике поражения вегетативной системы?

При вегетативных невропатиях, вызывающей преимущественно постганглионарный вегетативный дефект, в положении лежа на спине выявляется субнормальный уровень норадреналина в плазме, но, в отличие от нормы, он не увеличивается при стоянии. Тем не менее из-за широкого перекрытия между показателями норадреналина при преганглионарных и постганглионарных поражениях у конкретных пациентов с вегетативной дисфункцией уровень норадреналина сам по себе недостаточен для определения места повреждения.

12. Какова роль ядра одиночного пути в центральной регуляции вегетативных функций?

Это функционально важное ядро, расположенное в дорсомедиальной части продолговатого мозга, получает импульсы от неокортикальных областей, ядер переднего мозга, верхних отделов ствола и промежуточного мозга. Афферентные волокна, несущие информацию, важную для контроля ритма и сократимости сердца, тонуса периферических сосудов, дыхания, моторики и секреции желудочно-кишечного тракта, оканчиваются в различных частях ядра. Аксоны, идущие от ядра одиночного пути, контактируют с нейронами ретикулярной формации вентролатеральных отделов продолговатого мозга, которые, в свою очередь, проецируются на клетки боковых рогов спинного мозга. Нисходящие волокна, следующие к боковым рогам, диффузно распределяются в спинном мозге. Нейроны ядра одиночного пути посылают также эфферентные волокна к верхней части ствола, гипоталамичес-

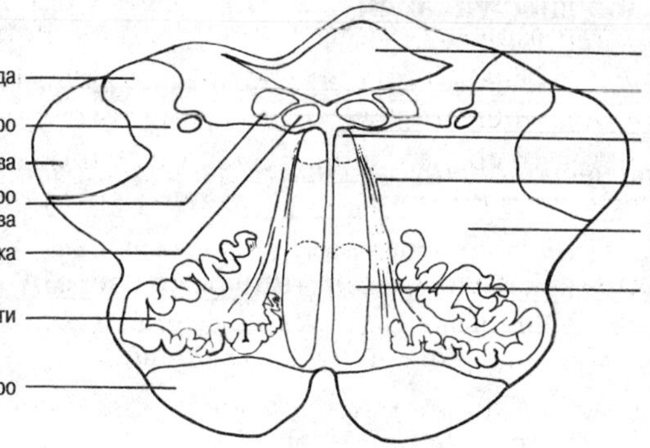

Рис. 12.2. Ядро одиночного пути на поперечном срезе через ростральный отдел продолговатого мозга (по *Crossman AR, Neary D: Neuroanatomy, an illustrated colour text. Edinburgh, Churchill Livingstone, 2000, p 94*)

ким и лимбическим структурам, блуждающему нерву, группам нейронов спинного мозга, обслуживающим дыхание. В дополнение к вегетативным волокнам, к ядру одиночного пути подходят также соматосенсорные афференты от спинного мозга (дорсолатеральный рог) и спинальной тригеминальной петли. Это позволяет ядру выступать в роли центра интеграции вегетативной и соматической информации, играя жизненно важную роль в поддержании гомеостаза в организме (рис. 12.2). Ядро одиночного пути также играет важную роль в процессе переработки вкусовой информации в продолговатом мозге. Результаты последних исследований на крысах показали, что ядро одиночного пути имеет решающее значение в процессе передачи сигналов от периферической нервной системы в структуры головного мозга, которые служат хранилищами памяти на эмоционально значимые события (главным образом, связанные с переживанием боли и неприятных ощущений).

13. Как устроены боковые рога спинного мозга?

Боковые рога (латеральные столбы серого вещества) спинного мозга на грудном и верхнепоясничном уровнях содержат первые (преганглионарные) симпатические нейроны, которые образуют скопления в виде интермелиолатеральных и интермедиомедиальных столбов. Их аксоны следуют к вегетативным ганглиям (отсюда название – преганглионарные волокна), где заложены тела вторичных (постганглионарных) симпатических нейронов. Паравертебральные симпатические ганглии образуют парный симпатический ствол. Преганглионарные волокна являются миелинизированными, что способствует белесоватой окраске белых ветвей и передних корешков, через которые они достигают ганглиев. Количество симпатических нейронов в боковых рогах человека и, соответственно, их аксонов уменьшается с возрастом со скоростью 8% в десятилетие. Основной нейромедиатор этих нейронов – ацетилхолин, но они также содержат несколько важных нейропептидов.

14. Какие наиболее частые периферические невропатии (полиневропатии) связаны с вегетативной дисфункцией?

См. табл. 12.1.

Таблица 12.1

Периферические невропатии, связанные с вегетативной дисфункцией

Наследственные периферические невропатии с вегетативной дисфункцией
Наследственные сенсорно-вегетативные невропатии (НСВН) I, II, III* (синдром Райли-Дея), IV и V типов
Наследственные моторно-сенсорные невропатии (НМСН) I и II типов
Болезнь Фабри*
Множественная эндокринная неоплазия 2b типа (МЭН 2b)
Амилоидоз* (семейная амилоидная невропатия I, II и III типов)
Порфирия*
Некоторые спиноцеребеллярные дегенерации
Инфекционные, параинфекционные и дизиммунные периферические невропатии с вегетативной дисфункцией
Лепра
СПИД
Болезнь Чагаса
Системная красная волчанка
Системный склероз
Синдром Шегрена
Ревматоидный артрит
Смешанное заболевание соединительной ткани
Синдром Гийена–Барре*
Хроническая воспалительная невропатия
Острая пандизавтономия*
Чисто холинергическая дизавтономия*
Вегетативные невропатии, связанные с системными метаболическими заболеваниями
Сахарный диабет*
Хроническая почечная недостаточность
Алкоголизм
Неалкогольные заболевания печени
Недостаточность витамина B12
Паранеопластический синдром
Первичный амилоидоз*
Вегетативные невропатии, связанные с промышленными веществами, металлами, токсическими и лекарственными средствами
Органические растворители
Фосфорорганические соединения
Акриламид
Тяжелые металлы
Ботулизм*
Винкристин*
Цисплатин

* Вегетативная дисфункция выражена в значительной степени и является клинически значимой.

15. Каковы скрытые проявления диабетической вегетативной невропатии?

Сердечно-сосудистые:
Ортостатическая гипотензия
Тахикардия покоя
Безболевой инфаркт миокарда
Внезапная смерть

Желудочно-кишечные:
Нарушение моторики пищевода
Дизритмия, снижение моторики желудка (диабетический гастропарез)
Пилороспазм
Дискоординация моторики кишечника («диабетическая диарея», колики)
Снижение моторики кишечника (запор)
Недостаточное сокращение желчного пузыря (диабетическая холецистопатия)
Аноректальная дисфункция

Мочеполовые:
Диабетическая цистопатия (атония мочевого пузыря, постмиктурическое недержание)
Нарушение эрекции
Нарушение эякуляции
Уменьшение количества влагалищной смазки (любрикации), диспареуния

Дыхательные:
Нарушение контроля дыхания
Апноэ во сне

Терморегуляторные:
Судомоторные (уменьшенное, избыточное или пищевое потоотделение)
Вазомоторные (вазоконстрикция, вазодилатация, нейрогенный отек)

Изменения зрачков:
Миоз
Неспособность к дилатации
Зрачки по типу Аргайла–Робертсона

Нейроэндокринные:
Снижение выделения панкреатического полипептида
Снижение выделения соматостатина
Снижение выделения мотилина и желудочного ингибиторного пептида
Усиление выделения гастрина
Снижение выделения норадреналина (стимулированного в ортостатической пробе, при нагрузке и гипогликемии)
Снижение секреции паратиреоидного гормона (стимулированной гиперкальциемией)
Повышение уровня предсердного натрийуретического гормона
Ослабление реакции на гипогликемию (нарушение способности распознавать гипогликемию)
Нарушение высвобождения норадреналина в ответ на гипогликемию

16. Какие вегетативные нарушения наблюдаются при синдроме Гийена–Барре (СГБ)?

Примерно у 65% пациентов с СГБ выявляется та или иная степень вегетативных нарушений (дизавтономии). Вегетативная дисфункция — важная причина осложнений, примерно у 3–14% пациентов летальный исход развивается вследствие сердечно-сосудистого коллапса, связанного с вегетативной дисфункцией. Нарушение афферентного звена барорефлекса может вызывать периодическое повышение или понижение артериального давления; последнее связано с ортостатической гипотензией. Внезапные колебания артериального давления могут предшествовать развитию фатального нарушения сердечного ритма. Менее частые и менее тяжелые проявления вегетативной дисфункции включают недержание или задержку мочи, запоры или недержание кала, гастропарез, нарушения зрачковой иннервации.

17. Существуют ли различия в вегетативной дисфункции между различными подтипами синдрома Гийена–Барре (СГБ)?

Выделяют два основных подтипа СГБ: демиелинизирующий (острая воспалительная демиелинизирующая полиневропатия) и аксональный (острая моторная аксональная полиневропатия). Они различаются по патогенезу, клиническому течению, реакции на терапию. Кроме того, два подтипа СГБ различаются и по выраженности вегетативных нарушений. У пациентов с острой воспалительной демиелинизирующей полиневропатией выявляются более выраженные проявления кардиосимпатической гиперактивности. Вегетативные нарушения при острой моторной аксональной полиневропатии ограничиваются ослаблением потоотделения и вазомоторными нарушениями.

18. Как проводить коррекцию колебаний артериального давления при СГБ?

При выраженных колебаниях артериального давления больного с СГБ следует поместить в отделение интенсивной терапии, где проводить тщательный мониторинг давления. Следует установить катетер в мочевой пузырь и проводить адекватное внутривенное введение изотонических растворов, контролируя объем поглощенной и выделенной жидкости. Особенно важное значение имеет постоянный мониторинг ЭКГ. Может потребоваться назначение вазопрессоров, но они должны вводиться **крайне осторожно**, так как из-за денервационной гиперчувствительности могут спровоцировать резкий подъем артериального давления. Рекомендуется использовать короткодействующие вещества, такие как допамин или фенилэфрин. После введения вазопрессора возможна задержка развития гипертензивного эффекта на несколько минут. При длительном гипертензивном эпизоде лучше всего также использовать короткодействующие вещества (предпочтительно бета-блокаторы), дозу которых следует постепенно титровать до достижения желаемого артериального давления. С другой стороны, в связи с гиперчувствительностью при этом возможна избыточная гипотензивная реакция. Резкое падение артериального давления может наблюдаться при внутривенном введении даже малых доз таких препаратов, как морфин, фуросемид, нитроглицерин, эдрофония хлорид, тиопентал.

19. Как долго сохраняется сердечно-сосудистая нестабильность при СГБ?

Нет строгой зависимости между тяжестью параличей и риском тяжелой вегетативной дисфункции. Сердечно-сосудистая нестабильность может возникать при минимальном ограничении двигательных функций. Тем не менее при тяжелом течении болезни (например, если возникает потребность в искусственной вентиляции легких), как правило, возникают выраженные колебания вегетативных функций, которые регрессируют лишь тогда, когда восстанавливается способность к самостоятельному передвижению. Продолжительность сердечно-сосудистой нестабильности колеблется от нескольких дней до нескольких недель.

20. Как корригировать нарушения сердечного ритма при СГБ?

Брадикардия несинусового происхождения, вероятно, лучше всего корригируется трансвенозным введением кардиостимулятора. Синусовая тахикардия вследствие повреждения блуждающего нерва выявляется примерно у 50% пациентов и обычно уменьшается при адекватной инфузионной терапии. Ее появление в отсутствие инфекции и нарушений гемодинамики свидетельствует о вагальной денервации. Исчезновение вариабельности сердечного ритма (вариаций интервалов R-R), в норме выявляемой при нормальном и глубоком дыхании, у пациента с ранними проявлениями СГБ служит надежным предвестником приближающейся кардиоваскулярной вегетативной недостаточности вследствие дисфункции блуждающего нерва. Лечение остро развивающихся фибрилляции предсердий и желудочковой тахикардии должно проводиться в условиях отделения интенсивной терапии. При необходимости применения бета-блокаторов следует выбирать препараты с быстрым началом и окончанием действия.

21. Как лечить другие вегетативные нарушения при СГБ?

При СГБ могут возникать динамическая кишечная непроходимость и атония мочевого пузыря. При динамической кишечной непроходимости необходимы декомпрессия верхних отделов желудочно-кишечного тракта через назогастральный зонд и следование принципу *nil per os* («ничего через рот»). При задержке мочи устанавливается постоянный катетер, пока пациенту проводят в/в введение жидкости. При наступлении фазы активной реабилитации предпочтительнее стерильная перемежающаяся катетеризация.

22. Опишите клинические проявления острой пандизавтономии.

Острая дизавтономия (острая вегетативная невропатия) — редкий гетерогенный обычно монофазный синдром с тенденцией к спонтанному восстановлению. Термин «пандизавтономия» отражает совместное вовлечение как симпатического, так и парасимпатического звеньев вегетативной нервной системы при относительной или полной сохранности соматических нервных волокон. Заболеванию может предшествовать вирусная инфекция или другое состояние, протекающее с лихорадкой. Типичные клинические проявления: ортостатическая гипотензия, ангидроз, непереносимость низких и высоких температур, уменьшение слезо- и слюноотделения, расстройства кишечника (кишечная колика, диарея, запоры), атония мочевого пузыря, импотенция, фиксированный пульс, отсутствие зрачковых реакций.

Симптомы могут развиваться на протяжении нескольких дней, недель или месяцев. Могут поражаться люди любого возраста и пола. Семейный анамнез обычно отсутствует. Моторные и сенсорные нарушения обычно минимальны или отсутствуют, но глубокие рефлексы бывают снижены или выпадают. Изредка выявляются снижение чувствительности, нарушение проведения импульсов по сенсорным волокнам, признаки миелопатии или изменения биоэлектрической активности мозга. Содержание белка в ЦСЖ может быть умеренно повышено. Это подтверждает предположение о том, что острая пандизавтономия может быть вариантом СГБ. Восстановление функций обычно требует длительного времени. У трети пациентов восстановление хорошее, у трети сохраняется грубый инвалидизирующий дефект, у трети отмечается частичное восстановление с формированием умеренного, но стойкого дефекта. Данное состояние клинически неотличимо от более тяжелых форм паранеопластической вегетативной невропатии. Эффективность иных мер, помимо симптоматического лечения, не доказана, хотя описаны случаи успешного применения высоких доз внутривенного иммуноглобулина, который способствовал восстановлению. Симптоматическая терапия включает меры по коррекции ортостатической гипотензии, расстройств кишечника и мочевого пузыря.

23. Какие вегетативные нарушения наблюдаются при синдроме Шегрена?

Синдром Шегрена – аутоиммунная экзокринопатия, которая поражает женщин в девять раз чаще, чем мужчин. Среди коллагенозов по частоте она занимает второе место, уступая лишь ревматоидному артриту. Диагностика основывается на клинических данных и выявлении высокоспецифичных антител Ro (SS-A) и La (SS-B), направленных против рибонуклеопротеинов с низким молекулярным весом. При синдроме Шегрена может развиваться широкий спектр периферических невропатий (сенсорная и сенсомоторная полиневропатия, множественная мононевропатия, сенсорная нейронопатия, краниальная невропатия, туннельные синдромы). Вегетативные нарушения, в том числе синдром Эйди, ангидроз, ортостатическая гипотензия, кардиальная парасимпатическая дисфункция – отмечаются примерно у 25% пациентов с полиневропатией. При биопсии икроножного нерва выявляются признаки аксональной дегенерации, периартериолярной и перивенулярной воспалительной инфильтрации, некротизирующего васкулита. Вегетативная невропатия может развиваться и при других аутоиммунных заболеваниях, в том числе при смешанном заболевании соединительной ткани.

24. Назовите четыре наиболее частых паранеопластических вегетативных синдрома.

Миастенический синдром Ламберта–Итона, вегетативная невропатия (паранепластическая дизавтономия), псевдообструкция кишечника, подострая сенсорная невропатия.

25. Что такое миастенический синдром Ламберта–Итона?

Миастенический синдром Ламберта–Итона – аутоиммунное заболевание, связанное с продукцией аутоантител. Мишенью для иммунного ответа являются пресинаптические потенциал-зависимые кальциевые каналы в нервно-мышечных синапсах. У 90% пациентов выявляются специфические антитела при радиоиммунном исследовании. Основное проявление – слабость мышц, которая обычно не вовлекает или вовлекает лишь в небольшой степени наружные мышцы глаз. Примерно в 60% случаев синдром имеет паранеопластический характер и почти исключительно связан с мелкоклеточным раком легких. Опухоль иногда удается выявить лишь спустя 1–4 года после появления синдрома. При синдроме Ламберта–Итона часто отмечаются такие вегетативные симптомы, как сухость во рту (74%), импотенция (41%), запоры (18%), нарушение аккомодации (8%), нарушение потоотделения (4%). У некоторых пациентов могут также присутствовать ортостатическая гипотензия, затруднения при мочеиспускании, пупиллотония. Примерно у 57% пациентов выявляется холинергическая и адренергическая гиперчувствительность зрачков при введении соответственно 2,5% метахолина и 0,5% фенилэфрина. Снижена и продукция слезной жидкости. Могут наблюдаться колебания частоты сердечных сокращений и артериального давления при пробе Вальсальвы или глубоком дыхании, могут выявляться отклонения и в тестах на потоотделение.

26. Как проводится лечение при миастеническом синдроме Ламберта–Итона?

Если удалось выявить вызвавшее синдром новообразование, его удаление или лечение обычно приводит к значительному уменьшению всех симптомов, включая и симптомы вегетативной дисфункции. Если злокачественное новообразование не выявлено, проводят лечение, направленное на улучшение холинергической передачи, а также иммунотерапию. Антихолинэстеразные средства, гуанидина гидрохлорид, 4-аминопиридин и 3,4-диаминопиридин используют для улучшения нервно-мышечной передачи и уменьшения вегетативной дисфункции. Пиридостигмин и простигмин имеют ограниченную эффективность. Иммунотерапия, включающая применение кортикостероидов, плазмафереза, внутривенного иммуноглобулина могут принести улучшение у пациентов как с паранеопластической, так и с идиопатической формами синдрома Ламберта–Итона. Наиболее эффективна комбинация 3,4-диаминопиридина и внутривенного имунноглобулина. Необходимо избегать препаратов, нарушающих нервно-мышечную передачу, особенно тех, что обладают способностью блокировать кальциевые каналы.

27. Что такое паранеопластическая вегетативная невропатия?

У части пациентов с мелкоклеточным раком легких, аденокарциномой поджелудочной железы или лимфогранулематозом развиваются вегетативные нарушения (ортостатическая гипотензия, импотенция, сухость во рту, задержка мочи, дисфункция желудочно-кишечного тракта), которые могут улучшаться при адекватном лечении опухоли. У некоторых больных вегетативной невропатией могут выявляться антинейрональные анти-Hu антитела. В последнем случае вегетативная невропатия может быть частью генерализованного паранеопластического синдрома с вариабельной клинической картиной, которая может включать признаки сенсорной нейронопатии, лимбического и стволового энцефалита, мозжечковую дегенерацию, сенсорномоторную полиневропатию. Примерно у 40% пациентов выявляются антитела к никотиновым холинорецепторам вегетативных ганглиев.

Кроме того, у пациентов с паранеопластической вегетативной невропатией обнаруживаются антитела к цитоплазме клеток Пуркинье (PCA-2) и белку цитоплазмы нейронов CRMP-5. Клиническое проявление вегетативной невропатии может предшествовать диагностике злокачественного новообразования или следовать за ней.

28. Что такое паранеопластическая псевдообструкция кишечника?

Псевдообструкция кишечника с другими симптомами вегетативной дисфункции или без них может наблюдаться у больных с мелкоклеточным раком легких, карциноидной опухолью легких, недифференцированной эпителиомой и злокачественной тимомой. Клиническая картина включает признаки гастропареза и нарушения моторики пищевода. Впоследствии могут развиваться другие симптомы дизавтономии. Нарушение моторики желудочно-кишечного тракта может регрессировать при успешном лечении опухоли. При патоморфологическом исследовании в желудочно-кишечном тракте выявляют снижение численности нейронов мышечно-кишечного сплетения, фрагментацию и дегенерацию аксонов, инфильтрация лимфоцитами и плазматическими клетками. Некоторые пациенты имеют повышенные титры антинейрональных нуклеарных антител (анна-1 или анти-Hu), которые перекрестно реагируют с антигенами опухолевых клеток и нейронов мышечно-кишечного сплетения.

29. Что такое паранеопластическая подострая сенсорная невропатия?

У части пациентов с данным синдромом, который обычно возникает на фоне мелкоклеточного рака легких, выявляются один или несколько вегетативных симптомов: ортостатическая гипотензия, пупиллотония, гипогидроз, сухость во рту, снижение слезовыделения, импотенция, задержка мочи, запоры. В крови и ЦСЖ часто находят антинейрональные нуклеарные анти-Hu антитела, поликлональный комплемент-фиксирующий IgG, который также реагирует с белком 35–40 кДа, выявляемым в клетках мелкоклеточного рака легких. Нейрональный нуклеарный антиген имеет тот же молекулярный вес, но не имеет в спектре полоски 38 кДа. Успешное лечение опухоли может привести к частичному регрессу вегетативных и соматосенсорных симптомов.

30. Какие причины могут вызвать непсихогенную импотенцию у мужчин?

- Артериальная недостаточность полового члена
- Аномальная утечка венозной крови из пещеристого тела
- Поражение спинного мозга, включая поражение конуса
- Поражение конского хвоста
- Поражение крестцового сплетения
- Полиневропатии
- Центральные и периферические вегетативные расстройства
- Побочное действие лекарственных средств
- Алкоголизм
- Гиперпролактинемия
- Болезнь Пейрони

31. Какие сердечно-сосудистые расстройства могут быть вызваны заболеваниями ЦНС?

Нарушения сердечного ритма, поражения миокарда, изменения артериального давления.

32. Какие нарушения сердечного ритма возникают при заболеваниях ЦНС?

Некоторые заболевания ЦНС, в том числе субарахноидальное кровоизлияние, инфаркты головного мозга и внутримозговые кровоизлияния, опухоли мозга и черепно-мозговая травма, могут вызвать различные наджелудочковые или желудочковые аритмии, не связанные с каким-либо первичным заболеванием сердца. Эти аритмии ухудшают прогноз заболевания ЦНС, например, 4–5% случаев внезапной смерти у пациентов с субарахноидальным кровоизлиянием могут быть вызваны этим осложнением. Причиной нарушения сердечного ритма может быть дисбаланс между симпатическими и парасимпатическими влияниями на сердце, предположительно, вследствие усиленного высвобождения периферических катехоламинов, запускаемого церебральным повреждением.

33. Какова природа повреждения миокарда, вызванного заболеванием ЦНС?

Заболевания ЦНС, в основном, внутримозговые и субарахноидальные кровоизлияния, способны вызывать ряд изменений ЭКГ, заставляющих предположить ишемию миокарда. Эти изменения близки к тем, которые наблюдаются при инфаркте миокарда; к ним относятся удлинение интервала QT, депрессия сегмента ST, уплощение или инверсия зубца T, появление U-волн. За исключением удлинения интервала QT и U-волн, все указанные изменения обычно регрессируют в течение двух недель. Другими, менее часто наблюдаемыми изменениями ЭКГ являются увеличение амплитуды зубца P, появление зубца Q, подъем сегмента ST, подъем, зазубренность или заострение зубца T. Дифференцировать центральные изменения ЭКГ и истинный инфаркт миокарда бывает сложно. Целесообразно, чтобы пациент находился под тщательным кардиологическим наблюдением до тех пор, пока не будет исключен инфаркт миокарда. Считается, что изменения ЭКГ возникают вследствие избыточного высвобождения катехоламинов, оказывающих токсическое действие на кардиомиоциты и способные привести к мионекрозу. Не случайно повышенный уровень катехоламинов в крови коррелирует с неблагоприятным исходом при субарахноидальном кровоизлиянии (рис. 12.3 и 12.4).

34. Как меняется артериальное давление при заболеваниях ЦНС?

Повреждения гипоталамуса и продолговатого мозга, опухоли задней черепной ямки могут вызвать артериальную гипертензию. Ишемические, дегенеративные или деструктивные поражения ядра одиночного пути в продолговатом мозге могут вызывать длительно сохраняющуюся лабильность артериального давления. Сочетание артериальной гипертензии, брадикардии и апноэ (рефлекс Кушинга), являющееся характерным признаком повышения внутричерепного давления и угрожающего вклинения, может также развиваться при ишемическом повреждении дорсальной ретикулярной формации продолговатого мозга, протянувшейся по дну четвертого желудочка. Артериальная гипертензия при опухолях задней черепной

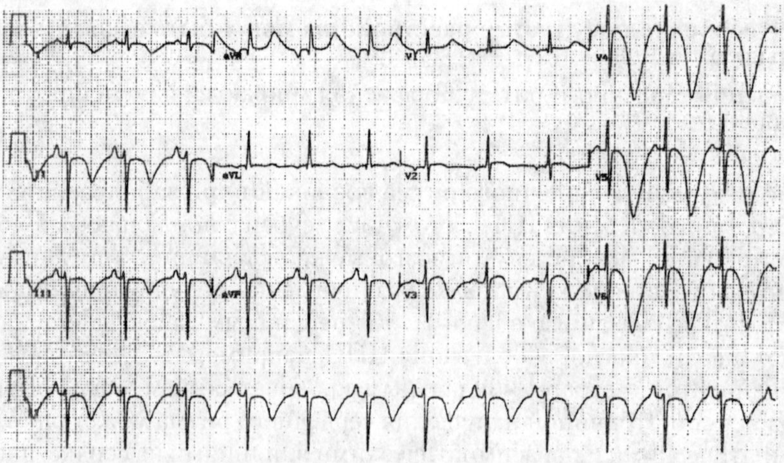

Рис. 12.3. Электрокардиограмма женщины 41 года, показывающая типичные изменения, вызванные поражением ЦНС: удлинение интервала QT, глубокие, инвертированные, заостренные зубцы Т. Эти изменения ЭКГ вызваны травматическим кровоизлиянием в базальные ганглии, выявленным при КТ (рис. 12.4)

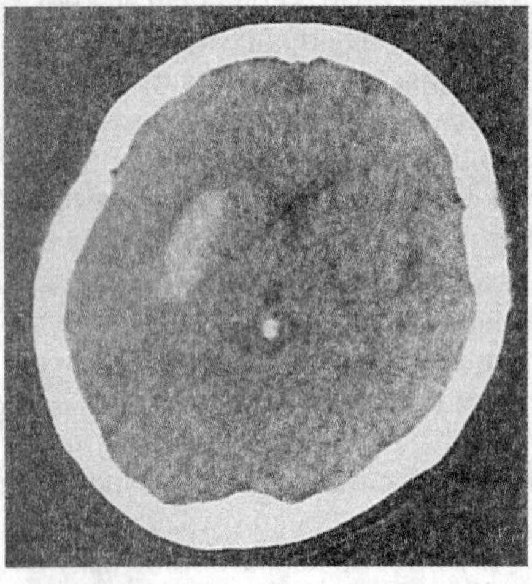

Рис. 12.4. КТ головного мозга, показывающая травматическое кровоизлияние в базальные ганглии

ямки возникает вследствие локальной деформации ствола. Повышение артериального давления может быть в этом случае пароксизмальным и напоминать проявления феохромоцитомы. У пациентов с нормотензивной гидроцефалией также может наблюдаться хроническая артериальная гипертензия. Снижение артериального давления при заболеваниях ЦНС встречается редко, но ортостатическая гипотензия может сопровождать опухоли ствола, хотя точный механизм их развития и связь с вовлечением тех или иных специфических ядер остаются неясными.

35. Какие вегетативные нарушения возникают после трансплантации сердца?

Трансплантация сердца или комплекса сердце–легкие сопровождается афферентной и эфферентной денервацией (то есть утратой вегетативного контроля) пересаженного органа, что проявляется относительной тахикардией покоя, отсутствием нормального увеличения частоты сердечных сокращений при стоянии, задержкой увеличения частоты сердечных сокращений в ответ на физическую нагрузку. Кроме того, изменения частоты сердечных сокращений не происходит при пробе Вальсальвы или массаже каротидного синуса. В основном изменения частоты сердечных сокращений у таких пациентов зависят от циркулирующих катехоламинов. Тахикардия покоя, наблюдаемая при тяжелых вегетативных невропатиях (например, диабетической), аналогична той, что развивается вследствие денервации пересаженного сердца.

36. Какие неврологические заболевания вызывают гипотермию?

Экспериментальные исследования показывают, что повреждения переднего гипоталамуса вызывают гипертермию, повреждения заднего гипоталамуса — гипотермию, а повреждения супрахиазмального ядра — нарушения суточного ритма температуры. Опухоли и дегенеративные или воспалительные процессы, вовлекающие гипоталамус, могут вызывать гипотермию (центральная температура тела ниже 35°С).

Энцефалопатия Вернике, характеризующаяся повреждением заднелатерального гипоталамуса и дна четвертого желудочка, может вызывать стойкую гипотермию. Своевременно начатое лечение тиамином приводит к нормализации температуры.

Синдром Шапиро (агенезия мозолистого тела) может сопровождаться эпизодической гипотермией и гипергидрозом. При посмертном исследовании выявляются поражения заднего или переднего гипоталамуса, инфундибулярных ядер, перегородки и поясной извилины. Антиконвульсанты, ципрогептадин, клонидин или оксибутинин могут применяться для коррекции гипотермии и повышенного потоотделения.

Эпизодическая спонтанная гипотермия — редкий синдром, развивающийся в детском возрасте в отсутствие какого-либо системного заболевания или повреждения мозга. Клинические проявления включают эпизодическую гипотермию (<35°С), выраженную бледность лица, отсутствие дрожи (способной в норме повысить температуру). У некоторых пациентов может наблюдаться брадикардия и артериальная гипертензия. Предполагается связь между этим периодическим синдромом детского возраста и мигренью.

37. Какими вегетативными нарушениями сопровождается тяжелая черепно-мозговая травма?

В начальной фазе тяжелой черепно-мозговой травмы часто наблюдаются симптомы вегетативной дисфункции. Основные проявления этого синдрома включают возбуждение, потоотделение, гипертермию, артериальную гипертензию, тахикардию, тахипноэ и повышение тонуса разгибателей (экстензорная поза). Для обозначения этого симптомокомплекса применялись различные названия, в том числе: пароксизмальная симпатическая «буря», диэнцефальные приступы, синдром диэнцефально-мезэнцефальной дисрегуляции. Недавно предложен термин *«пароксизмальная вегетативная нестабильность с дистонией»*.

Считается, что развитие данного синдрома объясняется дисфункцией вегетативных центров в промежуточном мозге (таламус и гипоталамус) или повреждением их связей с корковыми, подкорковыми и стволовыми областями, которые контролируют вегетативные функции. Предполагается, что важную роль играет феномен растормаживания с нарушением коркового и подкоркового контроля вегетативных функций, включая уровень артериального давления и температуру тела. Этот синдром наблюдается у пациентов с тяжелой черепно-мозговой травмой (≤8 баллов по шкале комы Глазго) и предсказывает неблагоприятное течение на госпитальном этапе, а также менее благоприятный функциональный исход у выживших пациентов. Лечение синдрома в острой стадии травмы включает применение сульфата морфина, бромокриптина, пропранолола, клонидина, бензодиазепинов, дантролена. Недавно сообщалось, что в отдельных случаях длительное интратекальное введение баклофена способствует купированию острых симптомов и ускорению восстановления.

38. Каковы основные отличия между первичной вегетативной недостаточностью (ПВН) и мультисистемной атрофией (МСА)?

Характерными проявлениями МСА, называемой также синдромом Шая–Дрейджера, служат вегетативная дисфункция, прежде всего ортостатическая гипотензия, и паркинсонические симптомы (гипокинезия и ригидность), которые приводят к инвалидизации в течение нескольких лет. В качестве клинических вариантов МСА рассматриваются стриатонигральная дегенерация, или паркинсоническая форма МСА (преобладающие симптомы – гипокинезия, ригидность и дизартрия) и оливопонтоцеребеллярная атрофия, или мозжечковая форма МСА (преобладающие симптомы – атаксия, нарушение координации, гипокинезия). ПВН, называемая также идиопатической ортостатической гипотензией, или синдромом Брэдбери–Эгглстона, – идиопатическое спорадическое заболевание, которое проявляется ортостатической гипотензией, обычно сопровождающейся признаками более распространенной вегетативной дисфункции. Другие неврологические признаки отсутствуют, болезнь медленно прогрессирует в течение 10–15 лет. Симптомы вегетативной дисфункции при МСА могут опережать другие неврологические симптомы на срок до пяти лет. Таким образом, диагноз ПВН может быть установлен лишь при длительном наблюдении за больным.

39. Какие вегетативные нарушения наблюдаются при болезни Паркинсона (БП)?

Для классических случаев БП характерны слюнотечение, снижение потоотделения, дисфункция мочевого пузыря и кишечника. У некоторых пациентов отмечается ортостатическое головокружение, но значительного снижения артериального давления в покое или при ортостатической пробе чаще всего не регистрируется. Следует учитывать, что ортостатические симптомы могут быть вызваны дофаминергическими препаратами. Кардиоваскулярные рефлексы обычно сохранены, хотя реакции могут быть слегка снижены. Уровень норадреналина в плазме в покое немного ниже, чем у здоровых людей. Считается, что эти сравнительно легкие вегетативные расстройства при БП скорее развиваются вследствие центральных, нежели периферических повреждений. Тем не менее в симпатических ганглиях пациентов с БП могут присутствовать тельца Леви.

40. Каковы наиболее важные генетические причины вегетативной недостаточности?

1. Недостаточность дофамин-бета-гидроксилазы
2. Семейная дизавтономия
3. Болезнь Фабри
4. Семейный амилоидоз
5. Множественная эндокринная неоплазия 2b типа
6. Порфирия

41. Что такое семейная дизавтономия?

Семейная дизавтономия (синдром Райли–Дея) – наследственная сенсорно-вегетативная невропатия III типа (НСВН-III), аутосомно-рецессивное заболевание, особенно распространенное среди евреев-ашкенази. Она относится к группе наследственных сенсорно-вегетативных невропатий (НСВН), в которую в настоящее время включают семь клинически и генетически отличающихся друг от друга форм. Заболевание связано с нарушением развития и выживания сенсорных, симпатических и отчасти парасимпатических нейронов. Частота – один случай на 3600 живых новорожденных евреев-ашкенази. Родители обычно здоровы, но описан случай выявления у родителя мальчика с семейной дизавтономией менее выраженной вегетативной дисфункции. Недавно идентифицирован ген (IKBKAP), ответственный за развитие заболевания, который расположен на дистальном участке длинного плеча хромосомы 9. В 95,5% всех случаев выявляется одна некодирующая мутация. Идентифицированы также две других, более редких мутации. В настоящее время возможна пренатальная и предимплантационная генетическая диагностика.

42. Назовите пять основных клинических критериев синдрома Райли–Дея.

1. Алакримия.
2. Отсутствие грибовидных сосочков языка.
3. Снижение коленных рефлексов.
4. Отсутствие кожной реакции на штриховое раздражение и инъекцию гистамина.
5. Зрачковая гиперчувствительность в ответ на введение парасимпатомиметиков.

Симптомы, подкрепляющие диагноз: относительная нечувствительность к боли и температуре, преходящие эритематозные пятна на коже при эмоциональной реакции, ортостатическая гипотензия, гипергидроз или неадекватное потоотделение, нарушение моторики желудочно-кишечного тракта. Биопсия икроножного выявляет значительное уменьшение численности немиелинизированных и тонких миелинизированных аксонов.

43. Что такое болезнь Фабри?

Это нейрометаболическое заболевание, известное также как *angiokeratoma corporis diffusum* и наследуемое по рецессивному сцепленному с Х-хромосомой типу. Оно возникает вследствие недостаточности лизосомного фермента альфа-галактозидазы, в результате чего происходит накопление гликолипида церамидтригексозида в клетках некоторых органов, в том числе в коже (с образованием ангиокератом), почках, сердце, легких, кровеносных сосудах, центральной и периферической нервной системе. Заболевание следует заподозрить, если у мальчика или молодого человека возникает жгучая боль и снижение чувствительности в стопах. Поражение сосудов также развивается в молодом возрасте, и многие пациенты переносят инфаркт миокарда или инсульт в возрасте до 50 лет. Кровоснабжение в заднем церебральном бассейне более уязвимо, о чем свидетельствует диспропорционально высокое число стволовых инсультов в этой популяции. Этой болезни свойственна выраженная генетическая гетерогенность: в гене альфа-галактозидазы А к настоящему времени идентифицировано более 50 мутаций.

Патоморфологически выявляется накопление липидов в задних корешках и вегетативных ганглиях, то есть в зонах с фенестрированными кровеносными сосудами и более проницаемым гематоневральным барьером. Клинические проявления вегетативной дисфункции включают: снижение потоотделения (может скорее происходить вследствие накопления липидов в потовых железах, нежели в результате невропатии), отсутствие складчатости кожи после погружения в теплую воду, уменьшение кожной реакции на раздражение, снижение слезо- и слюновыделения, нарушение моторики кишечника, изменение сердечно-сосудистых реакций, аномальная реакция зрачка на пилокарпин. При морфологическом исследовании периферических нервов выявляются дегенеративные изменения немиелинизированных и мелких миелинизированных волокон. Пересадка почки способствует регрессу многих из указанных нарушений и увеличивает выживаемость. В апреле 2003 года FDA одобрило применение препарата человеческой альфа-галактозидазы А (фабразима) для лечения болезни Фабри. Внутривенное введение альфа-галактозидазы уменьшает невропатическую боль, усиливает функцию почек, уменьшает выраженность клубочковой патологии и может улучшить прогноз заболевания в целом.

44. Что такое семейная амилоидная невропатия?

Семейная амилоидная невропатия – это гетерогенная группа наследственных заболеваний, общим для которых является системное или локальное накопление фибрилл бета-амилоидного белка. Внеклеточное отложение амилоида нарушает нормальную структуру и функцию ткани. В первую очередь страдают сенсорные и вегетативные нервные волокна.

Вегетативные нарушения отражают вовлечение как симпатической, так и парасимпатической систем. Развитие в зрелом возрасте, преобладание сенсорных симптомов, значительное раннее вовлечение вегетативной системы, частое выявление синдрома запястного канала – характерные особенности семейной амилоидной невропатии, заставляющие заподозрить это заболевание. В настоящее время возможна прямая ДНК-диагностика одного из вариантов семейной амилоидной невропатии, связанного с наиболее частой мутацией в гене транстиретина (Met 30). Единственным возможным лечением семейной амилоидной невропатии в настоящее время является трансплантация печени. Если она выполняется на ранней стадии заболевания, это может приостановить его прогрессирование и несколько уменьшить уже существующие симптомы.

45. Что такое множественная эндокринная неоплазия 2b тип (МЭН 2b)?

МЭН 2b – наследственное заболевание с аутосомно-доминантным типом передачи, характеризующееся развитием множественных невром слизистых (конъюнктивы, полости рта, языка, глотки и гортани), карциномы щитовидной железы, феохромоцитомы, ганглионейроматоза, деформаций костей, марфаноподобного внешнего вида, недоразвитием и гипотонией мышц. Макро- и микроскопические изменения периферической вегетативной нервной системы затрагивают как симпатическую, так и парасимпатическую системы. Характерна хаотичная гипертрофия и пролиферация вегетативных нервных волокон и ганглиев (ганглионейроматоз). Также может наблюдаться пролиферация нервных волокон пищеварительного тракта (ауэрбаховского и мейсснеровского сплетений), верхних дыхательных путей, мочевого пузыря, предстательной железы и кожи. Клинически вегетативная дисфункция проявляется снижением слезовыделения, ортостатической гипотензией, нарушением рефлекторной вазодилатации кожи, парасимпатической денервационной гиперчувствительностью зрачков при сохранности потоотделения и функции слюнных желез. Биопсия нерва показывает дегенерацию и регенерацию немиелинизированных волокон. Заболевание связано с несколькими точковыми мутациями в протоонкогене RET на хромосоме 10. Генетическое тестирование позволяет выявлять молодых носителей, которые могут подвергнуться профилактической тиреоидэктомии для предотвращения развития карциномы щитовидной железы.

46. Что такое порфирия?

Острые печеночные порфирии (острая перемежающаяся порфирия, вариегатная порфирия и наследственная копропорфирия) – это аутосомно-доминантные наследственные заболевания, которые клинически могут проявляться остро или подостро развивающейся тяжелой, угрожающей жизни полиневропатией. Генетический дефект выражается в 50% уменьшении активности порфобилиногендезаминазы (острая перемежающаяся порфирия), протопорфириноген-IX оксидазы (вариегатная порфирия) или копропорфириногеноксидазы (копропорфирия), что приводит к нарушению биосинтеза гема. Под воздействием эндогенных или экзогенных провоцирующих факторов (лекарственные средства, гормоны, менструация, голодание) эта парциальная недостаточность может в конечном итоге приводить к развитию полиневропатии, вегетативной дисфункции, изменениям кожи, нарушениям со стороны ЦНС.

Выявляемое при патоморфологическом исследовании поражение вегетативной нервной системы (дегенерация блуждающего нерва и симпатического ствола) может объяснить некоторые симптомы острых приступов, включая боль в животе, тяжелую рвоту, запоры, нарушение моторики кишечника с дилятацией и стазом, стойкую синусовую тахикардию (100–160 в минуту), лабильную артериальную гипертензию, постуральную гипотензию, гипергидроз, нарушение функции мочевого пузыря.

47. Каковы наиболее важные факторы, поддерживающие нормальное артериальное давление?

1. Объем крови.

2. Сосудистые рефлексы (рефлекс артериолярно-венозного сокращения, барорефлекторно-индуцированная тахикардия, мозжечковые рефлексы).

3. Гормональные механизмы (уровень катехоламинов плазмы, ренин-ангиотензин-альдостероновая система, аргинин-вазопрессин, предсердный натрийуретический фактор).

48. Какие возрастные физиологические изменения предрасполагают к артериальной гипотензии?

Снижение чувствительности барорецепторного рефлекса, нарушение нейроэндокринной реакции на изменения внутрисосудистого объема (снижение секреции ренина, ангиотензина и альдостерона), нарушение раннего наполнения желудочков сердца (диастолическая дисфункция).

49. Что такое барорецепторы? Каково их значение?

Барорецепторы — нервные окончания ветвящегося типа в стенках кровеносных сосудов и сердца, которые стимулируются при определенном абсолютным значении или изменении артериального давления. Их чрезвычайно много в области бифуркации внутренних сонных артерий (каротидный синус) и стенке дуги аорты. Основным местом окончания барорецепторных афферентных волокон является ядро одиночного пути, но афферентные волокна каротидного синуса, идущие в составе языкоглоточного нерва, оканчиваются более каудально — вблизи задвижки (obex).

Функция барорецепторов — поддерживать системное артериальное давление на относительно постоянном уровне, особенно при перемене положения тела. Интактные барорецепторы исключительно эффективно предотвращают быстрые изменения артериального давления от момента к моменту или от часа к часу, но вследствие их адаптируемости к длительным изменениям артериального давления (которые сохраняются более двух или трех дней), система не способна к долговременной регуляции артериального давления.

Растяжение барорецепторов вызывает поток импульсов в ядро одиночного пути, активация которого вызывает притормаживание симпатической активности и активацию парасимпатической активности, что в конечном итоге уменьшает сердечный выброс.

50. Как исследовать барорецепторную функцию?

В клинических условиях возможна лишь косвенная и потому неточная оценка функции артериальных и сердечно-легочных барорецепторов. Интерпретировать барорефлекторную функцию, основываясь на результатах лишь одного из тестов, следует весьма осторожно, если отклонение не является значительным. Для оценки барорефлекторной функции чаще всего прибегают к четырем неинвазивным достаточно надежным тестам. По общему мнению, эти и другие неинвазивные кардиоваскулярные тесты позволяют объективно оценить состояние вегетативной системы:

1. Спонтанная вариабельность сердечного ритма (колебания интервала R–R от удара к удару).

2. Изменение частоты сердечных сокращений при пробе Вальсальвы.

3. Изменение частоты сердечных сокращений и артериального давления при переходе в вертикальное положение.

4. Изменение артериального давления в ответ на длительное сжатие руки в кулак.

51. Что является основой для оценки вариабельности сердечного ритма?

В норме на вдохе частота сердечных сокращений (ЧСС) увеличивается, а на выдохе уменьшается (дыхательная синусовая аритмия). Этот феномен опосредуется главным образом блуждающим нервом, в осуществлении данного рефлекса участвуют легочные рецепторы растяжения, сердечные механорецепторы, барорецепторы. Степень изменения частоты сердечных сокращений на вдохе и на выдохе зависит от возраста, она снижается у пожилых людей (в норме разница между максимальной и минимальной ЧСС в возрасте 10–40 лет должна превышать 18 ударов в минуту, а в возрасте 61–70 лет – 8 ударов в минуту). Тест легко выполнить с помощью обычного электрокардиографа или электромиографа. В положении лежа на спине (голова поднята до 30°) пациент глубоко дышит, совершая шесть вдохов и выдохов в минуту, одновременно измеряется минимальная и максимальная частота сердечных сокращений в течение каждого дыхательного цикла (5-секундный вдох – 5-секундный выдох). Величина наиболее длинного интервала R–R на ЭКГ (соответствует минимальной частоте сердечных сокращений) делится на значение наиболее короткого R–R интервала (соответствует максимальной частоте сердечных сокращений), в результате получается экспираторно-инспираторный коэффициент (E:I). В норме у лиц 16–20 лет он должен превышать 1,23, у лиц 76–80 лет – 1,05. Отклонение от нормы свидетельствует о парасимпатической дисфункции.

52. В чем отличие ортостатической гипотензии, вызванной вегетативной дисфункцией, и гиповолемии?

При большинстве вегетативных невропатий, сопровождающихся ортостатической гипотензией, в результате нарушения сосудистых рефлексов при падении артериального давления не происходит усиление симпатической импульсации, направляющейся к сосудам внутренних органов и мышц. Соответственно, при вставании отсутствует увеличение уровня норадреналина в плазме (гипоадренергический ответ). Напротив, у пациентов с ортостатической гипотензией, вызванной гиповолемией, в вертикальном положении происходит чрезмерное увеличение уровня норадреналина (гиперадренергический ответ).

При ортостатической гипотензии, вызванной генерализованной вегетативной недостаточностью, падение систолического артериального давления не сопровождается рефлекторной тахикардией, тогда как при ортостатической гипотензии, вызванной гиповолемией или детренированностью, возникает рефлекторная тахикардия, отражающая сохранность симпатических нервных волокон. Падение только систолического давления чаще всего вызывается не-неврологическими причинами (например, гиповолемией), тогда как для нейрогенной ортостатической гипотензии более характерно падение как систолического, так и диастолического давления.

53. Каковы три основных механизма обморока?

1. **Ортостатическая гипотензия** вследствие снижения сосудистого сопротивления и/или гиповолемии, а также действия лекарственных средств, хронической барорефлекторной недостаточности, либо нейрогенный рефлекс (например, вазовагальный обморок, спровоцированный болью или испугом). Термины «рефлекторный обморок», «вазодепрессорный обморок», «вазовагальный обморок» являются синонимами.

2. **Падение сердечного выброса** вследствие нарушения сердечного ритма, препятствий кровотоку или инфаркта миокарда.

3. **Повышение цереброваскулярного сопротивления** вследствие гипервентиляции или увеличения внутричерепного давления.

КЛЮЧЕВЫЕ ФАКТЫ: ВЕГЕТАТИВНАЯ НЕРВНАЯ СИСТЕМА ✓

1. К основным проявлениям вегетативной недостаточности относятся ортостатическая гипотензия, дисфункция прямой кишки и мочевого пузыря, импотенция, расстройство потоотделения.
2. Единственным нейромедиатором парасимпатической нервной системы служит ацетилхолин, тогда как в симпатической нервной системе в качестве медиатора выступает также норадреналин (в постганглионарных нейронах).
3. Диабетическая невропатия — одна из наиболее частых причин вегетативной дисфункции.
4. Синдром Ламберта–Итона напоминает миастению, но, в отличие от нее, сопровождается вегетативной дисфункцией и возникает в результате аутоиммунной атаки против пресинаптических потенциал-зависимых кальциевых каналов.
5. Обмороки редко бывают неврологической проблемой — потеря сознания в большинстве случаев связана с заболеванием сердечно-сосудистой системы.

54. Какие основные рекомендации следует дать пациенту с нейрогенной ортостатической гипотензией?

1. Избегать натуживания, проводить своевременное лечение и профилактику запоров диетой с высоким содержанием пищевых волокон.

2. Во избежание резких суточных колебаний артериального давления, особенно утренней постуральной гипотензии, рекомендуется поднять головной конец кровати или спать ночью в положении полусидя, прежде чем встать с кровати, посидеть несколько минут на ее краю, бриться сидя, а при появлении первых симптомов приближающегося обморока — немедленно сесть на корточки, скрестить ноги, нагнуться вперед и поместить голову между коленей, поставить одну ногу на стул.

3. Избегать высокой температуры окружающей среды (например, поездки в теплые страны, горячие ванны), чтобы предотвратить вазодилатацию.

4. Во избежание падения давления после приема пищи рекомендуется принимать пищу чаще, но меньшими порциями, не употреблять продукты с высоким содержанием углеводов.

5. Увеличить потребление натрия с пищей по меньшей мере до 150 мЭкв/сут.

6. Увеличить потребление жидкости до 2,0–2,5 л/сут.

7. Избегать интенсивных нагрузок; умеренные изотонические упражнения предпочтительнее, чем изометрические нагрузки.

8. Избегать длительного нахождения в положении лежа на спине.

9. Избегать приема вазодилататоров, в том числе алкоголя.

10. Избегать приема лекарственных средств, вызывающих вазодилатацию и/или брадикардию (в том числе нитроглицерина и бета-блокаторов).

55. Каковы наиболее важные не-неврологические причины ортостатической гипотензии?

1. Снижение объема циркулирующей крови (кровотечение, ожоги).

2. Дегидратация и электролитные нарушения (рвота, диарея, надпочечниковая недостаточность, применение диуретиков).

3. Вазодилатация (сосудорасширяющие препараты, тепло, алкоголь, варикозная болезнь вен, гипербрадикининизм).

4. Болезни сердца (аортальный стеноз, миксома предсердия, перикардит, миокардит).

56. Что такое синдром постуральной тахикардии (СПОТ)? Как он лечится?

СПОТ – все чаще распознаваемое состояние, особенно часто выявляемое у женщин в возрасте 15–50 лет. СПОТ характеризуется ортостатическими симптомами, отражающими нарушение ортостатической толерантности и возникающими на фоне чрезмерного увеличения ЧСС (на 30 ударов в минуту и выше) в течение пяти минут стояния или в пробе с вращающимся столом. ЧСС после пяти минут стояния обычно превышает 120 ударов в минуту. Хотя артериальное давление при пребывании в вертикальном положении не снижается или снижается незначительно, у пациентов возникают различные ортостатические симптомы: головокружение, усталость, дрожь, сердцебиение, тошнота, вазомоторные кожные изменения, гипергидроз, боль в грудной области. У пациентов со СПОТ нередко ошибочно диагностируют синдром хронической усталости, тревожное или паническое расстройство. Правильной диагностике СПОТ способствует тщательное выяснение анамнеза: симптомы регулярно появляются в вертикальном положении и уменьшаются после того, как больной ложится. У пациентов с ортостатической головной болью в отсутствие признаков истечения ЦСЖ также следует исключать СПОТ.

Причины СПОТ остаются неясными. Возможно, синдром возникает вследствие парциальной вегетативной дисфункции, характеризующейся симпатической денервацией сосудов нижних конечностей. Лечение включает увеличение потребления жидкости и соли (чтобы увеличить объем циркулирующей крови), назначение флудрокортизона, мидодрина, агонистов α-1-адренорецепторов (которые вызывают вазоконстрикцию), меры, ограничивающие депонирование крови в сосудах нижних конечностей.

Jacob J, Costa F, Shannon JR, et al: The neuropathic postural tachycardia syndrome. N Engl J Med 343:1008–1014, 2000.

57. Какие кардиоваскулярные вегетативные изменения наблюдаются во сне с быстрыми движениями глаз?

Во время сна с быстрыми движениями глаз (БДГ) уменьшается активность симпатических волокон, иннервирующих сосуды брюшной полости и почек, но увеличивается активность симпатических волокон, иннервирующих сосуды скелетных мышц. В то время как медленная фаза сна сопровождается артериальной гипотензией и брадикардией, которые нарастают при переходе от 1-й стадии сна к 4-й стадии, сон с БДГ характеризуется значительным транзиторным повышением артериального давления, сменяющим артериальную гипотензию, свойственную медленному сну. При микронейрографии выявлено, что активность симпатических волокон, иннервирующих сосуды скелетных мышц, во время медленного сна снижается более чем на 50%, но достоверно увеличивается во время сна с БДГ. Это свидетельствует, что медленный сон может оказывать защитное действие на сердечно-сосудистую и цереброваскулярную системы, тогда как во сне с БДГ или непосредственно после него такие защитные эффекты могут исчезнуть. Данный феномен объясняет, почему сердечно-сосудистые и цереброваскулярные заболевания наиболее часто возникают в ранние утренние часы после пробуждения.

Somers VK, Dyken ME, Mark AL, Abboud FM: Sympathetic-nerve activity during sleep in normal subjects. N Engl J Med 328:303, 1993.

58. Почему поцарапанная кожа краснеет?

При раздражении кожи в результате нормального кожного аксон-рефлекса происходит расширение сосудов с развитием воспалительной гиперемии. Раздражение вызывает активацию окончаний немиелинизированных сенсорных С-волокон. Возникшие импульсы распространяются по центростремительному сенсорному волокну в ортодромном направлении, но, достигнув точки ветвления аксона, переходят на другую его ветвь, по которой антидромно следуют к кровеносным сосудам кожи. Достигнув нервного окончания, они способствуют высвобождению одного или нескольких вазодилатирующих белков либо аденозинтрифосфата (АТФ). Высвобожденные вещества, в свою очередь, вызывают выделение гистамина, активирующего другие сенсорные окончания, формируя каскад распространения воспалительной гиперемии. Высвобождение гистамина, кроме того, вызывает зуд. Как воспалительную реакцию, так и зуд можно уменьшить с помощью антигистаминных препаратов. Отсутствие воспалительной реакции свидетельствует о поражении немиелинизированных сенсорных волокон и наблюдается при периферических невропатиях.

59. Что такое судомоторный аксон-рефлекс?

Судомоторный аксон-рефлекс основан на том же механизме, что и кожный аксон-рефлекс, опосредующий распространение воспаления. Отличие в том, что возбуждение в этом случае распространяется по постганглионарным симпатическим аксонам, которые иннервируют потовые железы и также относятся к С-волокнам. Окончания этих волокон активируются локальным введением ацетилхолина, далее импульсы идут до точки ветвления, переходят на другую ветвь аксона и, распространяясь по нему в ортодромном направлении, активируют другую потовую железу, высвобождая ацетилхолин, который связывается с мускариновым М3-холинорецептором. Другими словами, в результате судомоторного аксон-рефлекса активация одних потовых желез приводит к рефлекторной активации близлежащих желез. Происходящее в результате потоотделение может быть количественно измерено. Количественный судомоторный тест надежно отражает состояние постганглионарных симпатических судомоторных волокон.

60. Почему при повреждении нижнего ствола плечевого сплетения судомоторные и вазомоторные нарушения возникают чаще, чем при повреждении верхнего ствола сплетения?

В связи с более высокой плотностью постганглионарных симпатических волокон. Плотность этих волокон сравнительна высока также в медиальном пучке плечевого сплетения, срединном и локтевом нервах.

61. При осмотре наружного слухового прохода с помощью отоскопа у пациента развился сухой кашель и стала кружиться голова. Почему?

Этому есть анатомическое объяснение. Вторая ветвь блуждающего нерва (ушной нерв), которая отходит от основного ствола нерва после того, как он покинул полость черепа через яремное отверстие, является соматическим афферентным нервом. Его волокна обеспечивают чувствительность задней стенки и дна наружного слухового прохода, а также наружной поверхности барабанной перепонки. Раздражение наружного слухового прохода и барабанной перепонки при прикосновении инструмента, образовании серной пробки или промывании может вызвать активацию блуждающего нерва, что способно привести к кашлю, рвоте, замедлению частоты сердечных сокращений или даже угнетению ритма сердца.

62. Что такое синдром вегетативной дизрефлексии, наблюдаемый у больных с тетраплегией?

Травма спинного мозга может приводить к выраженным кардиовакулярным, терморегуляторным, сексуальным расстройствам, нарушению функции мочевого пузыря и кишечника. В острой стадии на фоне спинального шока тактильное или болевое раздражение ниже уровня повреждения не вызывает изменения артериального давления или ЧСС. В хронической стадии травмы при относительно высоком повреждении спинного мозга (выше сегмента Т5) при раздражении ниже уровня повреждения может происходить резкое увеличение систолического и диастолического давления, сопровождаемое брадикардией. Транзиторная тахикардия может предшествовать падению ЧСС. Уровень норадреналина в плазме лишь незначительно повышен. Выраженная артериальная гипертензия способна привести к неврологическим осложнениям, в том числе к острой гипертонической энцефалопатии с эпилептическими припадками, выпадением полей зрения или внутримозговому кровоизлиянию. Этот феномен, называемый вегетативной дизрефлексией, вызывается повышением активности органов-мишеней, иннервируемых симпатическими и парасимпатическими нейронами, которые из-за поражения спинного мозга на более высоком уровне оказались лишенными супраспинального контроля. Другие клинические проявления вегетативной дизрефлексии: головная боль, стеснение в груди, одышка, расширение зрачков, похолодание конечностей, приливы к голове и шее, гипергидроз головы, непроизвольная эрекция, выделение семенной жидкости, сокращение мочевого пузыря и кишечника.

63. Как лечить вегетативную дизрефлексию?

Затяжные эпизоды вегетативной дизрефлексии можно предотвратить, если устранить провоцирующие факторы (болезненные экстероцептивные стимулы или висцеральные стимулы, идущие от мочевого пузыря или прямой кишки). Например, перед выполнением любой процедуры у пациента с тетраплегией следует обязательно позаботиться об опорожнении мочевого пузыря. Артериальное давление часто удается снизить, если приподнять изголовье кровати. Клонидин, агонист альфа2- и имидазолиновых рецепторов, действующий на уровне продолговатого мозга, может быть полезен в предупреждении приступов вегетативной дизрефлексии.

64. Каковы причины гипергидроза? Как он лечится?

Поражение спинного мозга или периферических симпатических волокон может вызывать локальный гипергидроз. **Генерализованный и эпизодический гипергидроз** может встречаться у пациентов с инфекционными заболеваниями («ночные поты»), злокачественными опухолями, гипогликемией, тиреотоксикозом, феохромоцитомой, карциноидным синдромом, акромегалией, диэнцефальной эпилепсией, а также у пациентов, принимающих холинергические препараты.

Первичный, или эссенциальный гипергидроз обычно вовлекает ограниченные участки тела, в основном подмышечную область, ладони и подошвы. Подмышечный (аксиллярный) гипергидроз преимущественно поражает молодых людей и может вызывать их социальную дезадаптацию. Эссенциальный гипергидроз, как правило, самостоятельно проходит на четвертом или пятом десятилетиях жизни. Причина эссенциального гипергидроза неизвестна, но у половины пациентов имеется положительный семейный анамнез. Несколько исследований продемонстрировали отсутствие патологии потовых желез и предположили, что данное состояние объясняется гиперактивностью центральных и преганглионарных симпатических путей.

Лечение эссенциального генерализованного гипергидроза бывает трудным, оно может включать фармакотерапию (антихолинергические препараты, дилтиазем), применение местных средств (хлорид алюминия), удаление подмышечных потовых желез. Последним ресурсом обычно бывает симпатэктомия. При фокальном (локализованном) гипергидрозе эффективным и безопасным методом являются инъекции ботулотоксина.

65. Почему мастоцитоз может быть принят за вегетативную дисфункцию?

Мастоцитоз — аномальная пролиферация тканевых тучных клеток — может быть принят за вегетативную дисфункцию благодаря сходству симптомов. При мастоцитозе возможны периодически возникающие приливы, сердцебиения, одышка, дискомфорт в грудной клетке, головная боль, головокружение, дурнота, падение артериального давления, тошнота, кишечные колики, диарея. У части пациентов отмечается подъем артериального давления. Каждый приступ сменяется глубокой сонливостью и утомлением. Эпизоды могут быть короткими, продолжаясь несколько минут, или более длительными — 2–3 часа. Приступ провоцируют перегревание, эмоциональная или физическая нагрузка. Приливы и ощущение тепла — наиболее важные признаки, отличающие этот синдром от нарушения ортостатической толерантности.

У взрослых людей выделяют две основные формы пролиферации тучных клеток: кожный мастоцитоз и системный мастоцитоз. У некоторых пациентов наблюдаются эпизоды системной активации тучных клеток, но отсутствуют признаки пролиферации тучных клеток в коже или костном мозге. Во время приступа в сыворотке увеличивается уровень гистамина и простагландина D2. Часто наблюдаются пигментированные кожные высыпания (пигментная крапивница), которые появляются при штриховом раздражении кожи (симптом Дарьера). Некоторые пациенты с системной активацией тучных клеток гиперчувствительны к аспирину, и любой ингибитор простагландинов может спровоцировать выраженную активацию тучных клеток.

66. Почему, когда вы волнуетесь, у вас потеют ладони, а не подмышки?

Тревога и эмоциональный стресс усиливают потоотделение в области ладоней и подошв, но не в подмышечных впадинах. Эккриновые потовые железы ладоней и подошв, так же как и потовые железы лба, отвечают на эмоциональные или сенсорные стимулы, тогда как подмышечные железы реагируют в основном на термические стимулы.

ВЕБСАЙТ

http://www.mdausa.org/disease/les.html

ЛИТЕРАТУРА

1. Appenzeller O, Oribe E: The Autonomic Nervous System. Amsterdam, Elsevier, 1997.
2. Bannister R, Mathias C: Autonomic Failure, 3rd ed. Oxford, Oxford University Press, 1992.
3. Nervous System, Part II, Revised Series 31. Amsterdam, Elsevier, 2000.
4. Low PA: Clinical Autonomic Disorders, 2nd ed. Philadelphia, Lippincott-Raven, 1997.
5. Robertson D, Low PA, Polinsky RJ: Primer on the Autonomic Nervous System. San Diego, Academic Press, 1996.

Глава 13. ДЕМИЕЛИНИЗИРУЮЩИЕ ЗАБОЛЕВАНИЯ

Loren A. Rolak

ЗАБОЛЕВАНИЯ МИЕЛИНА

1. Что такое миелин?

Миелин – протеолипидная мембрана, которая окружает аксоны нервных клеток и тем самым обеспечивает ускорение проведения по ним нервных импульсов. Миелиновая оболочка, представляющая собой своеобразный вырост олигодендроцитов, многократно закручивается вокруг аксона. Между зонами аксона, которые окружены миелиновой оболочкой, формируемой соседними олигодендроцитами, остаются участки, лишенные миелина – так называемые узлы (перехваты) Ранвье. В области узла Ранвье концентрация мембранных ионных каналов более высока, поэтому в этой зоне генерируется мощный потенциал действия.

2. Как демиелинизация вызывает симптомы?

Мембрана аксона на участке, лишенном миелиновой оболочки, не содержит натриевые, калиевые и другие ионные каналы в той концентрации, которая бы обеспечила поток ионов, необходимый для возникновения деполяризации. Мембрана утрачивает функциональную активность. Таким образом, в результате утраты миелина деполяризация мембраны, необходимая для проведения потенциала действия, становится невозможной и нервное волокно теряет свою функцию.

3. Что такое рассеянный склероз? Какова частота этого заболевания?

Рассеянный склероз (РС) – самое частое заболевание, разрушающее миелин в центральной нервной системе. Рассеянным склерозом страдают приблизительно 250 000 американцев, преимущественно в возрасте от 20 до 40 лет. Таким образом, это ведущая неврологическая причина инвалидизации людей молодого возраста.

4. Каким образом при РС развивается демиелинизация?

Предполагается, что РС, по крайней мере на начальных этапах развития патологического процесса, представляет собой воспалительное заболевание. Лимфоциты, макрофаги и другие иммунокомпетентные клетки концентрируются вдоль венул в центральной нервной системе и проникают в головной мозг, атакуя и разрушая миелин. Этот процесс, по-видимому, имеет аутоиммунный характер. В дальнейшем, по мере развития заболевания, на первый план выходят дегенеративные (на сегодняшний день недостаточно изученные) процессы, тогда как воспалительные изменения имеют меньшее значение.

5. Какие другие заболевания относятся к демиелинизирующим?

РС – самое частое демиелинизирующее заболевание у взрослых. Но существуют и другие, более редкие демиелинизирующие заболевания:

1. **Центральный понтинный миелинолиз** – состояние, характеризующееся разрушением миелина в области моста, которое вызывается слишком агрессивной коррекцией гипонатриемии.

2. **Прогрессирующая мультифокальная лейкоэнцефалопатия** – состояние, вызванное оппортунистической (условно патогенной) вирусной инфекцией, поражающей олигодендроциты; наиболее часто возникает на фоне СПИДа.

3. **Острый рассеянный энцефаломиелит** – острое постинфекционное аутоиммунное демиелинизирующее заболевание.

4. **Врожденные нарушения метаболизма миелина**, как правило, проявляются в детском возрасте:
   - метахроматическая лейкодистрофия (вызвана дефицитом фермента арилсульфатазы);
   - адренолейкодистрофия (обусловлена нарушением метаболизма жирных кислот с очень длинной цепью);
   - глобоидо-клеточная лейкодистрофия Крабе (вызвана дефицитом фермента галактозилцерамидазы (галактозидазы).

5. **Оптикомиелит, или болезнь Девика**, раньше считался одной из форм РС, но, по всей видимости, это отдельное аутоиммунное заболевание, ограничивающееся поражением зрительных нервов и спинного мозга.

Riordan JI: Central nervous system white matter diseases other than multiple sclerosis. Curr Opin Neurol 10:211–214, 1997.

Weinshenker BG: Neuromyelitis optica. Lancet 361:889–890, 2003.

КЛИНИЧЕСКИЕ ПРОЯВЛЕНИЯ РАССЕЯННОГО СКЛЕРОЗА (РС)

6. Перечислите наиболее частые клинические проявления РС.

1. Пирамидный синдром – 45%.
2. Снижение зрения – 40%.
3. Нарушение чувствительности – 35%.
4. Симптомы поражения ствола головного мозга – 30%.
5. Мозжечковая атаксия и тремор – 25%.
6. Тазовые расстройства – 20%.

7. Какие симптомы не характерны для РС?

Таких симптомов не много. Практически любой неврологический симптом может наблюдаться при РС, хотя бы в единичных случаях. Тем не менее, поскольку РС – заболевание миелина (белого вещества), симптомы поражения тел нейронов (серого вещества), такие как деменция, афазия, эпилептические припадки, болевые синдромы, экстрапирамидные нарушения встречаются редко.

8. Каковы варианты течения РС?

Течение РС крайне вариабельно, при этом заболевании может наблюдаться практически любой мыслимый вариант течения. Тем не менее у большинства пациентов течение можно «уложить» в один из четырех типов:

1. **Рецидивирующе-ремиттирующее.** Клинические проявления развиваются остро (в течение нескольких часов или дней), сохраняются несколько недель, затем регрессируют полностью или частично, оставляя легкий неврологический дефицит. Частота обострений весьма вариабельна, но в среднем — одно обострение каждые два года.

2. **Вторично прогрессирующее.** После первоначального рецидивирующее-ремиттирующего течения у большинства пациентов заболевание вступает в фазу непрерывного прогрессирования без явных эпизодов обострений. Трансформация рецидивирующе-ремиттирующего течения во вторично прогрессирующее происходит, как правило, через 7–10 лет после дебюта заболевания.

3. **Первично прогрессирующее.** Приблизительно у 15% больных с самого начала заболевания наблюдается постепенное прогрессирование симптомов, которому не предшествует рецидивирующе-ремиттирующая фаза. Данная форма характерна для пациентов более старшего возраста и преимущественно проявляется симптомами поражения спинного мозга.

4. **Прогредиентно-рецидивирующее прогредиентное.** Самый редкий вариант течения, характеризующийся неуклонным прогрессированием, прерываемым эпизодами обострений.

Confaureux C, Vukusic S, Moreau T, Adeleine P: Relapses and progression of disability in multiple scleros N Engl J Med 343:1430–1433, 2000.

9. Каков прогноз при РС?

Для РС характерна вариабельность не только клинических проявлений и течения, но и прогноза. РС не является смертельным заболеванием, но в целом отмечается незначительное уменьшение продолжительности жизни за счет вторичных осложнений, которые наблюдаются в тяжелых случаях (например, аспирационной пневмонии, пролежней, мочевых инфекций, падений). Приблизительно у трети больных РС не отмечается существенного ограничения жизнедеятельности и значительного накопления неврологического дефицита в течение всей жизни. У другой трети накапливающийся неврологический дефицит приводит к ограничению жизнедеятельности, но не столь значительному, чтобы им вести более или менее нормальный образ жизни — работать, иметь семью и т. д. Последняя треть больных становятся инвалидами, могут передвигаться лишь с помощью ходунков, оказываются прикованными к инвалидной коляске или полностью зависимыми от постороннего ухода.

10. Какие факторы помогают предсказать течение заболевания?

Вариабельность клинических проявлений и течения заболевания делает невозможным точный прогноз, тем не менее ряд признаков предсказывает более благоприятное течение заболевания.

1. Раннее начало (дебют в возрасте до 40 лет).
2. Начало с нарушений чувствительности (а не с параличей, атаксии или других двигательных нарушений).
3. Рецидивирующе-ремиттирующее течение (в противовес первично прогрессирующему течению).

4. Женский пол (у женщин заболевание протекает более благоприятно, чем у мужчин).

Rolak LA: Multiple sclerosis. In Evans R (ed): Prognosis of Neurological Disorders. New York, Oxford University Press, 1992, pp 295–300.

ДИАГНОЗ

11. Учитывая вариабельность клинических проявлений и течения рассеянного склероза, каким образом можно поставить точный диагноз РС?

Диагностика рассеянного склероза – одна из самых трудных в неврологии. Тем не менее существующие клинические критерии позволяют точно диагностировать РС (табл. 13.1).

Таблица 13.1

Клинические критерии достоверного диагноза рассеянного склероза

Наличие не менее двух независимых друг от друга симптомов поражения центральной нервной системы
Наличие двух или более обострений, между началом которых прошло не менее 1 месяца
Симптомы должны отражать поражение белого вещества головного мозга
Возраст дебюта от 10 до 50 лет (в большинстве случаев от 20 до 40 лет)
Объективно выявляемый дефицит при неврологическом осмотре
Отсутствие иных причин, способных объяснить состояние больного

12. Существуют ли общепринятые стандартизированные критерии диагностики РС?

Возможно. «Критерии Мак-Дональда» включают клинические критерии (указанные выше), данные МРТ, исследования ЦСЖ и вызванных потенциалов, необходимые для постановки достоверного диагноза рассеянного склероза. Тем не менее критерии Мак-Дональда сложны и противоречивы и в полной мере не могут рассматриваться как общепринятые.

McDonald Wl, Compston A, Edang G, et al: Recommended diagnostic criteria for multiple sclerosis. Ann Neural 50:121–127, 2001.

13. Какова роль исследования ЦСЖ в постановке диагноза РС?

У больных РС повышен уровень иммуноглобулинов в центральной нервной системе. При исследовании ЦСЖ с помощью иммуноэлектрофореза иммуноглобулины G группируются в виде полос. Наличие некоторых из этих полос в зоне IgG, которые носят название олигоклональных полос, – достаточно специфичный признак РС. Однако до сих пор остается неясным, как и почему образуются олигоклональные антитела и что они собой представляют.

14. Обнаруживаются ли олигоклональные антитела при других заболеваниях?

Олигоклональные антитела обнаруживаются также при таких воспалительных заболеваниях, как сифилис, менингоэнцефалиты, подострый склерозирующий панэнцефалит (который представляет собой форму коревой инфекции), а также при синдроме Гийена–Барре.

15. Какие методы исследования вызванных потенциалов применяются в диагностике РС?

1. **Зрительные вызванные потенциалы** (ЗВП). Исследуется ответ зрительной коры затылочной доли на зрительный стимул в виде обращенного шахматного паттерна (смена черных и белых клеток рисунка шахматной доски на экране монитора). В норме ответ следует приблизительно через 100 мс после подачи зрительного стимула, увеличение латентного периода свидетельствует о наличии демиелинизации зрительных путей.

2. **Слуховые вызванные потенциалы ствола** (СВПС). Оценивается ответ слуховой коры височной доли на слуховые стимулы, например щелчки. Под действием стимула генерируются импульсы, которые через ствол достигают коры головного мозга. Увеличение латентного периода может указывать на замедление проведения, вызванное демиелинизацией.

3. **Соматосенсорные вызванные потенциалы** (ССВП). Исследуется реакция соматосенсорной коры на электрическое раздражение запястья или лодыжки. При демиелинизации соответствующих зон может выявляться замедление на спинальном, стволовом или полушарном уровнях.

16. Какова роль вызванных потенциалов в диагностике рассеянного склероза?

Данные исследований противоречивы, приблизительно у 75% больных с достоверным диагнозом РС выявляются изменения ЗВП, примерно у 50% пациентов обнаруживают изменения ССПВ. Изменения СВПС встречаются реже. Тем не менее у большинства пациентов с измененными вызванными потенциалами имеются также изменения на МРТ. Поэтому исследование вызванных потенциалов редко вносит сколько-нибудь существенный вклад в диагностику РС.

Gronseth GS, Ashman EJ: Practice parameter: The usefulness of evoked potentials in identifying clinically silent lesions in patients with suspected multiple sclerosis. Neurology 54:1720–1725, 2000.

17. Какова роль МРТ в диагностике РС?

Благодаря высокой чувствительности и неинвазивности МРТ стал наиболее полезным тестом, подтверждающим диагноз РС. Основной недостаток МРТ — отсутствие специфичности. К сожалению, рассеянные очаги в субкортикальном и перивентрикулярном белом веществе могут выявляться при множестве других заболеваний, например, при сосудистой патологии, васкулитах, мигрени, а в ряде случаев и у лиц, которых можно счесть практически здоровыми. По этой причине не следует полностью полагаться на данные МРТ при диагностике РС, иначе это приведет к его гипердиагностике (рис. 13.1).

Frohman EM, Goodin DS, Calabresi PA, et al: The utility of MRI in suspected MS. Neurology 61:602–611, 2003.

18. Может ли диагноз РС быть установлен после одного обострения?

У некоторых пациентов РС может дебютировать как «клинически изолированный синдром» в виде одного монофазного эпизода неврита зрительного нерва или поперечного миелита. Если у этих пациентов выявляются патологические изменения в головном мозге на МРТ (отражающие субклиническое поражение иной лока-

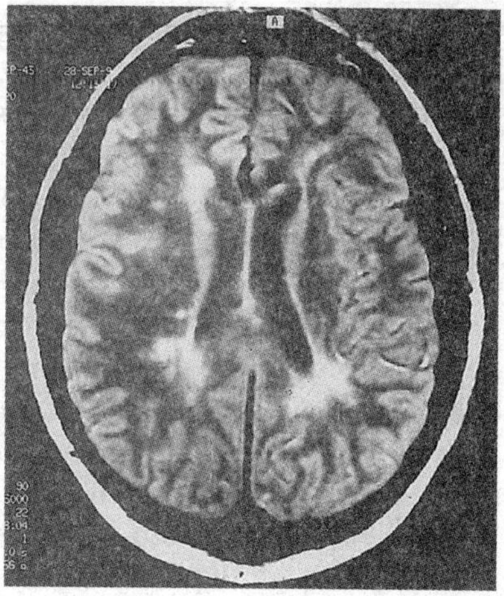

Рис. 13.1. МРТ в режиме FLAIR (режим подавления сигнала от свободной воды), аксиальная проекция. В глубинных отделах белого вещества определяются сливающиеся гиперинтенсивные очаги, типичные для рассеянного склероза

лизации) можно с довольно большой уверенностью предполагать РС. Если повторная МРТ головного мозга через 3–6 месяцев выявляет новые очаги поражения, диагноз РС может быть установлен даже в отсутствие симптомов второго обострения.

ЭТИОЛОГИЯ

19. Позволяет ли исследование эпидемиологии РС понять его причину?

Эпидемиологические характеристики РС имеют ряд особенностей. Частота данного заболевания возрастает по мере удаления от экватора. РС наиболее часто поражает лиц с относительно высоким социально-экономическим уровнем, например специалистов с высшим образованием. Женщины поражаются несколько чаще, чем мужчины. РС чаще болеют выходцы из северо-европейских стран, в то время как среди представителей таких расовых групп, как эскимосы и цыгане, данное заболевание почти не встречается. Эту особенность можно объяснить связью заболеваемости со специфическими человеческими лейкоцитарнами антигенами (HLA), которые могут влиять на иммунные функции.

Степень риска заболевания РС, по-видимому, определяется примерно в возрасте 15 лет. Если человек переезжает из зоны с высокой заболеваемостью РС в зону с низкой заболеваемостью РС до наступления 15 лет, то в течение последующей жизни риск заболевания у него остается низким, так как определяется новым местом жительства. Тогда как у лиц, переехавших после 15-летнего возраста, степень риска определяется местом рождения. В частности, у лиц, родившихся в регионах с высокой заболеваемостью рассеянным склерозом, например в Скандинавских странах, и после 15 лет мигрировавших в зону с низкой заболеваемостью, например в тропические страны, сохраняется высокий риск заболевания. Таким образом, можно утверждать, что степень риска заболевания РС формируется до 15 лет, хотя само заболевание проявляется гораздо позже — в среднем до 30 лет.

К сожалению, скрупулезно собираемые эпидемиологические данные пока не позволили вывести стройную гипотезу этиологии РС.

Hogancamp WE, Rodriguez M, Weinshenker BG: The epidemiology of multiple sclerosis. Mayo Clin Proc 72:871–878, 1997.

20. Какие факты свидетельствуют в пользу аутоиммунного генеза РС?

1. Результаты патоморфологических исследований, которые выявляют воспалительные изменения с участием лимфоцитов и других иммунокомпетентных клеток.

2. РС чаще встречается у лиц с определенными типами HLA, что заставляет предположить участие генов, контролирующих иммунную систему, в развитии заболевания.

3. Об участии иммуннологических нарушений свидетельствует обнаружение олигоклональных антител в цереброспинальной жидкости.

4. При РС выявляются изменения субпопуляций Т-лимфоцитов. В частности, неоднократно сообщалось о снижении числа Т-супрессоров.

5. Экспериментальная модель РС, экспериментальный аутоиммунный энцефаломиелит, является иммуно-опосредованным заболеванием. Введение лабораторным животным основного белка миелина вместе с иммуногенным адъювантом может индуцировать иммунный ответ против антигенов миелина, что приводит к повреждению их собственного миелина.

Rolak LA: Multiple sclerosis. In Rolak L, Harati Y (eds): Neuro-immunology for the clinician. Boston, Butterworth-Heinemann, 1997, pp 107–132.

21. Какие факты свидетельствуют в пользу вирусной этиологии РС?

1. Для определенных географических зон характерна более высокая частота заболевания РС. Это свидетельствует в пользу роли внешних, средовых факторов, в том числе и вирусов.

2. Демиелинизирующие заболевания вирусной этиологии встречаются у животных, некоторые из них служат моделью РС.

3. Известно, что в ЦНС могут развиваться латентные или медленные вирусные инфекции. Латентный и ремиттирующий характер течения типичен и для РС.

4. Иммунная система больных РС аномально реагирует на вирусные антигены, это справедливо в отношении как клеточного, так и гуморального иммунитета.

22. Является ли РС одним заболеванием?

Данный вопрос еще не разрешен. РС характеризуется гетерогенностью не только клинических проявлений, но и патоморфологических изменений. Современные иммунопатологические исследования показывают, что у разных групп больных с РС выявляются разные варианты демиелинизации и иммунной активации.

Luchinetti C Bruck W, Parisi J, et al: Heterogeneity of multiple sclerosis lesions: Implications for the path» genesis of demyelination. Ann Neurol 47:707–717, 2000.

ЛЕЧЕНИЕ

23. Какова роль кортикостероидов в лечении РС?

В ряде исследований показано преимущество кортикостероидов над плацебо при лечении обострений рассеянного склероза. Симптомы регрессируют более быстро, но остается не ясным, позволяет ли назначение кортикостероидов отсрочить развитие инвалидизации и улучшить конечный исход заболевания. До конца не решены вопросы о том, какой из гормональных препаратов предпочтительнее использовать, каковы должны быть его доза, путь введения, длительность применения.

24. Какова обычная схема применения кортикостероидов при РС?

Наибольшей популярностью пользуется схема, предусматривающая внутривенное введение метилпреднизола (солумедрол, метипред) в дозе от 500 до 1000 мг/сут в течение 3–7 дней. Эта схема, называемая «пульс-терапией», представляется наиболее эффективной, во всяком случае, в краткосрочной перспективе она способствует регрессу симптомов.

25. Какова роль иммуносупрессоров в лечении РС?

При РС делались попытки использовать множество различных иммунотропных препаратов, однако проспективных рандомизированных слепых плацебо-онтролируемых мультицентровых исследований проводилось немного, а их результаты вряд ли можно считать обнадеживающими. Тем не менее такие препараты, как циклофосфамид, азатиоприн, метотрексат, а также внутривенный иммуноглобулин до сих пор используют в ряде случаев РС исходя из теоретических представлений об их возможной эффективности при аутоиммунных заболеваниях — обычно в попытке предупредить тяжелую инвалидизацию при неблагоприятном течении болезни у молодых больных.

Митоксантрон, являющийся иммуносупрессором широкого спектра действия, способен замедлять накопление неврологического дефицита при вторично прогрессирующем РС и, по-видимому, наилучшей из имеющихся терапевтических возможностей при этой форме заболевания. Тем не менее его эффективность умеренна, к тому же препарат обладает выраженным кардиотоксическим эффектом, поэтому его применение ограничено.

Rudick RA, Cohen JA, Weinstock-Guttman B, et al: Manngnment of multiple sclerosis. N Engl J Mod 337:1604–1611, 1997.

26. Какие препараты применяют для предупреждения обострений РС?

На сегодняшний день нет средств, которые бы позволили вылечить РС, тем не менее существуют два лекарственных средства, которые уменьшают частоту обострений при рецидивирующе-ремиттирующем РС: бета-интерферон и глатирамер ацетат. Они обладают приблизительно одинаковой эффективностью и снижают частоту обострений в среднем на 30%.

Rolak LA: New prophylactic treatments for multiple sclerosis. Drugs Today 33:175–182, 1997.

27. Какую роль играют интерфероны в лечении рассеянного склероза?

Некоторые пациенты не переносят препараты бета-интерферона в связи с их побочным действием в виде гриппоподобного синдрома. Кроме того, в организме больного могут вырабатываться нейтрализующие антитела против этих препаратов, которые, возможно, снижают их эффективность. Интерфероны могут оказывать воздействие на Т-лимфоциты и ограничивают возможность их проникновения в центральную нервную систему через гематоэнцефалический барьер.

Для терапии рассеянного склероза применяют следующие препараты бета-интерферона:

1. Бета-интерферон-1b (бетасерон, бетаферон), вводится подкожно;
2. Бета-интерферон-1a (авонекс), вводится внутримышечно;
3. Бета-интерферон-1a (ребиф), вводится подкожно.

28. Существуют ли преимущества у какого-либо интерферона перед другими препаратами этой группы или перед глатирамера ацетатом?

Хотя препараты отличаются друг от друга по структуре, рекомендуемой дозе и пути введения, нет доказательств, что какой-либо из интерферонов превосходит другие по эффективности или безопасности. В настоящее время не существует также достоверных данных, показывающих, что интерфероны эффективнее глатирамера ацетата или наоборот.

29. Какую роль играет глатирамера ацетат (копаксон) в лечении РС?

Глатирамера ацетат — синтетический полипептид, по структуре напоминающий фрагмент основного белка миелина. Действие препарата предположительно основано на предотвращении активации и дифференцировки Т-лимфоцитов, способных взаимодействовать с антигенами миелина. Препарат оказывает мало системных побочных эффектов.

30. Какой препарат наиболее эффективно предупреждает обострения РС?

Не существует единого мнения относительно того, какой из препаратов наиболее эффективен, и даже по поводу того, кому из пациентов с РС вообще должна назначаться превентивная терапия. Выбор лекарственного средства зависит в основном от доступности, удобства применения, переносимости и личных предпочтений лечащего врача и пациента.

Rolak LA: Multiple sclerosis. Neurol Clin North Am 19:107–118, 2001.

КЛЮЧЕВЫЕ ФАКТЫ: ДЕМИЕЛИНИЗИРУЮЩИЕ ЗАБОЛЕВАНИЯ ✓

1. Дифференциальный диагноз РС приходится прежде всего проводить с психическим заболеванием, так как в основе многочисленных физических симптомов может лежать тревога, депрессия или соматизированное расстройство
2. Прогноз и эффективность лечения при РС зависят от клинических проявлений и течения заболевания
3. В соответствии с традиционным подходом, для установления диагноза РС требуется выявление не менее двух независимых друг от друга симптомов, возникших во время двух отдельных эпизодов заболевания либо наличие множественных очагов поражения, рассеянных в пространстве и времени
4. Диагноз РС требует вдумчивого анализа всей имеющейся диагностической информации, а не следования заранее установленному алгоритму
5. В настоящее время не существует методов лечения, способных предотвратить неизбежную инвалидизацию у пациентов с РС

СИМПТОМАТИЧЕСКАЯ ТЕРАПИЯ

31. Каково значение симптоматической терапии при РС?

Даже если бы сегодня была возможность излечить РС, все равно у многих пациентов с этим заболеванием сохранялся неврологический дефицит. Лечение этого дефицита — важное направление в терапии РС. С точки зрения пациентов наиболее значимыми для их жизнедеятельности расстройствами являются быстрая утомляемость, параличи, мозжечковые симптомы и тазовые расстройства.

32. Каковы наиболее эффективные методы лечения утомляемости при РС?

Несмотря на то, что утомляемость — субъективный, почти эфемерный симптом, это одна из самых частых причин утраты трудоспособности у больных РС. По данным исследований, наиболее эффективным препаратом является амантадина, который, как правило, назначают по 100 мг два раза в день. Кроме того, для уменьшения утомляемости используют модафинил и селективные ингибиторы обратного захвата серотонина, например флуоксетин, хотя доказательной базы для их применения нет. Безусловно полезны такие, казалось бы, банальные рекомендации, как организация перерывов для отдыха в течение дня, рациональное устройство быта и рабочего места.

Rolak LA: Fatigue and multiple sclerosis. In Dawson DM, Stabin TD (eds): Chronic Fatigue Syndrome. Boston. Little, Brown, 1993, pp 153–161.

33. Каковы наиболее эффективные методы лечения двигательных нарушений при РС?

К сожалению, мало что можно сделать для восстановления мышечной силы. Тем не менее часто удается уменьшить спастичность с помощью баклофена, назначаемого в дозе 60 мг/сут или выше. Аналогичной эффективностью обладает тизанидин, который назначают в дозе до 8 мг 4 раза в день. Для уменьшения спастичности используют также дантролен и диазепам, однако нередкие побочные эффекты ограничивают их применение и делают их препаратами второго ряда. Методы физической терапии также способны уменьшать спастичность.

34. Каковы наиболее эффективные методы лечения интенционного тремора и мозжечковой атаксии при РС?

К сожалению, результаты лечения мозжечковых нарушений разочаровывают — они относятся к числу тех проявлений, которые менее всего поддаются терапии. В ряде случаев эффективны простые механические приспособления, например фиксация небольших грузов на область запястий и лодыжек. Медикаментозное лечение включает применение препаратов, повышающих уровень ГАМК, которая представляет собой основной нейромедиатор в мозжечке. В ряде случаев эффективны бензодиазепины, например клоназепам, который назначают в дозе 0,5 мг или выше два раза в день. Среди других средств, повышающих содержание ГАМК, следует отметить препараты вальпроевой кислоты, например депакин, применяемый в той же дозе, как и в качестве противоэпилептического средства, а также изониазид, который назначают в дозе 900–1200 мг/сут. Среди новых методов воздействия на тремор нужно упомянуть хирургическое лечение, чаще всего в виде глубинной стимуляции таламуса на стороне, противоположной клиническим проявлениям, однако это вмешательство сопряжено с определенным риском.

Whittle IR, Haddow LJ: CT guided thalamotomy for movement disorders in multiple sclerosis. Ada Neurochir 64:13–16, 1995.

35. Каковы методы лечения тазовых расстройств при PC?

При наличии нейрогенных нарушений мочеиспускания необходима консультация уролога. Наиболее частым расстройством является гиперрефлекторный мочевой пузырь, который характеризуется малым объемом, преждевременным сокращением детрузора, учащенным мочеиспусканием или императивными позывами на мочеиспускание. С целью лечения этого состояния применяют такие препараты как оксибутинин, толтеродин или гиосциамин. При реже встречающейся атонии мочевого пузыря наиболее рациональная самокатетеризация. В случае диссинергии детрузора и сфинктера применяют препараты, способствующие расслаблению сфинктера, например празозин или другие α_1-адреноблокаторы.

ВЕБСАЙТ

http://www.nationalmssociety.org

ЛИТЕРАТУРА

1. Burks JS, Johnson KP: Multiple Sclerosis: Diagnosis, Medical Management, and Rehabilitation. New York, Demos, 2000.
2. Cohen JA, Rudick RA: Multiple Sclerosis Therapeutics, 2nd ed. London, Martin-Dunitz, 2003.
3. Cook SD (ed): Handbook of Multiple Sclerosis. New York, Marcel Dekker, 2001.
4. Flemming JO: Diagnosis and Management of Multiple Sclerosis. New York, Professional Communications Medical Publishers, 2002.
5. Rolak LA, Harati Y (eds): Neuroimmunology for the Clinician. Boston, Butterworth-Heinemann, 1997.

Глава 14. ДЕМЕНЦИЯ

Rachelle S. Doody

ОБЩИЕ ПОЛОЖЕНИЯ

1. Как определить деменцию? Существуют ли различные подходы к ее определению?

Деменцию обычно рассматривают как приобретенную утрату когнитивных функций в результате патологического процесса в головном мозге. В критериях Национального Института здоровья (National Institutes of Health – NIH), которые ранее обозначались как критерии NINCDS-ADRDA, подчеркивается, что для установления диагноза болезни Альцгеймера необходима **прогрессирующая** утрата когнитивных функций, которая включает снижение памяти, но не ограничивается им. В общих критериях деменции DSM-IV, помимо снижения когнитивных функций, требуется **функциональное снижение**, которое сопровождается нарушением трудоспособности и повседневной активности.

American Psychiatric Association: Diagnostic and Statistical Manual of Mental Disorders, 4th ed. Washington, D.C., American Psychiatric Association, 1994.

McKhann G, Drachman D, Folstein M, et al: Clinical diagnosis of Alzheimer's disease: Report of the NINCDS-ADRDA Work Group under the auspices of Department of Health and Human Services Task Force on Alzheimer's disease. Neurology 34:939–944, 1984.

2. Что такое сенильность? Является ли она нормальным физиологическим явлением?

Сенильность – устаревший термин. Его использовали для обозначения снижения когнитивных функций в результате естественного старения, что считалось нормальным явлением. В процессе старения действительно отмечаются некоторые изменения в таких сферах, как память, обучение, мышление, но в целом они незначительны, и достаточно существенное снижение памяти или других когнитивных функций не может рассматриваться в рамках нормального старения.

3. Что такое псевдодеменция?

Термин «псевдодеменция» имеет несколько значений. Обычно его используют в отношении пациентов с депрессией, у которых выявляются когнитивные нарушения и психомоторная заторможенность, однако клинические признаки не укладываются в один из четко очерченных синдромов деменции. Данный термин не подразумевает, что больные сознательно симулируют деменцию или при сохранности когнитивных функций убеждены в наличии расстройств в данной сфере (как бывает при синдроме Ганзера). Некоторые исследователи считают, что псевдодеменция предшествует развитию истинной деменции.

Folstein M, Rabins P: Replacing pseudodementia. Neuropsych Neuropsychol Behav Neurol 4:36–40, 1991.

4. Каковы признаки псевдодеменции, связанной с депрессией?

У больных с псевдодеменцией в анамнезе могут иметь место периоды угнетенного настроения или признаки вегетативной дисфункции, но иногда они отсутствуют. Для этих пациентов характерно притупление аффекта. Они быстро истощаются в процессе исследования когнитивных функций или отказываются выполнять задания, даже не приступив к ним. Однако у таких пациентов нередко отмечается неожиданное улучшение результатов тестирования, если им дается дополнительное время на выполнение задач и оказывается эмоциональная поддержка. Тем не менее сами больные склонны отрицать собственные успехи. Результаты обследования когнитивной сферы весьма противоречивы: например больные, не способные выполнить простейшие тесты, но при этом справляются с аналогичными или более сложными заданиями. При повторном тестировании может выявляться совершенно различный нейропсихологический профиль с неодинаковым соотношением пораженных и сохранных когнитивных функций.

5. Что такое синдром Ганзера?

Синдром Ганзера представляет собой непроизвольную, подсознательную имитацию нарушения психического статуса (в виде спутанности сознания или деменции). Эти пациенты не являются симулянтами и глубоко убеждены в том, что больны.

6. Что такое делирий?

Делирий – состояние острой спутанности сознания.

7. Какие признаки позволяют отличить делирий от деменции?

Несмотря на то, что не всегда удается точно дифференцировать делирий и деменцию, существуют признаки, позволяющие различить эти состояния. В пользу делирия свидетельствуют внезапное начало, признаки измененного сознания, диспропорционально тяжелое расстройство внимания (на фоне относительной сохранности других когнитивных функций), флуктуации психического статуса (наличие светлых промежутков). Кроме того, для делирия характерны психомоторное возбуждение, признаки вегетативной активации, фрагментированная речь в виде обрывков фраз, выраженные галлюцинации (особенно слуховые и тактильные). Вместе с тем следует учитывать, что у больных деменцией симптомы делирия могут «наслоиться» на типичную клиническую картину деменции.

8. У всех ли больных с деменцией развиваются психотические расстройства?

Нет. Психотические нарушения могут встречаться при всех типах деменции, но с вариабельной частотой. Они не коррелируют ни со стадией, ни с тяжестью деменции.

9. Какие скрининговые методы применяют для диагностики деменции?

В клинических и экспериментальных исследованиях для диагностики и оценки тяжести деменции чаще всего используют Краткую шкалу исследования психического статуса (Mini-Mental State Examination – MMSE) Фольштейна, Краткую шкалу Блессида, Шкалу деменции Маттиса.

10. Каковы недостатки Краткой шкалы исследования психического статуса (MMSE) при диагностике деменции?

При применении MMSE возможны как ложноположительные результаты (обычно при депрессии), так и ложноотрицательные результаты (на ранней стадии развития деменции у пациентов с высоким преморбидным уровнем интеллекта). Кроме того, недостатки MMSE связаны с тем, что данная шкала не оценивает весь спектр когнитивных функций и ее выполнение может быть нарушено при недостаточном понимании обращенной речи.

11. На какой стадии развития деменции теряется необходимость в тщательном обследовании?

У пациента не может быть такой тяжелой деменции, чтобы его тщательное обследование теряло бы смысл. В любом случае перед врачом стоит задача исключения обратимых причин или структурных повреждений головного мозга, которые могут лежать в основе деменции. Неврологическое и нейропсихологическое исследование может быть проведено с некоторой модификацией даже у больных с очень тяжелой деменцией. Следует учитывать, что даже пациенты с тяжелой деменцией могут хорошо реагировать на терапию.

12. Перечислите наиболее частые причины деменции или состояний, напоминающих ее.

Наиболее частой причиной деменции у взрослых является болезнь Альцгеймера (более 50% случаев деменции согласно результатам большинства исследований).Псевдодеменция вследствие депрессии — частая причина когнитивного снижения, которую следует исключать у всех пациентов с подозрением на деменцию. Другими частыми причинами когнитивного снижения являются мульти-инфарктная деменция и другие варианты сосудистой деменции, деменция с тельцами Леви, лобно-височная деменция, а также дементоподобные синдромы, развивающиеся в результате употребления алкоголя и некоторых лекарственных препаратов.

13. Какие редкие заболевания следует учитывать при дифференциальной диагностике у каждого пациента с деменцией?

1. Интоксикации (свинец, органическая ртуть).

2. Дефицит витаминов (в частности, B_{12}, B_1 и B_6).

3. Эндокриннопатии (гипотиреоз, тиреотоксикоз, гиперпаратиреоз, болезнь Кушинга, аддисонова болезнь).

4. Хронические метаболические расстройства (гипонатриемия, гиперкальциемия, хроническая печеночная недостаточность, почечная недостаточность).

5. Редкие церебральные васкулопатии.

6. Структурные повреждения головного мозга (хроническая субдуральная гематома, нормотензивная гидроцефалия, медленно растущие опухоли).

7. Инфекции центральной нервной системы (в частности, СПИД, болезнь Крейтцфельдта–Якоба, криптококковый или туберкулезный менингит).

14. Какие когнитивные синдромы вызываются употреблением алкоголя?

Согласно DSM IV, к таковым относятся алкогольный амнестический синдром (корсаковский синдром), при котором преобладают нарушения памяти, а также алкогольная деменция с более широким спектром когнитивных нарушений. При обоих состояниях наблюдаются зрительно-пространственные нарушения, при этом афазия не характерна ни для одного из них. У пациентов с деменцией или без нее возможно развитие острого алкогольного делирия и энцефалопатии Вернике (проявляется спутанностью сознания, глазодвигательными нарушениями и атаксией).

15. Как диагностируют болезнь Альцгеймера?

В первую очередь необходимо констатировать наличие деменции, основываясь на клинических критериях, этот диагноз должен быть подтвержден и нейропсихологическим тестированием. Клинические проявления должны включать нарушения памяти и хотя бы еще одной когнитивной сферы. Должны быть исключены другие заболевания, как системные, так и церебральные, способные вызвать деменцию. Критерии Национального института здоровья (National Institute of Health – NIH) предполагают проведение основных (но не всех возможных) лабораторных исследований с целью исключения других заболеваний. Таким образом, диагноз болезни Альцгеймера – это одновременно и диагноз исключения, и диагноз, основанный на выявлении характерных для данного заболевания признаков.

Knopman DS, DeKosky ST, Cummings JL, et al: Practice parameter: Diagnosis of dementia. Neurology 2001; 56:1143–1153.

McKhann G, Drachman D, Folstein M, et al: Clinical diagnosis of Alzheimer's disease: Report of the NINCDS-ADRDA Work Group under the auspices of Department of Health and Human Services Task Force on Alzheimer's disease. Neurology 34:939–944, 1984.

16. Как дифференцировать алкогольную деменцию и болезнь Альцгеймера?

Нет абсолютных признаков, с помощью которых можно было бы различить упомянутые состояния. Если у пациента имеется системное заболевание, которое, по мнению врача, способно вызвать деменцию (а алкоголизм является таковым), то диагноз болезни Альцгеймера по крайне мере уже не может быть «вероятным». Если у активно пьющего пациента выявляются признаки, позволяющие врачу заподозрить болезнь Альцгеймера, то он может установить лишь «возможный» диагноз болезни Альцгеймера. В любом случае следует предпринять усилия, чтобы пациент прекратил употреблять алкоголь с помощью соответствующих реабилитационных программ. Если симптомы деменции уменьшаются и это улучшение продолжается или сохраняется не менее чем в течение одного года, то диагноз болезни Альцгеймера мало вероятен.

17. Какие лабораторные исследования проводят при подозрении на болезнь Альцгеймера с целью исключения других причин деменции или отягощающих факторов?

1. Биохимические исследования крови (в том числе исследование уровня натрия, кальция, глюкозы, печеночных ферментов, тесты, оценивающие функцию почек).

2. Клинический анализ крови с развернутой лейкоцитарной формулой.
3. Исследование функции щитовидной железы.
4. Реакция Вассермана или аналогичный серологический тест на сифилис.
5. Исследование уровня витамина B_{12}.
6. Тест на антинуклеарные антитела.
7. Скорость оседания эритроцитов (СОЭ).

Дополнительные исследования:

исследование уровня фолиевой кислоты
исследование уровня гомоцистеина в плазме
исследование уровня метилмалоновой кислоты в плазме
исследование уровня аммония в артериальной крови
исследование уровня паратгормона
электрофорез белков плазмы
исследование уровня кортизола
исследование концентрации лекарственных веществ в плазме и моче
исследование уровня гексаминидазы
тест на ВИЧ
исследование уровня холестерина и триглицеридов в сыворотке

18. Какие другие дополнительные исследования (помимо исследования крови) необходимы у больных с подозрением на болезнь Альцгеймера?

Для подтверждения диагноза необходимы нейровизуализация (МРТ или КТ с контрастированием), а также нейропсихологическое тестирование. В ряде случаев может быть полезным и даже необходимым проведение электроэнцефалографии (ЭЭГ), однофотонной эмиссионной компьютерной томографии (ОФЭКТ), позитронной эмиссионной компьютерной томографии (ПЭТ), а также люмбальной пункции. Кроме того, следует провести ЭКГ (на предмет наличия сердечно-сосудистой патологии) и рентгенографию органов грудной клетки.

19. В каких случаях необходима люмбальная пункция (ЛП)?

При коротком анамнезе клинических проявлений (менее 6 месяцев) или наличии атипичных черт, в частности быстрого прогрессирования или выраженной спутанности сознания, необходимо как можно раньше провести ЛП. Это исследование также показано, если клинические данные или результаты лабораторных тестов свидетельствуют в пользу специфического поражения ЦНС, в частности менингита или васкулита.

20. Перечислите симптомы, типичные для ранних стаций болезни Альцгеймера (БА).

К ранним проявлениям БА относятся снижение памяти на текущие и недавние события, неспособность запоминать новую информацию, в результате пациент может постоянно задавать одни и те же вопросы. Другие клинические проявления, возможные на ранней стадии, — дезориентация, особенно во времени, а также трудности при выполнении сложных с когнитивной точки зрения заданий, например, решении математических задач или выполнении заданий, состоящих из нескольких этапов.

21. Какие проявления типичны для развернутой стадии БА?

Развернутая стадия БА характеризуется наличием прогрессирующего всестороннего нарушения памяти, способного нарушать повседневную активность, дезориентации во времени и/или некоторых аспектах собственной личности (в частности, это касается своего возраста), неспособности ориентироваться во времени, а также проблем с самообслуживанием (например, больные забывают переодеваться или менять белье). На этой стадии заболевания часто выявляются аффективные и поведенческие нарушения, такие как депрессия, паранойяльный синдром, агрессивность.

22. Происходит ли прогрессирование заболевания единоообразно?

Определенно нет. Ведущие клинические проявления так же, как скорость прогрессирования, в значительной степени варьируют в каждом конкретном случае.

23. Какие нарушения речи характерны для пациентов с БА?

На ранних стадиях заболевания большинство пациентов испытывает трудности при подборе нужных слов, что приводит к паузам в спонтанной речи. Этот дефект можно выявить, если попросить больного называть предметы своими именами (особенно редко употребляемые). По мере прогрессирования у большинства пациентов развиваются затруднения в понимании речи при сохранении способности к правильному повторению фраз (что соответствует признакам транскортикальной сенсорной афазии). В дальнейшем страдает и повторение фраз, но беглость речи остается достаточно высокой (как при афазии Вернике). Наконец, у некоторых пациентов в дополнение к перечисленным выше симптомам развиваются нарушения экспрессивной речи или они могут внезапно замолкать по причине истощения и утраты предмета разговора.

24. Может ли наличие или отсутствие критики отдифференцировать БА от деменций другой этиологии?

Отсутствие критики к собственному снижению памяти (анозогнозия) встречается не только у некоторых больных с БА, но и при других формах деменции. Этот признак не коррелирует с тяжестью заболевания и не имеет дифференциально-диагностического значения.

Feher E, Doody R, Pirozzolo FJ, Appel SH: Mental status assessment of insight and judgment. Clin Geriatr Med 5:477–498, 1989.

25. Какие двигательные нарушения могут встречаться при БА? Какова их клиническая значимость?

Ригидность, гипокинезия, паркинсоническая походка коррелируют с более быстрым прогрессированием заболевания (как в когнитивной сфере, так и в сфере повседневной активности). Тремор у больных БА встречается редко и до некоторой степени позволяет отличать болезнь Паркинсона от БА. В ряде случаев встречается миоклония, чаще, как показывают недавние исследования, при раннем начале БА. У пациентов с тяжелой БА может наблюдаться «апраксия» ходьбы.

26. С каким генетическим дефектом связаны семейные случаи БА с ранним началом?

В некоторых семьях обнаружена мутация в гене белка-предшественника амилоида на 21-й хромосоме. В других семьях выявлены мутации на 14-й хромосоме (в гене пресенилина 1) и 1-й хромосоме (в гене пресенилина 2). Эти мутации встречаются редко и обнаруживаются менее чем в 5% случаев БА. Возможно, что в семейных случаях БА с ранним началом будут выявлены и другие генетические мутации.

27. С каким генетическим дефектом связаны семейные случаи БА с поздним началом?

Семейные случаи БА с поздним началом связаны с 19-й хромосомой. Показано, что возраст-зависимый риск БА и возраст начала заболевания у некоторых пациентов предопределяются наличием определенной генетически детерминированной формы аполипопротеина Е (его синтез кодируется геном на 19-й хромосоме). У людей, унаследовавших один или два аллеля Е4 этого гена, наиболее высокий риск БА, однако лишь половина пациентов с БА имеет хотя бы один аллель Е4. В других семьях установлена связь с генетическим полиморфизмом по гену альфа-2 макроглобулина на 12-й хромосоме. Выявленные генетические ассоциации следует рассматривать как наследственные факторы риска заболевания, а не как причины наследственных форм БА.

28. Имеется ли генетический компонент во всех случаях БА?

Ответ на этот вопрос до сих пор не ясен. При наличии даже одного родственника 1-й степени родства, страдающего БА, риск заболевания повышается. Степень риска еще выше в случае, если оба родителя страдают БА. Большинство случаев БА представляется спорадическими, однако наличие аллеля E_4 гена аполипопротеина Е (апоЕ) является четким фактором риска в отношении как спорадических, так и семейных форм с поздним началом. Скорее всего, наследственная предрасположенность к БА определяется множеством генетических факторов.

29. Что такое аполипопротеин Е? Каково его значение?

Аполипопротеин Е — белок-переносчик холестерина в крови, который существует в трех формах: АпоE_2, АпоE_3 и АпоE_4. Человек наследует от каждого из родителей по одному аллелю АроЕ, наличие одного или двух аллелей E_4 сопряжено с повышенным риском заболевания БА.

30. Какие другие заболевания ассоциированы с БА согласно эпидемиологическим исследованиям?

Для синдрома Дауна характерен повышенный риск БА. Но до сих пор остается неясным, рождается ли больше детей с синдромом Дауна в семьях больных с БА. Согласно некоторым (но не всем) крупным исследованиям, наличие болезни

Паркинсона или черепно-мозговой травмы в анамнезе сопряжено с повышенным риском БА.

31. Каковы факторы риска БА?

Среди факторов риска БА следует отметить наличие аллеля E_4, наличие серьезной черепно-мозговой травмы у носителя аллеля E_4, пожилой возраст, дефицит эстрогенов, сопряженный с менопаузой, семейный анамнез, отягощенный по БА (независимо от генотипа АроЕ), повышение уровня гомоцистеина в плазме, а также низкий уровень образования (особенно в юности). В числе факторов риска часто упоминают контакт с алюминием, однако убедительных доказательств этому нет.

32. Какие факторы снижают риск БА?

Несмотря на отсутствие достоверных доказательств, часто упоминают о предполагаемой защитной роли раннего начала заместительной терапии эстрогенами в менопаузе, применения противовоспалительных препаратов (в том числе нестероидных), антиоксидантов, статинов. Значимость перечисленных факторов в настоящее время является предметом изучения.

33. Перечислите классические патоморфологические признаки БА.

К патоморфологическим изменениям, характерным для БА, относятся: сенильные (амилоидные) бляшки, нейрофибриллярные клубочки, грануловакуолярная дегенерация, отложения амилоида в кровеносных сосудах. Сенильные бляшки и нейрофибриллярные клубочки могут быть обнаружены в головном мозге и в норме, но в гораздо более малом количестве. В отсутствие БА вне гиппокампа клубочки встречаются редко.

34. Какие патоморфологические признаки лучше всего коррелируют со степенью деменции при БА?

Согласно большинству исследований, со степенью деменции лучше всего коррелирует распределение нейрофибриллярных клубочков. Кроме того, показано, что плотность синапсов обратно пропорциональна тяжести деменции, это справедливо по крайней мере для определенных отделов головного мозга. Ввиду того, что повышение уровня образования способствует увеличению плотности синапсов, некоторые исследователи считают, что обучение оказывает защитный эффект, отдаляя манифестацию когнитивных нарушений при БА.

Terry R, Masliah E, Salmon DP, et al: Physical basis of cognitive alterations in Alzheimer's disease: Synapse loss is the major correlate of cognitive impairment. Ann Neurol 30:572–580, 1991.

35. При каких других заболеваниях могут выявляться сходные патоморфологические изменения?

Помимо нормального старения, следует отметить деменцию с тельцами Леви, деменцию при болезни Паркинсона, прогрессирующий надъядерный паралич, а также сосудистую деменцию. Эти состояния иногда трудно дифференцировать с БА, так как при всех из них встречаются сенильные бляшки и нейрофибриллярные клубочки. В подобных случаях особенно важны клинические корреляции.

36. Какие патоморфологически отличные от БА заболевания имеют сходные с ним клинические проявления?

По клиническим данным бывает трудно отличить от БА сосудистую деменцию (при которой отсутствуют бляшки и клубочки), деменцию с тельцами Леви, болезнь Пика, лобно-височную деменцию без характерных гистологических проявлений, а также другие варианты лобно-височной деменции.

37. Какие клинические проявления характерны для лобно-височной деменции?

Под термином «лобно-височная деменция» подразумевается группа заболеваний с вариабельными патоморфологическими данными, но с аналогичными клиническими проявлениями. В этих случаях рано развиваются изменения личности, особенно импульсивность и черты синдрома Клювера–Бьюси, а также депрессия и самоизоляция. Изменения личности могут на несколько лет опережать развитие развернутой картины деменции. Память и лобные регуляторные функции (например, планирование, переключение с одного этапа на другой, поддержание выбранной стратегии действий) страдают в большей степени, чем внимание, речь и зрительно-пространственные функции. ОФЭКТ и ПЭТ могут выявить гипоперфузию или гипометаболизм в лобных долях. При патоморфологическом исследовании выявляются изменения, свойственные болезни Пика, или иные изменения (при деменции без характерных гистологических проявлений), часто с глиозом, во многих зонах мозга. Во многих случаях выявлена связь лобно-височной деменции с мутацией гена тау-протеина на 17-й хромосоме.

The Lund and Manchester Groups: Clinical and neuropsychological criteria for frontotemporal dementia. J Neurol Neurosurg Psychiatry 57:416–418, 1994.

38. Что такое холинергическая гипотеза?

Гипотеза пытается объяснить многие аспекты когнитивных нарушений при БА (особенно нарушения памяти) исходя из недостаточности холинергической системы. В качестве доказательства приводят факты снижения памяти у когнитивно сохранных лиц при введении антихолинергических средств. У больных БА выявлена корреляция между снижением численности проекционных холинергических нейронов в базальном ядре Мейнерта и снижением активности холинацетилтрансферазы в различных отделах коры головного мозга и тяжестью мнестических нарушений.

39. Дефицит каких других (помимо ацетилхолина) нейромедиаторов выявляется при БА?

При БА выявляется снижение уровня норадреналина, соматостатина, дофамина, серотонина и неропептида Y. Предполагается, что определенную роль при БА играет дисфункция глутаматергической системы.

40. Какова роль амилоида в патогенезе БА?

При БА наблюдается патологическое накопление продукта распада белка-предшественника амилоида, известного как бета-амилоид (Aβ-амилоид), особенно его нерастворимой формы. In vitro амилоид оказывает токсическое действие на клетки, поэтому можно предположить, что его патологическое накопление приводит к гибели клеток. Остается неизвестным, почему происходит накопление Aβ-амилоида, но предполагается, что оно может быть вызвано аномальным метаболизмом (процессингом) белка внутри нейронов.

41. Какую роль играет тау-протеин в патогенезе БА?

Тау-протеин – компонент нормального цитоскелета нейронов. При повреждении клеток (например, после теплового шока) происходит усиление экспрессии этого белка. Тау-протеин обнаружен в нейрофибриллярных клубочках при БА. Развитию нейрофибриллярных клубочков в клетках, вероятно, предшествует гиперфосфорилирование тау-протеина, что может служить ранним маркером патологии цитоскелета и нарушения метаболизма клеток.

42. Какие известные люди страдали БА?

1. Рональд Рейган – президент США
2. Чарльтон Хестон – актер
3. Рита Хейворт – актриса
4. Иммануил Кант – философ
5. Ральф Вальдо Эмерсон – писатель
6. Морис Равель – композитор
7. Джон Джеймс Одюбон – художник

43. Как проводится лечение некогнитивных вторичных поведенческих проявлений БА?

Такие поведенческие расстройства, как нарушения сна, депрессия, тревога, психотические нарушения, возбуждение, агрессивность поддаются лечению. Поведенческие подходы, направленные на нормализацию цикла сна и бодрствования и увеличение дневной активности должны быть первым шагом при лечении **расстройств сна**.

При **депрессии**, особенно на ранней стадии заболевания, могут быть эффективными малые дозы антидепрессантов, однако следует избегать препаратов с антихолинергическим действием. Средства, действующие на сертонинергическую систему (такие, как флуоксетин, пароксетин, циталопрам, сертралин) могут лучше переноситься пациентами с БА, однако их эффективность при БА не доказана в контролируемых исследованиях.

Тревогу и возбуждение часто удается скорректировать с помощью поведенческих подходов и организации режима дня, в частности путем помещения пациента в «дневной центр», что позволяет уменьшить изоляцию пациента и одновременно снизить нагрузку на ухаживающих за ним лиц. Привлечение других лиц из «группы поддержки» к уходу за пациентом может снижать его психологический стресс. Если тревога или возбуждение возникают сравнительно редко, то для их купирования по мере необходимости могут применяться низкие дозы анксиолитиков, таких как хлоралгидрат или лоразепам (следует избегать препаратов с длительным действием). Длительной терапии анксиолитиками следует избегать, однако короткие курсы буспирона или лоразепама оправданы в некоторых ситуациях, например при переезде или перемене обстановки.

При возбуждении необходимо устранить возможные **внешние провоцирующие факторы** («триггеры») или боль прежде чем прибегать к медикаментозному воздействию. Выраженное возбуждение, агрессивность, психотические нарушения, если они беспокоят больного или причиняют вред окружающим, следует купировать с помощью атипичных нейролептиков (оланзапина, рисперидона, кветиапина). Эти препараты назначают как можно в более низкой дозе, так как их применение может усугублять когнитивные нарушения и отрицательно влиять на двигательную сферу. Если психотические нарушения не беспокоят пациента и не нарушают течение его жизни, то они не нуждаются в медикаментозной коррекции.

Doody RS: Practice parameter: Management of dementia (an evidence-based review). Neurology-56:1154–1166, 2001.

44. Какие существуют методы воздействия на первичный процесс при БА?

Существуют пять препаратов, разрешенных к применению специально при БА. Это такрин, донепезил, ривастигмин и галантамин, которые являются ингибиторами холинэстеразы, и мемантин — антагонист N-метил-D-аспартат (NMDA) глутаматных рецепторов. В настоящее время на различных стадиях клинических испытаний находятся новые ингибиторы холинэстеразы, а также агонисты М- и Н-холинорецепторов, антиоксиданты, противовоспалительные средства, вещества, действующие как факторы роста или являющиеся их индукторами, а также средства, блокирующие метаболизм амилоида. Исследование эффективности эстрогенов при БА дало отрицательные результаты. Пациенты, желающие участвовать в клинических испытаниях новых средств, могут обращаться в центры по изучению БА.

Doody RS: Practice parameter: Management of dementia (an evidence-based review). Neurology 56:1154–1166, 2001.

Reisburg B: A double-blind, placebo-controlled study of Memantine, an uncompetitive NMDA antagonist, in patients with advanced Alzheimer's disease. N Engl J Med 348:1333–1341, 2003.

45. Существуют ли другие средства, помимо официально прописываемых, которые способны улучшить когнитивные функции или замедлить функциональное снижение при БА?

По данным одного из крупномасштабных двойных слепых плацебо-контролируемых исследований, витамин Е (в дозе 1000 МЕ два раза в день) и ингибитор МАО типа В селегелин (в дозе 5 мг два раза в день) позволяют отсрочить момент наступления существенного функционального ухудшения. Витамин Е лучше переносится больными, однако у лиц, страдающих сердечно-сосудистыми заболеваниями, его дозу следует ограничить (400 МЕ 1–2 раза в день). Упомянутые препараты не следует применять одновременно, так как при комбинации эффективность лечения может снижаться.

Sano M, Ernesto C, Thomas, RG,, et al: A controlled trial of selegiline, alpha-tocopherol or both as treatment for Alzheimer's disease. N Engl J Med 336:1216–1222, 1997.

46. Что представляет собой принцип попеременного ухода за больным?

Попеременный уход за больным предполагает такую организацию помощи, которая обеспечивает периодический отдых для основного лица, ухаживающего за пациентом. Уход за пациентом может осуществляться неформальными ухаживающими лицами, например, родственниками или друзьями, профессиональными сиделками, привлекаемыми на условиях частичной занятости. Несколько раз в неделю пациента можно помещать в «дневной центр». Наконец, возможна кратковременная госпитализация пациента в специальные учреждения по уходу.

47. Каковы обязанности врача и ухаживающих лиц при попеременном уходе за больным?

Лечащий врач или работник здравоохранения должен разъяснить основному ухаживающему лицу принципы попеременного ухода и убедить их в том, что такая помощь рано или поздно им понадобится. Даже на ранней стадии заболевания больных целесообразно помещать в «дневные центры», где надзор организован таким образом, что не только ущемляет автономии пациента, но и способствует ее поддержанию. Благодаря этому родственники, ухаживающие за пациентом, получают необходимую для них «передышку». Многие родственники, ухаживающие за пациентом, испытывают чувство вины из-за того, что не могут все свое время посвятить больному, проводя рядом с ним дни и ночи. Однако им следует объяснить, что необходимо разумно распределять нагрузку и что все семьи, в которых живет пациент с БА, нуждаются в помощи при осуществлении ухода за ним.

СОСУДИСТАЯ ДЕМЕНЦИЯ

48. С какими формами цереброваскулярной патологии связана сосудистая деменция?

1. Множественные крупные (территориальные) инфаркты, вовлекающие как корковые, так и подкорковые отделы.

2. Одиночные или множественные более мелкие инфаркты, вовлекающие «стратегические» зоны головного мозга.

Остается не до конца ясным, в какой степени развитие сосудистой деменции можно связать с хронической диффузной цереброваскулярной недостаточностью, например с болезнью Бинсвангера, вызывающей диффузное поражение белого вещества и микроинфаркты.

49. Можно ли поставить диагноз сосудистой деменции только с помощью КТ или МРТ?

Нет. Пациенты с изменениями в белом веществе, выявляемыми при нейровизуализации, и даже с множественными инфарктами головного мозга могут не иметь клинически значимых когнитивных нарушений. До сих пор остается не выясненным, какое количество инфарктов или какой объем пораженного белого вещества по данным нейровизуализации соответствует развитию деменции. К тому же многие изменения белого вещества, особенно выявляемые при МРТ, не являются следствием инфарктов или ишемии.

Roman GC, Tatemichi TK, Erkinjuntti, T, et al: Vascular dementia: Diagnostic criteria for research studies. Neurology 43:250–260, 1993.

КЛЮЧЕВЫЕ ФАКТЫ: ДЕМЕНЦИЯ ✓

1. Деменцию необходимо дифференцировать с делирием и депрессией
2. Деменция — это категория, совокупность признаков, а не диагноз. Врач должен установить причину деменции
3. Лишь небольшая часть случаев БА вызвана генетической мутацией (семейная БА). С другой стороны, пациенты могут унаследовать факторы риска, предрасполагающие к развитию БА, например аллель Е4 гена аполипротеина Е
4. Как когнитивные, так и поведенческие проявления деменции поддаются терапии; долговременная терапия может замедлять нарастание симптомов и способствовать сохранению функциональных возможностей пациента
5. Диагноз сосудистой деменции не может быть установлен только на основании результатов КТ или МРТ

50. Может ли сосудистая деменция быть следствием единственного инсульта?

В одном из проспективных исследований было показано, что после инсульта риск деменции в 9–10 раз выше, чем в сопоставимой контрольной группе лиц, не имевших инсульта. Одиночный инсульт может приводить к деменции, способствуя проявлению скрыто развивавшейся до того БА.

Tatemichi TK, Desmond DW, Mayeux R, et al: Dementia after stroke: Baseline frequency, risks, and clinical features in a hospitalized cohort. Neurology 42:1185–1193, 1992.

51. Можно ли с помощью нейропсихологических тестов провести дифференциальный диагноз между сосудистой деменцией и БА?

С помощью нейропсихологического тестирования невозможно отдифференцировать два указанных заболевания с абсолютной точностью. Тем не менее для сосудистой деменции более характерны мозаичный профиль когнитивных нарушений с наличием нарушенных и сохранных функций, односторонние или асимметричные психомоторные нарушения (например, при исследовании времени реакции или постукивания пальцами), улучшение со временем в некоторых, но не всех, когнитивных сферах. В то же время, асимметрия при постукивании пальцами часто наблюдается и при БА.

52. Какие методы исследования необходимо выполнить при подозрении на сосудистую деменцию.

Диагностический поиск следует начинать с нейровизуализационного и нейропсихологического исследований, которые являются обязательным дополнением к сбору анамнезу и клиническому осмотру. В большинстве случаев целесообразно проведение всех исследований, рекомендованных при БА, при этом особое внимание должно быть уделено выявлению дополнительных факторов, вызывающих деменцию или способствующих ее развитию (в частности липидного профиля). У некоторых больных, особенно перенесших инсульт, необходима визуализация сонных артерий, особенно при подозрении на грубый стеноз или изъязвление бляшки. При подозрении на эмболический инсульт и наличии заболевания сердца показана эхокардиография.

53. Какие дополнительные методы исследования являются информативными в диагностике сосудистой деменции?

ЭЭГ может выявить очаги медленноволновой активности, а при помощи ОФЭКТ и ПЭТ определяются зоны снижения кровотока или метаболических нарушений. Однако ценность этих методов в выявлении различных форм сосудистой деменции остается мало изученной.

54. Возможен ли диагноз сосудистой деменции у больных с афазией вследствие инфаркта левого полушария?

Не следует проводить нейропсихологическое тестирование в острой фазе инсульта, независимо от наличия или отсутствия афазии или других нарушений. Большинство нейропсихологических тестов во многом опираются на речевую функцию, однако с помощью тестов на невербальную память и способность к логическим суждениям можно выявить деменцию у пациента с афазией. Кроме того, может помочь выявление в анамнезе затруднений в повседневной активности, не связанных с нарушением речи.

55. Как лечить сосудистую деменцию?

На настоящий момент ни один из препаратов не получил одобрения FDA в качестве средства для лечения сосудистой деменции, однако результаты клинических испытаний свидетельствуют о возможной эффективности ингибиторов холинэстеразы и мемантина. Как и при БА, при сосудистой деменции некогнитивные поведенческие проявления могут поддаваться коррекции. Необходимо раннее введение принципов попеременного ухода за пациентом. Кроме того, рекомендуется воздействие на сосудистые факторы риска (артериальную гипертензию, высокий уровень холестерина и глюкозы). Хотя эффективность назначения антиагрегантов (аспирин, клопидогрель или тиклопидин) в отношении деменции не доказана, их назначение целесообразно с целью снижения риска развития ишемического инсульта.

ПОДКОРКОВЫЕ ДЕМЕНЦИИ

56. Каковы отличительные признаки подкорковых деменций?

При подкорковых деменциях отсутствуют проявления, характерные для поражения коры головного мозга, такие как афазия, апраксия или акалькулия. При исследовании памяти функция свободного воспроизведения страдает в большей степени, чем узнавание. Часто нарушены зрительно-пространственные функции. Характерны нарушения лобных регуляторных функций, брадифрения, изменения личности, психомоторная замедленность. Часто отмечаются дизартрия, постуральные и координаторные нарушения, непроизвольные движения.

Cummings JL: Subcortical Dementia. New York, Oxford Press, 1990.

57. Какие черты подкорковых деменций отличают их от корковых деменций?

При корковых деменциях, в частности при БА, обычно наблюдаются нарушения речи и счета, часто отмечаются апраксия и корковые нарушения чувствительности (такие как астереогноз или графестезия), чего не отмечается при подкорковых деменциях. В тестах на память при корковых деменциях страдают как свободное воспроизведение, так и узнавание, тогда как при подкорковых деменциях функция узнавания остается практически сохранной. При корковых деменциях нарушение лобных регуляторных функций соответствует общей тяжести когнитивных расстройств, в то время как при подкорковых деменциях нарушение регуляторных функций доминирует. Брадифрения, гипокинезия и другие нарушения движений при корковых деменциях отсутствуют или развиваются на поздних стадиях, но при подкорковых деменциях выявляются уже на ранней стадии. Изменения личности вариабельно представлены при обоих типах деменции, но при подкорковых деменциях они развиваются на более ранней стадии.

Cummings JL: Subcortical Dementia. New York, Oxford Press, 1990.

58. Можно ли отличить нарушения памяти при корковых и подкорковых деменциях?

Для обоих типов деменции характерно нарушение свободного воспроизведения недавно запомненного материала, но при подкорковой деменции более действенны приемы опосредованного запоминания, а узнавание значительно более эффективно, чем воспроизведение. Случайное запоминание («инцидентная» память), касающееся деталей, не связанных с выполняемым заданием (например, во что был одет врач, проводивший тестирование), также оказывается более сохранным при подкорковых деменциях. Процедурная память (способность обучаться навыкам) при корковых деменциях более сохранна, чем при подкорковых. При оценке памяти на отдаленные события при корковых (но не при подкорковых) деменциях выявляется временной градиент (память на более свежие события страдает в большей степени, чем память на более отдаленные события).

59. Существуют ли четкие различия между корковой и подкорковой деменциями?

Нет. В основе многих (если не большинства) видов деменции лежит патология как корковых, так и подкорковых структур. Тем не менее выявление признаков поражения подкорковых структур и времени их появления имеет важное значение для дифференциального диагноза деменций.

60. Существуют ли строгие анатомические или функциональные различия между корковой и подкорковой деменциями?

Нет. При так называемых подкорковых деменциях может выявляться поражение корковых структур и наоборот. В частности, в случае деменции при болезни Гентингтона, как и при других подкорковых деменциях, имеются нарушения регуляторных функций, характерные для поражений лобной коры. При болезни Паркинсона, преимущественно связанной с поражением подкорковых структур, может наблюдаться атрофия коры головного мозга. А у пациентов, страдающих БА, определяются изменения в подкорковых ядрах, в том числе в базальном ядре Мейнерта и голубоватом пятне.

61. При каких заболеваниях обычно развивается подкорковая деменция?

1. Болезнь Паркинсона
2. Болезнь Гентингтона
3. Прогрессирующий надъядерный паралич
4. Спиноцеребеллярная дегенерация
5. Идиопатическая кальцификация базальных ганглиев
6. Рассеянный склероз
7. Воспалительные заболевания с вовлечением базальных ганглиев и/или таламуса
8. СПИД
9. Кортикобазальная дегенерация

62. Каковы клинические проявления деменции при болезни Паркинсона?

При болезни Паркинсона характерные двигательные проявления, необходимые для постановки диагноза, опережают развитие деменции на год и более. Типичными проявлениями служат брадифрения, дисномия (затруднения при назывании предметов), нарушение лобных регуляторных функций. Часто развивается депрессия. Кроме того, могут отмечаться зрительно-пространственные нарушения, особенно при формальном тестировании.

63. Каковы клинические проявления деменции при болезни Гентингтона?

Психические симптомы и деменция при болезни Гентингтона могут появляться как до, так и после развития типичных симптомов заболевания (прежде всего хореи). Среди психических нарушений следует отметить личностные изменения, депрессию, психотические нарушения. Выявляются расстройства памяти, типичные для подкорковой деменции. Часто отмечаются расстройства речи, представленные дизартрией, снижением речевой активности, упрощением речевой продукции, нарушением понимания, прежде всего сложных грамматических конструкций, страдают и зрительно-пространственные функции.

64. Каковы клинические проявления деменции при прогрессирующем надъядерном параличе (ПНП)?

ПНП клинически характеризуется параличом взора, дистонией и ригидностью аксиальной мускулатуры, дизартрией и другими псевдобульбарными проявлениями. Деменция выявляется не во всех случаях. К тому же оценка нейропсихологического статуса пациентов затруднена вследствие нарушения зрительного восприятия. Расстройства памяти выражены в незначительной степени в сравнении с грубым расстройством лобных регуляторных функций.

65. Что представляет собой деменция с тельцами Леви?

Болезнь телец Леви представляет собой широкий спектр расстройств от болезни Паркинсона (при которой тельца Леви обнаруживаются в подкорковых и стволовых структурах) до болезни диффузных телец Леви (при которой тельца Леви локализуются по всей коре, а также в подкорковых и стволовых структурах). Некоторые авторы описывают промежуточную форму деменции с тельцами

Леви (сенильную деменцию с тельцами Леви), при которой тельца Леви в большом количестве обнаруживаются в стволе головного мозга и подкорковых образованиях, в меньшей степени — в гиппокампе и в еще меньшем количестве — в неокортексе.

66. Каковы клинические проявления деменции с тельцами Леви?

Для деменции с тельцами Леви характерны флуктуирующая спутанность сознания, яркие зрительные галлюцинации, экстрапирамидные нарушения. Нейропсихологический профиль очерчен недостаточно, однако для него характерны выраженные зрительно-пространственные нарушения. Мало известно и о естественном течении болезни. У многих пациентов отмечается расстройство поведения (психомоторное возбуждение) во сне с быстрыми движениями глаз, которое может опережать другие проявления заболевания на несколько лет.

McKeith IG, Galasko D, Kosaka K, et al: Consensus guidelines for the clinical and pathologic diagnosis of dementia with Lewy bodies (DLB). Neurology 47:1113–1124, 1996.

67. При каких других заболеваниях деменция (не обязательно подкорковая) сопровождается экстрапирамидными нарушениями?

1. Болезнь Альцгеймера
2. Болезнь Паркинсона с деменцией
3. Болезнь Крейтцфельдта–Якоба
4. Сосудистая деменция (мульти-инфарктная деменция, болезнь Бинсвангера)
5. Нормотензивная гидроцефалия
6. Деменция с отсутствием характерных гистологических признаков
7. Кортикобазальная дегенерация
8. ВИЧ-энцефалопатия (комплекс СПИД-деменция)
9. Болезнь Галлервордена–Шпатца
10. Болезнь с нейрональными внутриядерными включениями
11. GM1-ганглиозидоз III типа
12. Стриатонигральная дегенерация

68. Каковы клинические проявления кортикобазальной дегенерации?

Для данного заболевания характерны синдром «чужой» конечности и такие двигательные нарушения, как тремор, ригидность, хватательный рефлекс, миоклония, акинетико-ригидный синдром, напоминающий таковой при болезни Паркинсона, но отличающийся отсутствием тремора покоя и реакции на препараты леводопы. Часто отмечается апраксия. Нейропсихологические нарушения типичны для подкорковой деменции. Но в некоторых случаях у пациентов выявляются признаки лобно-височной деменции.

Doody RS, Jankovic JJ: The alien hand and related signs. J Neurol Neurosurg Psychiatry 55:806–810, 1992.

Massman PJ, Kreiter KT, Jankovic J, Doody RS: Neuropsychological functioning in cortical-basal ganglionic degeneration: Differentiation from Alzheimer's disease. Neurology 46:720–726, 1995.

ВЕБСАЙТЫ

1. http://www.alzforum.org
2. http://www.alz.org
3. http://www.nlm.nih.gov/medlineplus/dementia.html

ЛИТЕРАТУРА

1. Behatar M: Analytic Neurology. Boston: Butterworth-Heinemann, 2003.
2. Growdon JH, Rossor MN (eds): The Dementias. Boston, Butterworth-Heinemann, 1998.
3. Noseworthy JH (ed): Neurological Therapeutics. London, Martin Dunitz, 2003.
4. Trimble MR, Cummings JL: Contemporary Behavioral Neurology. Boston, Butterworth-Heinemann, 1997.
5. Trojanowski J, Clark C (eds): Neurodegenerative Dementias. New York, McGraw-Hill, 1998.

Глава 15. КЛИНИЧЕСКАЯ НЕЙРОПСИХОЛОГИЯ

Maria Kataki, Heike Schmolck, Paul Schulz

ПАМЯТЬ И АМНЕСТИЧЕСКИЕ СИНДРОМЫ

1. Что такое амнезия? Поражение каких областей мозга может вызвать амнестический синдром?

Амнезия — это тяжелое изолированное расстройство памяти в отсутствие нарушения других когнитивных функций. Пациенты не могут запомнить текущие события (антероградная амнезия) или вспомнить недавние события (ретроградная амнезия). Другие виды памяти, включая память на отдаленные события (детство), рабочую память (проверяется тестом «повторение цифр») и семантическую память (знания о предметах) могут оставаться сохранными.

Двустороннее поражения круга Пейпеца и связанных с ним областей может вызывать выраженный амнестический синдром, тогда как одностороннее поражение приводит к более легкому, но зачастую клинически значимому ослаблению памяти. К числу зон, поражение которых может вызывать амнезию, относятся: медиальные отделы височных долей (гиппокамп и энторинальная кора), промежуточный мозг (свод и сосцевидные тела; дорсомедиальное и переднее ядра таламуса), базальные холинергические ядра переднего мозга (медиальные ядра перегородки и диагональная полоска Брока).

2. Какова наиболее частая этиология амнестических синдромов?

- Поражение медиальных отделов височных долей — гипоксия, энцефалит, вызванный вирусом простого герпеса, ранняя стадия болезни Альцгеймера, инфаркты в бассейне задней мозговой артерии (с вовлечением таламуса и височной доли), хирургические вмешательства.
- Поражение промежуточного мозга — корсаковский синдром (недостаточность тиамина), таламические инсульты, хирургические вмешательства.
- Поражение базальных ядер переднего мозга — кровотечение из аневризмы передней соединительной артерии или ее клипирование (с повреждением мелких перфорирующих артерий).
- Химические вещества — алкоголь, бензодиазепины.

3. Что такое декларативная память и чем она отличается от недекларативной памяти?

Декларативная (или эксплицитная) память — гибкий, требующий привлечения внимания и обеспечивающий произвольное воспроизведение тип памяти, повреждение которого и лежит в основе амнезии. Недекларативная (скрытая, или процедурная) память — не требующий вовлечения гиппокампального круга, не доступный сознанию, не нуждающийся в привлечении внимания, негибкий тип памяти, который остается сохранным при амнезии. Примерами являются выработка условного рефлекса, прайминг, приобретение двигательных и когнитивных навыков или привычек. Этот тип памяти требует работы мозжечка, базальных ганглиев и ассоциативной коры. У здоровых людей обе системы работают вместе. При амнезии имплицитное обучение сохраняется, что можно использовать в процессе реабилитации.

4. Что такое закон Рибо?

Воспоминания о недавних событиях более уязвимы, чем воспоминания об отдаленных событиях, поэтому при повреждении структур, связанных с памятью, первые утрачиваются в большей степени. Таким образом, у большинства пациентов с амнезией отмечается соответствующий временной градиент ретроградной амнезии.

5. Как проявляется транзиторная глобальная амнезия?

Внезапно развивается изолированный амнестический синдром (антероградная и ретроградная амнезия) – в отсутствие структурного поражения головного мозга. Длительность эпизода обычно составляет от 12 до 24 часов. Пациент амнезирует данный эпизод, поскольку не способен усваивать новую информацию. Тем не менее немедленное воспроизведение во время эпизода остается сохранным. При позитронной эмиссионной томографии (ПЭТ) или однофотонной эмиссионной томографии (ОФЭКТ) отмечается двусторонняя височная гипоперфузия. Причина этого доброкачественного синдрома остается неизвестной. Поскольку наиболее часто он встречается у лиц, страдающих мигренью, данный синдром может быть своеобразным мигренозным эквивалентом. Риск повторения невысок, но он выше, чем риск подобного эпизода в общей популяции.

6. Каковы признаки психогенной амнезии?

В большинстве случаев психогенной амнезии пациент демонстрирует расстройство, которое невозможно объяснить с нейробиологической точки зрения. Как правило, автобиографическая память нарушена диспропорционально тяжело – при том, что память на политические, общественные события, развлекательные мероприятии бывает относительно сохранной. Типично также нарушается память на отдаленные события, которая обычно очень устойчива к повреждению. Запоминание новой информации (антероградная память) зачастую сохранено.

7. Какие типы нарушений памяти встречаются при поражениях лобной доли?

Дорсолатеральная префронтальная кора важна для «метапамяти», роль которой заключается в регуляции и контроле аппарата памяти. Например, она решает, соответствует или нет извлеченная из памяти информация текущему контексту, осуществляет стратегический поиск следов памяти, упорядочивает воспоминания по времени.

Нарушение декларативной памяти в сочетании с лобной дисфункцией может вызвать конфабуляции, неспособность отличить истинные воспоминания от ложных или не подходящих к контексту. Конфабуляции часто встречаются при корсаковском алкогольном синдроме.

Дорсолатеральная префронтальная кора также важна для рабочей памяти, которая обычно хранит 7–10 бит информации столь долго, сколь длительно они повторяются («реверберируют») («фонологическая петля»). Наиболее распространенный тест на рабочую память — повторение цифр. При изолированной амнезии рабочая память интактна.

8. Что такое парамнезии? Назовите некоторые специфические парамнезии.

Парамнезии (или синдромы ошибочной идентификации) — редкое расстройство, приводящее к специфическим искажениям памяти. Они недостаточно изучены и чаще всего встречаются при психических расстройствах, но могут возникать при поражениях медиальных отделов височных долей или префронтальных отделов.

Синдром Капгра — своеобразное бредовое расстройство, при котором пациент утверждает, что члены его семьи и его друзья подменены двойниками-самозванцами. Даже себя пациент может считать собственным двойником (синдром Doppelgänger). При другом варианте этого синдрома пациент считает, что неодушевленные предметы, такие как мебель, конверт с письмом, часы или очки заменены точными копиями. Этот синдром встречается при повреждении правой лобной доли — при условии, что к нему добавляется парциальное поражение лимбических структур (в том числе в фазе восстановления). Предполагают, что синдром Капгра объясняется сохранностью формального зрительного восприятия при утрате эмоциональной реакции на знакомые лица, которая в норме способствует их узнаванию. Этот диссонанс порождает у пациента параноидную интерпретацию, неадекватную подозрительность и приводит его к заключению, что его близкий человек является самозванцем.

При *редупликативной парамнезии* пациенты уверены, что человек, место или предмет существуют в удвоенном виде, в двух экземплярах. Этот феномен может быть вызван нарушением чувства «знакомого». У пациентов нарушается способность совмещать настоящую ситуацию с ранее пережитой, знакомой и, таким образом, настоящая ситуация представляется иной.

При *синдроме Фреголи* пациенты считают, что некий знакомый человек принял внешность другого человека, чтобы преследовать его.

При *интерметаморфозе* пациенты считают, что они поменялись личностями с другим человеком или полагают, что люди или предметы физически или психологически преобразились в кого-либо или что-либо.

9. Какие области ответственны за запоминание, хранение и извлечение информации?

1. Лимбическая система ответственна за запоминание и консолидацию информации.

2. Долговременное хранение, как правило, осуществляется в коре. Левое полушарие хранит преимущественно вербальную информацию и общие знания (то есть семантическую информацию), а правое — невербальную, а также автобиографическую (эпизодическую) информацию.

3. При извлечении информации задействованы префронтальная и передняя височная кора, а также лимбическая система.

АФАЗИИ

10. Что такое афазия и чем она отличается от дизартрии?

Афазия – это приобретенное расстройство речевой деятельности, то есть способности использовать речь для символического выражения своих мыслей и чувств, тогда как дизартрия – это приобретенное расстройство речевой продукции.

11. При каких афазиях речь остается беглой, а при каких – утрачивает беглость?

При афазиях, связанных с поражением передних отделов мозга («передних» афазиях), – афазии Брока, тотальной, смешанной или моторной транскортикальной афазиях – речь утрачивает беглость. При афазиях, связанных с поражением задних отделов мозга («задних» афазиях), – афазии Вернике, транскортикальной сенсорной, таламической афазиях – речь остается беглой.

12. При каких афазиях сохранена способность к повторению, а при каких она нарушена?

Повторение сохранено при тех вариантах афазий, которые вызываются повреждением за пределами области, прилегающей к сильвиевой борозде (околосильвиевой области), – транскортикальной сенсорной, транскортикальной моторной, таламической. Повторение нарушено при афазиях, вызванных поражением околосильвиевой области, – афазиях Брока и Вернике, кондуктивной (проводниковой) афазии, изолированной словесной глухоте.

13. Назовите особенности афазии с нарушением беглости речи

Характерны нарушения артикуляции, мелодичности, уменьшение длины фразы (фразы из пяти и менее слов), грамматическое упрощение речи.

14. Назовите признаки афазии Брока и укажите локализацию поражения, ответственного за ее возникновение.

Затрудненная, требующая усилий, аграмматическая, телеграфная речь с нарушением способности называть предметы и повторять фразы, семантическими и фонемическими парафазиями, но относительно сохранным пониманием. Поражение может локализоваться в зоне Брока (лобная покрышка, поля 44 и 45 по Бродману), левой нижней лобной извилине, прилегающих отделах лобной коры, подлежащем белом веществе, базальных ганглиях.

15. Назовите признаки афемии и локализацию поражения, ответственного за ее возникновение.

Афемия (корковая дизартрия) – нарушение речевой продукции при сохранении понимания и письменной речи. Характерна резко замедленная, прерывистая речь. Афемия описана при поражении нижней части передней центральной извилины (нижней моторной полоски) и некоторых других областей.

16. Назовите признаки аномической афазии и локализацию поражения, ответственного за ее возникновение.

При аномической афазии отмечается изолированное затруднение при подборе слов. В остальном речь остается беглой, понимание и повторение не страдают. Обычно возникает при поражении височно-теменно-затылочной ассоциативной области.

17. Назовите признаки кондуктивной афазии и локализацию поражения, ответственного за ее возникновение.

Кондуктивная (проводниковая) афазия характеризуется нормальной беглостью и хорошим пониманием, но затруднениями при повторении фраз — при том, что способность перечислять и читать вслух остается сохранной. Наблюдаются также аномия, параграмматические ошибки, парафазии. Хотя может наблюдаться любой тип парафазии, чаще всего отмечаются фонематические (литеральные) замены. Поражение обычно затрагивает левую нижнюю теменную дольку, особенно переднюю надкраевую извилину. Часто поражение локализуется также в субкортикальном белом веществе, расположенном под нижней теменной корой, при этом затрагиваются дугообразный пучок или наружная капсула, посредством которых височная кора связывается с лобной.

18. Назовите признаки афазии Вернике и локализацию поражения, ответственного за ее возникновение.

Афазия Вернике характеризуется беглой речью, хорошей артикуляцией, хорошей, иногда подчеркнутой просодией, но при этом нарушены понимание устной и письменной речи, повторение, называние, отмечаются фонемические и семантические парафазии, беглое, но бессодержательное письмо. Причиной обычно бывает поражение зоны Вернике — заднего сектора левой слуховой ассоциативной коры (22-е поле по Бродману). Часто затрагиваются также поля 37-е, 39-е, 40-е по Бродману или все три поля.

19. Назовите признаки транскортикальной моторной афазии и локализацию поражения, ответственного за ее возникновение.

Спонтанная речь утрачивает беглость, характерны затруднения инициации речи, короткие фразы, семантические парафазии, эхолалия — при том, что повторение и понимание остаются сохранными. Вызывается поражением дополнительной моторной коры или ее связей с зоной Брока.

20. Назовите признаки транскортикальной сенсорной афазии и локализацию поражения, ответственного за ее возникновение.

Спонтанная речь беглая, характерны нарушение понимания устной и письменной речи и эхолалия — при том, что повторение сохранно. Речевой дефект сопровождается ограничением правых полей зрения, изредка двигательными нарушениями или расстройством чувствительности. Поражение локализуется в височно-теменной области.

21. Назовите признаки смешанной транскортикальной афазии. С поражением какой зоны и какого сосудистого бассейна она связана?

Спонтанная речь отсутствует, понимание нарушено — при том, что повторение сохранено. Речь состоит из стандартных фраз («как вы знаете», «дело в том, что...» и т. д.), нередка эхолалия. Поражение затрагивает зоны, с вовлечением которых связаны моторная и сенсорная транскортикальные афазии: дорсолатеральную лобную область кпереди от моторной коры и область височно-теменно-затылочного стыка. Поражение может быть вызвано гипоперфузией в бассейне левой внутренней сонной артерии, приводящей к инфаркту водораздельной зоны (зоны смежного кровоснабжения).

22. Назовите признаки переднего подкоркового синдрома и локализацию поражения, ответственного за его возникновение.

Данный синдром включает дизартрию, снижение беглости речи, легкое нарушение повторения (менее выраженное, чем при афазии Брока), легкий дефицит понимания. Данный синдром является результатом сосудистого поражения базальных ганглиев слева, обычно захватывающего передние отделы скорлупы, хвостатое ядро и переднее бедро внутренней капсулы.

23. Назовите признаки таламических афазий и ядра таламуса, с поражением которых они связаны.

Поражения, затрагивающие переднее, передневентральное, дорсолатеральное, вентролатеральное, переднее дорсомедиальное ядра либо переднюю медиальную интрамедуллярную область приводят к развитию афазий, которые напоминают смешанную транскортикальную или сенсорную транскортикальную афазии. Спонтанная речь грамматически правильна, но обедненная, с элементами эхолалии. Понимание нарушено, но повторение сохранно. Типичны тяжелая аномия, аграфия, нарушение чтения. У большинства пациентов отмечается апатия, у некоторых — деменция.

Поражения задних отделов таламуса не вызывают речевых нарушений.

Поражения левой парамедианной области таламуса, затрагивающие дорсомедиальное, центромедианное, медиальное интрамедуллярное ядра, приводят к нарушениям внимания и памяти. Речевые нарушения, если и возникают, то ограничены аномией.

24. Назовите признаки тотальной афазии и локализацию поражения, ответственного за ее возникновение.

Спонтанная речь утрачивает беглость, нарушены повторение и понимание. Речевая продукция ограничена бессмысленными звуками или речевыми стереотипами. Поражения затрагивают зоны Брока и Вернике. Очаги могут быть как корково-подкорковыми, так и чисто подкорковыми.

25. Назовите признаки экспрессивной, рецептивной и транскортикальной сенсорной апросодии и локализацию поражений, ответственных за их возникновение.

При экспрессивной апросодии речь монотонна, лишена эмоций, амелодична. Поражение локализуется в области, примерно соответствующей зоне Брока, но в правом полушарии.

При рецептивной апросодии пациент не способен понять эмоциональные и интонационные аспекты обращенной к нему речи, что затрудняет коммуникацию. Поражение локализуется в области, примерно соответствующей зоне Вернике, но в правом полушарии.

При транскортикальной сенсорной апросодии наблюдаются хорошая просодия в спонтанной и повторяемой речи, спонтанная жестикуляция, но при этом нарушено аффективное понимание речи и жестов.

26. Что такое алексия, чем она отличается от дислексии?

Алексия – приобретенное расстройство понимания письменной речи, иными словами затруднения при чтении. Дислексией, как правило, называют нарушение формирования навыка чтения в процессе развития.

27. Какие типы дислексии существуют, где локализуются поражения, ответственные за их возникновение?

При глубокой дислексии наблюдаются семантические ошибки, конкретные слова пациенты читают легче, но затрудняются при чтении артиклей, местоимений или ничего не означающих сочетаний букв («неслов»). Поражение локализуется в околосильвиевой области и связано с афазией.

При фонологической дислексии нарушено преобразование графического представления слов в звуковое, а также чтение ничего не означающих сочетаний букв. Поражение локализуется в доминантной околосильвиевой коре, верхней части височной доли и угловой извилине.

При поверхностной дислексии нарушена способность читать слова, не подчиняющиеся стандартным правилам фонологического произношения. Локализация поражения неясна. Данное состояние иногда отмечается при болезни Альцгеймера.

28. Что такое алексия без аграфии, где локализуется поражение, ответственное за ее возникновение?

Алексия без аграфии (изолированная словесная слепота, или приобретенная изолированная алексия) – нарушение способности читать при сохранной способности писать. Она возникает при поражении доминантной затылочной доли (часто сопровождаясь гомонимной гемианопсией) или разобщением недоминантной затылочной доли и доминантной теменной доли вследствие повреждения нижней части валика мозолистого тела. Кроме того, она может встречаться при поражении латерального коленчатого тела доминантного полушария и валика мозолистого тела либо при одиночном повреждении перивентрикулярного белого вещества в затылочно-височной области доминантного полушария (позади, ниже или сбоку от заднего рога бокового желудочка). Наиболее частая причина – инфаркт в бассейне задней мозговой артерии доминантного полушария.

29. Где локализуется поражение, ответственное за алексию с аграфией?

Данный синдром обычно связан с повреждением угловой извилины (табл. 15.1).

Таблица 15.1

Афазии

ТИП АФАЗИИ	БЕГЛОСТЬ РЕЧИ	ПОВТОРЕНИЕ	НАЗЫВАНИЕ/ НАХОЖДЕНИЕ СЛОВ	ПОНИМАНИЕ	ЧТЕНИЕ	ПИСЬМО	ПАРАФАЗИИ	ЛОКАЛИЗАЦИЯ ПОРАЖЕНИЯ
Транскортикальная моторная	Нарушена	Сохранно		Сохранно			Семантические	Дополнительная моторная кора
Транскортикальная смешанная	Нарушена	Сохранно		Нарушено				Водораздельная зона
Афемия	Нарушена			Сохранно		Сохранно		Нижняя моторная полоска
Передняя подкорковая (базальные ганглии)	Снижена (дизартрия)	Легко нарушено		Умеренно нарушено				Скорлупа и хвостатое ядро
Тотальная	Нарушена	Нарушено	Нарушено	Нарушено	Нарушено	Нарушено		Зоны Брока и Вернике
Брока	Нарушена	Нарушено	Нарушено	Относительно сохранно	Нарушено	Нарушено	Семантические и фонемические	Лобная покрышка (поля 44 и 45)
Кондуктивная	Сохранна	Нарушено	Нарушено	Сохранно			Фонемические	Дугообразный пучок
Вернике	Сохранна	Нарушено	Нарушено	Нарушено		Нарушено	Семантические и фонемические	Задняя височная область (поля 22, 37, 39 или 40)
Транскортикальная сенсорная	Сохранна	Сохранно		Нарушено			Семантические	Височно-теменная область
Аномическая	Сохранна	Сохранно	Нарушено	Сохранно				Височно-теменно-затылочная область
Таламическая	Сохранна	Сохранно	Тяжело нарушено	Нарушено	Нарушено	Нарушено		Переднее, переднее вентральное, дорсолатеральное, вентролатеральное и дорсомедиальное ядра
Алексия без аграфии	Сохранна	Сохранно	Сохранно	Сохранно	Нарушено	Сохранно		Левая затылочная область плюс задние отделы мозолистого тела
Алексия с аграфией	Сохранна	Сохранно	Сохранно	Сохранно	Нарушено	Нарушено		Угловая извилина

30. Какую часть популяции составляют левши?

Менее 5% людей используют левую руку для выполнения всех заученных действий, 60% используют только правую руку, а 35% используют правую и левую руку попеременно.

АПРАКСИИ

31. Что такое апраксия?

Апраксия — это утрата способности выполнять заученные (упроченные) хорошо знакомые целенаправленные действия, несмотря на наличие мотивации и физической способности к выполнению движений. Диагностика апраксии возможна в отсутствие расстройств внимания, понимания, мотивации, координации или чувствительности, которые могли бы помешать выполнению действий.

32. Назовите признаки идеаторной апраксии и локализацию поражения, ответственного за ее возникновение.

Идеаторная апраксия характеризуется неспособностью выполнить последовательность заученных действий. Пациенты затрудняются с осуществлением многоэтапных действий, таких как приготовление кофе, пищи или отправка письма. Обычно этот тип апраксии наблюдается при диффузном поражении мозга, делирии или деменции, а также при поражении лобной доли. Предполагают, что в основе данного типа апраксии лежат расстройства внимания и регуляторных функций, которые нарушают согласование последовательности двигательных актов.

33. Что такое идеомоторная апраксия, где локализуется поражение, ответственное за ее возникновение?

Идеомоторная апраксия характеризуется нарушением способности выполнять по команде знакомые заученные действия. Поражение обычно затрагивает нижнюю часть теменной доли доминантного полушария (и/или дугообразный пучок), которая, как считается, содержит пространственно-временные схемы («репрезентации») заученных движений (так называемый «праксикон» — по аналогии с лексиконом). Эти репрезентации трансформируются в конкретные моторные программы при помощи премоторной коры.

34. Что такое симпатическая апраксия, где локализуется поражение, лежащее в ее основе?

Это идеомоторная апраксия, выявляющаяся в левой руке, которая, как правило, связана с правосторонним гемипарезом и афазией Брока. Она вызвана поражением левой лобной доли, в результате которого нарушаются связи между нижней теменной корой левого полушария и премоторной корой правого полушария, что блокирует реализацию «праксикона» для левой руки.

35. Назовите признаки передней каллозальной апраксии.

Поражение передней части мозолистого тела нарушает связи между правой премоторной корой (контролирует левую руку) и левым полушарием (нижняя теменная область), в результате пациент не выполняет заученные действия левой рукой в ответ на вербальные команды (левосторонняя идеомоторная апраксия). Симпатическая апраксия и передняя каллозальная апраксия, по сути, представляют собой один и тот же синдром, возникающий вследствие повреждения одного и того же пути, но при симпатической апраксии поражение более обширно и приводит к возникновению других нарушений (например, афазии и гемипареза).

36. Что такое кинетическая апраксия и где локализуется поражение, ответственное за ее возникновение?

Это утрата ловкости и координации при выполнении тонких движений дистальными отделами конечностей. Поражение обычно локализуется в контралатеральной дополнительной моторной коре.

37. Что такое апраксия одевания, где локализуется поражение, ответственное за ее возникновение?

Это не истинная апраксия. Затруднения при одевании возникают в результате неспособности ориентировать ось тела и конечности относительно отверстий одежды, что является сложной зрительно-пространственной задачей. Апраксия одевания – это симптом поражения теменной доли недоминантного полушария. Она часто сопровождается левосторонней гомонимной гемианопсией, нарушением зрительно-пространственной интеграции, выполнения конструктивных задач и рисунка.

Поражение теменно-височно-затылочной области правого полушария вызывает нарушения сложных действий, связанных с ориентацией в пространстве, таких как нахождение маршрута или ориентация тела относительно объемных объектов, таких как кровать и стул.

Другая проблема, возникающая при поражении этой области, – *игнорирование противоположной половины пространства*, в результате чего больной «забывает» одеть или помыть половину тела, резко снижается и внимание к половине внешнего («экстраперсонального») пространства.

38. Что такое конструктивная апраксия, где локализуется поражение, ответственное за ее возникновение?

Этот синдром проявляется затруднениями при копировании фигур и рисунков и связан с поражением правой теменной доли, но это не истинная апраксия (табл. 15.2).

РАССТРОЙСТВА ВОСПРИЯТИЯ И АГНОЗИИ

39. Что такое агнозия?

Агнозия – нарушение способности узнавать объекты, несмотря на адекватное восприятие в той модальности, в которой данный предмет представлен.

Таблица 15.2

Типы апраксии

ТИПЫ АПРАКСИИ	НАРУШЕННЫЕ ДЕЙСТВИЯ	ЛОКАЛИЗАЦИЯ ПОРАЖЕНИЯ	СОПУТСТВУЮЩИЕ СИНДРОМЫ
Идеаторная	Последовательность заученных действий	Диффузное поражение	Деменция, делирий
Идеомоторная	Знакомые заученные действия, осуществляемые по команде	Нижнетеменная область доминантного полушария	
Симпатическая	Идеомоторная апраксия в левой руке	Левая лобная область	Правосторонняя гемиплегия, афазия Брока
Передняя мозолистая	Идеомоторная апраксия в левой руке	Мозолистое тело	Нет
Кинетическая	Снижение ловкости и координации движений в дистальных отделах конечностей	Контралатеральная дополнительная моторная кора	

40. Что такое топографическая агнозия, где локализуется поражение, ответственное за ее возникновение?

Это нарушение способности к навигации в сложно устроенном пространстве, таком как город, здание или даже собственный дом, вербальному (или с помощью карты) объяснению, как добраться до искомого места или комнаты. Эти затруднения часто сочетаются с некоторой степенью игнорирования половины пространства. Такая агнозия может наблюдаться при поражении правой теменно-затылочной области или двустороннем теменно-височном поражении, затрагивающем «парагиппокампальную топографическую область» (ПТО). Ориентация в пространстве может также нарушаться при расстройствах памяти и двустороннем поражении зрительной системы.

КЛЮЧЕВЫЕ ФАКТЫ: НЕЙРОПСИХОЛОГИЧЕСКИЕ ДЕФИНИЦИИ ✓

1. Амнезия: тяжелое изолированное расстройство памяти в отсутствие нарушения других когнитивных функций.
2. При антероградной амнезии пациенты не способны запомнить текущие события, при ретроградной амнезии — вспомнить недавние события.
3. Афазия — приобретенное нарушение способности использовать речь для символического выражения своих мыслей и чувств, дизартрия — приобретенное расстройство продукции речи (артикуляции).
4. Апраксия — нарушение способности выполнить заученные знакомые целенаправленные действия, несмотря на мотивацию и физическую способность сделать это.
5. Агнозия — неспособность распознать предмет, несмотря на адекватное восприятие в модальности, в которой этот предмет представлен.

41. Что такое анозогнозия, где локализуется поражение, ответственное за ее возникновение?

Анозогнозия – это отрицание собственного заболевания или дефекта, такого как гемипарез или слепота. Чаще всего анозогнозия наблюдается при поражении правой теменной доли.

42. Что такое анозодиафория, где локализуется поражение, ответственное за ее возникновение?

Пациенты осознают свой дефект (например, гемипарез или гемигипестезию), но остаются безразличны к нему. Анозодиафория может наблюдаться при поражениях правого полушария.

43. Что такое прозопагнозия, где локализуется поражение, ответственное за ее возникновение?

Прозопагнозия («слепота на лица») характеризуется неспособностью узнавать знакомые лица. Пациент способен к *генерическому (категориальному) узнаванию* («это лицо»), он может назвать возраст, пол и эмоциональное состояние, но не может узнать *конкретного* человека. При узнавании такие пациенты полагаются на голос, позу, одежду и т. п. Как правило, пациенты также не способны идентифицировать других специфических членов общего класса объектов, например марку машины или вид птиц. Заболевание обычно связано с односторонними или двусторонними дефектами полей зрения, а также с ахроматопсией (в связи с вовлечением волокон, идущих от нижней губы затылочной доли).

Прозопагнозия обычно вызвана двусторонним поражением затылочно-теменной области, затрагивающим обе веретенообразные извилины. Задняя веретенообразная извилина содержит так называемую «веретенообразную лицевую область», функция которой заключается в анализе информации о лицах и их идентификации. Соседние участки отвечают за идентификацию индивидуальных членов других общих классов объектов (птицы, машины, здания и т. п.).

44. Что такое симультанная агнозия, где локализуется поражение, лежащее в ее основе?

Симультанная агнозия (симультанагнозия) – расстройство зрительного восприятия и внимания, которое характеризуется неспособностью узнавать сложные зрительные образы или сцены, несмотря на сохранное узнавание их отдельных элементов.

Симультанная агнозия встречается преимущественно при поражении верхней части затылочно-теменной области, например, при двусторонних инфарктах в задней водораздельной области, венозных инфарктах, вызванных тромбозом сагиттального синуса, а также у части пациентов с болезнью Альцгеймера.

45. Что такое церебральная ахроматопсия, где локализуется поражение, ответственное за ее возникновение?

Ахроматопсия – это приобретенное нарушение цветового зрения. Поражение затылочной доли ниже шпорной борозды вызывает верхнеквадрантную гемианопсию и ахроматопсию в сохраненном нижнем поле зрения. Геми-ахроматопсия может быть результатом поражения контралатеральной нижневисочной области (в проекции веретенообразной и язычной извилин).

46. Что такое игнорирование половины пространства, где локализуются вызывающие его поражения?

Игнорирование половины пространства — это утрата внимания к событиям или действиям в одной из половин персонального (внутреннего) или экстраперсонального (внешнего) пространства. Невнимание к стимулам из этой половины пространства может затрагивать все модальности и распространяться на двигательные акты и мотивацию.

Предполагают, что задняя теменная кора является критической в отношении пространственного внимания, так как она интегрирует всю пространственную информацию, распределенную по всем сенсорным модальностям.

Хотя игнорирование обычно связывают с поражением правой теменной области, оно может наблюдаться при поражении многих других корковых и подкорковых областей. Наиболее тяжелое игнорирование наблюдается при поражении правой теменной области, менее выраженный синдром наблюдается при поражении левой лобной области, еще менее выраженный — при поражении левой теменной области (табл. 15.3).

Таблица 15.3

Виды агнозии и игнорирование

ВИДЫ АГНОЗИИ	ОПРЕДЕЛЕНИЕ	СОПУТСТВУЮЩИЕ ПРОЯВЛЕНИЯ	АНАТОМИЧЕСКАЯ ЛОКАЛИЗАЦИЯ
Топографическая агнозия (топографагнозия)	Неспособность ориентироваться в сложных многоэлементных системах	Часто возникает игнорирование половины пространства	Правая теменно-затылочная область или височно-теменная область с обеих сторон
Анозогнозия	Отрицание дефекта	Часто левосторонний гемипарез	Правая теменная область
Анозодиафория	Пациент осознает дефект, но безразличен к ним	Часто гемипарез или гемигипестезия	Правое полушарие
Прозопагнозия	Неспособность узнавать знакомые лица	Неспособность идентифицировать специфических членов общего класса (марки машин и т. д.); дефекты полей зрения	Нижняя височно-затылочная область с обеих сторон
Симультанагнозия	Неспособность распознавать сложные зрительные образы или сцены		Верхняя часть теменно-затылочной области (например, задняя водораздельная зона)
Ахроматопсия	Расстройство цветового зрения	Квадрантная гемианопсия	Затылочная кора ниже шпорной борозды; нижневисочная область
Игнорирование половины пространства	Потеря внимания к половине пространства		Правая задняя теменная область, далее левая лобная и левая теменная область

ПОВЕДЕНЧЕСКИЕ РАССТРОЙСТВА ПРИ НЕВРОЛОГИЧЕСКИХ ЗАБОЛЕВАНИЯХ

47. Какие поведенческие нарушения наблюдаются при поражении орбитофронтальной коры?

Импульсивное и антисоциальное поведение (расторможенность, гиперсексуальность, прожорливость, игнорирование социальных условностей, навязчивые действия, бесцельное накопительство, суетливость), рискованное поведение (неспособность предвидеть или учиться на негативных последствиях), неустойчивое настроение (аффективная лабильность, раздражительность, гипомания или мания), неуместное веселье (Witzelsucht), нарушение распознавания запахов. Эти симптомы можно наблюдать при поражении орбитофронтальной коры, вентральной части хвостатого ядра и бледного шара, медиодорсального ядра таламуса. При осмотре пациенты часто демонстрируют полевое поведение, определяемое не внутренними потребностями или желаниями, а внешними объектами.

48. Какие поведенческие расстройства связаны с поражением медиальных отделов лобной коры?

Обеднение речи и апатия, которые могут доходить до степени акинетического мутизма, утрата мотивации, внутренних желаний, нарушение инициации действий, неспособность к формированию цели, нарушение планирования, уплощение и оскудение мышления, выраженная психомоторная (когнитивная) замедленность. Эти изменения могут встречаться при поражении медиальных отделов лобной коры, передней поясной коры, прилежащего ядра, бледного шара и медиодорсального или переднего вентрального ядер таламуса.

49. Какие поведенческие нарушения возникают при поражении дорсолатеральной префронтальной коры?

Депрессия, апатия, снижение вербальной активности (доминантное полушарие) и невербальной активности (недоминантное полушарие), психомоторная замедленность, нарушение переключаемости, абстрагирования и логического мышления, неспособность понимать юмор, слабость суждений, нарушение торможения реакций, нарушение свободного воспроизведения при сохранном узнавании в тестах на память, неспособность выстроить события во времени, нарушение стратегического аспекта зрительно-пространственных функций (конструктивные задачи), нарушение рабочей памяти, снижение способности к разделению и поддержанию внимания, тенденция к персеверациям при выполнении последовательных моторных заданий, полевое поведение (внешняя зависимость). Эти расстройства возникают при поражении дорсолатеральной префронтальной коры, головки хвостатого ядра, бледного шара и медиодорсального или переднего вентрального ядер таламуса.

50. Что такое нарушение словесного этикета?

Расторможенная, плохо контролируемая, социально неприемлемая, неуместная речевая продукция, которая чаще всего наблюдается при конвекситальном поражении правой лобной области.

51. Что такое синдром чужой руки? С поражением какой области и какого сосудистого бассейна он связан?

При этом синдроме непарализованная рука пациента выполняет действия, которые им не контролируются. При этом могут наблюдаться сжимание руки в кулак, попытки поднять и перевернуть стакан, сбросить одеяло и т. д.

Это вариант синдрома разобщения, который вызван повреждением мозолистого тела и может наблюдаться при окклюзии передней мозговой артерии. Данный синдром наблюдается и при кортикобазальной дегенерации.

52. Назовите признаки синдрома Герстманна и локализацию поражения, ответственного за его возникновение.

Этот синдром характеризуется четырьмя основными симптомами: акалькулией, аграфией (дисграфией), неспособностью идентифицировать пальцы (пальцевая агнозия), нарушением способности определять правую и левую сторону. Эти симптомы возникают в отсутствие дополнительного расстройства речи.

Синдром вызван поражением угловой извилины доминантного полушария. Синдром Герстманна в чистом виде встречается редко, чаще он сочетается с афазией или другими симптомами поражения теменной доли.

53. Что такое синдром Гешвинда, где локализуется поражение, ответственное за его возникновение?

Синдром включает ряд индивидуальных черт: обстоятельность (многоречивость, вязкость, гиперграфия), изменения либидо (потеря или изменение сексуальных интересов, стремление к близким отношениям с другими людьми), поглощенность внутренней жизнью (глубокие эмоциональные переживания, часто ведущие к усилению религиозности или занятиям философией; склонность к морализаторству).

Эти личностные черты связывают с височной эпилепсией и предполагают, что они являются результатом хронической эпилептической активации или «киндлинг»-эффекта в миндалине. Тем не менее эти проявления мало специфичны для височной эпилепсии.

Benson DF: The Geschwind syndrome. Adv Neurol 55:411–421, 1991.

54. Что такое синдром Ганзера?

Иногда его называют «синдром приблизительных ответов» или «синдромом псевдоглупости». Чаще всего он проявляется в ситуации судебного разбирательства, у заключенных, во время сильного психологического стресса. Ключевым признаком являются приблизительные ответы, затемнение сознания, утрата памяти или собственной идентичности, соматоформные конверсионные симптомы и галлюцинации. Длительность симптомов небольшая, пациенты амнезируют эпизод после его разрешения. Данный синдром чаще всего наблюдается при психических расстройствах, хотя сообщалось о возникновении сходной симптоматики при неврологических заболеваниях, таких как черепно-мозговая травма или нейросифилис. Остается неясным, является ли данный синдром следствием истинного диссоциативного расстройства, «искусственным» («имитационным») заболеванием или симуляцией.

55. Какие поражения связаны с обсессивно-компульсивным поведением?

Большинство структурных повреждений, связанных с развитием обсессивно-компульсивного поведения, затрагивают лобную долю или ее связи с базальными ганглиями.

Swoboda KJ, Jenike MA: Frontal abnormalities in a patient with obsessive-compulsive disorder. Neurology 45:2130–2134, 1995.

56. Что такое синдром Балинта, где локализуется поражение, ответственное за его возникновение?

Этот синдром включает мимопадание при наличии зрительного контроля (зрительная атаксия), неспособность быстро проанализировать и интегрировать отдельные элементы в единое целое — сцену или картину (симультанагнозия), окулярную апраксию. У пациентов с этими симптомами обычно выявляется двустороннее поражение теменно-затылочной области.

57. Что такое синдром Антона и где локализуется связанное с ним поражение?

Синдром Антона — это комбинация корковой слепоты и отрицания слепоты. Обычно он связан с двусторонними инфарктами в бассейне задней мозговой артерии, которые приводят к корковой слепоте и нарушению памяти.

58. Назовите признаки синдрома Клювера–Бьюси и локализацию связанного с ним поражения.

Для синдрома Клювера — Бьюси характерны: пассивность, податливость, гиперсексуальность, гипероральное поведение, гиперметаморфоз. Этот синдром часто наблюдается у обезьян, но изредка встречается и у людей.

Он связан с двусторонним поражением миндалины. У людей с такими поражениями наблюдаются глубокие нарушения оценки эмоциональных стимулов. Они не могут по выражению лица определить отрицательные эмоции, не чувствуют страха и беспокойства в опасной ситуации. У них также отсутствует

КЛЮЧЕВЫЕ ФАКТЫ: ЭПОНИМИЧЕСКИЕ СИНДРОМЫ ✓

1. Синдром Герстманна: акалькулия, аграфия, пальцевая агнозия, нарушение определения правой и левой стороны
2. Синдром Гешвинда: обстоятельность, изменения либодо, поглощенность внутренней жизнью
3. Синдром Ганзера: псевдоглупость, чаще всего при юридических разбирательствах или выраженном психологическом стрессе
4. Синдром Балинта: зрительная атаксия, симультанагнозия, окулярная апраксия
5. Синдром Антона: корковая слепота с отрицанием дефекта
6. Синдром Клювера — Бьюси: пассивность, податливость, гиперсексуальность, гипероральное поведение, гиперметаморфоз

стимулирующее влияние эмоциональных стимулов и привлечения внимания на память.

Adolphs R: Neural systems for recognizing emotion. Current Opin Neurobiol 12(2):169–177, 2002 [Review].

59. При каких нейродегенеративных заболеваниях часто возникает депрессия?

Большая депрессия часто встречается при болезни Паркинсона (40–60% пациентов), болезни Гентингтона (40%, частота суицидальных случаев близка к 10%).

Реже большая депрессия и суицидальные попытки встречаются при болезни Альцгеймера, лобно-височной деменции и оливопонтоцеребеллярной дегенерации. При боковом амиотрофическом склерозе депрессия возникает редко.

60. Что такое первичная прогрессирующая афазия? Что такое семантическая деменция?

Оба состояния характеризуются постепенным, относительно избирательным распадом речевых функций. Расстройство речи (афазия) – единственный фактор, который нарушает повседневную активность больных, как минимум, в первые два года заболевания. Но трудности со временем прогрессируют и затрагивают другие когнитивные сферы. Оба состояния чаще всего наблюдаются как варианты лобно-височной деменции, реже при болезни Альцгеймера или болезни Крейтцфельдта–Якоба.

Первичная прогрессирующая афазия проявляется как нарастающее расстройство экспрессивной речи. Характерны затрудненная, требующая усилий речь, фонематические и грамматические ошибки, затруднения при подборе слов. Данное состояние клинически напоминает афазию Брока, за исключением того, что развитие заболевания происходит не внезапно, как это бывает при афазии Брока, вызванной инсультом. Нарушения речи могут сопровождаться акалькулией и идеомоторной апраксией. В 20% случаев при патоморфологическом исследовании выявляется таупатия, в 60% случаев специфические гистологические признаки не выявляются, а в 20% случаев первичная прогрессирующая афазия является формой проявления болезни Альцгеймера. Изредка она бывает дебютным проявлением болезни Крейтцфельдта–Якоба.

Основными диагностическими признаками *семантической деменции* являются грубые расстройства называния предметов и понимания слов (при сохранении беглой, грамматически правильной речи) и постепенная потеря знаний о мире. По характеру речевых расстройств данный синдром близок к афазии Вернике. Формально пациент может сохранять способность говорить, однако у него утрачивается связь

ВЕБСАЙТЫ

1. http://www.bcm.tmc.edu/neurol/challeng/pat23/summary.html
2. http://www.bcm.tmc.edu/neurol/challeng/pat35/summary.html
3. http://www.bcm.tmc.edu/neurol/challeng/pat44/summary.html
4. http://www.bcm.tmc.edu/neurol/challeng/pat73/summary.html

между словами и их значением. Если у пациента произошло отчуждение смысла слов, он может вместо нужного слова использовать слова из той же категории, например, называя всех животных «собака». Больные также теряют знания о других аспектах вещей (например, о предназначении, цвете, внешнем виде предметов). Потеря вербальных и невербальных концептов (семантических связей) контрастирует с относительной сохранностью зрительно-пространственных функций и памяти на текущие и недавние события.

ЛИТЕРАТУРА

Память и амнестические синдромы

1. Eichenbaum HB, Cahill LF, Gluck MA, et al: Learning and memory: Systems analysis. In Zigmond MJ, Bloom FE, Landis SC, Roberts JL, Squire LR (eds): Fundamental Neuroscience. San Diego, Academic Press, 1999.
2. Ellis HD, Young AW, Quayle AH, De Pauw KW: Reduced autonomic responses to faces in Capgras delusion, Proc R Soc LondB Biol Sci 264:1085–1092, 1997.
3. Gabrieli JDE: Functional neuroimaging of episodic memory. In Cabeza R, Kingstone A (eds): Handbook of Functional Neuroimaging of Cognition. Cambridge, MA, The MIT Press, 2001.
4. Markowitsch HJ: Memory and amnesia. In Mesulam MM (ed): Principles of Behavioral and Cognitive Neurology, 2nd ed. New York, Oxford University Press, 2000.
5. Squire LR: Memory and the hippocampus: A synthesis from findings with rats, monkeys and humans. Psychol Rev 99:195–231, 1992.
6. Squire LR, Kandel ER: Memory. From Mind to Molecules. New York, Scientific American Library, 1999.
7. Squire LR, Zola-Morgan S: The medial temporal lobe memory system. Science 253:1380–1386, 1991.

Афазии

8. Benson DF: Aphasia, Alexia and Agraphia. New York, Churchill Livingston, 1979.
9. Benson DF, Ardila A: Aphasia: A Clinical Perspective. New York, Oxford University Press, 1996.
10. Brazis PW, Masdeu JC, Biller J: Localization in Clinical Neurology, 3rd ed. Boston, Little Brown, 1996.
11. Cummings JL: Clinical Neuropsychiatry. New York, Grune & Stratton, Inc., 1985.
12. Damasio AR, Damasio H: Aphasia and the neural basis of language. In Mesulam MM (ed): Principles of Behavioral and Cognitive Neurology, 2nd ed. New York, Oxford University Press, 2000.
13. Damasio A, Tranel D, Rizzo M: Disorders of complex visual processing. In Mesulam MM(ed): Principles of Behavioral and Cognitive Neurology, 2nd ed. New York, Oxford University Press, 2000.
14. Freedman M, Alexander MP, Naeser MA: The anatomical basis of transcortical motor aphasias. Neurology 34:409–417, 1984.
15. Mesulam MM: Large scale neurocognitive networks and distributed processing for attention, language and memory. Ann Neurol 597–613, 1990.

Апросодия

16. Alexander MP, Benson DF, StussDT: Frontal lobes and language. Brain Lang 37:656–691, 1989.
17. Feinberg TE, Farah MJ: Behavioral Neurology and Neuropsychology. New York, McGraw Hill, 1997.

18. Ross E: Affective prosody and the aprosodies. In Mesulam MM (ed): Principles of Behavioral and Cognitive Neurology, 2nd ed. New York, Oxford University Press, 2000, pp 316–331.

Апраксии

19. Bradshaw JL, Mattingley JB: Clinical Neuropsychology. San Diego, Academic Press, 1995.
20. Heilman KM, Watson RT, Valenstein E (eds): Clinical Neuropsychology. 2nd ed. New York, Oxford University Press, 1985.
21. Mesulam MM: Principles of Behavioral and Cognitive Neurology, 2nd ed. New York, Oxford University Press 2000.
22. Watson RT. Heilman KM: Callosal apraxia. Brain 391–403, 1983.

Нарушения восприятия и агнозии

23. BradshawJL, Mattingley JB: Clinical Neuropsychology. San Diego, Academic Press, 1995.
24. Brazis PW, Masdeu JC, Biller J: Localization in Clinical Neurology. 3rd ed. Boston, Little Brown, 1996.
25. Cabeza R. Kingstone A (eds): Handbook of Functional Neuroimaging of Cognition. Cambridge, MA, The MIT Press, 2001.
26. Damasio A, Tranel D, RizzoM: Disorders of complex visual processing. In Mesulam MM (ed): Principles of Behavioral and Cognitive Neurology, 2nd ed. New York. Oxford University Press, 2000.
27. Feinberg TE. Farah MJ: Behavioral Neurology and Neuropsychology. New York, McGraw-Hill, 1997.
28. Grusser O-J, Landis T: Visual Agnosias and Other Disturbances of Visual Perception and Cognition. London, MacMillan Press, 1991.
29. Heilman KM, Watson RT, Valenstein E (eds): Clinical Neuropsychology, 2nd ed. New York, Oxford University Press, 1985.
30. Mesulam MM: Principles of Behavioral and Cognitive Neurology, 2nd ed. New York, Oxford University Press, 2000.

Топографагнозия

31. Grusser O-J. Landis T: Visual Agnosias and Other Disturbances of Visual Perception and Cognition. London, MacMillan Press, 1991.
32. Kanwisher N, Downing P, Epstein R, Kourtzi Z: Functional neuroimaging of visual recognition. In Cabeza R, Kingstone A (eds): Handbook of Functional Neuroimaging of Cognition. Cambridge, MA, The MIT Press, 2001.

Прозопагнозия

33. Kanwisher N, Downing P, Epstein R, Kourtzi Z: Functional neuroimaging of visual recognition. In Cabeza R, Kingstone A (eds): Handbook of Functional Neuroimaging of Cognition. Cambridge. MA. The MIT Press, 2001.
34. Tranel D: Disorders of color processing (perception, imagery, recognition and naming). In Feinberg TE, Faragh MJ (eds): Behavioral Neurology and Neuropsychology. New York, McGraw-Hill, 1997.

Поведенческие расстройства при неврологических заболеваниях

35. Alexander MP, Benson DF, Stuss DT: Frontal lobes and language. Brain Lang 37:656–691, 1989.
36. Bradshaw JL, Mattingley JB: Clinical Neuropsychology. San Diego, Academic Press, 1995.

37. Cummings JL, Benson DF: Dementia: A Clinical Approach. Boston, Butterworth-Heinemann, 1992.
38. Damasio A, Tranel D, Rizzo M: Disorders of complex visual processing. In Mesulam MM (ed): Principles of Behavioral and Cognitive Neurology, 2nd ed. New York, Oxford University Press, 2000.
39. Feinberg TE, Farah MJ: Behavioral Neurology and Neuropsychology. New York, McGraw-Hill, 1997.
40. Hodges JR, Bozeat S, Lambon Ralph MA, et al: The role of conceptual knowledge in object use. Evidence from semantic dementia. Brain 123:1913–1925, 2000.
41. Mesulam MM: Principles of Behavioral and Cognitive Neurology, 2nd ed. New York, Oxford University Press, 2000.
42. Moore DP: Textbook of Clinical Neuropsychiatry. New York, Oxford University Press, 2001.
43. Murre JM, Graham KS, Hodges JR: Semantic dementia: Relevance to connectionist models of long-term memory. Brain 124:647–675, 2001.
44. Warlow CP, Dennis MS, van Gijn J, et al: Stroke: A Practical Guide to Management. London, Blackwell Science, 1998.

Глава 16. ДИЗАРТРИЯ, НАРУШЕНИЕ БЕГЛОСТИ РЕЧИ И ДИСФАГИЯ

David B. Rosenfield

ДИЗАРТРИЯ

1. Какие части головного мозга отвечают за речевую продукцию?

Речевая продукция у человека требует координации между дыханием, состоянием голосовых связок гортани и супраларингеальными артикуляторными движениями. Нижние мотонейроны, которые контролируют дыхательные движения, расположены в передних рогах шейных, грудных и верхних поясничных сегментов спинного мозга. Мотонейроны, контролирующие смыкание голосовых связок, расположены в двойном ядре. Нейроны, контролирующие супраларингеальную мускулатуру, расположены в двигательном ядре тройничного нерва, ядре лицевого нерва, ростральной части двойного ядра, ядре подъязычного нерва, передних рогах ростральной части шейного отдела спинного мозга. Указанные нижние мотонейроны, а также контролирующие их выше лежащие структуры (включая моторную кору) обоих полушарий составляют систему регуляции речевой продукции.

2. Что такое дисфония?

Дисфония – это нарушение фонации (образования звуков в гортани).

3. В чем разница между нарушением речевой продукции и речевой деятельности?

Речевая продукция – это двигательный акт. Нарушение речевой продукции характеризуется расстройством произношения, артикуляции речевых звуков, что отражает дисфункцию моторной системы. Речевая деятельность заключается в использовании речи для символического выражения своих мыслей и чувств, осмысленного общения с другими людьми. Нарушение речевой деятельности характеризуется ошибками в синтаксисе, выборе слов, процессе складывания слов из отдельных звуков, понимании речи. Если человек пытается говорить с набитым ртом, то в результате возникает нарушение речевой продукции. У пациента с афазией отмечается приобретенное расстройство речевой деятельности.

4. В чем основное отличие общения между людьми от общения между животными?

Животные общаются с помощью системы коммуникации, тогда как люди общаются с помощью системы языка. У животных нет генеративной грамматики, тогда как у людей она есть. Тем не менее мозг животного должен научиться контролировать продукцию звуков так же, как и мозг человека.

5. Что такое дизартрия?

Дизартрия подразумевает не только нарушения артикуляции, как следует из названия, но также нарушения фонации и резонанса. Фонация – это звукообразование, происходящее в гортани. Резонанс – процесс усиления звуков в полости между гортанью и голосовыми связками, с одной стороны, и губами и ноздрями, с другой стороны. В результате нарушения резонанса звук может быть гипоназальным или гиперназальным.

6. Каковы причины дизартрии?

Дизартрия может возникать вследствие поражения полушарий мозга, ствола, мозжечка, периферических нервов, нервно-мышечных синапсов, мышц. Большое число заболеваний, которые поражают хотя бы одно из звеньев этой системы, могут вызывать дизартрию. К их числу относятся миопатии, полимиозит, миастения, периферические невропатии, болезнь двигательных нейронов, заболевания мозжечка, полушарные и стволовые опухоли, болезнь Паркинсона и другие экстрапирамидные расстройства.

7. Что определяет прогноз при дизартрии, вызванной поражением полушария мозга?

Вероятность регресса дизартрии при поражении только одного полушария гораздо выше, чем при поражении обоих полушарий.

8. Стимуляция какого участка мозга может вызвать остановку речи во время разговора?

У правшей стимуляция практически любой зоны в левом полушарии и моторной полоски в правом полушарии может вызвать остановку речи. Стимуляция дополнительной моторной коры с обеих сторон всегда вызывает остановку речи.

9. Что происходит при электрической стимуляции зоны Брока?

Если человек говорит, то стимуляция зона Брока вызывает остановку речи. Если человек молчит, то стимуляция этой зоны вызовет хрюкающий звук.

10. Что происходит при электрической стимуляции зоны Вернике?

Если человек говорит, то стимуляция зоны Вернике вызовет остановку речи. Если человек молчит, то стимуляция приведет к продукции звуков, но не фраз.

11. Что такое тест Вады?

Тест Вады заключается в инъекции короткодействующего барбитурата в одну из сонных артерий, чтобы вызвать у пациента односторонний паралич, онемение, а также слепоту на один глаз. Если полушарие, кровоснабжаемое этой сонной артерией, – доминантное по речевой функции, то у пациента возникает афазия. Тест назван в честь доктора Jun Wada.

12. Как тест Вады связан с доминантной рукой?

Отмечается очень высокая корреляция. Если после инъекции барбитурата в сонную артерию возникла афазия, то более чем в 95% случаев у пациентов наблюдается доминирование руки, контралатеральной по отношению к инактивируемому полушарию. Таким образом, полушарие, доминантное по речевой функции, управляет доминирующей рукой.

13. Перечислите наиболее частые церебральные причины дизартрии.

Дизартрию могут вызывать повреждения кортикобульбарных трактов (одностороннее или двустороннее) или ядер V, VII, X или XII черепных нервов. Поражение этих структур нередко имеет место при инсультах, опухолях, демиелинизирующих заболеваниях, болезни двигательных нейронов, васкулитах.

14. Какие изменения речи возникают при болезни Паркинсона?

Отмечаются ослабление фонации и монотонность речи, снижается ее громкость, появляется осиплость голоса. Может встречаться ускорение речи по мере произнесения фразы (тахифемия), повторяющиеся запинания, нечеткое произношение согласных. Из-за слабости голоса и нарушения артикуляции у многих пациентов с болезнью Паркинсона речь становится невнятной. Речевая терапия обычно направлена на улучшение артикуляции и оптимизацию скорости речи, но ее эффективность ограничена.

15. Какие изменения речи отмечаются при хорее (гиперкинетической дизартрии)?

Неожиданные изменения интонации и громкости, паузы, преходящая осиплость голоса, внезапные изменения в произношении гласных и согласных звуков.

16. Какие изменения речи отмечаются при треморе голосовых связок (фонаторном треморе)?

Ритмичные изменения интонации и громкости, аддукторные фонаторные паузы, компенсаторное растягивание или проглатывание звуков.

17. Какие звуковые феномены отмечаются при синдроме Туретта?

Хрюканье, лай, писк, покашливание, бульканье, стон, фырканье, храпение, сопение, посвистывание, цоканье, причмокивание губами, шипение, невнятные звуки, эхолалия, копролалия, запинания.

18. Какие изменения речи отмечаются при патологии мозжечка?

Нарушение фонации может быть связано с тремором и изменчивой звучностью голоса. Характерны нерегулярная прерывистость артикуляции, нечеткое произношение согласных, подчеркнутое ударение на каждом слоге, приводящее к скандированности речи.

19. Перечислите причины периферических невропатий, вызывающих дизартрию.

Коллагенозы, вирусные инфекции, сахарный диабет, алкоголизм.

20. Какие нарушения речи отмечаются при болезни двигательных нейронов?

Голос становится напряженным, грубым, иногда вибрирующим – при растягивании гласных, приобретает гиперназальный оттенок. Артикуляция замедлена, произношение согласных нечеткое, гласные искажаются, фразы становятся короткими.

21. Как влияет на речевую продукцию повреждение тройничного нерва?

Фонация, функция мышц глотки не страдают, но из-за ослабления жевательных мышц нарушается произношение гласных и согласных.

22. Как влияет на речь поражение лицевого нерва?

Фонация, функция мышц глотки не страдают, но из-за ослабления круговой мышцы рта возникают затруднения в произнесении звука «п», нарушается четкость произношения гласных и губных согласных.

23. Как влияет на речь поражение блуждающего нерва?

Отмечаются осиплость и ослабление звучности голоса. Если нерв поражается до отхождения глоточной ветви, то речь приобретает гиперназальный оттенок.

24. Как влияет на речь поражение подъязычного нерва?

Фонация, функция мышц глотки не страдают. Отмечаются слабость, атрофия и фасцикуляция языка. Нарушается произношение гласных и язычных согласных.

25. Какие мышцы обеспечивают приведение голосовых складок?

Щиточерпаловидная, межчерпаловидная, латеральная перстнещитовидная и латеральная перстнечерпаловидная.

26. Какая мышца обеспечивает отведение голосовых складок?

Задняя перстнечерпаловидная.

27. Какие нервы иннервируют мышцы гортани?

Все мышцы гортани иннервируются ветвями возвратного гортанного нерва.

28. Каковы причины поражения возвратного гортанного нерва?

1. Воспаление (вирусные инфекции, коллагенозы, туберкулез, кокцидиоидомикоз)
2. Полиневропатии (особенно диабетическая и алкогольная)
3. Травмы (при интубации, повреждении шеи, черепно-мозговой травме, медиастиноскопии, каротидной эндартерэктомии, операциях на сердце, резекции пищевода по поводу рака)
4. Новообразования
5. Сирингомиелия
6. Идиопатическая невропатия

29. Перечислите причины двустороннего паралича голосовых связок у взрослых.

1. Тиреоидэктомия
2. Злокачественная опухоль шеи

3. Полиомиелит
4. Стволовой инсульт
5. Синдром Гийена–Барре
6. Демиелинизирующие заболевания
7. Опухоли центральной нервной системы
8. Инфекции центральной нервной системы
9. Болезнь Шарко – Марии–Тута

Редкие причины: инородные тела вблизи гортани, двустороннее расслоение сонных артерий, инфекция шеи, травма головы и шеи, опущение щитовидной железы (загрудинная щитовидная железа), идиопатическое заболевание.

30. Какие изменения речи отмечаются при миастении?

Изменения речи при миастении напоминают таковые при миопатии, однако при миастении они уменьшаются после отдыха.

31. Какие изменения речи отмечаются при миопатии и миозите?

Голос становится слабым, грубым, сиплым, приобретает носовой оттенок. Отмечается диплофония. Произношение гласных и согласных может страдать в зависимости от пораженных мышц.

32. Назовите четыре заболевания, которые вызывают миогенную дизартрию.

Коллагенозы, полимиозит, дерматомиозит, гипотиреоз.

33. Как проявляется спастическая дисфония?

Спастическая дисфония проявляется напряженной, растянутой речью, требующей от больного дополнительных усилий и сопровождающейся ощущением спазма в горле.

34. Как изменяется речь при спастической дисфонии?

Голос становится напряженным, прерывистым. Отмечаются затруднения при произнесении слов, но афатических нарушений не наблюдается.

35. Каковы причины спастической дисфонии?

Тремор голосовых связок, ларингеальная дистония и экстрапирамидные расстройства, вовлекающие область гортани. Спастическую дисфонию следует дифференцировать с психическими расстройствами.

36. Каков прогноз при спастической дисфонии?

При треморе прогноз при адекватной терапии более благоприятен. При ларингеальной дистонии методом выбора является введение ботулотоксина. Улучшения можно добиться и с помощью речевой терапии.

37. Как меняется речь при кортикобазальной дегенерации?

При кортикобазальной дегенерации может отмечаться особый вариант речевых расстройств, называемый речевой апраксией, для него характерны: снижение беглости речи, ошибки произнесения слов, сочетание с оральной (буккофациальной) апраксией. Будьте осторожны при диагностике речевой апраксии, если не выявляется оральная апраксия.

НАРУШЕНИЕ БЕГЛОСТИ РЕЧИ

38. Каковы частота и особенности первичного заикания?

Первичное заикание чаще всего связано с нарушением развития невральных элементов речевого аппарата. Оно намного чаще встречается среди мужчин, чем среди женщин (соотношение 4:1). Некоторые исследователи утверждают, что в тот или иной период заикается любой человек, но большинство заикается всего несколько минут или часов. Распространенность заикания в детском возрасте 4%, а во взрослом — немногим более 1%. Заикание более выражено в начале предложения и фразы, а также при быстрой речи. Когда речь замедлена, растянута, а также при пении заикание может исчезать. Другие приемы, устраняющие заикание, включают повторное чтение, хоровое чтение, шумовая интерференция с выслушиванием собственной речи. Важное значение имеет коррекция эмоционального состояния, которое нередко страдает при заикании.

39. Может ли человек начать заикаться после повреждения головного мозга?

Да. Но приобретенное заикание отмечается на протяжении всей фразы, тогда как при первичном заикании дефект, как правило, проявляется в начале предложений и фраз. Приемы, полезные при первичном заикании, обычно неэффективны при приобретенном заикании. В отличие от первичного заикания, при приобретенном заикании пациенты испытывают лишь минимальное беспокойство из-за нарушенной речи.

40. Каковы причины приобретенного заикания?

Приобретенное заикание может возникать при поражении передних или задних отделов любого из полушарий. Повреждение обычно бывает легким и может быть связано с инсультом, васкулитом, инфекциями, опухолью, травмой, метаболическими расстройствами. Возможно и психогенное заикание.

41. Что такое беспорядочная речь?

Беспорядочная речь (cluttering) характеризуется повышенной скоростью, повторами, частыми междометиями, нарушением просодии, иногда непостоянными нарушениями артикуляции. В некоторых случаях отмечаются грамматические ошибки, гиперактивность, нарушение концентрации внимания. Хотя скорость речи таких пациентов не всегда действительно ускорена, слушателю обычно кажется, что это так. В противоположность людям с первичным заиканием люди с беспорядочной речью часто равнодушны к своему дефекту.

42. Что такое палилалия?

Палилалия – навязчивое повторение только что сказанных фразы или слова, но обычно с возрастающей скоростью и уменьшающейся громкостью.

43. При каких заболеваниях наблюдается палилалия?

Постэнцефалитический паркинсонизм, болезнь Паркинсона и прогрессирующий псевдобульбарный паралич.

ДИСФАГИЯ

44. Что такое дисфагия?

Дисфагия – затруднение глотания, связанное с замедленностью или нарушением глотательных движений. Если у пациента отмечаются лишь субъективные симптомы, которые не подтверждаются объективным исследованием, причиной затрудненного глотания может быть истерия. Дисфагия может возникать вследствие механических факторов, которые физически суживают ротоглоточное пространство и прерывают продвижение пищи, или нервно-мышечных заболеваний, которые вызывают неадекватное продвижение пищевого комка к желудку.

45. Перечислите три стадии глотания.

1. Подготовительная (оральная) стадия (пища проходит через рот в глотку).
2. Глоточная стадия – стадия глоточного транзита (пища проходит через глотку, над гортанью, в пищевод).
3. Пищеводная стадия (пища попадает из проксимального отдела пищевода, верхняя треть которого содержит поперечно-полосатые мышцы, в нижние две трети, которые состоят из гладких мышц, а далее через нижний сфинктер пищевода – в желудок).

46. Что такое глотательный рефлекс?

Глотательный рефлекс – связующее звено между первой и второй стадиями глотания. Он состоит из нескольких движений. Мягкое небо двигается вверх (поднятие небной занавески), перекрывая сообщение между ротовой и носовой полостью; глоточные мышцы сокращаются (глоточная перистальтика), гортань поднимается, надгортанник отклоняется назад и перекрывает воздушный путь в трахею. Отмечается смыкание голосовых связок, сменяющееся расслаблением перстнеглоточной мышцы, верхнего пищеводного сфинктера.

47. Какова роль блуждающего нерва в глотании?

Блуждающий нерв иннервирует поперечно-полосатые мышцы пищевода. Таким образом, серьезным последствием повреждения блуждающего нерва в месте отхождения пищеводной ветви является дисфагия. Высокая ваготомия вызывает стойкий паралич поперечно-полосатых мышц верхней трети пищевода. Перистальтика нижних двух третей пищевода – автоматизированная функция, которая

КЛЮЧЕВЫЕ ФАКТЫ: ДИЗАРТРИЯ, НАРУШЕНИЕ БЕГЛОСТИ РЕЧИ, ДИСФАГИЯ ✓

1. Дизартрия представляет собой нарушение звукообразования, которое может быть вызвано многими причинами, в то время как афазия — это нарушение речевой деятельности (неспособность пользоваться речью), которое возникает в результате поражения доминантного полушария
2. Первичное заикание связано с нарушением развития и, как правило, проявляется в начале предложения, при произнесении первых звуков слова, в то время как приобретенное заикание может проявиться в любой части предложения
3. Глотание регулируется, главным образом, блуждающим нервом

осуществляется гладкими мышцами и регулируется внутренними мышечно-кишечными сплетениями.

48. Перечислите типы дисфагии.

Дисфагия может быть механической или нервно-мышечной. При каждом из этих типов могут нарушаться ротоглоточный и пищеводный компоненты.

49. Каковы симптомы ротоглоточной дисфагии?

Симптомы обычно возникают непосредственно при глотании и включают чувство задержки пищи в области шеи, боль при глотании, назальную регургитацию пищи или жидкости, кашель и удушье вследствие аспирации. Может отмечаться дискомфорт в средней части шеи.

50. Перечислите причины ротоглоточной нервно-мышечной дисфагии.

1. Болезнь двигательных нейронов
2. Опухоли мозга
3. Инсульты
4. Периферическая невропатия (включая механическое повреждение нерва)
5. Демиелинизирующие заболевания
6. Дегенеративное заболевание (особенно спиноцеребеллярная дегенерация)
7. Сирингобульбия
8. Миастения
9. Миопатия (включая окулофарингеальную мышечную дистрофию, гипотиреоз, полимиозит, дерматомиозит)
10. Болезнь Паркинсона
11. Детский церебральный паралич
12. Поздняя дискинезия
13. Перстнеглоточная ахалазия
14. Ксеростомия (сухость во рту)
15. Синдром Шегрена

51. Каковы причины ротоглоточной механической дисфагии?

1. Опухоль ротоглотки
2. Ценкеровский дивертикул

3. Шейные остеофит
4. Дисфункция (подвывих) височно-челюстного сустава
5. Макроглоссия
6. Врожденные аномалии
7. Плотная окружающая ткань вследствие склеродермии или ожогов
8. Хирургическое вмешательство на шее
9. Заглоточное объемное образование
10. Крупный зоб

52. Каковы симптомы механической дисфагии?

При механической (ротоглоточной, ротопищеводной) дисфагии обычно выявляются затруднения при проглатывании твердой пищи, а затем жидкостей. На поздней стадии пациенты не могут глотать собственную слюну. Симптомы могут появляться немедленно, в течение секунд или минут после попытки глотания (в зависимости от уровня и длительности процесса, лежащего в их основе). Более ростральная дисфункция приводит к более ранним симптомам.

53. Каковы причины пищеводной нервно-мышечной дисфагии?

1. Склеродермия
2. Ахалазия пищевода
3. Диффузный спазм пищевода
4. Полимиозит и дерматомиозит (обычно ротоглоточный)
5. Идиопатическая вегетативная дисфункция
6. Постваготомическая дисфагия
7. Невропатия (поражение блуждающего нерва, особенно при сахарном диабете)
8. Амилоидоз (первичный или вторичный)
9. Нарушение пищеводной перистальтики («пищевод щелкунчика»)

54. Перечислите причины механической пищеводной дисфагии.

1. Рак пищевода
2. Метастатическое поражение пищевода
3. Доброкачественная опухоль пищевода
4. Воспаление
5. Стриктуры пищевода
6. Панкреатит с псевдокистами
7. Опухоли поджелудочной железы
8. Постваготомические гематома или фиброз
9. Аневризма грудной аорты
10. Новообразование в заднем средостении
11. Большая грыжа пищеводного отверстия
12. Аномальное отхождение правой подключичной артерии *(dysphagia lusoria)*

ВЕБСАЙТ

http://www.voice-center.com/dystonia.html

ЛИТЕРАТУРА

1. Damasio AR, Damasio AH: Aphasia and the neural basis of language. In Marsel Mesulam M (ed): Principles of Behavioral and Cognitive Neurology, 2nd ed. Oxford, Oxford University Press, 2000, pp 294–315.
2. Mega MS, Alexander NP, Cummings JL, Benson DF: The aphasias and related disturbances. In Joint RJ, Griggs RC (eds): Baker's Clinical Neurology on CD-ROM. Philadelphia, Lippincott William & Wilkins, 2000.
3. Rosenfield DB, Barroso AO: Difficulties with speech and swallowing. In Bradley WG, et al (eds): Neurology and Clinical Practice, 3rd ed. Boston, Butterworth-Heinemann, 2000, pp 171–186.
4. Rosenfield DB: Stuttering. In Schachter SC, Devinsky O (eds): Behavioral Neurology and the Legacy of Norman Geschwind. Philadelphia, Lippincott-Raven, 1997, pp 101–114.
5. Rosenfield DB. Viswanath NS, Helekar SA: An animal model of stuttering. In Peters HSM (ed): Proceedings of the Third World Congress on Fluency Disorders, Elsevier.

Глава 17. ЦЕРЕБРОВАСКУЛЯРНЫЕ ЗАБОЛЕВАНИЯ

David Chiu

КЛИНИЧЕСКИЕ ПРОЯВЛЕНИЯ

1. Что такое инсульт?

Инсульт – клинический синдром, характеризующийся острым развитием неврологической симптоматики в связи с фокальным нарушением мозгового кровообращения. Выделяют ишемический и геморрагический инсульты. Ишемический инсульт, в свою очередь, подразделяют на атеротромботический, кардиоэмболический и лакунарный. Выявление инсульта не может служить конечным звеном диагностического поиска, скорее оно должно стимулировать поиск его возможной причины.

2. Как часто встречается инсульт?

Инсульт – самое частое неврологическое заболевание, ведущее к стойкой инвалидизации. В индустриально развитых странах инсульт занимает третье место в списке причин смерти после онкологических и сердечно-сосудистых заболеваний. В США в год случается приблизительно 750 000 случаев инсульта, из них в 150 000 случаев наблюдается летальный исход. Инсульт – основная причина стойкой инвалидизации среди взрослого населения.

3. Назовите самый частый симптом инсульта.

Приблизительно в 70% случаев инсульта развивается гемипарез. На втором месте среди инвалидизирующих проявлений стоит афазия.

4. Назовите клинические особенности атеротромботического инсульта.

Начало атеротромботического инсульта может быть острым, прерывистым или ступенеобразным. В классических случаях неврологический дефицит неожиданно обнаруживается у пациента утром, когда он просыпается. Причиной данного типа инсульта является тромбоз, связанный с атеросклеротическим поражением прецеребральных (шейных) или церебральных артерий крупного и среднего калибра. К данной категории инсульта относятся также те его случаи, которые вызваны поражением сонных артерий. В этой ситуации инсульт скорее развивается вследствие артерио-артериальной эмболии тромбоцитарно-фибриновыми тромбами или материалом атеросклеротических бляшек, чем чисто гемодинамическими причинами.

5. Назовите клинические особенности кардиоэмболического инсульта.

В классических случаях кардиоэмболический инсульт характеризуется острым дебютом, при этом неврологическая симптоматика максимально выражена в самом начале заболевания. Тяжесть симптомов может быстро уменьшаться, возможно, в связи с распадом эмбола и перемещением его фрагментов в дистальные ветви пораженной артерии. В типичном случае кардиоэмболический инфаркт возникает на фоне активной деятельности, сердцебиения или натуживания. Источниками эмболов являются сердце и дуга аорты.

6. Назовите клинические особенности лакунарного инсульта.

Выделяют четыре классических лакунарных синдрома, которые могут быть проявлением лакунарного инсульта: 1) изолированный гемипарез с равномерным вовлечением лица, руки и ноги («чисто моторный инсульт»); 2) изолированная гемигипестезия («чисто сенсорный инсульт»); 3) синдром «дизартрия-неловкая кисть»; и 4) атактический гемипарез, характеризующийся наличием в паретичных конечностях дискоординации, которая преобладает над мышечной слабостью. Лакунарные инсульты могут вызывать и другие синдромы, но перечисленные выше выявляются наиболее часто. Лакунарный инсульт развивается, как правило, у лиц, страдающих артериальной гипертензией и/или сахарным диабетом. Лакунарный инсульт вызывается окклюзией мелких пенетрирующих артерий, возникающей на фоне липогиалиноза или микроатероматоза.

7. Назовите клинические особенности геморрагического инсульта.

Геморрагический инсульт включает внутримозговые и субарахноидальные кровоизлияния. Внутримозговые кровоизлияния по клинической картине бывает трудно отличить от ишемического инсульта. Ключевым дифференциально-диагностическим признаком может быть угнетение сознания, более характерное для геморрагического инсульта. Кроме того, следует учитывать, что для геморрагического инсульта более свойственны головная боль, тошнота, рвота, выраженное повышение артериального давления и другие признаки повышенного внутричерепного давления. У больных с артериальной гипертензией внутримозговые кровоизлияния чаще происходят в скорлупу, таламус, мост, мозжечок, а также в долю полушария головного мозга. Помимо артериальной гипертензии причиной внутримозгового кровоизлияния могут быть разрыв артериовенозной мальформации или амилоидная ангиопатия. Разрыв аневризмы мозгового сосуда, как правило, приводит к субарахноидальному кровоизлиянию.

8. Как соотносятся различные типы инсульта по частоте?

См. табл. 17.1.

9. Какие основные топические синдромы выделяют при цереброваскулярном заболевании?

При постановке топического диагноза в случае ишемического инсульта прежде всего следует определить, в каком из двух основных сосудистых бассейнов — каротидном (переднем) или вертебрально-базилярном (заднем) произошло нарушение мозгового кровообращения. Артерии каротидного бассейна кровоснабжают лобные и теменные доли, базальные ганглии, внутреннюю капсулу, а также большую часть височных долей. Артерии вертебрально-базилярного бассейна

Таблица 17.1

Основные типы инсульта

ТИП ИНСУЛЬТА	% ОТ ОБЩЕГО ЧИСЛА ИНСУЛЬТОВ	НАЧАЛО	ДАННЫЕ КТ ИЛИ МРТ	ДРУГИЕ ПРИЗНАКИ
Атеротромботический инсульт	20	Может быть постепенным	Инфаркт	Шум над сонной артерией
Кардиоэмболический инсульт	30	Внезапное	Корковый инфаркт, возможна спонтанная геморрагическая трансформация	Заболевание сердца, эмболии в периферические артерии, инфаркты в других сосудистых бассейнах
Лакунарный инсульт	20	Может быть постепенным	Небольшой инфаркт в глубинных отделах мозга	Изолированные гемипарез или гемигипестезия
Другие типы ишемического инсульта/ криптогенный инсульт	20	Вариабельное	Различные варианты	Молодой возраст, факторы риска отсутствуют
Геморрагический инсульт	10	Острое	Зона повышенной плотности на КТ	Угнетение сознания, тошнота, рвота, головная боль

МРТ — магнитно-резонансная томография, КТ — компьютерная томография

кровоснабжают ствол, мозжечок, таламус, затылочные доли, а также медиобазальные отделы височных долей.

10. Назовите основные клинические проявления инсульта в каротидном бассейне.

При инсульте в каротидном бассейне самый частый симптом — гемипарез, который может сопровождаться или не сопровождаться ипсилатеральной гемигипестезией. Но следует учитывать, что при поражении ствола также возможен гемипарез. Характер гемипареза может облегчать топическую диагностику. Если парез более выражен в лице и руке, чем в ноге, можно предполагать инсульт в бассейне средней мозговой артерии, преобладание пареза в ноге свидетельствует в пользу нарушения кровообращения в бассейне передней мозговой артерии.

Кроме того, при инсульте в каротидном бассейне могут выявляться афазия, игнорирование половины пространства, апраксия, эпилептические припадки. Кроме того, весьма типично отклонение глазных яблок в сторону, противоположную гемипарезу.

КЛЮЧЕВЫЕ ФАКТЫ: ОСНОВНЫЕ ТИПЫ ИНСУЛЬТА ✓

1. Атеротромботический
2. Кардиоэмболический
3. Лакунарный
4. Геморрагический

Amaurosis fugax (преходящая слепота на один глаз) указывает на ишемию в бассейне глазной артерии, которая является первой ветвью внутренней сонной артерии. Гомонимная гемианопсия, если она сопровождается некоторыми из неврологических симптомов, приведенных выше, характерна для глубинного поражения с вовлечением зрительной лучистости.

11. Назовите клинические проявления, характерные для инсульта в вертебрально-базилярном бассейне.

На нарушение кровообращения в вертебрально-базилярном бассейне прежде всего указывают симптомы поражения ствола мозга. К числу типичных проявлений вертебрально-базилярного инсульта относятся двоение, дизартрия, дисфагия, головокружение и атаксия. Головокружение, несмотря на то, что встречается наиболее часто, является наименее специфическим симптомом поражения вертебрально-базилярного бассейна. Для поражения ствола особенно характерны так называемые альтернирующие синдромы (например, у больного может быть снижение болевой и температурной чувствительности на одной половине лица и в противоположных конечностях). Такая картина развивается из-за перекреста проводящих путей на различных уровнях ствола.

При дифференциальной диагностике синкопальных состояний следует учитывать возможность вертебрально-базилярной недостаточности, однако в этом случае обычно наблюдаются другие преходящие очаговые симптомы. Обширный инфаркт в бассейне базилярной артерии может вызывать кому, тетрапарез, децеребрационную ригидность.

12. Каковы наиболее важные причины инсульта в каротидном бассейне?

Наиболее значимыми причинами инсульта в каротидном бассейне являются стеноз внутренней сонной артерии, кардиогенная эмболия, атеротромботическое поражение основных внутричерепных ветвей внутренней сонной артерии (особенно средней мозговой артерии), а также поражение мелких пенетрирующих артерий.

13. Каковы наиболее важные причины инсульта в вертебрально-базилярном бассейне?

Наиболее частой причиной инсульта в вертебрально-базилярном бассейне является атеросклероз позвоночной, базилярной артерий и их основных ветвей, поражение дуги аорты, а также мелких пенетрирующих артерий. Кардиогенная эмболия, как правило, поражает дистальные сосуды вертебрально-базилярной системы, особенно это касается терминальной части базилярной артерии и задних мозговых артерий.

14. Как проводить обследование пациента при подозрении на инсульт?

В первую очередь следует выяснить **анамнез заболевания**. Жалобы пациента часто позволяют сделать первое предположение о возможной локализации поражения. Для всех типов инсульта характерно острое развитие симптоматики, однако определенные детали течения позволяют уточнить патогенез нарушения мозгового кровообращения у данного конкретного пациента. Например, развитие инсульта во сне или ступенеобразное прогрессирование симптоматики более характерно для атеротромботического или лакунарного инсульта, в то время как острое начало с максимальной выраженностью симптомов в дебюте заболевания скорее свидетельствует в пользу кардиоэмболического инсульта. **Общий осмотр** должен быть направлен на выявление признаков поражения сердечно-сосудистой системы, в частности, сердечных шумов, сердечной недостаточности, нарушения сердечного ритма, шума над сонной артерией, признаков поражения периферических сосудов. В ходе **неврологического осмотра** следует выявлять ведущие симптомы, определяющие тяжесть состояния больного, а также сопутствующие признаки, важные для установления топического диагноза.

15. Какие дополнительные методы исследования необходимы на начальном этапе ведения больного с инсультом?

На начальном этапе ведения больного с инсультом необходимо провести: клинический анализ крови, определение числа тромбоцитов, протромбинового времени, частичного тромбопластинового времени, уровня в сыворотке электролитов, глюкозы, мочевины, креатинина, а также рентгенографию грудной клетки и электрокардиографию (ЭКГ). Перечисленные методы исследования позволяют оценить общее состояние пациента, выявить некоторые осложнения и факторы риска. В дальнейшем необходимо исследовать липидный профиль натощак.

По показаниям проводят исследование уровня антитромбина III, С- и S-протеинов, резистентности к активированному С-протеину, а также мутаций в гене протромбина, что позволяет выявить наследственную склонность к гиперкоагуляции. Для исключения антифосфолипидного синдрома как возможной причины инсульта проводят тесты на антитела к кардиолипину и волчаночный антикоагулянт. Целесообразно также исследование уровня гомоцистеина в крови, так как гипергомоцистинемия – фактор риска атеросклероза и тромбозов. При подозрении на эндокардит необходим посев крови.

При подозрении на васкулит необходимо исследовать СОЭ, быстрые реагины плазмы, антинуклеарные антитела, ревматоидный фактор, провести электрофорез белков сыворотки крови, а также определить уровень компонентов комплемента С3, С4 и СН50.

16. Какой метод нейровизуализации следует использовать в первую очередь в острой стадии инсульта?

Бесконтрастная компьютерная томография (КТ) – метод выбора на начальных этапах обследования больного с инсультом. КТ позволяет легко отдифференцировать ишемический инсульт от геморрагического. Серьезным недостатком стандартной магнитно-резонансной томографии (МРТ) является то, что при ее использовании можно «пропустить» субарахноидальное кровоизлияние. Другими преимуществами КТ являются быстрота и доступность метода, отсутствие необходимости активного участия больного в исследовании, возможность обследования пациентов в критическом состоянии или потенциально нестабильных больных.

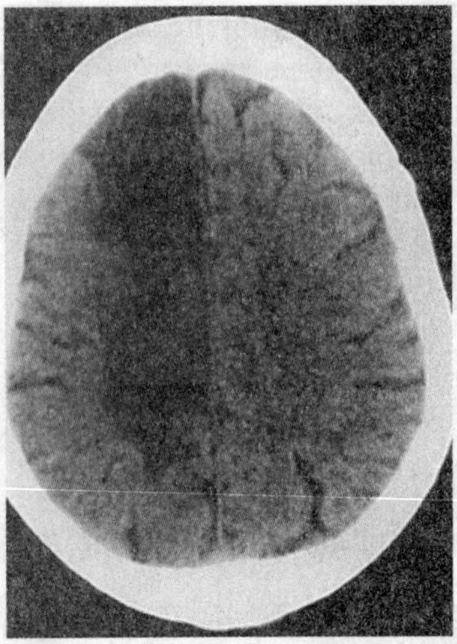

Рис. 17.1. Сформировавшийся инфаркт в бассейне передней мозговой артерии на бесконтрастной компьютерной томограмме

В то же время МРТ имеет преимущества при обследовании больных на более позднем этапе, когда важное практическое значение приобретает высокая чувствительность МРТ к ишемическим очагам, особенно в задней черепной ямке. Информативность МРТ можно повысить при использовании специальных методик. В частности, диффузионно-взвешенные МРТ изображения позволяют выявлять ишемическое поражение мозга на более раннем этапе. МР-ангиография может быть использована в качестве скринингового метода при диагностике артериальных стенозов и аневризм (рис. 17.1 и 17.2).

17. Какие кардиологические методы исследования полезны при инсульте?

В большинстве случаев достаточно физикального исследования сердца, проведения ЭКГ и рентгенографии грудной клетки. Кроме того, часто выполняется трансторакальная эхокардиография, которая позволяет оценить состояние желудочков и клапанов сердца. Более чувствительным методом является трансэзофагальная эхокардиография, которая позволяет выявить патологию предсердий и аорты, особенно незаращенное овальное отверстие, аневризму межпредсердной перегородки, тромб в ушке левого предсердия, атеросклеротическую бляшку в дуге аорты.

К часто используемым методам относится и холтеровское мониторирование, которое иногда неожиданно выявляет пароксизмальные нарушения сердечного ритма, в частности пароксизмальную форму мерцательной аритмии. Частой причиной летального исхода у больного с инсультом, особенно имеющего сосудистые факторы риска, является инфаркт миокарда. В связи с этим иногда проводят исследование

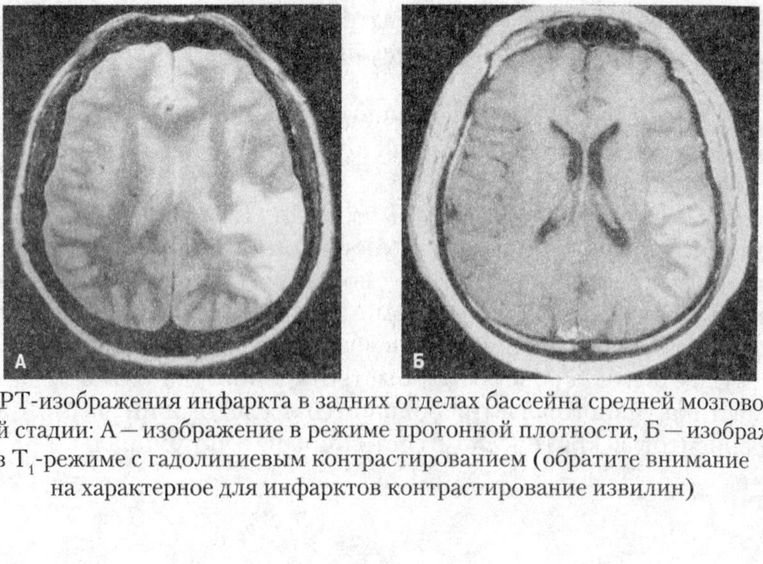

Рис. 17.2. МРТ-изображения инфаркта в задних отделах бассейна средней мозговой артерии в острой стадии: А — изображение в режиме протонной плотности, Б — изображение в T_1-режиме с гадолиниевым контрастированием (обратите внимание на характерное для инфарктов контрастирование извилин)

КЛЮЧЕВЫЕ ФАКТЫ: ПРИЧИНЫ ИНСУЛЬТА В КАРОТИДНОМ БАССЕЙНЕ ✓

1. Стеноз внутренней сонной артерии
2. Кардиогенная эмболия
3. Атеротромботическое поражение крупных интракраниальных артерий
4. Поражение мелких пенетрирующих артерий

коронарных артерий путем сцинтиграфии миокарда с таллием в условиях нагрузки. Этот метод позволяет выявлять скрытую патологию коронарных сосудов, однако его рутинное применение в настоящее время не рекомендуется.

18. Какие другие методы визуализации полезны при обследовании пациента с инсультом?

Ультразвуковая допплерография *сонных артерий* — надежный скрининговый метод, применяемый для диагностики атеросклеротического поражения экстракраниальных отделов внутренней сонной артерии. Точность метода зависит от опыта специалиста, выполняющего исследование. Магнитно-резонансная ангиография (МРА) также может быть использована для оценки состояния сонных, позвоночных, базилярной артерий, виллизиева круга, передней, средней и задней мозговых артерий и их основных ветвей. Однако из-за турбулентного тока крови в месте стеноза МРА может преувеличивать степень стеноза в сравнении с результатами контрастной церебральной ангиографии.

Метод контрастной церебральной ангиографии позволяет получить наиболее детальную и надежную информацию о состоянии экстра- и интракраниальных артерий. В «опытных руках» церебральная ангиография приводит к осложнениям менее чем в 1% случаев (рис. 17.3).

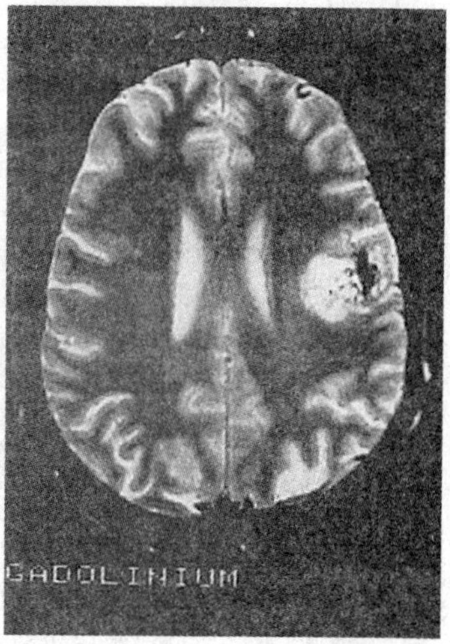

Рис. 17.3. Атеросклеротический стеноз левой внутренней сонной артерии на контрастной ангиограмме

19. Какова роль транскраниальной допплерографии при обследовании пациента с инсультом?

Транскраниальная допплерография позволяет оценить кровоток в интракраниальных артериях. Через различные ультразвуковые «окна» в черепе скорость кровотока может быть измерена в средней, передней и задней мозговых артериях, а также в базилярной артерии. Снижение кровотока в средней мозговой артерии свидетельствует о стенозе проксимальнее расположенной внутренней сонной артерии. Ускорение кровотока является признаком стеноза или ангиоспазма в средней мозговой артерии. С помощью данного метода также можно подтверждать наличие перекрестного наполнения средней мозговой артерии из контралатеральной внутренней сонной артерии через сосуды виллизиева круга.

ФАКТОРЫ РИСКА

20. Перечислите основные факторы риска инсульта.

Наиболее важным установленным факторов риска инсульта является возраст, на втором месте следует поместить артериальную гипертензию. К дополнительным подтвержденным факторам риска относятся:

1. Мужской пол
2. Положительный семейный анамнез
3. Сахарный диабет
4. Заболевания сердца
5. Ранее перенесенный инсульт
6. Транзиторные ишемические атаки
7. Шум над сонной артерией
8. Курение
9. Повышенный гематокрит
10. Повышение уровня фибриногена
11. Гемоглобинопатии
12. Употребление наркотических средств, в частности, кокаина

Wolf PA: Epidemiology and stroke risk factors. In Samuels MA, Feske S. (eds): Office Practice of Neurology. New York, Chuchill-Livingstone, 1996, pp 224–237.

21. Какие другие факторы риска инсульта описаны?

1. Гиперлипидемия
2. Диета
3. Применение оральных контрацептивов
4. Малоподвижный образ жизни
5. Ожирение
6. Патология периферических сосудов
7. Гиперурикемия
8. Инфекции
9. Гипергомоцистеинемия
10. Мигрень
11. Принадлежность к афроамериканцам
12. Проживание в определенных географических зонах (в так называемом «инсультном поясе»)
13. Злоупотребление алкоголем

22. Каково значение артериальной гипертензии как фактора риска инсульта?

Социальная значимость проблемы артериальной гипертензии состоит в том, что это самый важный корригируемый фактор риска инсульта. При артериальной гипертензии риск инсульта увеличивается в 3–4 раза. Таким образом, лечение артериальной гипертензии способствует значительному снижению частоты инсульта. В настоящее время остаются нерешенными вопросы, касающиеся оптимального уровня артериального давления и сравнения эффективности различных антигипертензивных препаратов при вторичной профилактике инсульта.

23. Какие заболевания сердца являются факторами риска инсульта?

У людей почти со всеми заболеваниями сердца риск инсульта увеличивается более чем в два раза. Наиболее четко связана с инсультом ишемическая болезнь сердца. Во-первых, она является индикатором системного атеросклероза. Во-вторых пристеночный тромб, формирующийся при инфаркте миокарда — потенциальный источник эмболии. Сердечная недостаточность любой этиологии также сопряжена с повышенным риском инсульта. Гипертензивная болезнь сердца, выявляемая клинически и по гипертрофии левого желудочка по данным ЭКГ или эхокардиографии, связана с повышенным риском как тромбоэмболического, так и геморрагического инсультов.

Другим важнейшим фактором риска инсульта является мерцательная аритмия, которая часто осложняется церебральной эмболией. Наиболее высок риск инсульта при мерцательной аритмии вследствие ревматического клапанного порока сердца (риск повышается в 17 раз). Мерцательная аритмия при неклапанных пороках сердца или в отсутствие структурных изменений сердца также повышает риск инсульта, особенно у пожилых.

Среди других заболеваний сердца, способствующих развитию инсульта, следует отметить незаращенное овальное отверстие, аневризму межпредсердной перегородки, атеросклеротическую бляшку дуги аорты, тромб в ушке левого предсердия, пролапс митрального клапана. Перечисленные патологические состояния плохо выявляются при трансторакальной эхокардиографии, но легко распознаются с помощью трансэзофагальной эхокардиографии. Клиническая значимость многих перечисленных заболеваний, а также возможность путем их лечения влиять на риск инсульта остаются недостаточно изученными.

24. Является ли курение доказанным фактором риска инсульта?

Мета-анализ эпидемиологических исследований показал, что курение повышает риск инсульта, при этом степень риска прямо пропорциональна количеству выкуренных сигарет. Более того, прекращение курения способствует снижению риска инсульта, и по прошествии 5-летнего периода уровень риска у лиц, бросивших курить, снижается до уровня, характерного для никогда не куривших. Курение — фактор риска инсульта для всех возрастных групп, независимо от половой принадлежности. Курение повышает риск не только ишемического инсульта, но и субарахноидального кровоизлияния, связанного с разрывом мозговых аневризм.

25. Какой из отдельно взятых факторов риска является самым сильным?

Самым сильным фактором риска является возраст. Приблизительно 30% инсультов развивается в возрасте до 65 лет, 70% — у лиц в возрасте 65 лет и старше. Риск инсульта удваивается каждые десять лет после 55-летнего возраста.

26. Каково значение нарушений липидного профиля и злоупотребления психоактивными средствами в развитии инсульта?

Несмотря на то, что роль повышенного уровня холестерина в развитии ишемической болезни сердца уже давно определена, влияние этого фактора на риск инсульта до недавнего времени оставалось неясным. Известно, что повышение уровня холестерина служит фактором риска атеросклероза сонных артерий. Применение лекарственных препаратов, снижающих уровень липидов (статинов) в лечении ишемической болезни сердца позволило снизить заболеваемость инсультом в данной популяции приблизительно на 30%. С другой стороны, очень низкий уровень холестерина может быть фактором риска геморрагического инсульта.

Злоупотребление психоактивными средствами также повышает риск инсульта. Так, употребление кокаина и амфетаминов способствует развитию внутримозговых гематом и субарахноидального кровоизлияния. Внутривенное введение наркотических средств сопряжено с повышенным риском эндокардита и ишемического инсульта.

КЛЮЧЕВЫЕ ФАКТЫ: ПРИЧИНЫ ИНСУЛЬТА В ВЕРТЕБРАЛЬНО-БАЗИЛЯРНОМ БАССЕЙНЕ ✓

1. Атеросклероз артерий вертебрально-базилярной системы или дуги аорты
2. Поражение мелких пенетрирующих артерий
3. Кардиогенная эмболия

27. Повышает ли риск инсульта применение у женщин оральных контрацептивов?

Применявшиеся ранее оральные контрацептивы с высоким содержанием эстрогенов существенно повышали риск инсульта у молодых женщин. Снижение содержания эстрогенов в контрацептивах частично решило эту проблему, но не устранило риск полностью. Риск инсульта особенно значителен у женщин старше 35 лет, особенно курящих. Предполагаемый механизм влияния эстрогенов на риск инсульта заключается в повышении свертывания крови за счет стимуляции синтеза в печени наряду с другими белками факторов свертывания. В отдельных случаях некоторую роль могут играть аутоиммунные механизмы.

Результаты недавно проведенных рандомизированных клинических испытаний показали, что и заместительная гормональная терапия умеренно повышает риск развития инсульта и других тромбоэмболических осложнений.

28. Нарушения каких звеньев свертывающей системы крови являются причиной инсульта?

К редким наследственным аномалиям свертывающей системы крови, способным вызвать инсульт, относятся дефицит антитромбина III, протеинов C и S, резистентность к активированному протеину C (мутация лейденского фактора V), а также мутация гена протромбина. Наличие антифософлипидных антител и гипергомоцистеинемия также способствуют тромбообразованию.

29. Перечислите наиболее важные корригируемые факторы риска инсульта.

Наиболее значимыми корригируемыми факторами риска инсульта являются артериальная гипертензия, курение, заболевания сердца, гиперлипидемия, гипергомоцистеинемия. Перенесенные ранее инсульт или транзиторная ишемическая атака также являются важными, отчасти поддающимися коррекции факторами риска инсульта. Среди других факторов, поддающихся коррекции, следует отметить сахарный диабет, злоупотребление алкоголем и психоактивными веществами, прием оральных контрацептивов, ожирение.

Rokey R, Rolak LA: Epidemiology and risk factors for stroke and myocardial infarction. In Rolak LA, Rokey R (eds): Coronary and Cerebral Vascular Disease. Mt. Kisco, NY, Futura, 1990, pp 83–117.

ЛЕЧЕНИЕ

30. Укажите наиболее частые причины летального исхода в остром периоде инсульта.

В течение первого месяца после инсульта наиболее частыми причинами смерти являются: 1) неврологические осложнения инсульта; 2) пневмония; 3) тромбоэмболия легочной артерии и 4) заболевания сердца. Таким образом, основными задачами терапии инсульта являются лечение и профилактика осложнений.

31. Какие лечебные мероприятия проводят при завершенном инсульте?

Внутривенное введение тканевого активатора плазминогена (t-PA) в течение первых трех часов после появления первых симптомов ишемического инсульта достоверно повышает вероятность благоприятного исхода. Тромболитические мероприятия показаны больным, у которых имеются потенциально инвалидизирующие неврологические симптомы, которые не регрессируют быстро. Противопоказаниями являются наличие кровоизлияния или свежего обширного очага пониженной плотности на КТ, инсульт или тяжелая черепно-мозговая травма в течение предшествующих 3-х месяцев, внутричерепное кровоизлияние в анамнезе, обширное хирургическое вмешательство в предшествующие две недели, наличие продолжающегося или недавнего кровотечения, тяжелая неконтролируемая артериальная гипертензия (систолическое артериальное давление выше 185 мм рт. ст. или диастолическое артериальное давление выше 110 мм рт. ст.), тромбоцитопения, нарушение показателей протромбинового или частичного тромбопластинового времени, беременность, перикардит, вызванный инфарктом миокарда.

Тканевой активатор плазминогена вводится внутривенно в дозе 0,9 мг/кг. 10% препарата вводятся болюсом, а инфузию оставшейся дозы проводят в течение часа. Максимальная доза 90 мг. Следует воздерживаться от назначения других антитромболитических препаратов, в частности аспирина и гепарина, в первые 24 часа. Артериальное давление должно поддерживаться на уровне, не превышающем 185/110 мм рт. ст.

32. Какие осложнения возможны при тромболитической терапии?

Даже если строго придерживаться приведенных выше рекомендаций, риск симптоматического внутримозгового кровоизлияния составляет 6%. При этом половина этих случаев заканчивается летальным исходом. Риск внутричерепных кровоизлияний повышается в случае несоблюдения указанных правил. Кроме того, вероятность геморрагических осложнений выше, если препарат вводят более чем через три часа после развития ОНМК, при назначении более высоких доз тромболитика, в случае одновременного применения аспирина или гепарина в первые 24 часа, при высоком уровне артериального давления (превышающем 185/110 мм рт. ст.). Несмотря на риск осложнений, тромболитическая терапия увеличивает на 50% вероятность хорошего восстановления, снижает число летальных исходов и случаев тяжелой инвалидизации вследствие инсульта.

33. Какова роль интраартериального тромболиза?

Показана эффективность интраартериальной тромболитической терапии у пациентов с ишемическим инсультом вследствие окклюзии средней мозговой артерии в случае ее проведения в первые шесть часов после появления симптомов. Потенциальные преимущества интраартериальной тромболитической терапии перед внутривенным введением тромболитика (подтверждение артериальной окклюзии, более низкие дозы тромболитика, более высокая частота реканализации) необходимо соизмерять с недостатками, обусловленными технической сложностью (более поздние сроки проведения лечения, меньшая доступность).

34. Какие успехи в лечении инсульта следует ожидать в ближайшем будущем?

В настоящее время проводятся клинические испытания нескольких новых препаратов с потенциальным нейропротективным действием. На экспериментальных моделях инсульта показано, что эти препараты, действуя на различные звенья ишемического каскада, способствуют выживанию нейронов и уменьшению неврологического дефекта.

35. Какова роль варфарина в лечении ишемического инсульта?

Варфарин – препарат выбора для предупреждения инсульта у пациентов с высоким риском кардиогенной эмболии. В идеале лечение должно начинаться со стандартного или низкомолекулярного гепарина. Варфарин эффективен при долгосрочном применении с целью снижения риска инсульта при неклапанной мерцательной аритмии, мерцательной аритмии, связанной с ревматическим поражением клапанов, а также при внутрисердечном тромбе. Польза варфарина зависит от соотношения риска инсульта и клинически значимого кровотечения, вызванного его приемом. В большинстве случаев дозу варфарина рекомендуют выбирать таким образом, чтобы международное нормализованное отношение (МНО) поддерживалось на уровне 2–3. Однако у больных с искусственным клапаном сердца этот показатель рекомендуется поддерживать на более высоком уровне, а у лиц старческого возраста или с высоким риском геморрагических осложнений – на более низком уровне. Риск кровотечения зависит от интенсивности антикоагуляции. Степень риска эмболического инсульта при различных заболеваниях сердца может быть неодинакова (табл. 17.2).

По: Halperin JL, Hart RG: Atrial fibrillation and stroke: New ideas, persisting dilemmas. Stroke 19:937, 1988.

Таблица 17.2

Степень риска церебральной эмболии у больных с мерцательной аритмией

Высокий риск (≥5% в год)
Патология клапанов сердца (в частности, митральный стеноз, искусственный клапан)
Сердечная недостаточность с недавним дебютом (в течение последних трех месяцев)
Предшествующие эпизоды тромбоэмболии
Тиреотоксикоз
Систолическая артериальная гипертензия
Тяжелая дисфункция левого желудочка (по данным ЭКГ)
Наличие внутрисердечного тромба
Умеренный риск (3–5% в год)
Возраст ≥60 лет
Кальцификация митрального клапана
Лечение диуретиками
Асимптомный инфаркт головного мозга при КТ
Низкий риск (<3% в год)
Изолированная мерцательная аритмия, постоянная или пароксизмальная форма, возраст <60 лет
Неопределенный риск
Сахарный диабет
Дилатация левого предсердия
Сопутствующее поражение сонных артерий
Недавно возникшая (в сравнении с хронической) мерцательная аритмия
Снижение мозгового кровотока

36. Назовите меры по первичной профилактике инсульта.

Основой первичной профилактики инсульта является коррекция факторов риска. Хотя прием аспирина снижает риск первого инфаркта миокарда, его эффективность в качестве средства первичной профилактики инсульта доказать не удалось.

37. Как проводится предупреждение инсульта у лиц, уже перенесших инсульт или ТИА?

Наиболее популярным средством вторичной профилактики инсульта остается аспирин. Стандартная доза препарата колеблется от 81 до 325 мг в день. Некоторые специалисты рекомендуют назначение аспирина в более высокой дозе, но в этом случае возрастает риск побочных эффектов со стороны желудочно-кишечного тракта, при том что эффективность, по-видимому, не увеличивается.

38. Какие другие антитромбоцитарные средства (помимо аспирина) применяются с целью предупреждения инсульта?

Клопидогрель в дозе 75 мг/сут более эффективен, чем аспирин, во вторичной профилактике ишемических «событий» (инсульта, инфаркта миокарда, сосудистой смерти). С помощью клопидогреля достигается дополнительное снижение риска на 8–9%. Клопидогрель назначают при непереносимости аспирина, а также у пациентов с повышенным риском (например, при неэффективности монотерапии аспирином).

Другим эффективным средством вторичной профилактики инсульта является комбинация аспирина и препарата дипиридамола длительного действия. Эффективность компонентов этой комбинации оказывается аддитивной (суммируется). Наиболее частый побочный эффект – головная боль, которая развивается вследствие действия дипиридамола.

Тиклопидин – антагонист тромбоцитарных АДФ-рецепторов. По химической структуре он сходен с клопидогрелем. По эффективности тиклопидин превосходит, однако его побочные эффекты (кожные высыпания, диарея, нейтропения, в связи с риском которой необходим регулярный контроль клинического анализа крови) – ограничивают его применение. В связи с этим тиклопидин не применяется в качестве препарата первого ряда.

39. Какова роль каротидной эндартерэктомии в лечении цереброваскулярных заболеваний?

Доказано, что каротидная эндартерэктомия является эффективным методом профилактики повторных ишемических инсультов при наличии высокой степени каротидного стеноза. При симптомном (то есть проявившемся инсультом или ТИА) стенозе внутренней сонной артерии величиной 70% и более каротидная эндартерэктомия существенно снижает риск последующего инсульта. Менее полезен данный метод при симптомном стенозе 50–70%. При стенозе до 50% более рациональна медикаментозная терапия. Каротидная эндартерэктомия оказалась эффективной и при асимптомных стенозах 60% и выше, однако абсолютные показатели снижения риска инсульта в этом случае намного ниже.

40. Какие факторы влияют на эффективность каротидной эндартерэктомии?

Полезность каротидной эндартерэктомии в основном определяется частотой послеоперационных осложнений и летальностью. Эффективным данное вмешательство считается, если частота осложнений и летального исхода не превышает 6% при симптомном каротидном стенозе и 3% при асимптомном стенозе.

41. Какие другие виды вмешательства применяются при цереброваскулярных заболеваниях.

Эффективность эндоваскулярных вмешательств, таких как ангиопластика или стентирование, в настоящее время оценивается в клинических испытаниях. В дальнейшем они могут стать альтернативой каротидной эндартерэктомии, по крайней мере, у части больных. Ангиопластика и стентирование – метод выбора при поражении сонных, позвоночных, базилярной или средних мозговых артерий, при которых невозможна эндартерэктомия.

Экстра-интракраниальное шунтирование применяется избирательно – при ишемическом поражении вследствие окклюзии сонных артерий или гемодинамической недостаточности.

Гемикраниоэктомия – метод декомпрессии, который применяется с целью спасения жизни у больных более молодого возраста при обширном («злокачественном») инфаркте недоминантного полушария, осложненного отеком головного мозга, при появлении признаков начинающегося вклинения.

В части случаев показано хирургическое удаление внутримозговой гематомы в целях спасения жизни больного. Однако рутинное проведение оперативного вмешательства при внутримозговых кровоизлияниях не рекомендуется, так как ее способность улучшать неврологический исход заболевания доказать не удалось.

СУБАРАХНОИДАЛЬНОЕ КРОВОИЗЛИЯНИЕ

42. Какую долю от общего числа инсультов составляют геморрагические инсульты?

Геморрагические инсульты составляют 15–20% от общего числа инсультов. Из них примерно половина случаев приходится на субарахноидальные кровоизлияния (САК). САК – относительно более частая форма инсульта у лиц молодого возраста. Хотя заболеваемость САК нарастает с возрастом, доля САК в структуре инсульта уменьшается, так как заболеваемость атеротромботическим инсультом с возрастом растет быстрее.

43. Назовите факторы, предрасполагающие к развитию САК.

САК часто бывает результатом травмы. САК в результате разрыва артериальной аневризмы – одна из наиболее тяжелых разновидностей данного типа инсульта в виду более частых осложнений и высокой летальности. Кроме того, САК может быть следствием разрыва артериовенозной мальформации (АВМ). К развитию САК может привести злоупотребление кокаином и амфетаминами. К факторам риска относятся артериальная гипертензия, курение, злоупотребление алкоголем (рис. 17.4).

44. Где чаще всего локализованы внутримозговые аневризмы?

80% всех аневризм локализуются в каротидной системе и только 20% – в вертебрально-базилярной системе. Наиболее характерные места локализации: 1) передняя соединительная артерия (30%); 2) место соединения задней соединительной

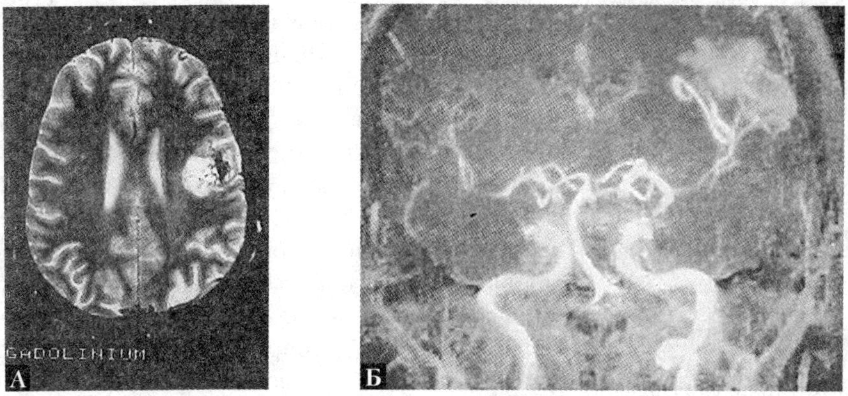

Рис. 17.4. А – артериовенозная мальформация в лобно-теменных отделах левого полушария, выявляемая при МРТ. Б – характерный вид на МР-ангиограмме

артерии с внутренней сонной артерией (25%); 3) место отхождения средней мозговой артерии от внутренней сонной артерии (20–25%). Приблизительно у 25% больных выявляются множественные аневризмы. Приблизительно в 3% случаев внутримозговые аневризмы сочетаются с поликистозом почек. Фиброзно-мышечная дисплазия сопровождается внутричерепными аневризмами примерно в 25% случаев.

45. Назовите клинические проявления САК.

Для САК характерно острое начало с сильнейшей головной боли, которая часто описывается больными как «самая сильная головная боль, которую они когда-либо испытывали в жизни». Возможен очаговый неврологический дефицит, но часто он отсутствует. Нередко развивается нарушение сознания. САК вследствие разрыва аневризмы могут предшествовать эпизоды умеренной или интенсивной головной боли, которые возникают в результате первоначального «подтекания» крови из аневризмы («сигнальные кровотечения»). Клиническое ухудшение может наступать в результате массивного кровотечения из разорванной аневризмы. В отсутствие настороженности при появлении головной боли диагноз САК может быть своевременно не поставлен, что приводит к промедлению с началом адекватной терапии.

46. Как обследовать пациента с подозрением на САК?

При подозрении на САК в первую очередь необходима бесконтрастная КТ головного мозга, которая выявляет кровь в цистернах, сильвиевой борозде, конвекситальных бороздах. Кроме того, кровь может выявляться в паренхиме мозга, причем ее локализация указывает на расположение разорвавшейся аневризмы. Иногда видна сама аневризма. Количество крови, видимое на КТ, коррелирует с тяжестью кровотечения и прогнозом. Тем не менее в 10% случаев КТ не позволяет диагностировать САК. Если клинические признаки указывают на возможность САК, а на КТ кровь не определяется, необходима люмбальная пункция.

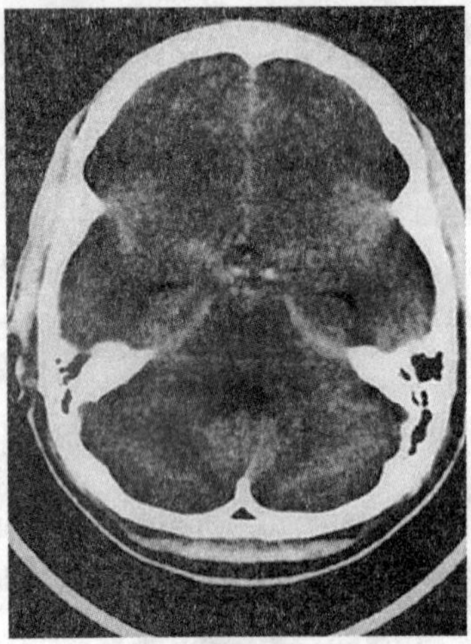

Рис. 17.5. Острая стадия субарахноидального кровоизлияния на компьютерной томограмме. Кровь диффузно заполняет ликворосодержащие пространства

При подтверждении диагноза САК требуется консультация нейрохирурга для уточнения показаний к хирургическому вмешательству. Для определения локализации источника кровотечения необходима церебральная ангиография. В случае принятия решения о проведении хирургического лечения в ранние сроки ангиографическое исследование проводят по экстренным показаниям. Однако с помощью данного метода не всегда удается выявить разорвавшуюся аневризму, так как сосудистый спазм или тромбоз препятствуют ее визуализации. В таком случае необходима повторная ангиография (рис. 17.5).

47. Каковы подходы к лечению САК вследствие разрыва аневризмы?

Для предупреждения повторного кровоизлияния у нетяжелых больных предпочтительно хирургическое вмешательство в ранние сроки. Хирургическое вмешательство заключается в клипировании разорвавшейся аневризмы или эндоваскулярной облитерации сосуда (путем подведения через катетер тромбогенных спиралей). Если принято решение о необходимости клипирования аневризмы, оперативное вмешательство следует выполнить в первые 48 часов от момента появления симптомов либо отсрочить на 10–14 дней в связи с риском ангиоспазма. У неоперированных больных для предупреждения повторного кровоизлияния необходим тщательный контроль артериального давления.

48. Какие общие лечебные мероприятия необходимы при САК?

Основной целью консервативной терапии САК является лечение и профилактика сосудистого спазма и других его осложнений. Для уменьшения ишемических последствий ангиоспазма нередко прибегают к гипертонической гиперволемической терапии. Нимодипин назначается в дозе 60 мг каждые четыре часа в течение трех недель. Если больной не может принимать препарат внутрь,его вводят через назогастральный зонд. Так как нимодипин может снижать артериальное давление, вызывать брадикардию и атриовентрикулярную блокаду, в начале лечения необходимо мониторирование артериального давления и ЭКГ.

49. По какой системе оценивают тяжесть больных с САК?

Состояние больных с САК оценивают по клинической шкале, предполагающей пять степеней тяжести. Основными критериями являются уровень сознания и наличие очаговой неврологической симптоматики.

Степень I. Сознание сохранено, симптомы отсутствуют либо имеется легкая головная боль и/или легкая ригидность шейных мышц.

Степень II. Сознание сохранено, умеренная или тяжелая головная боль и выраженная ригидность шейных мышц.

Степень III. Оглушение или спутанность сознания при наличии или отсутствии очаговой неврологической симптоматики.

Степень IV. Сопор, умеренный или тяжелый гемипарез, признаки повышения внутричерепного давления.

Степень V. Кома с признаками резкого повышения внутричерепного давления.

Данная шкала позволяет прогнозировать состояние пациента. I и II степени соответствуют наиболее благоприятному прогнозу, в этих случаях необходимы срочная церебральная ангиография и хирургическое вмешательство, особенно если обследование проводится в первые 48 часов. При IV и V степенях прогноз неблагоприятный; в данном случае применяют консервативные методы лечения до существенного улучшения состояния и лишь тогда решают вопрос об ангиографии и хирургическом вмешательстве.

50. Какие очаговые неврологические симптомы характерны для САК? Каков их патогенез?

При аневризме задней соединительной артерии возможны птоз, расширение зрачка, глазодвигательные нарушения вследствие компрессии глазодвигательного

КЛЮЧЕВЫЕ ФАКТЫ: ОСЛОЖНЕНИЯ СУБАРАХНОИДАЛЬНОГО КРОВОИЗЛИЯНИЯ ✓

1. Паренхиматозное распространение крови
2. Припадки
3. Ангиоспазм
4. Острая гидроцефалия

(III) нерва. Расширение зрачка обычно вызывается давлением на ствол нерва извне, так как волокна, обеспечивающие иннервацию сфинктера зрачка, лежат поверхностно, в то время как волокна, иннервирующие глазодвигательные мышцы, занимают более глубокое положение. Очаговые неврологические симптомы могут также возникать вследствие паренхиматозного распространения крови или ишемии в результате ангиоспазма.

51. Какие системные осложнения возможны при САК?

Лихорадка у больного с САК может развиваться вследствие инфекции, особенно пневмонии или мочевой инфекции. Кроме того, причиной гипертермии может быть воспалительная реакция на излившуюся кровь, в этом случае клиническая картина может напоминать острый менингит. Гипонатриемия может развиваться как проявление синдрома церебрального солевого истощения или синдрома неадекватной секреции антидиуретического гормона. Лечение заключается в тщательном контроле и коррекции водно-электролитного баланса и ограничении поступления свободной воды. При САК могут возникать изменения на ЭКГ, особенно характерны удлинение интервала QT, инверсия зубца T, нарушения сердечного ритма. ЭКГ необходимо провести при первичном обследовании больного, мониторинг сердечного ритма необходимо продолжать в условиях палаты интенсивной терапии. При необходимости следует назначать соответствующие противоаритмические средства. Редким осложнением САК является нейрогенный отек легких. Кроме того, при наличии сопутствующих сердечно-сосудистых заболеваний могут развиваться сердечная недостаточность или дыхательная недостаточность вследствие острого респираторного дистресс-синдрома.

52. Какие осложнения со стороны ЦНС возможны при САК?

При повторном кровоизлиянии происходит усиление головной боли, возможно угнетение сознания.

Паренхиматозное распространение крови может привести к развитию очаговой неврологической симптоматики вследствие масс-эффекта, в этом случае возможны отек головного мозга и вклинение. **Эпилептические припадки** возникают в результате раздражения мозговых структур излившейся кровью.

Ангиоспазм развивается после САК вследствие разрыва аневризмы, но обычно отсутствует при САК другого происхождения. Ангиоспазм может быть причиной локальной ишемии или инфаркта мозга. Для раннего выявления ангиоспазма может использоваться транскраниальная допплерография: при развитии ангиоспазма отмечается увеличение скорости мозгового кровотока в средней мозговой артерии.

Еще одним осложнением является **острая сообщающаяся гидроцефалия**, которая развивается в результате блокады кровью пахионовых грануляций венозных синусов. Экстренным методом лечения в этом случае является вентрикулостомия, в последующем проводится операция вентрикулоперитонеального шунтирования. У больных с IV–V степенью тяжести более вероятно дальнейшее ухудшение состояния.

53. Как прогнозировать исход САК?

Степень благоприятности прогноза прямо пропорциональна оценке тяжести клинических проявлений по соответствующей шкале. Наилучший прогноз — при I и II степенях тяжести (табл. 17.3).

Таблица 17.3

Прогноз при САК

СТЕПЕНЬ ТЯЖЕСТИ	УХУДШЕНИЕ СОСТОЯНИЯ (%)	ПОВТОРНОЕ КРОВОИЗЛИЯНИЕ (%)	ЛЕТАЛЬНЫЙ ИСХОД (%)
I	5	10–15	3–5
II	20	10–15	6–10
III	25	10–20	10–15
IV	50	20–25	40–50
V	80	25–30	50–70

Примечание. САК — субарахноидальное кровоизлияние.

ЛИТЕРАТУРА

1. Caplan RL: Braim ischemia: Basic Concepts and Clinical Relevance. London, Springer, 1995.
2. Daniel WG, Kronzon I, Mugge A (eds): Cardiogenic Embolism. Baltimore, Williams & Wilkins, 1996.
3. Kase CS, Caplan LR: Intracerebral Hemorrhage. Boston, Butterworth-Heinemann, 1994.
4. NASCET Collaborators: Beneficial effect of carotid endarterectomy in symptomatic patients with high-grade carotid stenosis. N Engl J Med 325:445–453, 1991.
5. National Institute of Neurological Disorders and Stroke tPA Study Group: Tissue plasminogen activator for acute ischemic stroke. N Engl J Med 333:1581–587,1995.
6. Vermuelen M, Lindsay KW, Van Gihn J: Subarachnoid Hemorrhage. London, W.B. Saunders, 1992.

Глава 18. НЕЙРООНКОЛОГИЯ

Yvonne Kew, Everton A. Edmondson

ПЕРВИЧНЫЕ ОПУХОЛИ ГОЛОВНОГО МОЗГА

1. Супратенториальные опухоли чаще встречаются у детей или взрослых?

Две трети первичных опухолей головного мозга у взрослых локализуются супратенториально, у детей – наоборот (2/3 опухолей относятся к субтенториальным).

2. Какой гистологический тип опухолей головного мозга наиболее частый?

Глиомы составляют примерно 68% всех первичных опухолей головного мозга; при этом на долю мультиформной глиобластомы (МФГ) приходится примерно 45–50% всех глиом, частота анапластических глиом варьирует от 10 до 30%. В соответствии с классификацией ВОЗ выделяют четыре степени глиом. Степень I включает хорошо отграниченные глиомы, такие как пилоцититическая астроцитома и субэпендимальная гигантоклеточная астроцитома. В этом случае возможна полная резекция опухоли. Опухоли, относящиеся к II–IV степеням, характеризуются инфильтративным ростом, поэтому их полная резекция невозможна. В соответствии с классификацией ВОЗ, к глиомам II степени (низкой степени злокачественности) относятся фибриллярная астроцитома, олигодендроглиома и смешанная олигоастроцитома. Отмечается корреляция между возрастом пациентов и степенью злокачественности глиомы: глиомы II степени чаще встречаются на третьем десятилетии жизни, глиомы III степени – на четвертом десятилетии, а глиомы IV степени – на пятом десятилетии жизни и в более старшем возрасте. При астроцитоме (степень II по классификации ВОЗ) заболеваемость максимальна на третьем десятилетии жизни, средний период выживания составляет 5–10 лет. К глиомам III степени относятся анапластическая астроцитома и анапластическая олигодендроглиома. Их дебют чаще всего приходится на возраст 35–55 лет. Средний период выживания для пациентов с анапластической астроглиомой составляет 2–3 года. Глиома IV степени – мультиформная глиобластома – чаще встречается в возрасте 45–65 лет; средний период выживания составляет 9–12 месяцев. Обратите

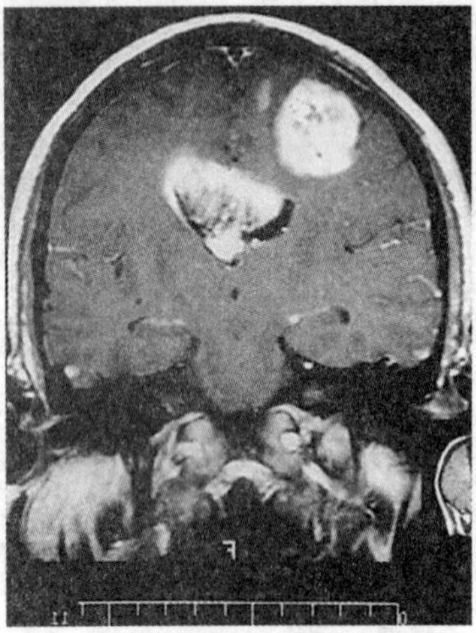

Рис. 18.1. Злокачественная мультиформная глиобластома с характерным прорастанием через мозолистое тело. T_1-взвешенное МРТ изображение после контрастирования гадолинием

внимание, что чем выше степень глиомы, тем хуже прогноз. Эпендимома может различаться по гистологическому строению – от хорошо дифференцированной до анапластической; но ее строение в меньшей степени влияет на прогноз. К благоприятным прогностическим факторам относятся молодой возраст (< 50 лет) и хороший функциональный статус по шкале Карнофского (70–100) (рис. 18.1).

Bernstein M, Berger MS (eds): Neuro-Oncology: the Essentials. New York, Thieme Medical Publishers, Inc., 2000.

Fuller GN, Goodman JC: Practical Review ot Neuropathology. Baltimore, Lippincott Williams & Wilkins, 2001.

Maher EA, et al: Malignant glioma: Genetics and biology of a grave matter. Genes Dev 15:1311–1333, 2001.

3. Какую дозу облучения обычно назначают при лучевой терапии глиом?

После хирургического лечения злокачественных глиом (III и IV степени по классификации ВОЗ) обычно проводят курс лучевой терапии в течение шести недель в суммарной дозе 5400–6000 рад. Лучевую терапию иногда сочетают с химиотерапией (например, темозоломидом).

4. Какие методы химиотерапии применяются при глиомах?

Производные нитрозомочевины остаются основой начальной химиотерапии: кармустин (DCNU) применяется в качестве монотерапии (внутривенно в дозе 200 мг/м^2 каждые 8 недель) или в рамках протокола PCV, который также включает прокарбазин (60 мг/м^2, 8–21 дни курса), CCNU (110 мг/м^2 внутрь в первый день курса) и винкристин (1,4 мг/м^2, дни 8–29); данный курс повторяют каждые шесть недель. Темозоломид (150–200 мг/м^2, дни 1–5, каждые четыре недели) – алкилирующий препарат для перорального применения – эффективен при рецидивирующей злокачественной глиоме. В настоящее время проводятся клинические испытания средств, направленных против различных молекулярных мишеней, которые применяют в виде монотерапии или в комбинации с традиционными цитостатиками (например, темозоламидом).

5. Какие генетические аномалии часто выявляются при олигодендроглиоме?

Отсутствие гетерозиготности по хромосомам 1p и 19q часто наблюдается при олигодендроглиомах и предсказывает повышенную чувствительность этих опухолей к химиотерапии с более высокой выживаемостью пациентов. В некоторых медицинских учреждениях при выявлении любой глиомы, имеющей хотя бы некоторые черты олигодендроглиомы, этот генетический анализ проводят в рутинном порядке.

6. Для каких первичных опухолей мозга характерна наиболее высокая склонность к кровоточивости?

Для олигодендроглиом. Однако в связи с тем, что мультиформные глиобластомы встречаются чаще, кровоизлияние в опухоль мозга чаще отмечается при мультиформной глиобластоме.

7. Назовите две наиболее распространенные опухоли мозга у детей?

Медуллобластома и ювенильная пилоцитическая астроцитома. Обе опухоли обычно растут инфратенториально и составляют примерно 1/4 случаев всех опухолей мозга у детей.

8. Какие факторы определяют неблагоприятный прогноз при медуллобластоме?

Неблагоприятные прогностические факторы: 1) неполная резекция опухоли; 2) наличие злокачественных клеток в ЦСЖ; 3) метастазы в спинной мозг по данным нейровизуализации; 4) возраст менее четырех лет.

9. Какова пятилетняя выживаемость у пациентов с медуллобластомой, имеющих благоприятный прогноз?

Пятилетняя выживаемость пациентов с благоприятным прогнозом (отсутствие злокачественных клеток в ЦСЖ, резекция более 75% опухолевой массы, возраст старше четырех лет и отсутствие метастазов) – 70% при максимальном лечении. При неблагоприятном прогнозе 5-летняя выживаемость составляет всего лишь 25%.

10. Какие опухоли центральной нервной системы склонны к метастазированию?

Медуллобластома обладает высокой склонностью к метастазированию по путям циркуляции ликвора и может метастазировать за пределы ЦНС (например, в костный мозг).

11. Кто подвержен максимальному риску заболевания эпендимомой?

Опухоли такого типа наиболее характерны для первого десятилетия жизни, их частота значительно уменьшается после 30-летнего возраста. Эпендимома – самая частая внутрижелудочковая опухоль у детей. У взрослых она, как правило, локализуется в спинном мозге.

12. Действительно ли заболеваемость менингиомами увеличивается с возрастом?

Да, это действительно так. Менингиомы редко возникают в первые два десятилетия жизни, но с возрастом показатели заболеваемости неуклонно увеличиваются.

13. Назовите наиболее частую локализацию менингиом.

Излюбленными местами для менингиом являются парасагиттальная и конвекситальная области, далее в порядке убывания частоты следуют гребень клиновидной кости, ольфакторная ямка, супраселлярная область, задняя черепная ямка, спинной мозг, периорбитальная область, височная ямка, мозговой серп.

14. Что является методом выбора при лечении менингиом?

В случае доступности опухоли методом выбора является хирургическое лечение. Лучевая терапия и химиотерапия имеют ограниченное значение. Неудаляемые гигантские менингиомы подвергают лучевой терапии, что приводит к уменьшению размеров опухоли, но при этом существует риск злокачественного перерождения в саркому или опухоль более высокой степени злокачественности. Роль химиотерапии ограничена.

15. Какие опухоли часто подвергаются кальцификации?

При КТ кальцинаты часто обнаруживаются в олигодендроглиомах (50%), краниофарингиомах и менингиомах. Для метастазов меланомы и рака почки характерны кровоизлияния, поэтому при нейровизуализации в них могут выявляться кальцинаты.

16. Какие опухоли ЦНС встречаются при нейрофиброматозе?

Глиома зрительного нерва ассоциируется с нейрофиброматозом 1-го типа, а билатеральная вестибулярная шваннома (невринома слухового нерва) – с нейрофиброматозом 2-го типа.

17. Какие опухоли возникают в шишковидной железе?

К опухолям области шишковидной железы относятся герминома (встречается наиболее часто), пинеоцитома, пинеобластома, астроцитома, менингиома, эмбриональные опухоли (тератома, хориоидкарцинома, опухоль желточного мешка, эмбриональная карцинома).

18. Маркерами опухолей каких отделов головного мозга являются альфа-фетопротеин и человеческий хориогонадотропин (ХГТ)?

Опухоли области шишковидной железы способны продуцировать ХГТ (в случае их трофобластического происхождения, – например, хориокарцинома), а также альфа-фетопротеин (опухоль желточного мешка).

19. Что такое первичная лимфома головного мозга?

Первичная лимфома ЦНС – гистиоцитическая лимфома, которая ограничивается только ЦНС, без признаков системной пролиферации. Происхождение опухоли остается неясным. Более чем в половине случаев опухоль расположена в полушариях головного мозга, чаще в перивентрикулярной зоне. В одной трети случаев опухоль имеет мультифокальный характер. Мужчины поражаются чаще, чем женщины. Вследствие высокой частоты лимфомы у больных СПИД данный тип опухоли, когда-то считавшийся редким, в настоящее время распознается все чаще. За последнее время заболеваемость первичной лимфомой головного мозга у лиц с сохранным иммунитетом выросла примерно в три раза. Данный тип опухоли имеет склонность поражать мозговые оболочки. Гистологически большинство лимфом

КЛЮЧЕВЫЕ ФАКТЫ: ПЕРВИЧНЫЕ ОПУХОЛИ МОЗГА ✓

1. На долю глиом приходится примерно 65% случаев первичных опухолей мозга
2. На долю мультиформной глиобластомы приходится 45–50% случаев глиом
3. Две наиболее частые опухоли мозга у детей — медуллобластома и пилоцитическая астроцитома
4. Медуллобластома характеризуется выраженной склонностью к метастазированию
5. Первичная лимфома ЦНС — это гистиоцитическая лимфома без признаков системной пролиферации

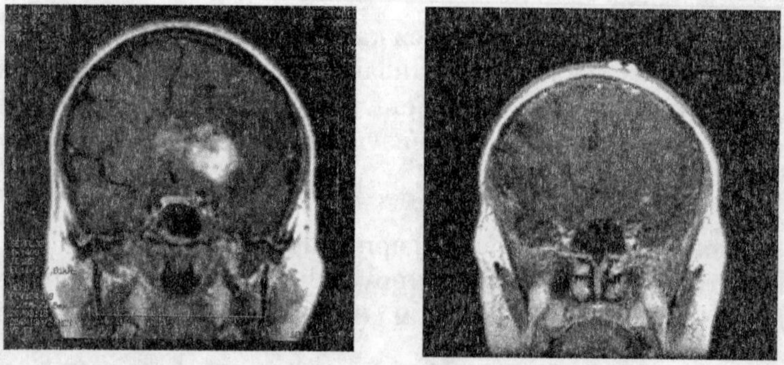

Рис. 18.2. МРТ изображения головного мозга: исходное и после недели применения кортикостероидов, которые были назначены для уменьшения вазогенного отека мозга. Обращает на себя внимание исчезновение накапливающей контраст зоны поражения в форме «бабочки». Это патогмонично для лимфомы и связано с высокой чувствительностью клональных В-клеток к стероидам. При получении первого изображения была ошибочно диагностирована мультиформная глиобластома — наиболее частая и фатальная первичная опухоль мозга

мозга состоят примущественно из В-клеток, лишь небольшая часть относится к Т-клеточным лимфомам (рис. 18.2).

20. С помощью каких методов исследования можно исключить системную лимфому при обнаружении лимфомы ЦНС?

С помощью обзорной рентгенографии грудной клетки, компьютерной томографии брюшной полости, сканирования костей.

21. Какие опухоли гипофиза чаще бывают гормон-продуцирующими: интраселлярные или с экстраселлярным ростом?

Интраселлярные микроаденомы чаще бывают гормон-продуцирующими, в то же время хромофобная аденома, самая частая опухоль гипофиза, характеризуется большими размерами и экстраселлярным ростом, но редко является гормон-продуцирующей (рис. 18.3).

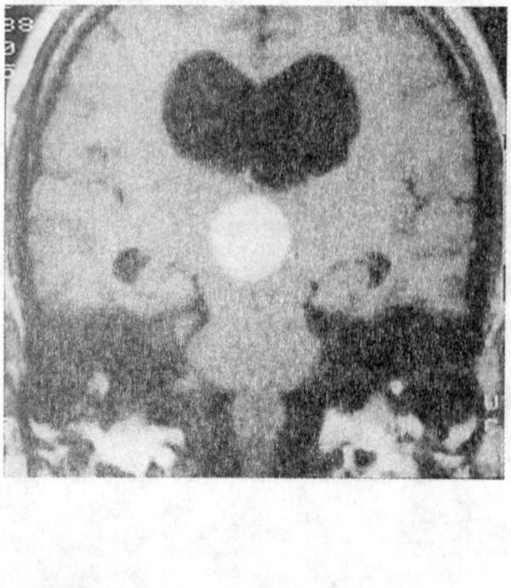

Рис. 18.3. T_1-взвешенное МРТ изображение: кистозная краниофарингиома, осложнившаяся развитием несообщающейся гидроцефалии

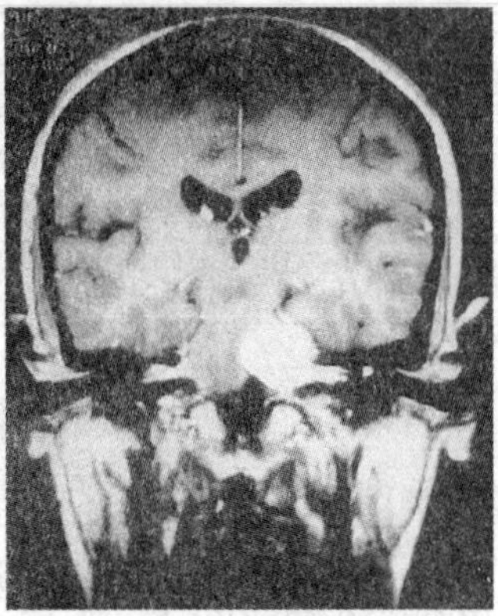

Рис. 18.4. T_1-взвешенное МРТ изображение: накапливающая контраст опухоль левого яремного гломуса, прорастающая основание черепа и сдавливающая ствол мозга

22. Какие пероральные средства применяют для лечения пролактиномы?

Бромокриптин и каберголин приводят к снижению выработки пролактина и уменьшают размеры интраселлярных пролактином.

23. Какие опухоли чаще локализуются в области большого затылочного отверстия и основания черепа?

Менингиома, шваннома, опухоль яремного гломуса, метастатические опухоли (рис. 18.4).

24. Какие опухоли чаще растут в области ската и приводят к разрушению костной ткани?

В области ската особенно часто растут хордомы, для которых это вторая по частоте локализация после крестца. Разрушение костей происходит вследствие прямой инвазии опухолевыми клетками или ферментативного расщепления.

25. Какие опухоли наиболее часто растут в области мостомозжечкового угла?

Наиболее частыми новообразованиями мостомозжечкового угла являются невринома слухового нерва и менингиома; реже встречаются холестеатома и метастатические опухоли.

26. Что представляет собой синдром Гиппеля–Линдау?

Это аутосомно-доминантное заболевание, характеризующееся развитием гемангиобластом ЦНС и сетчатки, кистозом почек. Другие проявления включают феохромоцитому, кисту поджелудочной железы, другие опухоли внутренних органов. Заболевание связано с мутацией гена VHL на хромосоме 3, который выполняет функции гена-супрессора опухолевого роста.

27. Какие опухоли спинного мозга относятся к интрадуральным экстрамедуллярным?

Шваннома, нейрофибромы и менингиома.

28. Какие опухоли спинного мозга относятся к интрадуральным интрамедуллярным?

Чаще всего в веществе спинного мозга растут астроцитомы и эпендимомы. Миксопапиллярная эпендимома в типичных случаях развивается из терминальной нити и встречается чаще, чем параганглиома.

МЕТАСТАТИЧЕСКОЕ ПОРАЖЕНИЕ ГОЛОВНОГО И СПИННОГО МОЗГА

29. Какую долю составляют метастазы среди опухолей ЦНС?

Большинство злокачественных новообразований ЦНС имеет метастатическое происхождение. В США в течение года выявляется примерно 150 000 новых случаев метастазов в ЦНС и только 17 500 случаев первичных опухолей ЦНС (соотношение примерно 10:1). Примерно в половине случаев метастазы в ЦНС имеют множественный характер (рис. 18.5).

30. Какую долю среди общего числа метастатического поражения головного мозга составляют одиночные метастазы?

Одиночные метастазы в головной мозг наблюдаются приблизительно у 50% больных, при тщательном обследовании в большинстве из этих случаев выявляются системные признаки злокачественного новообразования.

31. Увеличивает ли тотальная резекция одиночного метастаза в головной мозг выживаемость больных?

Резекция опухоли с последующим проведением лучевой терапии увеличивает выживаемость у определенной группы больных. Кандидатами для подобного лечения могут считаться пациенты, у которых нет признаков опухолевого процесса другой локализации, которые сохраняют способность к передвижению, а также те, у которых значительный объем резекции не угрожает развитием тяжелого неврологического дефицита.

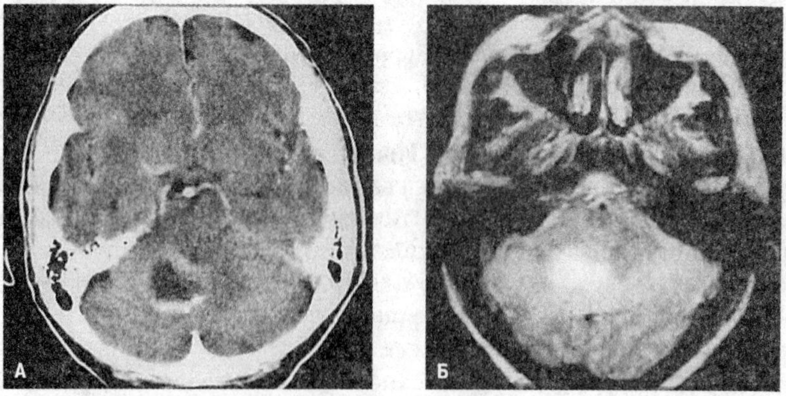

Рис. 18.5. Метастаз мелкоклеточного рака легкого в мозжечок. КТ с контрастированием (А) и МРТ в режиме протонной плотности (Б)

32. Каков обычный ожидаемый срок жизни у пациентов с метастазами головного мозга в отсутствие лучевой терапии?

Средний срок жизни при условии применения только кортикостероидов составляет один месяц. Лучевая терапия увеличивает среднюю выживаемость до 4–6 месяцев.

Patchell RA, Tibbs PA, Regine WP, et al: Postoperative radiotherapy in the treatment of single metastasis to the brain: A randomized trial. JAMA 280:1485–1489, 1998.

33. Какие солидные опухоли наиболее часто дают метастазы в головной мозг?

Наиболее часто в мозг метастазирует рак легкого, после него по частоте следуют рак молочной железы, меланома, опухоли почек, ободочной и прямой кишки.

34. В метастазы каких опухолей чаще всего возникает кровоизлияние?

Меланома, почечно-клеточный рак и хориокарцинома. При дифференциальной диагностике следует всегда учитывать и рак легкого — в связи с высокой частотой метастазирования в ЦНС.

35. Каковы клинические проявления эпидурального сдавления спинного мозга? Каковы методы диагностики и лечения в данном случае?

Наиболее частый симптом — острая или подострая боль в спине, которая имеет место в 90% случаев. Боль может иметь корешковый характер и ощущаться как прострел, иррадиируя в зону соответствующего дермата, часто она бывает опоясывающей. Наличие уровня нарушений чувствительности — важный диагностический признак поражения спинного мозга. Нижний парапарез в сочетании с тазовыми расстройствами свидетельствует о значительной степени компрессии спинного мозга и предполагает более неблагоприятный прогноз.

При возникновении любого из указанных клинических проявлений у онкологического пациента необходима рентгенография позвоночника. Если у онкологического пациента при наличии боли в спине рентгенография выявляет деструкцию костных структур на соответствующем уровне, а также, если в неврологическом статусе имеются признаки поражения корешка или спинного мозга, показаны МРТ спинного мозга или КТ-миелография.

Если в момент постановки диагноза эпидуральной компрессии спинного мозга неврологические проявления выражены минимально и больной может самостоятельно передвигаться, то при адекватной терапии прогноз благоприятен. И наоборот, только в 13% случаев наблюдается значительное улучшение неврологического статуса после проведения лучевой терапии или хирургического лечения, если на момент постановки диагноза у пациента уже имелся нижний парапарез. Результаты большинства научных исследований свидетельствуют, что хирургическое лечение не имеет преимуществ по сравнению с лучевой терапией в случае эпидуральной компрессии спинного мозга. Поэтому онкологи считают лучевую терапию методом выбора, за исключением тех случаев, когда опухоль резистентна к лучевой терапии или больной ранее подвергался лучевой терапии на этом же уровне. В упомянутых ситуациях показано хирургическое вмешательство.

КЛЮЧЕВЫЕ ФАКТЫ: МЕТАСТАТИЧЕСКОЕ ПОРАЖЕНИЕ ЦНС ✓

1. Метастазы в ЦНС выявляются почти в 10 раз чаще, чем первичные опухоли ЦНС.
2. Наиболее часто в головной мозг метастазирует рак легкого, после него в порядке уменьшения частоты следуют рак молочной железы, меланома, опухоли почек, ободочной и прямой кишки.
3. Наиболее частым проявлением эпидурального сдавления спинного мозга служит остро или подостро начинающаяся боль в спине.

При подозрении на острую эпидуральную компрессию спинного мозга показано экстренное внутривенное введение дексаметазона в дозе 100 мг в течение 30–60 минут, в последующем препарат вводят по 4 мг каждые шесть часов, если диагноз подтвержден нейровизуализацией.

Posner JB: Spinal metastases. In Posner JB: Neurologic Complications of Cancer. Philadelphia, FA. Davis, 1995, pp 111–142.

36. Большинство опухолей приводят к эпидуральной компрессии спинного мозга за счет экспансии костных метастазов. Как попадает в эпидуральное пространство лимфома?

В отличие от рака легких, молочной железы, других солидных опухолей, лимфома прорастает в эпидуральное пространство через естественные отверстия. Поэтому при рентгенографии позвоночника у больных с эпидуральной лимфомой часто не выявляется никаких патологических признаков.

37. Как провести дифференциальный диагноз между лучевой и неопластической плексопатией?

Для лучевой плексопатии характерно раннее развитие мышечной слабости в отсутствие болевого синдрома. Кроме того, более чем в половине случаев при лучевой плексопатии на ЭМГ отмечаются миокимические разряды, что не характерно для непластической плексопатии.

КАРЦИНОМАТОЗ МОЗГОВЫХ ОБОЛОЧЕК

38. Каковы клинические проявления карциноматоза мозговых оболочек?

Карциноматоз мозговых оболочек (карциноматозный, или неопластический менингит) может проявляться широким спектром симптомов. Нередко отмечаются угнетение сознания, эпилептические припадки, признаки множественного поражения черепных нервов или спинномозговых корешков, головная боль. Начало может быть молниеносным (например, при остром лимфобластном лейкозе) или подострым – со ступенеобразным развитием мультифокальных проявлений и нарушением когнитивных функций, что встречается у некоторых больных раком молочной железы. Прогноз неблагоприятный, особенно при метастазировании солидных опухолей.

39. При каких новообразованиях наиболее часто развивается карциноматоз мозговых оболочек у детей?

При лейкозах.

40. При каких солидных опухолях наиболее часто встречается карциноматозный менингит?

У взрослых причиной карциоматоза мозговых оболочек чаще всего бывает рак молочной железы, далее следуют рак легких и меланома.

41. Какова диагностическая ценность исследования ЦСЖ для постановки диагноза «карциноматоз мозговых оболочек»?

После первой пункции исследование ЦСЖ позволяет подтвердить диагноз в 50% случаев, после третьей — в 85% случаев. В ЦСЖ могут отмечаться повышение уровня белка, цитоз, атипичные клетки.

42. Помимо исследования ЦСЖ, какие другие дополнительные методы исследования помогают диагностировать карциноматоз мозговых оболочек?

КТ или МРТ головного мозга с контрастированием могут выявлять лептоменингеальные депозиты, накопление контраста в мозговых оболочках или гидроцефалию.

43. Назовите два основных химиотерапевтических препарата, используемых для лечения карциноматоза мозговых оболочек.

С целью лечения карциноматоза мозговых оболочек применяется подоболочечное введение метотрексата и цитозин-арабинозида. Нередко эффективна и системная химиотерапия.

Glantz MJ, Cole BF, Recht L, et al: Methotrexate for patients with nonleukemic leptomeningeal cancer. J Clin Oncol 16:1561–1567, 1998.

НЕВРОЛОГИЧЕСКИЕ ОСЛОЖНЕНИЯ ЗЛОКАЧЕСТВЕННЫХ НОВООБРАЗОВАНИЙ И ИХ ТЕРАПИИ

44. Как часто встречаются неврологические осложнения у пациентов со злокачественными новообразованиями?

Неврологические осложнения возникают на том или ином этапе заболевания приблизительно у 30% больных со злокачественными новообразованиями. Кроме метастатического поражения, к частым причинам неврологической патологии относятся: метаболические нарушения, инфекции, сосудистые заболевания, паранеопластические синдромы. Осложнения со стороны нервной системы могут быть связаны и с терапией злокачественных опухолей (например, лучевая энцефалопатия, лучевой некроз, индуцированные химиотерапевтическими средствами полиневропатии, психозы, мозжечковая дисфункция, лейкоэнцефалопатия). У одного и того же пациента часто встречаются различные осложнения. Мультифокальное структурное поражение может сочетаться с метаболическими или инфекционными осложнениями, что создает диагностические затруднения.

45. Инсульты и другие цереброваскулярные осложнения занимают третье по частоте место среди осложнений со стороны ЦНС при злокачественных новообразованиях. Каковы клинические особенности инсульта у онкологических больных? Какие осложнения особенно типичны для онкологических больных?

Причиной инсульта может быть синдром **диссеминированного внутрисосудистого свертывания** (ДВС-синдром), который может дополняться сепсисом. **Венозный тромбоз** может быть связан с дегидратацией, непосредственной опухолевой инвазией, побочным действием лекарственных средств, например L-аспарагиназы. Причиной **эмболии** бывают небактериальный тромботический эндокардит, характеризующийся формированием в эндокарде и на сердечных клапанах стерильных тромбоцитарно-фибриновых наложений. **Септическая эмболия** может возникать при грибковой, стафилококковой, грам-отрицательной инфекции, чаще у лиц с постоянными катетерами, нейтропенией или после пересадки костного мозга. Источником **опухолевых эмболов** чаще всего бывает миксома предсердия, при новообразования легких. Для подтверждения опухолевой эмболии необходима нейровизуализация в динамике. **Блокада микроциркуляции в результате лейкостаза** может привести к угнетению сознания, эпилептическим припадкам, флуктуирующим фокальным или мультифокальным симптомам, связанным с лейкемическими кризами. **Мультифокальные внутримозговые кровоизлияния** могут иметь место при промиелоцитарном лейкозе. Некротизирующие инфекции, например, грибами рода Mucor, могут вызвать инсульт в результате **прямой инвазии стенки артерии**. Тотальное облучение мозга может вызывать повреждение ткани мозга и кровеносных сосудов; в этих случаях иногда проводится терапия антиагрегантами или антикоагулянтами.

46. Что такое прогрессирующая мультифокальная лейкоэнцефалопатия (ПМЛ)?

Прогрессирующая мультифокальная лейкоэнцефалопатия представляет собой многоочаговое демиелинизирующее заболевание, вызываемое инфекцией JC-вирусом. Заболевание имеет прогрессирующее течение и наиболее часто встречается у больных злокачественными новообразованиями и СПИДом, а также у реципиентов в случае трансплантации органов. Часто наблюдаются инсультоподобные эпизоды.

Berger JR, Pall L, Lanska D, Whiteman M: Progressive multifocal leukoencephalopathy in patients' infection. J Neurovirol 4:59–68, 1998.

47. Каковы три наиболее часто встречающиеся неврологические осложнения цитомегаловирусной инфекции (ЦМВ)?

Цитомегаловирусная инфекция может привести к развитию синдрома Гийена–Барре, ретинита и энцефалита.

48. Встречается ли криптококковый менингит у больных СПИДом, злокачественными новообразованиями и другими иммунодефицитными состояниями?

Хотя криптококковый менингит наиболее часто встречается в упомянутых случаях, он возможен и у лиц с нормальным иммунитетом.

49. Как часто встречается варицелла-зостерная инфекция у больных лимфомой?

Примерно в 15%. Диссеминация процесса весьма характерна для пациентов со злокачественными новообразованиями. В редких случаях варицелла-зостерная инфекция вызывает инсульт или некротическое поражение центральной нервной системы.

Pruitt AA: Central nervous system intections in cancer patients. Neurol Clin 9:867–888, 1991.

50. Какие состояния, специфические для больных злокачественными новообразованиями, могут привести к острым нарушениям психического статуса?

Острое нарушение психического статуса может быть осложнением химиотерапии ифосфамидом, прокарбазином, 5-флуороурацилом, метатрексатом, цитозин-арабинозидом и метилмеламином. Более постепенные, но иногда и внезапные изменения психического статуса возможны при поражении мягких мозговых оболочек (например, при карциноматозе). Наиболее частой причиной внезапного ухудшения у пациента с поражением мозговых оболочек является гидроцефалия. Причиной изменения психического статуса могут быть бессудорожные припадки или эпилептический статус.

51. Какие неврологические осложнения возможны при назначении химиопрепаратов и иммуномодуляторов?

См. табл. 18.1.

52. Назовите два химиотерапевтических средства, которые вызывают паркинсонизм.

Интерлейкины (альфа-интерферон и интерлейкин-2) и гексаметилмеламин.

53. Применение какого гормонального средства приводит к развитию ретинопатии?

Тамоксифен при длительном его применении может вызывать ретинопатию.

54. Назовите три химиотерапевтических препарата, которые могут вызывать тромбоцитопеническую пурпуру.

Тромбоцитопеническую пурпуру могут вызвать блеомицин, цисплатин и митомицин-С. Тромбоцитопеническая пурпура может вызывать припадки и энцефалопатию, которые сопровождаются нарушением функции почек, гемолизом, шизоцитозом, лихорадкой и тромбоцитопенией.

55. Какие иммуносупрессоры, применяемые для подавления реакции отторжения трансплантата (в частности после пересадки костного мозга) может вызвать синдром обратимой задней лейкоэнцефалопатии?

FK506 (такролимус) и циклоспорин.

56. Назовите два препарата, которые могут усилить лейкоэнцефалопатию, вызываемую лучевой терапией?

Метотрексат и цитозин-арабинозид могут усугубить лучевую лейкоэнцефалопатию. Но оба упомянутых средства могут вызвать лейкоэнцефалопатию и в отсутствие лучевой терапии.

Таблица 18.1

Побочные эффекты химиотерапии и иммунотерапии

ПОБОЧНЫЕ ЭФФЕКТЫ	КОММЕНТАРИИ
Препараты, вызывающие энцефалопатию	
Альфа-интерферон	
Цитозин-арабинозид	
Цисплатин	Часто возникает в результате нарушения электролитного баланса
5-флуороурацил	
Гексаметилмеламин	
Ифосфамид	
Интерлейкин-2	
L-аспарагиназа	Может вызывать геморрагические и ишемические инсульты, обратимую энцефалопатию
Метотрексат	
Нитроген-мустард	
Прокарбазин	
VP 16 в высоких дозах	
Препараты, вызывающие полиневропатию	
Адриамицин	Редко
Цитозин-арабинозид	Редко
Цисплатин	Ототоксичность, сенсорная невропатия
Прокарбазин	
Таксол	
Винкристин	
Препараты, вызывающие миелопатию	
Цитозин-арабинозид	Подоболочечное введение
Метотрексат	Подоболочечное введение
Тиотепа	Подоболочечное введение
Препараты, вызывающие мозжечковую дисфункцию	
Цитозин-арабинозид	
5-Флуороурацил	
Ифосфамид	
Прокарбазин	

По *Paleologos NA: Complications of chemiotherapy. In Biller J (ed): Jatrogenic Neurology. Boston. Butterworth-Heinemann, 1998, pp 439–461.*

57. Через какой срок после облучения развивается лучевая миелопатия?

Отставленная прогрессирующая миелопатия чаще всего развивается через 9–18 месяцев после лучевой терапии, хотя преходящая миелопатия может возникать в течение первых месяцев после облучения (до 2 лет). Вероятность развития прогрессирующей миелопатии прямо пропорциональна дозе облучения. Наиболее часто это осложнение развивается, если доза превышала 4400 рад.

58. Какие ранние побочные эффекты возникают после краниальной лучевой терапии?

В течение первых нескольких дней лучевой терапии может возникать отек головного мозга, что проявляется головной болью, заторможенностью, тошнотой, рвотой и нарастанием уже имеющихся неврологических симптомов. Назначение

КЛЮЧЕВЫЕ ФАКТЫ: НЕВРОЛОГИЧЕСКИЕ ОСЛОЖНЕНИЯ ЗЛОКАЧЕСТВЕННЫХ НОВООБРАЗОВАНИЙ И ИХ ТЕРАПИИ ✓

1. Неврологические нарушения наблюдаются примерно у 30% пациентов со злокачественными опухолями
2. Чаще всего неврологические осложнения связаны с метаболическими нарушениями, инфекциями, сосудистыми заболеваниями, паранеопластическими синдромами
3. Наиболее важный тест при паранеопластических синдромах — идентификация антител в крови и ЦСЖ больного

дексаметазона приводит к уменьшению клинических проявлений. Целесообразно профилактическое назначение дексаметазона для снижения риска ранних побочных эффектов лучевой терапии.

59. В какие сроки возникают отставленные осложнения после облучения головного мозга?

Отставленные симптомы могут возникать в течение 1–4 месяцев после завершения курса лучевой терапии и напоминать побочные эффекты на ранних стадиях облучения, в том числе заторможенность, усугубление уже имеющихся неврологических проявлений, головная боль.

60. В какие сроки развивается фокальный церебральный лучевой некроз?

Лучевой некроз головного мозга в среднем развивается через 18 месяцев после лучевой терапии, но может возникнуть и намного позже.

61. Назовите два вида опухолей нервной системы, рост которых индуцируется лучевой терапией?

Если в поле обулчения попадают периферические нервы или сплетения, то спустя годы после лучевой терапии возможно развитие болезненных опухолей, растущих из оболочек нервов. После тотального облучения головного мозга у детей с лимфобластным лейкозом при длительной выживаемости повышен риск развития глиом.

62. Дайте определение паранеопластического синдрома. Какие наиболее частые паранеопластические синдромы вовлекают нервно-мышечную систему?

Паранеопластическими синдромами называют поражения органов или тканей, удаленных от места роста злокачественной опухоли или ее метастазов и, вероятно, вызванных аутоиммунными механизмами. Паранеопластические синдромы часто проявляются раньше, чем диагностируют первичную опухоль. Исследование ЦСЖ может выявить небольшой плеоцитоз (30–40 лейкоцитов/мм^3), небольшое повышение уровня белка (50–100 мг/дл); уровень IgG на ранней стадии заболевания повышается, но нормализуется в течение нескольких недель или месяцев. При исследовании ЦСЖ у пациентов с паранеопластической мозжечковой дегенерацией с использованием метода иммунофлуоресценции установлено, что более 75% лейкоцитов являются Т-клетками, кроме того выявляется небольшое число В-клеток и нормальных киллеров.

Большинство паранеопластических синдромов встречаются редко, примерно у 0,01% пациентов. Исключение составляют миастенический синдром Ламберта–Итона, развивающийся у 3% пациентов с мелкоклеточным раком легких, миастения, встречающаяся примерно у 30% пациентов с тимомой, и демиелинизирующая полиневропатия, поражающая примерно 50% пациентов с редкой остеосклеротической формой плазмацитомы (в рамках синдрома POEMS – полиневропатия, органомегалия, эндокринопатия, M протеин и кожные изменения).

Паранеопластические синдромы подразделяют на следующие категории.

1. Синдромы поражения головного мозга и черепных нервов: лимбический энцефалит, стволовой энцефалит, мозжечковая дегенерация, опсоклонус-миоклонус, неврит зрительного нерва, паранеопластическая ретинопатия, хорея и паркинсонизм.

2. Синдромы поражения спинного мозга: некротизирующая миелопатия, миелит, болезнь двигательных нейронов (амиотрофический боковой склероз), подострая моторная нейронопатия, синдром ригидного человека.

3. Синдром поражения спинномозговых ганглиев: сенсорная нейронопатия.

4. Синдромы поражения периферических нервов: вегетативная невропатия, острая сенсомоторная полиневропатия (синдром Гийена–Баре, плечевой плексит), хроническая сенсомоторная полиневропатия, васкулитная невропатия, нейромиотония.

5. Синдромы поражения нервно-мышечных синапсов: миастенический синдром Ламберта–Итона, миастения.

6. Синдромы поражения мышц: дерматомиозит, некротизирующая миопатия, миотония.

Darnell, RB, Posner, JB: Paraneoplastic syndromes involving the nervous system. N Engl J Med 349:1543–1554, 2003.

63. Назовите наиболее важные методы диагностики паранеопластических синдромов.

Идентификация антител в крови и ЦСЖ значительно расширяют возможности ранней диагностики (табл. 18.2).

64. Каковы характерные признаки миастенического синдрома Ламберта–Итона?

Данный синдром связан с нарушением нервно-мышечной передачи и характеризуется утомляемостью, слабостью в мышцах плечевого и тазового пояса (более выражена в ногах, чем в руках, но возможна и обратная картина), усиление мышечного ответа при повторяющейся ритмической стимуляции частотой 20–50 Гц. Приблизительно в половине случаев наблюдаются также сухость во рту и импотенция в связи с вовлечением холинергических вегетативных структур. В отличие от миастении, **птоз и нарушение функции наружных мышц глаз** встречаются редко.

65. Как часто дерматомиозит у взрослых имеет паранеопластическую природу?

Приблизительно в 10% случаев дерматомиозит возникает вследствие злокачественного новообразования. Чаще всего это рак молочной железы, легкого, яичников и желудочно-кишечного тракта. Уровень онкологической настороженности

Таблица 18.2

Исследование антител при паранеопластических синдромах

АНТИТЕЛА	ПАРАНЕОПЛАСТИЧЕСКИЙ СИНДРОМ	ОПУХОЛЬ
Anti-Hu (ANNA-1)	Парансопластические энцефаломиелит, сенсорная нейронопатия, мозжечковая дегенерация, вегетативная дисфункция	Мелкоклеточный рак легкого, нейробластома, рак предстательной железы
Anti-Yo (PCA-1)	Паранеопластическая мозжечковая дегенерация	Злокачественные опухоли яичников, молочных желез, легких
Anti-Ri	Атаксия, в сочетании с опсоклонусом-миоклонусом или без него.	Опухоли молочных желез, женских половых органов, легких и мочевого пузыря
Anti-Tr	Паранеопластическая мозжечковая дегенерация	Лимфогранулематоз
Anti-VGCC	Миастенический синдром Ламберта – Итона	Мелкоклеточный рак легкого
Антиретинальные антитела (антитела к рековерину)	Паранеопластическая ретинопатия (ретинопатия, ассоциированная с меланомой).	Мелкоклеточный рак легкого, меланома, опухоль женских половых органов
Антитела к амфифизину	Синдром ригидного человека, паранеопластический энцефаломиелит	Опухоли молочных желез, мелкоклеточный рак легкого
Anti-CRMP5 (anti-CV2)	Паранеопластические миелит, мозжечковая дегенерация, хорея, сенсорная невропатия	Мелкоклеточный рак легкого, тимома
Anti-PCA-2	Паранеопластические миелит, мозжечковая дегенерация, миастенический синдром Ламберта – Итона	Мелкоклеточный рак легкого
Anti-Ma1	Стволовой энцефалит, мозжечковая дегенерация	Злокачественные новообразования легких и других органов
Anti-Ma2 (ta)	Лимбический стволовой энцефалит	Рак яичек
ANNA-3	Сенсорная нейронопатия, энцефаломиелит	Рак легкого
Anti-mGluR1	Паранеопластическая мозжечковая дегенерация	Лимфогранулематоз
Anti-VGKC	Парамиотония	Тимома, мелкоклеточный рак легкого
Anti-MAG	Полиневропатия	Макроглобулинемия Вальденстрема

По *Darnell RB, Posner JB: Paraneoplastic syndromes involving the nervous system. N Engl J Med 349:1543–1554, 2003.*

должен быть максимальным при возникновении дерматомиозита у лиц старше 40-летнего возраста.

66. Что такое карциноматозная нейромиопатия?

Карциноматозная нейромиопатия не является самостоятельным расстройством. Для нее характерны слабость и атрофия мышц, снижением сухожильных рефлексов, но причиной этих симптомов могут быть полиневропатия или нейронопатия либо сочетание миопатии с полиневропатией или иным вариантом периферической невропатии. Данные дополнительных методов исследования варьируют.

67. При каких злокачественных новообразованиях встречается опсоклонус-миоклонус?

Данный синдром, для которого характерны миоклонические подергивания и глазодвигательные нарушения, наиболее часто встречается при нейробластоме у детей, но возможен и у взрослых (чаще у пациентом с раком легкого).

ОНКОЛОГИЧЕСКАЯ БОЛЬ

68. Какой процент онкологических больных в момент смерти испытывает нестерпимую боль?

Считается, что 25% онкологических пациентов в терминальной стадии не получают адекватное обезболивание.

69. Какие факторы не позволяют адекватно облегчить боль?

Парадокс заключается в том, что не отсутствие адекватных препаратов или методов лечения затрудняет борьбу с болью, а такие явления, как опиофобия (то есть страх использовать наркотические вещества), недостаточное понимание природы боли (является ли она ноцицептивной или невропатической), а также неправильное распределение приоритетов, когда боль и страдание не расцениваются как неотложное состояние, требующее незамедлительного лечения.

70. Чем отличается ноцицептивная боль от невропатической?

Ноцицептивная боль возникает в результате повреждения или патологии в мягких тканях или других соматических структурах. При этом структуры нервной системы остаются интактными. Боль, которая возникает в результате повреждения или нарушении функции нервной системы, именуется **невропатической**. Последний тип боли характеризуется необычным или причудливым характером болевых ощущений, например это может быть интенсивное чувство жжения, провоцируемое легким прикосновением (аллодиния). Зона болевых ощущений может распространяться за пределы зоны повреждения (пространственная суммация, расширение зоны болевых ощущений). Боль может иметь пароксизмальный, стреляющий характер. Могут иметь место ощущения зуда, ползания мурашек, покалывания, прикосновения горячими или холодными предметами (дизестезия).

71. Как лечат ноцицептивную боль?

Нестероидные противовоспалительные средства (НПВС) и ацетаминофен способны обеспечить адекватное облегчение легкой или умеренной ноцептивной боли. Опиоиды эффективны при тяжелом болевом синдроме.

72. Каков патогенез невропатической боли у онкологических пациентов?

Боль, которую испытывают онкологические больные, может быть обусловлена прорастанием или инфильтрацией нервных структур опухолью (примером служат поражения плечевого или пояснично-крестцового сплетений, эпидуральная компрессия корешков или спинного мозга), осложнением лечения, в частности хирургического вмешательства (например, после торакотомии, мастэктомии, ампутации) или химиотерапии (например, при назначении цисплатина).

73. Как лечат невропатическую боль?

Для облегчения невропатической боли применяют трициклические антидепрессанты (например, амитриптилин, протриптилин и доксепин). При пароксизмальной, простреливающей боли могут быть эффективны противоэпилептические средства, например фенитоин, карбамазепин, габапентин, клоназепам. В случае неэффективности трициклических антидепрессантов и противоэпилептических средств положительный эффект может оказывать пероральный аналог лидокаина мексилетин. Как временная мера иногда полезны кортикостероиды, особенно при острой каузалгии. При раннем применении они могут полностью устранить болевой синдром. При некоторых локальных процессах эффективна блокада нервных стволов. Постоянное эпидуральное введение лекарственных препаратов может применяться в случаях пояснично-крестцовой плексопатии, невропатической боли в конечностях, постторакотомической боли, резистентных к традиционной терапии.

74. Какова доза гидроморфона считается эквивалентной (эквианальгетической) 30 мг морфина, назначаемым каждые 4 часа?

Адекватная доза гидроморфона — 7,5 мг каждые 4 часа. Так как гидроморфон выпускается в таблетках по 4 мг, препарат следует назначить по 8 мг каждые 4 часа (табл. 18.3).

75. Является ли обезболивание, контролируемое пациентом, эффективным парентеральным методом введения анальгетиков? Каков действует данный метод?

Этот метод применяется для лечения онкологических больных, которым невозможно вводить препараты внутрь из-за тошноты или рвоты, кишечной непроходимости в послеоперационном периоде, а также у пациентов с выраженным колебанием болевых ощущений. Анальгетики подаются с помощью помпы, снабженной компьютерной программой, в различных режимах: постоянное капельное введение (основной режим), перемежающийся режим (с введением болюсами) без базисного капельного введения или сочетание первого и второго режимов, когда определенные дозы «накладываются» на базисное регулярное капельное введение препарата. Лечащий врач определяет максимально допустимую почасовую дозу вводимого анальгетика и дозу, подаваемую в базисном режиме. Пациенты, как правило, довольны этой методикой, так как она предполагает полный самоконтроль, быстрый доступ к препарату в случае необходимости, отсутствие зависимости от персонала и гибкий режим дозирования.

Edmondson E: Advances in pain control for cancer patients. Clin Consult Obstet Gynecol 3:122–128, 1991.

76. Какие болевые синдромы резистентны к терапии опиоидами?

Недостаточный анальгезирующий эффект опиатов, как правило, наблюдается у пациентов, испытывающих боль вследствие метастатического поражения костей, а также при невропатической боли.

Таблица 18.3

Пересчет дозы опиатов

ПРЕПАРАТ	ПУТЬ ВВЕДЕНИЯ	АНАЛЬГЕЗИРУЮЩАЯ ДОЗА (МГ)	ПЕРЕСЧЕТ ДОЗЫ С В/В ВВЕДЕНИЯ НА ПРИЕМ ВНУТРЬ	ПЕРЕСЧЕТ ДОЗЫ ОТНОСИТЕЛЬНО МОРФИНА
Морфин	ВВ/ВМ	10	3	=
	ПО	30		=
Леворфанол	ВВ/ВМ	2	2	5
	ПО	4		7,5
Метадон	ВВ/ВМ	10	2	=
	ПО	20		1,5
Фентанил	ВВ	0,1 (100 мкг)	–	100
Гидроморфон	ВВ/ВМ	1,5	5	6,7
	ПО	7,5		4
Меперидин	ВВ/ВМ	75	4	0,13
	ПО	300		0,1
Оксикодон	ВВ/ВМ	15	2	0,67
	ПО	30		=
Кодеин	ВМ	130	1,5	0,8
	ПО	200		0,15
Пентазоцин	ВМ	60	2,5	6
	ПО	150		
Бутофанол	ВМ	2	=	0,2
Налбуфин	ВМ	10	=	1

ВМ – внутримышечно, ВВ – внутривенно, ПО – перорально, = – нет необходимости пересчитывать дозу.

77. Какие существуют альтернативные методы лечения боли, резистентной к опиоидным анальгетикам, у онкологических больных?

Боль, обусловленная метастатическим поражением костей, поддается лечению с помощью комбинированной терапии нестероидными противовоспалительными средствами (НПВС) или кортикостероидами, которые назначаются в дополнение к опиатам. Часто наблюдается положительный эффект лучевой терапии, которая облегчает метастатическую боль в костях. В случаях невропатической боли применяются трициклические антидепрессанты, противоэпилептические препараты или пероральные анестетики (например, мексилетин). В некоторых случаях необходимо постоянное эпидуральное введение местных анестетиков или опиоидов.

78. Является ли внутривенный путь введения опиоидных анальгетиков более предпочтительным, чем пероральный?

В целом пероральное применение опиоидных анальгетиков столь же эффективно, как и парентеральное, при условии, что доза подобрана адекватно. При внутривенном введении препараты начинают действовать быстрее, однако длительность

КЛЮЧЕВЫЕ ФАКТЫ: ОНКОЛОГИЧЕСКАЯ БОЛЬ

1. Примерно в 25%случаев онкологическим больным в терминальной стадии заболевания не обеспечивается адекватное обезболивание
2. Источником ноцицептивной боли становятся повреждения или заболевания мягких тканей или других соматических структур
3. Невропатическая боль возникает вследствие повреждения или дисфункции нервной системы
4. Контролируемая пациентом анальгезия — эффективный парентеральный метод введения анальгетиков

эффекта короче. Парентеральный путь введения предпочтителен, если у пациента имеется тошнота или неукротимая рвота, обструкция желудочно-кишечного тракта или острейшая боль, которая требует активного, но и щадящего подбора дозировки препарата.

79. Какие препараты вводятся интратекально с целью купирования боли?

Интратекальное введение опиоидных анальгетиков одобрено FDA для купирования боли при онкологических заболеваниях, а также при хронической резистентной к терапии боли у неонкологических пациентов, резистентной к терапии. Наиболее часто используемые препараты — морфин, фентанил и суфентанил. Среди неопиоидных препаратов для облегчения боли интратекально вводится клонидин.

ВЕБСАЙТЫ

1. http://www.braintumor.org
2. http://www.btfc.org

ЛИТЕРАТУРА

1. Levin VA (ed): Cancer in the Nervous System. New York, Churchill-Livingstone, 1996.
2. Posner JB: Neurologic Complications of Cancer. Philadelphia, F.A. Davis, 1995.
3. Schold SC(ed): Primary Tumors of the Brain and Spinal Cord. Boston, Butterworth-Heinemann, 1997.
4. Wen PY. Black PM: Brain tumors in adults. Neurol Clin 13:701–975, 1995.

Глава 19. ГОЛОВНАЯ БОЛЬ

Howard S. Derman

1. Каковы суммарные показатели распространенности головной боли всех типов?

Приблизительно 45% взрослого населения когда-либо отмечали интенсивную или приводящую к нетрудоспособности головную боль.

2. Кто чаще страдает головными болями — мужчины или женщины?

70% пациентов с мигренью — женщины. Зато кластерной головной болью страдают преимущественно мужчины (90%). Головная боль напряжения встречается у женщин немного чаще, чем у мужчин, но в целом соотношение примерно равное.

3. Помогает ли локализация головной боли определить ее тип?

Как правило, мигренозная головная боль затрагивает половину лица, включая область лба, а также локализуется в области глаза и щеки. Кластерная головная боль обычно локализуется периорбитально, пациенты, как правило, предъявляют жалобы на сверлящую мучительную боль выше глазного яблока или за ним. Головная боль напряжения обычно характеризуется ощущением сдавливания висков, которое может распространяться назад, в затылочную область, и вперед, на область лба.

4. Какие анатомические структуры головы чувствительны к боли?

Болевые ощущения способны генерировать лишь некоторые структуры головы. Сам головной мозг не обладает болевыми рецепторами и, соответственно, не чувствителен к боли (табл. 19.1).

Таблица 19.1

Анатомические структуры головы, чувствительные к боли

Волосистая часть головы
Сосуды волосистой части головы
Мышцы головы и шеи
Крупные венозные синусы
Артерии мозговых оболочек
Крупные мозговые артерии
Чувствительные к боли волокна V, VII, IX и X черепных нервов
Участки твердой мозговой оболочки на основании мозга

5. В каких случаях головная боль является сигналом серьезного неврологического заболевания?

Головная боль может свидетельствовать о серьезном неврологическом заболевании в следующих ситуациях.

1. Внезапное начало интенсивной головной боли.

2. Головная боль, сопровождающаяся угнетением сознания, лихорадкой, эпилептическими припадками и очаговой неврологической симптоматикой.

3. Появление головной боли или изменение характера ранее отмечавшейся головной боли в возрасте старше 50 лет.

6. Каковы наиболее частые серьезные заболевания, первым проявлением которых может быть головная боль?

Первичная опухоль головного мозга.
Метастатическое поражение головного мозга.
Абсцесс головного мозга.
Субдуральная гематома.
Внутримозговое кровоизлияние.
Субарахноидальное кровоизлияние.
Менингит.
Височный артериит.
Артериальная гипертензия.
Гидроцефалия.
Глаукома.

7. Применяются ли наркотические анальгетики для лечения головной боли?

Применение наркотических анальгетиков при головной боли следует строго ограничить. В большинстве случаев эти препараты не следует применять. Если все же их приходится назначать, то перед началом лечения необходимо провести беседу с пациентом об опасности и нежелательных последствиях применения наркотических анальгетиков.

МИГРЕНЬ

8. В каком возрасте дебютирует мигрень?

Как правило, мигрень проявляется в подростковом возрасте и крайне редко — после 40 лет.

9. Какова частота мигренозных приступов?

Частота мигренозных приступов вариабельна, однако в среднем они возникают 1–2 раза в месяц. У некоторых пациентов, страдающих мигренью, приступы случаются реже, с частотой 3–4 раза в год. Некоторые женщины отмечают четкую связь мигренозных атак с менструацией.

10. Каковы наиболее типичные проявления мигрени?

1. Односторонняя головная боль — в 60% случаев. Боль может вначале иметь тупой характер, однако затем она становится пульсирующей и интенсивной, часто ограничивающей повседневную активность пациента.

2. Зрительные и сенсорные нарушения.

3. Анорексия, тошнота, рвота.
4. Колебания настроения.

11. Назовите пять фаз развернутого мигренозного приступа?

1. **Продромальная фаза.** Продром начинается за несколько часов или дней до появления головной боли и включает изменение настроения, поведения, аппетита, когнитивных функций.

2. **Аура.** Возникает не более чем за час до развития головной боли и чаще всего бывает зрительной или сенсорной.

3. **Головная боль.** В типичных случаях боль бывает односторонней и имеет пульсирующий характер.

4. **Фаза регресса головной боли.**

5. **Постдромальная фаза.** После окончания приступа головной боли могут отмечаться постдромальные явления, например ощущение «похмелья».

12. Как часто мигрень сопровождается аурой?

Приблизительно в 35% случаев мигрень сопровождается аурой. Этот тип головной боли известен как классическая мигрень. Мигрень без ауры называется также простой мигренью.

13. Каковы типичные признаки мигренозной ауры?

Зрительная аура встречается наиболее часто и представлена фотопсиями в виде вспышек света, сверкающих шаров, зигзагов, точек или мерцающей скотомы. Сенсорная аура в виде ощущений онемения и парестезий в конечностях встречается реже, чем зрительная. Слабость конечностей и афатические нарушения отмечаются редко.

14. Каковы основные проявления мигрени с аурой?

У пациента должно быть не менее двух приступов, которые характеризуются, как минимум, тремя признаками из четырех следующих.

1. Один или нескольких полностью обратимых симптомов ауры, свидетельствующих о локальной полушарной (корковой) или стволовой дисфункции.

2. Хотя бы один симптом ауры развивается постепенно (на протяжении более четырех минут) либо отмечаются не менее двух симптомов, которые последовательно возникают друг за другом.

3. Продолжительность всех симптомов ауры не превышает 60 минут.

4. Приступ головной боли наступает после появления симптомов ауры не позже, чем через 60 минут.

15. Каковы основные проявления мигрени без ауры?

У пациентов должны возникать приступы, удовлетворяющие следующим критериям.

1. Длительность головной боли — 4–72 часа.

2. Во время приступа головной боли должен наблюдаться хотя бы один из перечисленных симптомов: (а) тошнота и/или рвота, (б) светобоязнь и звукобоязнь.

3. Головная боль должна соответствовать хотя бы двум из перечисленных характеристик: односторонняя локализация, пульсирующий характер, умеренная или значительная интенсивность, что затрудняет или делает невозможной повседневную активность, усиление после обычной физической нагрузки.

16. Что такое сосудистая теория мигрени?

Согласно сосудистой теории, мигренозная аура возникает в результате вазоконстрикции мозговых сосудов, а головная боль развивается вследствие вазодилатации. Современные исследования мозгового кровотока подвергают данную теорию сомнению. Во время приступа мигрени с аурой действительно отмечается снижение мозгового кровотока, однако при мигрени без ауры изменений мозгового кровотока не наблюдается. Поэтому роль сосудистых изменений в патогенезе мигрени остается неясной.

17. Какую роль играет серотонин в патогенезе мигрени?

Серотонин широко распространен в организме человека, однако его распределение неравномерно. 90% серотонина локализуется в желудочно-кишечном тракте, остальная его часть приходится на головной мозг и тромбоциты. Во время мигренозного приступа может отмечаться снижение уровня серотонина в крови, при этом возможно повышение его концентрации в моче. Колебания уровня серотонина могут вызывать сосудистые изменения и оказывать влияние на кровоток и, кроме того, влиять на восприятие боли головным мозгом. Таким образом, серотонин, возможно, играет роль в патогенезе мигрени, однако она не до конца ясна. Подтверждает роль серотонина эффективность лекарственных средств, влияющих на его метаболизм, таких как амитриптилин, нортриптилин или суматриптан.

Peroutka SJ: Serotonin receptor subtypes: Their evolution and clinical relevance. CNS Drugs 4 (Suppl 1):18–36, 1995.

18. Могут ли определенные продукты питания провоцировать приступ мигрени?

При сборе анамнеза нередко выявляется, что употребление некоторых продуктов питания способно спровоцировать у данного пациента мигренозный приступ. Однако четко связь с приступами мигрени установлена только в отношении красного вина. Тем не менее установлено, что следующие продукты питания могут провоцировать приступы.

- Продукты, богатые тирамином (сыр, красное вино).
- Продукты, содержащие натрия глутамат (блюда китайской и мексиканской кухни).
- Продукты, содержащие нитраты (продукты холодного копчения — салями, копченые сорта мяса).
- Маринованные, соленые, квашеные продукты.
- Алкогольные напитки (особенно красные вина).
- Напитки, содержащие кофеин (чай, кофе и другие безалкогольные напитки).

19. Какие препараты наиболее эффективны для купирования мигренозного приступа?

Наиболее эффективно купируют мигренозный приступ препараты эрготамина, мидрин и триптаны.

20. Эффективен ли эрготамин в лечении мигрени?

Препараты эрготамина эффективны у пациентов с четко выраженной продромальной фазой. Эрготамин назначают внутрь, сублингвально, ректально (в суппозиториях), парентерально (в инъекционной форме), а также в виде ингаляций. Из-за выраженной тошноты, которая наблюдается у некоторых пациентов с мигренью, наиболее удобными и максимально переносимыми являются сублингвальный и ректальный пути введения. Обычная разовая доза препарата составляет 2 мг. За время одного приступа возможно 3-х кратное применение препарата с интервалом не менее получаса. В течение одной недели пациент может принять препарат не более девяти раз.

21. Что такое мидрин? Эффективен ли данный препарат при головной боли?

Мидрин – комбинированное лекарственное средство, которое состоит из дихлоралфеназона (миорелаксант), изометептена (вазоконстрикторное средство) и ацетаминофена (парацетамола). Данный препарат может применяться для профилактики мигренозных приступов (по 1 таблетке два-три раза в день), так и для их купирования (2 таблетки в начале приступа, затем по 1 таблетке каждый час, максимально до 5 таблеток).

22. Что такое суматриптан?

Суматриптан (имигран) относится к препаратам нового поколения – агонистам серотониновых (5–HT) рецепторов. Препарат вводят подкожно (6 мг), интраназально (20 мг), внутрь (50 мг). Он купирует приступ мигрени у 70% пациентов. Наиболее частые побочные эффекты – ощущение сдавления в груди и прилив к голове. Не следует применять суматриптан одновременно с производными эрготамина, а также при заболеваниях сердечно-сосудистой системы.

23. Какие агонисты серотониновых рецепторов применяются в лечении мигрени?

После успешного применения суматриптана были разработаны другие препараты этого ряда – золмитриптан, фроватриптан, электриптан, алмотриптан, ризатриптан и наратриптан. Эти препараты отличаются друг от друга фармакологическим профилем, но обладают примерно равной эффективностью. Агонисты 5-HT-рецепторов обычно более предпочтительны по сравнению с производными эрготамина и мидодрином и являются препаратами выбора для купирования приступов мигрени.

Ferrari MD, Roon Kl, Lipton RB, Goadsby PJ: Oral triptans in acute migraine treatment: A meta-anafysis of 53 trials. Lancet 358:1668–1675, 2001.

24. Возможно ли сочетание нескольких препаратов из группы триптанов для купирования мигренозных приступов?

Как правило, не следует комбинировать разные препараты триптанов (например, ризатриптан и суматриптан), однако возможно сочетание различных лекарственных форм одного и того же средства (например, суматриптан можно вначале ввести в виде назального спрея, а через два часа — внутрь).

25. Триптаны применяют только для купирования мигренозных приступов?

Наратриптан, обладающий более длительным периодом полуэлиминации, может использоваться как профилактическое средство при менструальной мигрени. Если приступы головной боли предсказуемо возникают в определенную фазу цикла, особенно если пациентка принимает оральные контрацептивы, рекомендуется назначать наратриптан ежедневно утром за один-два дня до начала менструаций и продолжать прием вплоть до третьего дня цикла.

26. Применяются ли противоэпилептические средства для профилактики приступов мигрени?

В контролируемых исследованиях показано, что габапентин, препараты вальпроевой кислоты и топирамат эффективны в качестве средств для профилактики мигренозных приступов.

27. Какие лекарственные средства относят к препаратам первого ряда для профилактики приступов мигрени?

Трициклические антидепрессанты, бета-блокаторы, блокаторы кальциевых каналов, а также препараты вальпроевой кислоты являются препаратами выбора для профилактики мигренозных приступов.

28. Назовите показания для назначения профилактической терапии мигрени.

Профилактическую терапию следует назначать при частых приступах (два и более в месяц) или, что более важно, в тех случаях, когда приступы нарушают повседневную активность пациента (лишая его трудоспособности или вынуждая пропускать занятия в школе).

29. Какие трициклические антидепрессанты наиболее полезны в качестве профилактических средств?

Способность трициклических антидепрессантов предупреждать мигренозные приступы не связана с их антидепрессивной активностью. Из многочисленных трициклических антидепрессантов для профилактической терапии мигрени наиболее полезен амитриптилин. Эффективными могут быть и другие препараты данной группы — доксепин, нортриптилин и имипрамин.

30. В какой дозе назначают трициклические антидепрессанты для профилактики приступов мигрени?

Прием амитриптилина лучше начинать с дозы 25 мг на ночь (так как в начале лечения препарат часто вызывает сонливость). Затем дозу постепенно повышают на 25 мг в неделю в течение 3–4 недель. Максимальная доза — 200 мг/сут. Однако если доза превышает 100 мг/сут, нередко возникают выраженные побочные эффекты: сухость во рту, запоры, затруднение мочеиспускания, сонливость. Часто неприемлемым побочным эффектом становится прибавка массы тела.

31. Эффективны ли бета-блокаторы для профилактики приступов мигрени?

Бета-блокаторы, особенно пропранолол, в течение многих лет успешно применяются для профилактики приступов мигрени. Пропранолол безопасен и вызывает минимум побочных эффектов. Предпочтительнее использовать препарат длительного действия, его обычная доза 80 мг/сут. Во время лечения необходим контроль пульса. При необходимости доза пропранолола может быть повышена до 160 мг/сут (при условии, что ЧСС не будет ниже 60 ударов в минуту).

32. Хорошо ли переносят пациенты с мигренью бета-блокаторы?

В большинстве случаев бета-блокаторы хорошо переносятся, но перед их назначением следует обсудить с пациентом некоторые вопросы. Если пациент страдает бронхиальной астмой, имеется риск бронхоспазма. Перед назначением бета-блокаторов следует поинтересоваться, не занимается ли пациент спортом или любой регулярной физической нагрузкой. Среди больных, которые лечатся по поводу мигрени, удивительно высоко число лиц, посещающих занятия аэробикой. При этом лица, принимающие бета-блокаторы, часто переживают, когда у их коллег ЧСС во время упражнений достигает 160 ударов в минуту, а у них самих остается на уровне 60 ударов в минуту. К тому же пациенты, принимающие бета-блокаторы, нередко жалуются на утомление и плохое самочувствие во время физической нагрузки. Таким образом, для некоторых групп больных бета-блокаторы не могут служить средством первого ряда для лечения мигрени.

33. Какие препараты из группы антагонистов кальция наиболее эффективны при мигрени?

Из группы антагонистов кальция при мигрени наиболее часто применяется верапамил. Его стартовая доза — 180 мг на ночь. При необходимости доза может быть увеличена в течение четырех недель до 240 мг на ночь. Препарат хорошо переносится.

34. Какие другие антагонисты кальция применяются при мигрени?

При неэффективности или непереносимости верапамила для профилактики мигрени может применяться никардипин в дозе 20–60 мг в сутки.

35. Эффективны ли препараты вальпроевой кислоты для профилактики приступов мигрени?

Препараты вальпроевой кислоты могут предупреждать мигренозные приступы. Механизм их действия недостаточно ясен, однако предполагается, что он не связан с противоэпилептической активностью. Предпочтительнее использовать препараты длительного действия, которые обычно рекомендуют принимать однократно вечером.

36. Существуют ли различия в дозе и терапевтической концентрации в крови при применении вальпроевой кислоты у больных эпилепсией и мигренью?

При мигрени препараты оказываются эффективными в более низкой дозе, чем при эпилепсии. В некоторых случаях успех достигается приемом вальпроевой кислоты в дозе 125 мг два раза в день. Средняя доза, эффективная в 70% случаев, составляет 650 мг/сут. Ее можно разделить на два приема. При мигрени нет необходимости контролировать уровень препарата в плазме.

37. Как осуществлять выбор между бета-блокатором, трициклическим антидепрессантом, антагонистом кальция и вальпроевой кислотой при проведении профилактической терапии мигрени?

При выборе препарата необходимо учитывать профессию и привычки пациента, а также другие факторы, такие как удобство применения и занятия физическими упражнениями. Некоторые данные свидетельствуют, что бета-блокаторы предпочтительнее использовать в тех случаях, когда приступ мигрени сопровождается зрительными симптомами, такими как вспышки света, молнии, мерцающая скотома. При наличии тревоги, депрессии, нарушений сна показаны трициклические антидепрессанты. Проведенные исследования показали, что по эффективности препараты различных групп примерно равны.

Afridi S, Kaube H: Prophylactic therapy for migraine. Curr Treat Options Neurol 5:431–440, 2003.

38. Как лечить головную боль во время беременности?

Для купирования головной боли при беременности могут применяться ацетаминофен или малые дозы аспирина. Только в случае их неэффективности возможно применение наркотических анальгетиков. Наиболее безопасным из них при беременности, по-видимому, является кодеин. С целью профилактики мигренозных приступов возможно применение ципрогептадина (перитола) или трициклического антидепрессанта.

39. Какие препараты строго противопоказаны во время беременности?

При беременности противопоказаны производные эрготамина и любые препараты, вызывающие вазоспазм. Как правило, после доверительной беседы, в ходе которой лечащий врач рассказывает о возможном вредном воздействии препаратов на плод, многие беременные женщины отказываются от лекарственной терапии на весь период беременности.

КЛАСТЕРНАЯ ГОЛОВНАЯ БОЛЬ

40. В каком возрасте проявляется кластерная головная боль?

Средний возраст начала кластерной головной боли — около 25 лет, но она может впервые возникать и позже — до 45 лет.

41. Каковы клинические проявления кластерной головной боли?

Кластерная головная боль характеризуется внезапным началом, без ауры. Боль необычайно интенсивна и локализуется вокруг глазного яблока или за ним, строго с одной стороны. Длительность приступа — 20–60 минут. Во время приступа на стороне боли больные отмечают заложенность носа или выделения из него (ринорея), покраснение глаза. На стороне боли возможен также парциальный синдром Горнера (птоз и миоз).

42. Почему головная боль такого типа называется кластерной?

Приступы головной боли возникают в течение коротких периодов времени, которые называются кластерными. Типичный кластерный период длится от четырех до восьми недель. Во время такого периода приступы могут возникать ежедневно, с периодичностью один-два раза в день. Интервал между кластерными периодами может составлять от шести месяцев до года.

43. Во всех ли случаях кластерная головная боль возникает эпизодически?

У 67% пациентов кластерная головная боль возникает эпизодически. Однако у 33% больных периоды ремиссии отсутствуют, а приступы головной боли повторяются с периодичностью от 1 до 4 раз в месяц.

44. С какими заболеваниями проводят дифференциальный диагноз кластерной головной боли?

- Невралгия тройничного нерва
- Менструальная мигрень
- Воспаления придаточных пазух носа
- Паратригеминальная невралгия Редера

45. Какие средства используют для купирования приступов кластерной головной боли?

- Ингаляция кислорода
- Локально применяющиеся местные анестетики
- Эрготамин
- Инъекции дигидроэрготамина
- Суматриптан

46. Как применяют кислород для купирования приступа кластерной головной боли?

Кислород следует подавать со скоростью 8 л/мин в течение 10 минут. Это приводит к купированию головной боли у 80% пациентов. Кислород должен применяться как можно раньше после начала боли, но в некоторых случаях после прекращения подачи кислорода отмечается рикошетная головная боль.

47. Какие профилактические средства следует назначать во время кластерного периода?

Блокаторы кальциевых каналов, особенно верапамил (начальная доза 180 мг на ночь, при хорошей переносимости дозу повышают до 360 мг/сут). Применяют также кортикостероиды, препараты лития, топирамат.

48. Эффективны ли стероидные гормоны при кластерной головной боли?

Кортикостероиды весьма эффективны. Возможны две схемы их применения. В начале кластерного периода эффективен 3-дневный курс преднизолона (препарат назначают в снижающейся дозе 60–40–20 мг). В «разгаре» кластерного периода лечение также следует начинать с 60 мг/сут, а затем дозу снижают до полной отмены препарата в течение трех недель.

49. Эффективны ли препараты лития при кластерной головной боли?

Карбонат лития — эффективное профилактическое средство при кластерной головной боли. Препарат применяют в дозе 600–900 мг/сут, терапевтическая концентрация вещества в крови составляет 0,4–0,8 мЭкв/л.

50. Как корригировать ринорею и слезотечение при кластерной головной боли?

Ринорею и слезотечение может ослаблять ципрогептадин — антигистаминное средство, которое действует также на серотонинергическую систему. Применяется внутрь по 2 мг три раза в день. Среди побочных эффектов — сонливость и повышение аппетита. Вопросы, касающиеся нежелательных явлений, следует обсудить с пациентом перед назначением препарата.

ГОЛОВНАЯ БОЛЬ НАПРЯЖЕНИЯ

51. Что такое головная боль напряжения?

Головная боль напряжения имеет тупой, постоянный характер и преимущественно локализуется в височных областях. Боль некоторые пациенты сравнивают с ощущением болезненного стягивания головы обручем. Боль может распространяться кпереди — в область лба и кзади — в затылочную область. Данный тип головной боли называют также головной болью мышечного сокращения.

52. Каковы причины головной боли напряжения?

Причины головной боли напряжения являются предметом дискуссий. Головную боль напряжения не удается связать с каким-либо определенным психологическим профилем. Она может возникать в результате напряжения перикраниальных мышц, однако не все исследования подтверждают данную теорию. Некоторые ученые считают, что этот тип головной боли является разновидностью мигрени.

53. Назовите основные типы головной боли напряжения?

Эпизодическая и хроническая.

54. Каковы особенности эпизодической головной боли напряжения?

У пациента должны отмечаться не менее десяти эпизодов головной боли, удовлетворяющих следующим критериям.

1. Длительность эпизода головной боли от 30 минут до семи дней.
2. Как минимум, две из следующих характеристик боли: давящий или сжимающий характер, легкая или умеренная интенсивность, двусторонняя локализация, отсутствие ухудшения при физической активности.

55. Каковы особенности хронической головной боли напряжения?

1. Головная боль отмечается 15 и более дней в месяц, как минимум в течение шести месяцев (180 дней в году).
2. Головная боль часто сопровождается избыточным приемом анальгетиков.
3. На типичную картину головной боли могут «наслаиваться» мигренозные черты.

56. Как лечат головную боль напряжения?

Методы лечения головной боли напряжения отличаются от таковых при мигрени. Для купирования боли применяют обезболивающие препараты, в том числе нестероидные противовоспалительные средства. Кроме того, необходима длительная профилактическая терапия. Наиболее эффективными препаратами в этом случае являются трициклические антидепрессанты, особенно амитриптилин.

Couch JR: Chronic daily headache. Curr Treat Options Neurol 5:467–479, 2003.

57. Что такое рикошетная головная боль?

Хорошо описан отдельный вариант головной боли, связанный с избыточным употреблением анальгетиков, таких как аспирин и ацетаминофен. В типичных случаях больные принимают от 10 до 20 таблеток в день и страдают от хронической головной боли, как правило, ежедневной. Таким пациентам следует назначить трициклические антидепрессанты и полностью отменить аналгетики.

58. Какие немедикаментозные методы применяют для лечения головной боли напряжения?

Немедикаментозные методы лечения головной боли напряжения включают физиотерапевтическое воздействие на области головы и шеи, а также весьма эффективный метод биологической обратной связи. Тем не менее эти методы приносят лишь кратковременный результат, тогда как долговременные результаты разочаровывают.

КЛЮЧЕВЫЕ ФАКТЫ: ГОЛОВНАЯ БОЛЬ ✓

1. У большинства пациентов, страдающих головной болью вследствие серьезного заболевания, выявляются изменения при физикальном исследовании. При внезапном развитии «самой сильной головной боли в жизни» необходимо исключить внутричерепное кровоизлияние
2. Применение наркотических анальгетиков с целью лечения головной боли строго в подавляющем большинстве случаев нецелесообразно
3. Триптаны — препараты первого выбора при мигренозном приступе
4. Наилучшим методом лечения головных болей напряжения служит комбинация амитриптилина с нестероидным противовоспалительным препаратом
5. При появлении или существенном изменении характера головной боли у пожилого пациента необходимо исключить височный артериит

ПОСТПУНКЦИОННАЯ ГОЛОВНАЯ БОЛЬ

59. Часто ли возникает головная боль после люмбальной пункции?

После люмбальной пункции головная боль развивается приблизительно в 20–25% случаев. Возникновение головной боли не зависит от количества извлеченной цереброспинальной жидкости, а также от того, была ли пункция травматичной или нет.

60. Предъявляют ли пациенты с постпункционной головной болью какие-либо другие жалобы?

Кроме головной боли, больные страдают от выраженной тошноты и рвоты. Характерно резкое усиление головной боли, если пациент встает с постели, однако в положении лежа наступает драматическое улучшение.

61. Как лечить постпункционную головную боль?

В первую очередь необходимо убедить пациента, что головная боль обязательно пройдет. Больной должен оставаться в постели как можно дольше. Рекомендованы обычные анальгетики. В крайнем случае, если головная боль становится нестерпимой, прибегают к эпидуральному введению аутокрови при повторной люмбальной пункции с целью формирования кровяной «заплаты».

ГОЛОВНАЯ БОЛЬ, СВЯЗАННАЯ С СЕКСУАЛЬНОЙ АКТИВНОСТЬЮ (ПОСТКОИТАЛЬНАЯ ЦЕФАЛГИЯ)

62. Дайте определение головной боли, связанной с сексуальной активностью.

Головной болью, связанной с сексуальной активностью (посткоитальной цефалгией) называют боль, возникающую до или после достижения оргазма. Она встречается примерно с одинаковой частотой у мужчин и женщин. Характеризуется внезапным началом, высокой интенсивностью, пульсирующим характером и обычно охватывает всю голову.

63. Может ли головная боль, внезапно возникшая во время полового контакта, являться признаком субарахноидального кровоизлияния?

Помимо разрыва аневризмы, в списке причин субарахноидального кровоизлияния находится разрыв сосуда во время полового акта, который выявляется примерно в 2% случаев субарахноидального кровоизлияния. Однако чаще всего головные боли, связанные с сексуальной активностью, относятся к головной боли напряжения или имеют мигренозный характер.

64. Как лечат головную боль, связанную с сексуальной активностью?

Если по характеру боль относится к головной болью напряжения, рекомендованы нестероидные противовоспалительные средства. Если головная боль напоминает мигрень, то наиболее эффективны бета-блокаторы.

ГОЛОВНАЯ БОЛЬ ПРИ ОПУХОЛЯХ И ОБЪЕМНЫХ ПРОЦЕССАХ ГОЛОВНОГО МОЗГА.

65. Имеет ли головная боль при опухолях головного мозга принципиальные отличия от головной боли иного происхождения?

Головная боль при опухолях головного мозга может иметь тот же характер, что и головная боль напряжения. Головная боль может быть ежедневной, часто бывает умеренной интенсивности и имеет диффузный характер.

66. Каковы данные анамнеза и клинического осмотра позволяют заподозрить опухоль мозга?

Пациенты часто просыпаются ранним утром с головной болью. При неврологическом осмотре обычно выявляются очаговые симптомы, а при исследовании глазного дна — отек дисков зрительного нерва.

ИДИОПАТИЧЕСКАЯ ВНУТРИЧЕРЕПНАЯ ГИПЕРТЕНЗИЯ (ПСЕВДООПУХОЛЬ) ГОЛОВНОГО МОЗГА

67. Что такое псевдоопухоль головного мозга?

Псевдоопухоль головного мозга более известна как идиопатическая (доброкачественная) внутричерепная гипертензия. Данное состояние характеризуется повышенным внутричерепным давлением в отсутствие новообразования и проявляется головной болью и эпизодами затуманивания зрения.

68. Каким образом ставится диагноз псевдоопухоли головного мозга?

В большинстве случаев данный синдром встречается у женщин с избыточной массой тела. Неврологический осмотр и методы нейровизуализации (КТ и МРТ) не выявляют какой-либо патологии. Повышение внутричерепного давления обнаруживается при люмбальной пункции, что подтверждает диагноз.

69. Какова этиология идиопатической внутричерепной гипертензии?

1. Мастоидит или тромбоз латерального венозного синуса.
2. Черепно-мозговая травма.
3. Применение оральных контрацептивов.
4. Марантический тромбоз синуса.
5. Криофибриногенемия.
6. Болезнь Аддисона.
7. Гипопаратиреоз.
8. Применение тетрациклинов.
9. Гипервитаминоз А.

70. Каковы жалобы пациентов с идиопатической внутричерепной гипертензией?

Острота зрения обычно нормальная, но у пациентов отмечаются преходящие эпизоды затуманивания зрения. При исследовании полей зрения может выявляться увеличение размеров слепого пятна, на глазном дне отмечается отек дисков зрительных нервов.

71. Какие меры эффективны при идиопатической доброкачественной внутричерепной гипертензии?

Ацетазоламид в дозе 500 мг 1–2 раза в день или преднизолон в дозе 20–40 мг в день. Курс лечения может длиться до шести месяцев.

72. Существуют ли немедикаментозные методы лечения идиопатической внутричерепной гипертензии?

С целью быстрой нормализации внутричерепного давления проводят повторные люмбальные пункции.

73. Как проявляется головная боль при низком внутричерепном давлении?

В этом случае головная боль усиливается при вставании (переходе в вертикальное положение) и уменьшается, когда больной ложится. Причиной может служить просачивание ЦСЖ через дефект в твердой мозговой оболочке (подтверждается с помощью нейровизуализации) и воспаление мозговых оболочек.

ВИСОЧНЫЙ АРТЕРИИТ

74. Что такое височный артериит?

Височный артериит представляет собой гранулематозный воспалительный процесс, который преимущественно поражает артерии крупного или среднего калибра, кровоснабжающие верхнюю часть тела, в том числе и височные артерии. При гистологическом исследовании стенки артерии обнаруживаются утолщение интимы и лимфоцитарная инфильтрация средней оболочки и адвентиции.

75. Каковы клинические особенности височного артериита?

Заболевание проявляется после 60 лет. Головные боли могут начинаться постепенно, но иногда отмечается и острое начало. Одновременно возможны боль и ощущение стягивания в шее, мышцах плечевого пояса и спины, а в ряде случаев – и в мышцах тазового пояса (полимиалгия).

76. Опишите боль, типичную для височного артериита.

Интенсивная односторонняя боль, нередко имеющая пульсирующий характер, обычно локализуется в височной области, но может распространяться в затылочную область, лицо, челюсти, половину шеи. Кроме того, боль может сочетаться с резко выраженной гиперестезией волосистой части головы.

77. Каковы наиболее серьезные осложнения височного артериита?

Наиболее опасным осложнением височного артериита является потеря зрения, которая может носить необратимый характер.

78. Как диагностируют височный артериит?

Помимо клинических данных, важное значение имеют повышение СОЭ и положительные результаты биопсии височной артерии.

79. Какие лечебные меры следует предпринять при подозрении на височный артериит или его диагностике?

Лечение предполагает немедленное назначение преднизолона в дозе 40–60 мг ежедневно в течение недели с последующим постепенным снижением дозы в течение

4–6 недель до поддерживающей (5–10 мг/сут). Необходим контроль СОЭ. Если СОЭ остается нормальной в течение четырех месяцев, возможно дальнейшее снижение дозы препарата до полной его отмены.

ВЕБСАЙТЫ

1. http://www.achenet.org
2. http://www.ahsnet.org
3. http://www.migraines.org

ЛИТЕРАТУРА

1. Goadsby PJ, Silberstein SD (eds): Headache. Boston, Butterworth-Heinemann, 1997
2. Olesen J, Tfelt-Hansen P, Welch KMA: The Headaches. Philadelphia, Lippincott Williams & Wilkins, 2000.
3. Victor M, Ropper AJ (eds): Neurology, 7th ed. New York, McGraw-Hill, 2001.

Глава 20. ЭПИЛЕПТИЧЕСКИЕ ПРИПАДКИ И ЭПИЛЕПСИЯ

Philip Kurle, Paul Rutecki

ОПРЕДЕЛЕНИЕ И КЛАССИФИКАЦИЯ

1. Что такое эпилептический припадок и что такое эпилепсия?

Эпилептический припадок — это одиночный эпизод, характеризующийся аномальным чрезмерным синхронизированным разрядом корковых нейронов, который приводит к изменениям восприятия или поведения. На каком-то этапе жизни у 7–10% людей в общей популяции отмечается припадок. Эпилепсия — это состояние, характеризующееся повторяющимися непровоцируемыми припадками и связанное с патологией головного мозга. На определенный момент времени эпилепсией страдают 0,5–1% людей в популяции. Риск развития эпилепсии на протяжении жизни составляет около 3%.

2. Как классифицируются эпилептические припадки?

Припадки классифицируются в соответствии с их клиническими и электроэнцефалографическими (ЭЭГ) характеристиками. Классификация эпилептических припадков, принятая в 1981 г., применяется в течение многих лет и признана весьма полезной, но имеет ряд недостатков.

I. Парциальные припадки
- А. Простые парциальные припадки (сознание не нарушено)
- Б. Сложные парциальные припадки (сознание нарушено)
  1. Нарушение сознания в начале припадка
  2. Начало с простого парциального припадка с дальнейшим нарушением сознания
- В. Парциальные припадки, переходящие в генерализованные тонико-клонические припадки (парциальные припадки с вторичной генерализацией)
  1. Простые парциальные припадки с вторичной генерализацией
  2. Сложные парциальные припадки с вторичной генерализацией

II. Генерализованные припадки
- А. Абсансы
  1. Типичные
  2. Атипичные (сложные)
- Б. Миоклонические припадки
- В. Клонические припадки
- Г. Тонические припадки
- Д. Тонико-клонические припадки
- Е. Атонические (астатические) припадки

По Commission on the Classification and Terminology of the International League Against Epilepsy: Proposal for revised clinical and electroencephalographic classification of epileptic seizures. Epilepsia 22:489–501, 1981.

3. Какие признаки отличают парциальные припадки от генерализованных?

Парциальные припадки начинаются фокально и характеризуются клиническими и ЭЭГ-изменениями, которые отражают вовлечение ограниченного участка коры одного из полушарий головного мозга. Первично генерализованные припадки начинаются одновременно в обоих полушариях. Клинические проявления парциальных (фокальных) припадков зависят от вовлеченной области мозга. Чем более ограничена эта область мозга, тем более однообразны клинические проявления и тем меньше вероятность нарушения сознания. Эпилептическое возбуждение, начавшись с ограниченного участка мозга и проявляясь клиникой парциального припадка, может в дальнейшем распространяться на прилегающие зоны мозга, контралатеральное полушарие или другие более отдаленные области мозга через таламокортикальные и межполушарные связи, что приводит в итоге к развитию вторично генерализованного припадка.

4. Опишите клинические проявления (семиологию), особенности ЭЭГ и основные этиологические факторы эпилептических припадков, исходящих из различных зон мозга?

См. табл. 20.1.

5. Чем вызваны первично генерализованные припадки? В каком возрасте они обычно начинаются?

Первично генерализованные припадки (припадки, начало которых не может быть локализовано в одном полушарии мозга) обычно возникают вследствие наследственной предрасположенности. Припадки обычно начинаются до 20 лет. Для них не характерна четко оформленная аура (аурой называют первые субъективные симптомы, соответствующие фокальному припадку).

6. Опишите основные типы первично генерализованных припадков.

См. табл. 20.2.

7. Как можно клинически отличить фокальные припадки с прекращением целенаправленного поведения (сложные парциальные припадки) от абсансов?

Три основных признака могут помочь отличить сложный парциальный припадок от абсанса:

1. Сложным парциальным припадкам, в отличие от абсансов, может предшествовать четко оформленная аура.

2. Сложный парциальный припадок длится в среднем 90 секунд, тогда как абсанс – 10–15 секунд.

3. После сложных парциальных припадков обычно отмечаются спутанность или когнитивные нарушения. Для абсансов не характерно постиктальное (послеприпадочное) состояние, с окончанием припадка когнитивный статус возвращается к исходному уровню.

Внимание: автоматизмы часто возникают как при абсансах, так и при сложных парциальных припадках.

Таблица 20.1

Характерные черты и основные причины фокальных (парциальных) эпилептических припадков

ОБЛАСТЬ МОЗГА	ТИПИЧНАЯ СЕМИОЛОГИЯ	ЭЭГ	ЭТИОЛОГИЯ
Лобная	Припадки часто возникают в ночное время, образуют серии, часто короткие (<30 сек). Симптомы, зависящие от вовлеченного участка лобных долей (насильственный поворот головы в сторону). Сложные моторные автоматизмы (например, имитация езды на велосипеде, верчение тазом или другие жесты сексуального характера). Часто встречается вокализация; постиктальные симптомы минимально выражены.	Эпилептические разряды в проекции лобной коры и передней части верхушки. Иногда бисинхронные разряды в лобных областях.	Травма, пороки развития, такие как дисплазия коры, кавернозные ангиомы, инсульт, опухоли, инфекции, аноксия. Некоторые наследственные синдромы.
Медиальная височная (мезотемпоральная)	Часто встречается аура: обонятельная, вкусовая, ощущения, поднимащиеся от эпигастральной области, dйja vu, необычные переживания, прекращение двигательной активности или иной деятельности, автоматизмы в области рта (ороалиментарные) и ипсилатеральной руке (мануальные). Полупроизвольные или повторяющиеся стереотипные движения. Дистоническая установка в контралатеральных конечностях. Выражена постиктальная спутанность сознания.	Эпилептические разряды в височной области (в передней височной области или регистрируемые через сфеноидальные электроды). Ритмическая тета-активность.	Мезотемпоральный склероз, последствия инфекций, травма.
Латеральная височная (латеротемпоральная)	Более вероятны слуховая аура, аура в виде головокружения, искажения зрительного восприятия или симптомов афазии.	Эпилептические разряды в латеральной височной области, ритмическая тета-активность.	Поражение и дисплазии латеральной височной коры. Кавернозные ангиомы. Наследственные заболевания.
Теменная	Редкий вариант. Клинические проявления могут отражать активность ассоциативных зон коры и включают элементарные или необычные, искаженные сложные сенсорные феномены, тошноту и ощущение дискомфорта в животе, дисфазию или остановку речи.	Эпилептические разряды в теменной области.	Обычно обусловлены поражением коры (инфаркт, корковая дисплазия, злокачественные новообразования).
Затылочная	Обычно включают элементарные зрительные феномены. Возможны зрительные симптомы выпадения.	Эпилептические разряды в затылочной области, односторонние или бисинхронные.	Поражения коры (инфаркт, корковая дисплазия, злокачественные новообразования), также идиопатические эпилептические синдромы (доброкачественная эпилепсия с затылочными пароксизмами).

Таблица 20.2

Основные характеристики первично генерализованных припадков

ТИП ПРИПАДКА	СЕМИОЛОГИЯ	ЭЭГ
Абсансы	Внезапное прекращение целенаправленной активности («замирание»), «остановленный» взгляд. Возможны автоматизмы. Аура и постиктальная спутанность сознания отсутствуют.	Генерализованные пик-волновые разряды с частотой 3 Гц, провоцируемые гипервентиляцией. Фоновая активность обычно в норме.
Атипичные абсансы	Внезапное прекращение целенаправленной активности, «застывший» взгляд, однако приступы более продолжительные, автоматизмы более выражены, чем при типичном абсансе.	Генерализованные пик-волновые разряды с частотой 3 Гц, часто менее регулярные и менее симметричные, чем при типичном абсансе. Фоновая активность обычно изменена.
Атонические припадки	Внезапное падение тонуса постуральной мускулатуры, вызывающее падение («дроп-атака»). Обычно с кратковременной утратой сознания. Постиктальное состояние минимально.	Низкоамплитудная быстрая активность, множественные пики и волны, декремент биоэлектрической активности.
Тонические припадки	Генерализованное, иногда асимметричное повышение мышечного тонуса. Начало внезапное или постепенное. Редко продолжаются более минуты. Сокращение дыхательных мышц вызывает «иктальный крик».	Часто сопровождаются генерализованной быстрой активностью (≥ 10 Гц).
Тонико-клонические припадки	Утрата сознания с первоначально генерализованным тоническим сокращением и последующими ритмичными генерализованными подергиваниями всех четырех конечностей.	В тонической фазе — генерализованная активность частотой 10 Гц, затем ритмичная пик-волновая, медленноволновая активностью или активность по типу острая-медленная волна.

8. Что такое эпилептический синдром?

Эпилептический синдром — сочетание симптомов, которые связаны с определенными приобретенными патологическими изменениями или этиологическими факторами (симптоматическая эпилепсия), возникают в отсутствие определенного (идентифицируемого) поражения мозга или этиологического фактора (криптогенная эпилепсия) или, вероятно, имеют наследственную природу и отвечают четко определяемым характеристикам (идиопатическая эпилепсия). Как и эпилептические припадки, эпилептические синдромы могут быть классифицированы в зависимости от локализованности или генерализованности эпилептической активности. Синдромы могут проявляться фокальными (парциальными) припадками, которые начинаются в ограниченной зоне коры, или генерализованными припадками, при которых эпилептическое возбуждение сразу охватывает всю кору головного мозга. Диагностика определенного эпилептического синдрома у больного имеет большое значение, так как позволяет прогнозировать течение и более рационально подбирать противоэпилептическую терапию.

Современную классификацию эпилептических синдромов можно найти на сайте Международной противоэпилептической лиги (http://www.epilepsy.org/ctf/syn_frame.html).

9. Перечислите четыре наиболее частых наследственных эпилептических синдрома.

1. Фебрильные судороги.
2. Доброкачественная детская эпилепсия с центрально-височными пиками.
3. Детская абсансная эпилепсия.
4. Ювенильная миоклоническая эпилепсия.

Первые три синдрома обычно завершаются спонтанной ремиссией. При ювенильной миоклонической эпилепсии припадки возможны в течение всей жизни, но обычно хорошо отвечают на противоэпилептическую терапию.

10. Что такое синдром Леннокса–Гасто?

Этот эпилептический синдром обычно начинается до 5 лет и характеризуется тоническими аксиальными и атоническими припадками, а также атипичными абсансами. У большинства пациентов возникают также миоклонические, парциальные и тонико-клонические припадки. ЭЭГ характеризуется медленными (<3 Гц) пик-волновыми комплексами, преимущественно в лобно-центральной области. Характерна задержка умственного развития. Припадки трудно поддаются лечению. Часто возникает эпилептический статус, характеризующийся сопором, мышечными подергиваниями и изменениями мышечного тонуса. Примерно у 60% пациентов имеется четкая причина повреждения мозга (симптоматический синдром Леннокса–Гасто). Оставшиеся случаи считаются криптогенными или идиопатическими.

Motte J, Trevathan E, Arvidsson JF, et al: Lamotrigine for generalized seizures associated with the и Lennox-Gastaut syndrome. N Engl J Med 337:1807–1812, 1997.

Sachdeo RC, Glauser TA, Ritter F, et al: A double-blind, randomized trial of topiramate in Lennox-Gastaut syndrome. Neurology 52:1882–1887, 1999.

11. Что такое «доброкачественные» фебрильные судороги?

Доброкачественные фебрильные припадки (судороги) — тонико-клонические припадки при высокой лихорадке, связанные с наследственной предрасположенностью. Характерны судороги, которые возникают только при высокой лихорадке у детей до пяти лет (обычно между 6 и 36 месяцами), иные причины припадков, кроме лихорадки, должны отсутствовать. Доброкачественные фебрильные судороги широко распространены и встречаются у 3–5% детей младше пяти лет. У большинства пациентов бывает только один или два припадка. Современные генетические исследования семейных случаев фебрильных судорог выявили специфические генетические дефекты, связанные с этой патологией (см. вопрос 21).

12. Являются ли фебрильные судороги фактором риска для развития эпилепсии?

Одиночный изолированный кратковременный фебрильный припадок, вероятно, не влияет на последующее развитие эпилепсии. Как правило, в отсутствие других факторов, повышающих риск повторных припадков, лечить ребенка не нужно. Тем не менее выявлен ряд характеристик фебрильных припадков, который повышают риск развития эпилепсии.

1. Наличие неврологического заболевания или аномалии развития.
2. Наличие в семейном анамнезе случаев нефебрильных припадков.

3. Затяжные фебрильные судороги.
4. Многократные фебрильные судороги.
5. Атипичные или фокальные признаки (сложные фебрильные припадки).

13. Опишите синдром доброкачественной детской эпилепсии с центрально-височными пиками

На долю этого синдрома приходится примерно 15–20% случаев эпилепсии у детей до 15 лет. Припадки преимущественно возникают в ночное время и характеризуются фокальными подергиваниями мышц лица, слюнотечением, возможностью вторичной генерализации. Сенсорные симптомы могут дополнять моторные проявления и локализуются в периоральной области. Речь может быть невозможна. ЭЭГ характеризуется выраженными острыми волнами в центрально-височных отведениях, возникающих при нормальной в остальных отношениях фоновой активности. Острые волны чаще регистрируются во время сна. Эта форма эпилепсии завершается спонтанной ремиссией после 16 лет (не зависимо от лечения). Целесообразность лечения парциальной эпилепсии определяется с учетом возможного вреда, наносимого припадками.

14. Дайте характеристику ювенильной миоклонической эпилепсии.

Этот синдром характеризуется миоклоническими припадками, которые часто возникают вскоре после пробуждения, а также генерализованными тонико-клоническими припадками, которые могут провоцироваться депривацией сна. В отсутствие припадков на ЭЭГ выявляются генерализованные пик-волновые комплексы частотой 4–6 Гц. Миоклонические подергивания связаны с пик-волновым разрядом и обычно не сопровождаются утратой сознания. В отличие от других частых форм идиопатической эпилепсии, ювенильная миоклоническая эпилепсия не проходит с возрастом. Наиболее эффективные средства – препараты вальпроевой кислоты. Топирамат, ламотриджин, леветирацетам и примидон – препараты второго ряда. Некоторые из других новых противоэпилептических препаратов также могут быть эффективными в лечении этой формы эпилепсии.

15. Назовите имена великих людей, страдавших эпилепсией.

1. Юлий Цезарь – римский император
2. Лорд Байрон – поэт
3. Винсент Ван Гог – художник
4. Петр Первый – русский царь
5. Фёдор Достоевский – писатель
6. Гектор Берлиоз – композитор

ФИЗИОЛОГИЯ

16. Какие системные физиологические изменения развиваются во время припадка?

Как при абсансах, так и при сложных парциальных припадках у пациента могут возникать разнообразные вегетативные изменения, в том числе изменения частоты пульса, профузное потоотделение, слюнотечение, расширение зрачка, недержание мочи. Наиболее драматические изменения отмечаются во время генерализованных тонико-клонических припадков: увеличиваются артериальное давление и частота пульса, появляются признаки вегетативной активации, возможны метаболический ацидоз, падение PO_2 и увеличение PCO_2 (при апноэ во время тонической фазы), редко развиваются гиперкалиемия и рабдомиолиз. Затяжные тонико-клонические припадки могут иметь весьма серьезные последствия.

17. Какие физиологические изменения возникают в ЦНС во время припадка?

Во время припадка увеличиваются кровоток и утилизация глюкозы в головном мозге. Повышение активности нейронов сопровождается увеличением уровня лактата и снижением pH, изменением концентрации нейромедиаторов, повышением уровня внеклеточного калия и снижение уровня внеклеточного кальция. При генерализованных тонико-клонических припадках и большинстве сложных парциальных припадках происходит активация гипоталамуса и повышается уровень пролактина в крови. Этот признак может помочь отличить эпилептический припадок от неэпилептического (психогенного). В то же время уровень пролактина может повышаться и после обморока, следовательно, по этому признаку нельзя отличить припадки от синкопальных состояний.

Oribe E, Amini R, Nissenbaum E, Boal B: Serum prolactin concentrations are elevated after syncope. Neurology 47:60–62, 1996.

ЭТИОЛОГИЯ

18. Назовите наиболее частые причины эпилептических припадков в разные возрастные периоды.

См. табл. 20.3.

Таблица 20.3

Основные причины эпилептических припадков в зависимости от возраста

ДО 3 ЛЕТ	3–20 ЛЕТ	20–60 ЛЕТ	СТАРШЕ 60 ЛЕТ
Пренатальная или перинатальная патология	Наследственная предрасположенность	Опухоли мозга	Сосудистые заболевания
Метаболические нарушения	Инфекции	Травма	Опухоли мозга, особенно метастатические
Врожденные мальформации	Травма	Сосудистые заболевания	Травма
Инфекции ЦНС	Врожденные мальформации	Инфекции	Системные метаболические нарушения
Постнатальная травма	Метаболические нарушения		Инфекции

19. Перечислите метаболические расстройства, которые бывают причиной припадков.

1. Гипокальциемия
2. Гипонатриемия

3. Гипогликемия
4. Печеночная недостаточность
5. Почечная недостаточность
6. Гипоксия
7. Некетотическая гипергликемия
8. Наследственные метаболические заболевания
   - аминоацидурии
   - нарушения цикла мочевины

20. Какие препараты часто вызывают припадки?

Припадки могут быть вызваны различными препаратами, как принимаемыми по назначению врача, так и являющимися объектом злоупотребления. Кокаин и амфетамин – два препарата, злоупотребление которыми наиболее часто связано с припадками. Некоторые препараты, включая пенициллин, лидокаин, аминофиллин и изониазид, вызывают припадки при достижении токсической концентрации. Другие препараты, такие как бупропион и клозапин, снижают порог развития припадков и могут вызывать припадки у предрасположенных лиц. Токсикологическое исследование должно входить в комплекс обследований у всех пациентов с припадками. Припадки могут возникать и при внезапном прекращении приема алкоголя, барбитуратов или бензодиазепинов (в рамках синдрома отмены).

21. Что такое каналопатии? Вызывают ли они эпилепсию?

Каналопатия – это заболевание ионных каналов, обычно имеющее наследственную природу. Впервые каналопатии были описаны при нервно-мышечных заболеваниях (периодические параличи). Каналопатии могут быть также причиной эпилепсии или предрасполагать к ее развитию (табл. 20.4).

22. Какие факторы предрасполагают к развитию эпилепсии после черепно-мозговой травмы?

При открытой проникающей черепно-мозговой травме, вызванной огнестрельным ранением, эпилепсия развивается более чем в половине случаев. При закрытой черепно-мозговой травме, например, в результате дорожно-транспортных происшествий или тупых повреждений, риск гораздо меньше (не более 5%). К факторам, которые предрасполагают к развитию эпилепсии после черепно-мозговой травмы относятся: развитие припадка в первые две недели после травмы, вдавленный перелом черепа, потеря сознания более чем на 24 часа, наличие контузионного очага, субдуральной гематомы или субарахноидального кровоизлияния, возраст старше 65 лет.

Annegers JF, Hauser WA, Coan SP, Rocca WA: A population-based study of seizures after traumatic brain injuries. N Engl J Med 338:20–29, 1998.

23. Нужно ли назначать противоэпилептические препараты после травмы для профилактики эпилепсии?

Не существует однозначного ответа на этот вопрос. Последние исследования, оценивающие эффективность фенитоина, позволили сделать вывод, что терапия

Таблица 20.4

Каналопатии и эпилепсия

КАНАЛЫ	ГЕН	ЗАБОЛЕВАНИЕ
Калиевые (потенциал-зависимые)	KCNQ2 субъединица калиевого канала М-типа (с KCNQ3)	Доброкачественные семейные неонатальные судороги
	KCNQ3 субъединица калиевого канала М-типа (с KCNQ2)	Доброкачественные семейные неонатальные судороги
Натриевые (потенциал-зависимые) каналы	SCN1A α субъединица $Na_v1.1$ (соматический натриевый канал)	Генерализованная эпилепсия с фебрильными судорогами плюс и тяжелая миоклоническая эпилепсия раннего детского возраста
	SCN2A α субъединица $Na_v1.2$ (аксональный натриевый канал)	Генерализованная эпилепсия с фебрильными судорогами плюс
	SCN1B β_1 субъединица натриевого канала	Генерализованная эпилепсия с фебрильными судорогами плюс
Никотиновые ацетилхолиновые рецепторы (лиганд-зависимые)	CHRNA4 β_2 субъединица никотиновых рецепторов (с α_4)	Аутосомно-доминантная ночная лобная эпилепсия
	CHRNA2 β_2 субъединица никотиновых рецепторов (с α_4)	Аутосомно-доминантная ночная лобная эпилепсия
ГАМК$_A$ -рецепторы (лиганд-зависимые)	GABRG2 γ_2 субъединица (тормозные синапсы мозга)	Генерализованная эпилепсия с фебрильными судорогами плюс

По *Kullmann DM, Hanna MG: Neurological disorders caused by inherited ion-channel mutations. Lancet Neurol 2002 1(3):157–166.*

целесообразна только на первой неделе после травмы. По последним данным, побочные эффекты фенитоина могут нанести вред пациенту с тяжелым повреждением мозга после травмы. Вальпроаты также оказались не эффективны в качестве метода профилактики припадков после травмы головы. В настоящее время не доказано, что какой-либо из противоэпилептических препаратов может предупреждать посттравматическую эпилепсию.

Chang BS, Lowenstein DH: Practice parameter: Antiepileptic drug prophylaxis in severe traumatic brain injury. Neurology 60:10–16, 2003.

Tempkin NR, Dikmen SS, Wilensky AJ, et al: A randomized, double-blind study of phenytoin for the prenention of posttraumatic seizures. N Engl J Med 323:497–502, 1990.

ОБСЛЕДОВАНИЕ

24. Сколько электроэнцефалографических исследований необходимо провести, чтобы установить диагноз эпилепсии?

Эпилепсия — это клинический диагноз, и нормальная ЭЭГ ее не исключает. Ответ зависит от формы эпилепсии, причем результаты различных исследований значительно варьируют. В целом, только у 29–69% пациентов с клиническим диагнозом эпилепсии выявляется эпилептическая активность при однократном проведении ЭЭГ в межприступном периоде. Многократные ЭЭГ (до 4х раз) увеличивают количество позитивных результатов ЭЭГ до 92%, однако последующее проведение ЭЭГ не повышает точность диагностики. У нелеченных пациентов с абсансами эпилептическая активность изменения должна обязательно присутствовать на фоновой ЭЭГ. Информативность ЭЭГ может быть увеличена при проведении длительного мониторинга, включая запись ЭЭГ во сне.

Gilbert DL, Sethuraman G, Kotagal U, Buncher CR: Meta-analysis of EEG test performance shows wide variation among studies. Neurology 60:564–570, 2003.

Salinsky M, Kanter R, Dasheiff RM: Effectiveness of multiple EEGs in supporting the diagnosis of epilepsy: an operational curve. Epilepsia 28:331–334, 1987.

25. В каких случаях у пациентов с припадками необходима МРТ?

При парциальных припадках и фокальных изменениях на ЭЭГ необходима МРТ для исключения очагового поражения головного мозга. Пациентам с несомненным диагнозом первично генерализованной эпилепсии, основанным на данных ЭЭГ и клинической картине, проведение МРТ обычно не требуется (рис. 20.1).

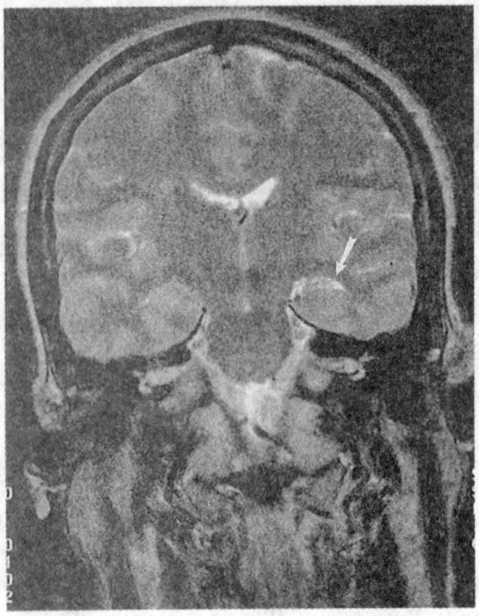

Рис. 20.1. МРТ пациента со сложными парциальными припадками. Стрелка показывает склероз гиппокампа левой височной доли (мезотемпоральный склероз)

26. Какова ценность ПЭТ у пациентов с эпилепсией?

Позитронная эмиссионная томография (ПЭТ) помогает выявить некоторые метаболические изменения, которые возникают во время припадков. ПЭТ демонстрирует гиперметаболизм или увеличенное поглощение глюкозы во время припадка. У большинства пациентов, однако, исследование проводится в межприпадочном периоде. В этом состоянии у пациентов с парциальной эпилепсией можно увидеть участок гипометаболизма и низкого поглощения глюкозы, соответствующий зоне, из которой исходит припадок. ПЭТ помогает локализовать эпилептогенную зону у пациентов с неконтролируемыми сложными парциальными припадками, которым показано хирургическое лечение. ПЭТ в этом случае проводят в рамках предоперационного обследования.

27. Что такое ОФЭКТ? Какова ее роль в обследовании пациентов?

ОФЭКТ – однофотонная эмиссионная компьютерная томография – метод исследования с использованием радиоактивного изотопа, который позволяет оценить состояние перфузии. ОФЭКТ может определить область пониженной перфузии в межприступном периоде. При проведении ОФЭКТ в начале припадка или спустя короткое время от его начала выявляется участок увеличения перфузии, которая соответствует зоне, из которой исходит припадок. ОФЭКТ в основном проводят в рамках предоперационного обследования у пациентов с неконтролируемыми припадками. Результаты ОФЭКТ наиболее информативны, если ее удается провести во время припадка. При вычитании межприступных изображений из изображений, полученных во время припадка, и наложении на МРТ картины можно анатомически и физиологически охарактеризовать эпилептогенную зону.

O'Brien TJ, So EL, Mullan BP, et al: Subtraction peri-ictal SPECT is predictive of extratemporal epilepsy surgery outcome. Neurology 55:1668–1677, 2000.

ЛЕЧЕНИЕ

28. Когда следует начинать противоэпилептическую терапию?

Противоэпилептическую терапию следует начать, если клинический анализ свидетельствует о высоком риске повторения припадка в отсутствие лечения. Знание типа припадка и эпилептического синдрома могут помочь в принятии этого решения. Например, абсансы редко являются одиночными и поэтому требуют лечения, тогда как фебрильные припадки часто бывают одиночными и, соответственно, не требуют терапии. У 20–70% людей с одиночным неспровоцированным генерализованным тонико-клоническим припадком никогда не разовьется повторный припадок. В идеале этих пациентов не следует лечить.

29. У каких пациентов риск развития повторных припадков наиболее высок?

Риск повторения припадка выше при наличии очагового неврологического дефицита, задержке умственного развития, эпилептических изменениях на ЭЭГ, структурном повреждении мозга. У этих пациентов разумно начинать противоэпилептическую терапию даже после первого припадка. Если припадки вызваны курабельным заболеванием или связаны с определенным четко установленным внешним фактором, то рациональнее воздействовать на причину припадков, нежели на сами припадки; это особенно справедливо в отношении алкогольных абстинентных припадков или припадков, индуцированных лекарственными средствами.

30. Когда должна быть прекращена противоэпилептическая терапия?

Лечение должно быть прекращено, когда, по мнению врача, у пациента не возникнут припадки в отсутствие лечения. При определенных типах припадков и эпилептических синдромах со временем развиваются ремиссии. Пациенты с абсансами обычно «перерастают» свои припадки, и терапия больше не требуется.

Доброкачественная детская эпилепсия с центрально-височными пиками также проходит самопроизвольно. Недавние исследования свидетельствуют, что примерно у одной трети взрослых и одной четверти детей, не имевших припадков в течение двух лет, они возобновляются после прекращения противоэпилептической терапии.

31. У каких пациентов наиболее вероятно возобновление припадков после отмены противоэпилептической терапии?

Факторы риска возобновления припадков:

1. Длительный период подбора эффективной терапии.
2. Высокая частота припадков до достижения контроля над ними.
3. Наличие неврологических нарушений.
4. Задержка умственного развития.
5. Сложные парциальные припадки.
6. Постоянные патологические изменения на ЭЭГ.

32. Как выбирать противоэпилептические препараты (ПЭП) исходя из типа припадков?

Выбор ПЭП определяется типом припадков. По возможности должна применяться монотерапия.

Выбор ПЭП основывается не только на оценке эффективности препарата, но на анализе его возможных побочных эффектов. Фенобарбитал и примидон столь же эффективны, как фенитоин и карбамазепин, но чаще вызывают побочные эффекты. Тонические и атонические припадки часто резистентны к терапии, и вальпроаты считаются наиболее эффективными препаратами при этих типах припадков. Тонические и клонические припадки могут быть вторично генерализованными, и в этом случае могут помочь фенитоин, карбамазепин, ламотриджин, топирамат и фелбамат (табл. 20.5).

Mattson RH, Cramer JA, Collins JF, et al: A comparison of valproate with carbamazepine for the treatment of complex partial seizures and secondarily generalized tonic-clonic seizures in adults. N Engl J Med 327:765–771, 1992.

33. Составьте таблицу для сравнения основных противоэпилептических препаратов по механизму действия, особенностям метаболизма, применяемым дозам и важным побочным эффектам.

См. табл. 20.6.

34. Как часто нужно принимать ПЭП?

Интервал между приемами препарата должен примерно соответствовать его $T_{1/2}$. Однако некоторые препараты требуют более частого приема из-за побочных эффектов пика дозы. Например, пациенты лучше переносят двукратный или трехкратный прием этосуксимида, нежели однократный. В некоторых случаях фармакокинетика (метаболизм препарата, $T_{1/2}$) может не соответствовать фармакодинамике (эффект препарата), и препарат принимают с интервалом, превышающим $T_{1/2}$. Например, у леветирацетама $T_{1/2}$ 6–8 часов, но принимается дважды в день.

Таблица 20.5

*Препараты первого и второго ряда в лечении определенных типов припадков**

	ПАРЦИАЛЬНЫЕ ПРИПАДКИ И ЛОКАЛИЗАЦИОННО-ОБУСЛОВЛЕННАЯ ЭПИЛЕПСИЯ	ГЕНЕРАЛИЗОВАННЫЕ ПРИПАДКИ			
		ТОНИКО-КЛОНИЧЕСКИЕ	АБСАНСЫ	МИОКЛОНИЧЕСКИЕ	АТОНИЧЕСКИЕ/ТОНИЧЕСКИЕ
Препараты первого ряда	Карбамазепин Фенитоин Ламотриджин Вальпроат Окскарбазепин	Вальпроат Ламотриджин Фенитоин Карбамазепин	Этосуксимид Вальпроат	Вальпроат Ламотриджин Топирамат	Вальпроат Ламотриджин Топирамат
Препараты второго ряда	Примидон Фенобарбитал Фелбамат	Топирамат Примидон Фенобарбитал Фелбамат	Топирамат Ламотриджин Клоназепам	Примидон Фенобарбитал Клоназепам Этосуксимид Фелбамат	Фенитоин Фенобарбитал Примидон Клоназепам Фелбамат
Дополнительные препараты**	Топирамат Леветирацетам Зонизамид Габапентин Тиагабин	?Леветирацетам ?Зонизамид	?Зонизамид	?Леветирацетам ?Зонизамид	?Леветирацетам ?Зонизамид

* Перечислены в порядке предпочтения автором.

** Могут быть эффективны в качестве монотерапии, но разрешены к применению только как дополнительные средства.

35. Каковы преимущества монотерапии?

1) В большинстве ситуаций один препарат контролирует припадки так же хорошо, как и два; 2) монотерапия предотвращает взаимодействия между противоэпилептическими препаратами; 3) монотерапия стоит дешевле; 4) монотерапия улучшает комплаентность (приверженность пациента лечению).

36. В какие лекарственные взаимодействия вступают ПЭП?

- Вальпроат замедляет метаболизм карбамазепина и ламотриджина
- Фелбамат, окскарбазепин, окскарбазепин замедляют метаболизм фенитоина за счет ингибирования ферментов печени
- Другим важным механизмом взаимодействия лекарственных средств является связывание с белком. Фенитоин, вальпроат и тиагабин связываются с белками плазмы в наибольшей степени (>90%) и могут конкурировать за участки связывания.
- Связываясь с белками плазмы, вальпроаты вытесняют фенитоин или тиагабин, что приводит к повышению уровня свободных фенитоина или тиагабина.

Таблица 20.6

Основные противоэпилептические препараты

ПРЕПАРАТ, ГОД СОЗДАНИЯ	МЕХАНИЗМ ДЕЙСТВИЯ	МЕТАБОЛИЗМ	ПРИМЕНЯЕМЫЕ ДОЗЫ	ТЕРАПЕВТИЧЕСКАЯ КОНЦЕНТРАЦИЯ, ПЕРИОД ПОЛУЖИЗНИ (T1/2)	ЧАСТЫЕ ИЛИ СУЩЕСТВЕННЫЕ ПОБОЧНЫЕ ЭФФЕКТЫ
Фенобарбитал, 1912	Длительное раскрытие хлорных каналов ГАМКергических рецепторов; усиление ГАМКергического торможения.	Печень > почки. Индуцирует ферменты. Связывание с белками 20–45%.	При эпилептическом статусе: 20 мг/кг – нагрузочная доза. Новорожденные: 2–5 мг/кг/сут (доза делится на два приема). Дети: 3–7 мг/кг/сут (доза делится на два приема). Взрослые: 100–300 мг (делится на два приема).	Терапевтическая концентрация – 15–40 мг/л. T1/2–24–168 ч. Если нагрузочная доза не вводится, требуется 2–3 недели до достижения равновесного состояния.	Сонливость, депрессия, замедление когнитивных процессов, угнетение дыхания, нарушение функции печени, волчаночно-подобный синдром, мультиформная эритема, остеомаляция.
Фенитоин (дилантин, дифенин), 1938	Блокада потенциал-зависимых натриевых и кальциевых каналов, ослабление высокочастотных разрядов.	Печень > почки. Индуцирует ферменты. Связывание с белками 90%. Нелинейная кинетика.	Нагрузочная доза – 20 мг/кг, поддерживающая доза – 5 мг/кг/сут, может делиться на два приема. Повышение дозы базируется на концентрации в крови (нелинейная кинетика): при концентрации 7–10 мг/л дозу повышают на 50 мг/сут, если концентрация ниже 7 мг/л, дозу повышают на 100 мг/сут.	Терапевтическая концентрация – 10–20 мг/л. Проверить уровень несвязанного фенитоина (0,5–3 мг/л), если уровень фенитоина < 10, уровень альбумина < 3,2 мг/дл, при сочетании с вальпроатами, при беременности, при подозрении на токсическое действие. T1/2– в среднем 22 ч (разброс 7–42 ч, нелинейная кинетика).	Атрофия мозжечка, атаксия, мегалобластическая анемия, невропатия, гиперплазия десен, нистагм, остеомаляция.
Примидон, 1954	Усиливает ГАМКергическое торможение, сходен с фенобарбиталом, однако может иметь дополнительные механизмы действия.	Печень > почки. Индуцирует ферменты. Связывается с белками.	Взрослые: стартовая доза – 100–125 мг, повышается на 100–125 мг/сут каждые три дня до достижения минимальной терапевтической дозы 250 мг x 3 раза в сутки. Дети: стартовая доза – 50–60 мг/сут, повышается на 50 мг/сут каждые три дня до минимальной терапевтической дозы 10–25 мг/кг/сут (делится на три приема).	Терапевтическая концентрация: примидон – 5–12 мг/л, фенобарбитал 15–40 мг/л. T1/2: примидон – 8–22 ч, фенобарбитал – 56–140 ч, фенилэтилмалонамид – 10–25 ч.	Сонливость, депрессия, замедление когнитивных процессов, угнетение дыхания, нарушение функции печени, волчаночно-подобный синдром, мультиформная эритема, остеомаляция.

Таблица 20.6 (продолжение)

ПРЕПАРАТ, ГОД СОЗДАНИЯ	МЕХАНИЗМ ДЕЙСТВИЯ	МЕТАБОЛИЗМ	ПРИМЕНЯЕМЫЕ ДОЗЫ	ТЕРАПЕВТИЧЕСКАЯ КОНЦЕНТРАЦИЯ, ПЕРИОД ПОЛУЖИЗНИ (T1/2)	ЧАСТЫЕ ИЛИ СУЩЕСТВЕННЫЕ ПОБОЧНЫЕ ЭФФЕКТЫ
Этосуксимид (заронтин, суксилеп), 1960	Блокирует кальциевые каналы Т-типа, уменьшает таламокортикальную активацию.	Печень > почки.	Взрослые: 1000 мг/сут (делится на три приема в сутки). Дети: 20 мг/кг/сут.	Терапевтический уровень — 40–100 мг/л. T1/2: 30–60 ч.	Сонливость, тошнота, рвота, головная боль, личностные изменения, психоз.
Карбамазепин (тегретол, финлепсин), 1974	Блокада потенциал-зависимых натриевых и кальциевых каналов, уменьшение высокочастотных разрядов.	Печень > почки. Активный метаболит карбамазепин-10,11-эпоксид. Индуцирует ферменты.	Взрослые: 200–400 мг три раза в сут. Дети < 12 лет: стартовая доза — 10–20 мг/кг/сут (делится на два-три приема), повышение дозы на 5–10 мг/кг/сут каждую неделю до достижения терапевтической дозы 20–30 мг/кг/сут (делится на два-три приема). Принимать с пищей.	Терпевтический уровень — 4–12 мг/л. T1/2: вначале 25–65 ч, в дальнейшем за счет аутоиндукции — 12–17 ч.	Сонливость, атаксия, тошнота, диплопия, нечеткость зрения, гипонатриемия, синдром неадекватной секреции АДГ, повышение уровня ферментов печени, остеомаляция, фотосенситивность.
Вальпроевая кислота (депакин), 1978	Блокада потенциал-зависимых натриевых и кальциевых каналов, уменьшение высокочастотных разрядов. Потенциирует ГАМК?	Глюкуронизация и бета-окисление (CYP 450) в печени. Связывание с белками >90%.	Взрослые и дети: стартовая доза — 10–15 мг/кг/сут (доза делится на два-три приема), повышение на 5–10 мг/кг/сут каждую неделю. Максимальная доза — 60 мг/кг/сут.	Терапевтический уровень — 50–125 мг/л. Период полувыведения: 9–12 ч, у детей — 5–13 ч, 20 ч при приеме форм с пролонгированным высвобождением (ER).	Тремор, повышение веса, повышение уровня ферментов печени, повышенная кровоточивость, тромбоцитопения, гипераммониемия, поликистоз яичников (?), ломкость волос, остеомаляция.
Фелбамат (фелбатол), 1993	Блокада NMDA-рецепторов, усиливает ГАМКергическое торможение, блокирует кальциевые каналы Т-типа.	Почки > печень.	Взрослые: стартовая доза — 1200 мг/сут (доза делится на три-четыре приема), повышение на 1200 мг/сут каждую неделю. Максимальная доза — 6000 мг/сут. Дети: стартовая доза — 15 мг/кг/сут (доза делится на 3 приема), повышение на 15 мг/кг/сут каждую неделю. Максимальная доза — 3600 мг/сут.	Терапевтический уровень — 30–80 мг/л. T1/2: 20–23 ч.	Назначение препарата требует информированного согласия в связи с возможностью идиосинкразии — апластическая анемия и печеночная недостаточность. Головная боль, сонливость, ажитация, снижение веса, тошнота, рвота, тахикардия.

Таблица 20.6 (продолжение)

ПРЕПАРАТ, ГОД СОЗДАНИЯ	МЕХАНИЗМ ДЕЙСТВИЯ	МЕТАБОЛИЗМ	ПРИМЕНЯЕМЫЕ ДОЗЫ	ТЕРАПЕВТИЧЕСКАЯ КОНЦЕНТРАЦИЯ, ПЕРИОД ПОЛУЖИЗНИ (T1/2)	ЧАСТЫЕ ИЛИ СУЩЕСТВЕННЫЕ ПОБОЧНЫЕ ЭФФЕКТЫ
Габапентин (нейронтин), 1993	Действие на кальциевые каналы, повышение уровня ГАМК в головном мозге.	Выводится почками > 95% в неизмененном виде.	Взрослые: стартовая доза – - 300 мг/сут (раз в день), повышение на 300 мг/сут каждые 1–3 дня. Максимальная доза – 3600 мг/сут (делится на три приема). Дети: стартовая доза – 10–20 мг/кг/сут (доза делится на три приема), повышение на 10–20 мг/кг/сут каждую неделю. Максимальная доза – 60 мг/кг/сут (делится на три приема).	Терапевтический уровень – 2–12 мг/л. T1/2: 4–6 ч.	Сонливость, утомляемость, атаксия, повышение веса, отеки, тромбоцитопения, лейкопения, шум в ушах.
Ламотриджин (ламиктал), 1994	Блокада потенциал-зависимых натриевых каналов, уменьшает высвобождение возбуждающих нейромедиаторов.	Печень > почки.	Доза зависит от применяемых одновременно других ПЭП. В сочетании с вальпроатом: стартовая доза – 25 мг/сут, повышение на 25 мг два раза в день каждые 1–2 недели), минимальная терапевтическая доза – 100 мг два раза в день. При монотерапии или в сочетании с индукторами ферментов: стартовая доза – 25 мг два раза в сут, повышение на 50 мг/сут каждую неделю, терапевтическая доза – 200 мг два раза в день. Дети (в сочетании с вальпроатами): стартовая доза – 0,2 мг/кг/сут, повышение на 0,5 мг/кг/нед. (доза делится на два приема), терапевтическая доза – 1–5 мг/кг/сут. При монотерапии или в сочетании с индукторами ферментов: стартовая доза – 2 мг/кг/сут, повышение по 2 мг/кг/нед. (делится на два приема), терапевтическая доза – 5–25 мг/кг/сут.	Терапевтический уровень – 4–15 мг/л. T1/2: 11–60 ч (различается при одновременном приеме индукторов или ингибиторов ферментов печени).	Кожные высыпания, синдром Стивенса–Джонсона (вероятность повышается при быстром повышении дозы). Тошнота, сонливость, головокружение, головная боль.

Таблица 20.6 (продолжение)

ПРЕПАРАТ, ГОД СОЗДАНИЯ	МЕХАНИЗМ ДЕЙСТВИЯ	МЕТАБОЛИЗМ	ПРИМЕНЯЕМЫЕ ДОЗЫ	ТЕРАПЕВТИЧЕСКАЯ КОНЦЕНТРАЦИЯ, ПЕРИОД ПОЛУЖИЗНИ (Т1/2)	ЧАСТЫЕ ИЛИ СУЩЕСТВЕННЫЕ ПОБОЧНЫЕ ЭФФЕКТЫ
Топирамат (топамакс), 1995	Блокада повторных разрядов нейронов. Блокирует каинатовые и AMPA глутуматные рецепторы. Усиливает ГАМКергическое торможение. Ингибитор карбоангидразы.	Преимущественно в почках, однако есть фермент-индуцирующий эффект.	Взрослые: стартовая доза – 25 мг/сут, повышение на 25–50 мг/сут в неделю (доза делится на два приема), терапевтическая доза – 100–200 мг два раза в день. Дети: стартовая доза – 1–3 мг/кг/сут, повышение на 1–3 мг/кг/сут каждую 1–2 недели (доза делится на два приема), терапевтическая доза – 5–9 мг/кг/сут.	Терапевтический уровень – 4–10 мг/л. Т1/2: 18–30 ч.	Нефролитиаз, острая закрытоугольная глаукома, метаболический ацидоз, гипертермия, парестезии, изменение вкуса, анорексия и снижение веса, сонливость, затруднения подбора слов, диарея, головокружение.
Тиагабин (габитрил), 1997	Потенциирует действие ГАМК, блокируя обратный захват глиальными клетками.	Метаболизм в печени >90%, связывается с белками.	Взрослые: стартовая доза – 4 мг/сут, повышение до 4 мг два раза в день через две недели, затем повышение на 4 мг/сут каждую неделю (доза делится на два приема), терапевтическая доза – 32–56 мг/сут (делится на два приема). Дети (12–16 лет): начало терапии, как у взрослых, однако терапевтическая доза – 20–32 мг/сут.	Терапевтический уровень – 0,1–0,3 мг/л. Т1/2: 4–9 ч.	Повышенная утомляемость, слабость, снижение концентрации внимания, атаксия, тошнота, тремор.
Леветирацетам (кеппра) 1999	Уменьшает проводимость высоко-вольтажных кальциевых каналов N-типа, уменьшает действие цинка и бета-карболинов на ГАМК- и глициновые рецепторы.	Почки > печень. Не индуцирует ферменты. Связывание с белками <10%.	Взрослые: стартовая доза – 250 мг два раза в день (первая неделя), затем повышение до терапевтической дозы – 500 мг два раза в день. Возможно повышение дозы до 1500 мг два раза в день.	Терапевтический уровень – 5–40 мг/л. Т1/2: 6–8 ч.	Личностные изменения, раздражительность, сонливость, галлюцинации.

Таблица 20.6 (окончание)

ПРЕПАРАТ, ГОД СОЗДАНИЯ	МЕХАНИЗМ ДЕЙСТВИЯ	МЕТАБОЛИЗМ	ПРИМЕНЯЕМЫЕ ДОЗЫ	ТЕРАПЕВТИЧЕСКАЯ КОНЦЕНТРАЦИЯ, ПЕРИОД ПОЛУЖИЗНИ (T1/2)	ЧАСТЫЕ ИЛИ СУЩЕСТВЕННЫЕ ПОБОЧНЫЕ ЭФФЕКТЫ
Окскарбазепин (трилептал), 2000	Блокада натриевых и кальциевых каналов, прекращает высокочастотные разряды нейронов.	Печень > почки. Метаболизируется до активного моногидрокси-метаболита цитозольными ферментами печени, затем проходит глюкуронизацию и окисление с образованием других, менее активных метаболитов. Выделяется почками, связывается с белками на 40%.	Взрослые: стартовая доза – 300 мг два раза в день, повышение на 300 мг/сут каждые три дня до минимальной терапевтической дозы – - 600 мг два раза в день, максимальная доза – 2400 мг/сут. Дети (4–16 лет): стартовая доза – 8–10 мг/кг/сут, повышение дозы по 8–10 мг/кг/сут каждые две недели до достижения терапевтической дозы: 20–29 кг – 900 мг/сут, 20–39 кг – - 1200 мг/сут, > 39 кг – 1800 мг/сут (делится на два-три приема).	Терапевтический уровень 10-моногидроксиметаболита – 12–30 мг/л. T1/2: 8–12 ч.	Гипонатриемия, утомляемость, сонливость, атаксия, тошнота, рвота, диплопия, нистагм.
Зонизамид (зонегран), 2000.	Блокада натриевых и кальциевых каналов, прекращает высокочастотные разряды, взаимодействует с ГАМК$_A$ каналами. Ингибитор карбоангидразы.	Печень > почки.	Взрослые: стартовая доза – - 100 мг/сут, повышение на 100 мг/сут каждые две нед. до терапевтической дозы – 400 мг/сут (раз в сут или делится на два приема). Дети: стартовая доза – 2–4 мг/кг/сут, повышение дозы на 2–4 мг/кг/сут каждые две недели до достижения терапевтической дозы: 8 мг/кг/сут.	Терапевтический уровень – 15–40 мг/л. T1/2: 63 ч.	Нефролитиаз, парестезии, изменение вкуса, анорексия, снижение веса, сонливость, затруднения с подбором слов, дефекты полей зрения, головокружение.

37. Суммируйте данные о влиянии дополнительно назначаемого препарата на уровень исходного препарата.

См. табл. 20.7.

Таблица 20.7

Влияния дополнительно назначаемого препарата на уровень исходного ПЭП

Исходный ПЭП	Дополнительно назначаемый ПЭП							
	КМЗ	ФБМ	ЛТЖ	ОКЗ	ФБ/ПРМ	ФТН	ТОП	ВПК
Карбамазепин (КБЗ)	НД	↓ (↑эпк)		↓ (↑эпк)	↓ (↑эпк)		↓ (↑эпк)	
Этосуксимид (ЭТС)	↓					↓	↓	↑ или ↓ (в редких случаях существенно)
Фелбамат (ФБМ)	↓	НД			↓	↓		
Ламотриджин (ЛТЖ)	↓	Незначительно ↑	НД	↓	↓	↓		↑
Окскарбазепин (активный метаболит 10-ОН-карбазепин) (ОКЗ)				НД	↓	↓		↓
Фенобарбитал/примидон (ФБ/ПРМ)	Незначительно ↓	↑		↑	НД			↑
Фенитоин (ФТН)	↑ или ↓	↑		↑	↓	НД	↑	↑ несвязанной фракции
Тиагабин (ТГБ)	↓				↓	↓		↑ несвязанной фракции
Топирамат (ТОП)	↑					↓	НД	Незначительно ↑
Вальпроевая кислота (ВПК)	↓	↑	↓		↓	↓	Незначительно ↓	НД
Зонизамид (ЗОН)	↓				↓	↓		

Примечание. ↑ ↓ — может увеличивать или уменьшать; эпк — 10,11–эпоксид (метаболит карбамазепина); чистое поле — известные взаимодействия отсутствуют. НД — нет данных; ПЭП — противоэпилептический препарат

38. Когда и как часто необходимо проверять сывороточную концентрацию ПЭП?

Исследование уровня ПЭП в крови проводится после достижения устойчивой сывороточной концентрации (обычно спустя период, примерно равный 5 $T_{1/2}$). Целью подобного исследования может быть оценка комплаентности пациента (то есть его добросовестности в приеме препарата), а также выявление высокой сывороточной концентрации препарата при появлении симптомов интоксикации.

39. Какие лабораторные исследования должны быть выполнены у пациентов, принимающих ПЭП? Как часто их нужно проводить?

Многие ПЭП могут нарушать процессы кроветворения в костном мозге или функцию печени. В связи с этим перед началом лечения выполнить клинический анализ крови и тесты на функцию печени, чтобы оценить исходное состояние. После начального скринингового обследования обычно не требуется повторять эти исследования, если у пациента не появится соответствующая симптоматика. Исключением являются дети младшего возраста и пациенты с задержкой умственного развития, которые не могут сообщить о симптомах интоксикации. Другой особой ситуацией является применение фелбамата, который требует мониторинга состояния крови и функции печени.

Pellock JM, Willmore LJ: A rational guide to routine blood monitoring in patients receiving antiepileptic drugs. Neurology 41:961–964, 1991.

40. Назовите основные побочные эффекты часто применяемых противоэпилептических препаратов?

См. табл. 20.8.

ЭПИЛЕПСИЯ У ЖЕНЩИН

41. Чем отличается влияние эстрогенов и прогестерона на эпилептические припадки?

Прогестерон снижает возбудимость нейронов коры и повышает эпилептический порог. Эстрогены оказывают противоположное воздействие.

42. Каким образом гормональные изменения предрасполагают к припадкам при катамениальной эпилепсии?

Непосредственно перед началом менструации наблюдается быстрое падение уровня прогестерона, обладающего относительным защитным действием, причем его низкий уровень сохраняется в течение нескольких первых дней менструации. Уровень эстрогенов вновь повышается непосредственно перед овуляцией; это может также способствовать повышению частоты припадков в середине менструального цикла. Повышение уровня прогестерона, вырабатываемого желтым телом, может оказывать защитное действие.

43. Сравните ПЭП по влиянию на эффективность оральной контрацепции и тератогенности.

Так как некоторые ПЭП вызывают пороки развития нервной трубки у плода, все сексуально активные женщины детородного возраста, страдающие эпилепсией, должны ежедневно принимать фолиевую кислоту (1–5 мг/сут) (табл. 20.9).

ЭПИЛЕПТИЧЕСКИЕ ПРИПАДКИ И ЭПИЛЕПСИЯ У ПОЖИЛЫХ

44. Легко ли диагностируются эпилептические припадки в пожилом возрасте?

К сожалению, эпилептические припадки у пожилых часто либо не диагностируются или диагностируются ошибочно. В среднем от начала заболевания до установления диагноза у пациентов 59–96 лет проходит 1,7 года. Эти пациенты, как правило, не обращаются за медицинской помощью сразу после появления

Таблица 20.8

Побочные эффекты противоэпилептических препаратов

ЗАВИСИМЫЕ ОТ КОНЦЕНТРАЦИИ		НЕ ЗАВИСИМЫЕ ОТ КОНЦЕНТРАЦИИ	
Атаксия Фенитоин Карбамазепин Примидон Габапентин Ламотриджин Топирамат **Двоение, нечеткость зрения** Карбамазепин Фенитоин Ламотриджин Седация **Фенобарбитал** Фенитоин Карбамазепин Вальпроат Ламотриджин Леветирацетам Габапентин Топирамат Зонизамид **Гипонатриемия** Карбамазепин Окскарбазепин **Анорексия** Фелбамат Топирамат Зонизамид	**Тошнота, рвота** Вальпроат Карбамазепин Этосуксимид Фенитоин **Головная боль** Этосуксимид Фелбамат Ламотриджин **Тремор** Тиагабин Вальпроат **Тромбоцитопения** Вальпроат **Прибавка веса** Вальпроат **Когнитивные нарушения** Фенобарбитал Примидон Топирамат **Парестезии** Топирамат Зонизамид **Камни в почках** Топирамат Зонизамид **Инсомния** Фелбамат	**Прибавка веса** Карбамазепин Габапентин Вальпроат **Выпадение волос** Вальпроат **Поведенческие нарушения** Фенобарбитал Примидон Этосуксимид Топирамат Габапентин Леветирацетам **Высыпания** Карбамазепин Фенитоин Ламотриджин Окскарбазепин Фенобарбитал Примидон Зонизамид	**Гирсутизм** Фенитоин **Контрактура Дюпюитрена** Фенобарбитал **Гиперплазия десен** Фенитоин **Отеки** Габапентин Вальпроат **Панкреатит** Вальпроат **Диарея** Карбамазепин Топирамат

симптомов заболевания, но даже после первичного обследования только у 28% пожилых пациентов со сложными парциальными припадками и примерно у 50% пациентов с генерализованными припадками устанавливается верный диагноз.

VA Cooperative Study, Dr Mark Spitz (not published, taken from AES abstract).

45. Как изменяются фармакокинетика и фармакодинамика ПЭП в пожилом возрасте?

В пожилом возрасте ПЭП в меньшей степени связываются с белками (альбумином) плазмы, повышается объем распределения препарата и замедляется его элиминация. Повышена вероятность развития побочных эффектов ПЭП, кроме того, пожилые пациенты часто принимают препараты других групп, что повышает риск лекарственных взаимодействий. По данным недавно проведенного исследования (VA Cooperative Study in Epilepsy), в пожилом возрасте ламотриджин и габапентин переносятся лучше, чем карбамазепин. В этой возрастной группе целесообразно более частое исследование концентрации ПЭП в крови.

Таблица 20.9

Противоэпилептические препараты: контрацепция и беременность

ПЭП	ЭФФЕКТИВНОСТЬ ОРАЛЬНОЙ КОНТРАЦЕПЦИИ	КАТЕГОРИЯ (FDA)*	ИЗВЕСТНЫЕ ТЕРАТОГЕННЫЕ ЭФФЕКТЫ
Фенобарбитал	Снижает	D	Расщелина губы и неба, пороки развития сердца
Фенитоин	Снижает	D	Гипоплазия ногтей, пороки развития суставов, расщелина губы и неба
Примидон	Снижает	D	Расщелина губы и нёба
Карбамазепин	Снижает	D	Пороки развития нервной трубки (0,5–1%), другие макроаномалии развития, макроцефалия и задержка роста
Вальпроевая кислота	Не влияет	D	Пороки развития нервной трубки (1–2%), пороки развития сердца, гипоплазии, полидактилии, двусторонняя паховая грыжа, дисплазия почек, эквиноварусная деформация стоп
Фелбамат	Не влияет	C	Не известны
Габапентин	Не влияет	C	Не известны
Ламотриджин	Не влияет	C	Не известны
Топирамат	Снижает	C	Не известны
Тиагабин	Снижает	C	Не известны
Леветирацетам	Не влияет	C	Не известны
Окскарбазапин	Снижает	C	Может быть менее тератогенным, чем карбамазепин (отсутствие эпоксидного метаболита)
Зонизамид	Не влияет	C	Не известны

* Категория C – препараты, продемонстрировавшие тератогенное и эмбриотоксическое действие в исследованиях на животных, контролируемых исследований на людях не проводилось, но есть подозрения, что они могут оказывать обратимое повреждающее действие на плод или новорожденных, но не вызывать развитие врожденных аномалий. Категория D – препараты, вызывающие врожденные аномалии или необратимые повреждения плода или подозреваемые в этом; при назначении следует соотносить риск для плода с потенциальной пользой от применения препарата.

По *Pennell PB The importance of monotherapy in pregnancy. Neurology 60:S31-S38, 2003.*
Pennell PB: Practice Parameter: Management issues for women with epilepsy. Neurology 51:944–948, 1998.

ЛЕЧЕНИЕ ЭПИЛЕПТИЧЕСКОГО СТАТУСА

46. Что такое эпилептический статус?

Эпилептический статус – это состояние, при котором припадки непрерывно продолжаются длительное время без восстановления неврологических функций. Любой тип припадков может трансформироваться в эпилептический статус.

47. На чем основана классификация эпилептического статуса?

Один из принципов классификации эпилептического статуса – наличие или отсутствие судорог (соответственно выделяют судорожный и бессудорожный эпилептический статус). Судорожный эпилептический статус – неотложное состояние, представляющее собой статус первично или вторично генерализованных тонико-клонических припадков. Бессудорожный эпилептический статус – это статус абсансов или сложных парциальных припадков. В обоих случаях при бессудорожном статусе отсутствуют выраженные двигательные проявления, но отмечаются изменения психического статуса; иногда это состояние называют также эпилептической фугой. Статус абсансов, по-видимому, не вызывает тяжелых осложнений (за исключением возможности травмы), однако статус сложных парциальных припадков может приводить к развитию стойкого когнитивного дефицита.

48. Каковы наиболее частые причины эпилептического статуса?

1. Некомплаентность пациента или резкое прекращение приема ПЭП (самая частая причина).
2. Алкогольный абстинентный синдром.
3. Метаболические нарушения.
4. Опухоли мозга.
5. Инфаркт мозга.
6. Кровоизлияние в мозг.
7. Менингит.
8. Неопределенные (10–15%).

Lowenstein DH, Alldredge BK: Status epilepticus at an urban public hospital in the 1980s. Neurology 43:483–488, 1993.

49. Как лечить статус абсансов?

Для терапии статуса абсансов применяется внутривенное введение диазепама или его производных; фенитоин и барбитураты не используются. Внутривенное введение препарата вальпроевой кислоты также может быть эффективным.

50. Как лечить статус сложных парциальных припадков?

Статус сложных парциальных припадков обычно не связан с угрожающими жизни системными осложнениями, но может привести к нарушению памяти, поэтому его необходимо активно купировать – по принципам терапии судорожного статуса.

51. Как лечить судорожный эпилептический статус?

Статус генерализованных тонико-клонических припадков – неотложное состояние, и все усилия должны быть направлены на его прекращение в течение часа. Начальная терапия включает в/в введение лоразепама в дозе 0,1 мг/кг со скоростью 1–2 мг/мин. Если припадок продолжается, необходимо внутривенное введение фосфенитоина со скоростью до 150 мг/мин. Если припадок продолжается и после этого, прибегают к введению фенобарбитала или общей анестезии. Фенобарбитал может вызвать остановку дыхания, поэтому необходим предварительный перевод пациента на ИВЛ. Если пациент резистентен к фенитоину, фенобарбиталу

Таблица 20.10

Протокол лечения статуса генерализованных тонико-клонических припадков

0–5 мин	Проводится контроль жизненно важных функций. Поддержание проходимости дыхательных путей. Введение кислорода. Наблюдение и обследование пациента.
6–10 мин	Забор 50 мл крови для определения концентрации глюкозы, кальция, магния, натрия, калия, мочевины, функции печени, уровня ПЭП, проведения клинического анализа крови и токсикологического скрининга. Начинают в/в введение физиологического раствора, вводят 50 мл 50% глюкозы и 100 мг тиамина. Проводят мониторирование ЭКГ, артериального давления и, если возможно, ЭЭГ.
11–30 мин	В/в введение лоразепама до прекращения припадков, доза 0,1 мг/кг, скорость введения 1–2 мг/мин
11–30 мин	Если припадок продолжается, вводят нагрузочную дозу фосфенитоина – 20 мг фенитоинового эквивалента (ФЭ)/кг со скоростью 150 мг ФЭ/мин; при развитии сердечной аритмии или гипотензии снижают скорость инфузии.
31–60 мин	Если припадок продолжается 10–20 минут после введения фосфенитоина, вводят дополнительно 10 ФЭ/кг. Если припадок продолжается, интубируют пациента и вводят фенобарбитал со скоростью 50–100 мг/мин до прекращения припадка или достижения дозы 20 мг/кг. Альтернативный метод – переход к общей анестезии.
После 60 минут статуса	Анализируют данные лабораторных исследований и корректируют отклонения. Готовятся к проведению анестезии, введению миорелаксантов и мониторингу ЭЭГ. Возможные методы лечения: мидазолам (нагрузочная доза 0,15–0,2 мг/кг, затем 0,06–1,1 мг/кг/час) или пропофол (нагрузочная доза 1–2 мг/кг, затем 3–10 мг/кг/час), или барбитуратная анестезия (фенобарбитал, нагрузочная доза 6–15 мг/кг, затем 0,5–5 мг/кг/час). Фенобарбитал часто вызывает сосудистый коллапс, поэтому необходимо предварительное введение вазопрессорного препарата, например допамина.

По *Lowenstein DH, Alldredge BK: Status epilepticus. N Engl J Med 338:970–976, 1998, and Treiman DM, Meyers PD, Walton NY, et al: A comparison of for treatments for generalized convulsive status epilepticus. N Engl J Med 339:792–798, 1998.*

и лоразепаму, необходима общая анестезия, предпочтительнее пропофолом. Схема лечения эпилептического статуса представлена в табл. 20.10.

52. Что такое epilepsia partialis continua? Как она лечится?

Epilepsia partialis continua (постоянная парциальная, или кожевниковская эпилепсия) представляет собой эпилептический статус простых парциальных моторных припадков, который проявляется ритмичными мышечными сокращениями в ограниченной области тела, обычно в области лица и кисти. Во время этих припадков сознание обычно полностью сохранено. Наиболее частые причины: некетотическая гипергликемия, инфаркт мозга, энцефалит, опухоли мозга. Лечение направлено на коррекцию метаболических отклонений. ПЭП обычно назначаются, однако эта форма эпилепсии часто бывает резистентна к лекарственной терапии, за исключением средств для общей анестезии.

53. Вызывает ли длительная эпилептическая активность повреждение нервной системы?

Определенные типы припадков, такие как абсансы, не имеют каких-либо серьезных последствий. В других случаях, если эпилептическая активность продолжается в течение определенного времени, происходит гибель нейронов. Гибель нейронов может быть связана с различными механизмами, например токсическим действием избытка глутамата и вхождением в клетку кальция. Поскольку длительная эпилептическая активность может вызвать гибель нейронов во время лечения статуса целесообразно проводить мониторинг ЭЭГ, особенно если пациент обездвижен за счет введения миорелаксантов. Важно предотвратить гибель нейронов, купируя статус в течение 60 минут.

ХИРУРГИЧЕСКОЕ ЛЕЧЕНИЕ ЭПИЛЕПСИИ

54. Какие пациенты являются кандидатами для хирургического лечения эпилепсии?

Показания к хирургическому лечению учитывают ряд условий. Первым и основным условием является наличие припадков, не поддающихся медикаментозной терапии. Во-вторых, должно быть очевидно, что прекращение припадков вызовет значительное улучшение состояния пациента. В-третьих, должна быть локализована эпилептогенная зона. Четвертое условие: возможный вред от хирургического вмешательства не должен быть значительным и во всяком случае меньше вреда, наносимого припадками. В целом пациенты, у которых оказались неэффективными 2 или 3 ПЭП в адекватных дозах, страдающие фокальными припадками, которые нарушают их жизнедеятельность, должны рассматриваться как кандидаты для хирургического лечения. В других случаях, например у пациентов с генерализованной эпилепсией, также могут быть эффективны некоторые хирургические методы, такие как каллозотомия.

По AAN Guidelines Practice parameter: Engle J, Wiebe S, et al: Temporal lobe and localized neocortical resections for epilepsy. Neurology 60:538–547, 2003.

55. В каких случаях пациенты с эпилепсией считаются «резистентными» к медикаментозной терапии?

Нет единого мнения по этому вопросу. Если припадки не прекращаются после применения 2–3 ПЭП, которые в целом считаются эффективными, вероятность достижения ремиссии при применении любого другого ПЭП составляет лишь 5–10%. Примерно в 47% случаев стойкого прекращения припадков удается добиться при назначении первого ПЭП. Еще у 13% пациентов припадки прекращаются при назначении второго ПЭП. Вероятность прекращения припадков при приеме третьего или нескольких ПЭП составляет лишь 1–3%.

Devinsky O: Patients with refractory seizures. N Engl J Med 340:1565–1570, 1999.
Kwan E, Brodie B: Early identification of refractory epilepsy. N Engl J Med 342(5):314–319, 2000.

56. Что такое гиппокампальный склероз? Как он диагностируется?

Гиппокампальный склероз — это частое заболевание, проявляющееся височными сложными парциальными припадками. Термин описывает патологию гиппокампа, которая включает гибель нейронов и связанный с ней глиоз. Склероз гиппокампа может быть выявлен при МРТ. Односторонний склероз гиппокампа, вызывающий

КЛЮЧЕВЫЕ ФАКТЫ: ЭПИЛЕПТИЧЕСКИЕ ПРИПАДКИ И ЭПИЛЕПСИЯ ✓

1. Точная квалификация типа эпилептического припадка и по возможности определение эпилептического синдрома определяют выбор лечения
2. Всем пациентам с парциальными припадками необходимо проведение МРТ
3. Значительное изменение уровня противоэпилептического препарата в крови должно настораживать в отношении низкой комплаентности пациента или лекарственного взаимодействия с новым препаратом
4. Наиболее частой причиной неудачи противоэпилептической терапии служат побочные эффекты противоэпилептических препаратов
5. Пациенты с эпилептическими припадками, у которых терапия двумя хорошо переносимыми противоэпилептическими препаратами в адекватных дозах была не эффективна, должны пройти обследование в эпилептологическом центре для уточнения диагноза и определения показаний к хирургическому лечению

резистентные к терапии сложные парциальные припадки, важно идентифицировать, поскольку при этом синдроме эффективно хирургическое лечение.

57. Какие типы хирургических вмешательств применяют при эпилепсии?

Существуют три основных типа хирургических вмешательств: 1) фокальная резекция эпилептогенных зон; 2) разобщающие операции, обычно пересечение мозолистого тела (каллозотомия); 3) имплантация стимулятора. Каллозотомия показана при тяжелых генерализованных припадках, которые обычно сочетаются с атоническими или тоническими припадками, вызывающими падение. Резекция определенных зон обычно применяется при парциальных припадках, начинающихся в одной ограниченной области мозга. Новый метод лечения, одобренный FDA для рефрактерных парциальных припадков, — стимуляция блуждающего нерва. Данный метод может быть использован, если резекция не показана.

58. Насколько эффективно хирургическое лечение эпилепсии?

Височная лобэктомия приводит к прекращению больших припадков примерно у 2/3 пациентов (при этом не учитываются парциальные припадки без изменения сознания). Примерно у 10–15% пациентов улучшения не наблюдается. При экстратемпоральной неокортикальной эпилепсии хирургическое лечение приводит к устранению больших припадков примерно в половине случаев, тогда как у 15% пациентов улучшения не наблюдается. Хирургическое лечение эпилепсии приводит к улучшению качества жизни и социальных функций.

ЭПИЛЕПСИЯ И ВОЖДЕНИЕ

59. Какие рекомендации, касающиеся вождения, должен дать врач пациенту с эпилепсией?

Это зависит от законодательства штата, в котором практикует врач. Обычно принято, что либо врач должен сообщать обо всех пациентах с припадками в соответствующие регуляторные органы, либо пациент сам сообщает о своих заболеваниях, которые могут нарушить способность управлять транспортным средством. Как правило, врачи должны предостеречь от вождения своих пациентов, если припадки не контролируются и сопровождаются нарушением сознания или двигательных функций. Разрешение на право вождения выдается специальной комиссией штата. Любопытно, что риск дорожно-транспортного происшествия у водителей с эпилепсией повышен лишь незначительно.

Krumholz A, Fisher RS, Lessre RP, Hauser WA: Driving and epilepsy: A review and reappraisal. JAMA 265:626, 1991.

БЛАГОДАРНОСТЬ

Авторы выражают благодарность M. Collins и B. Gidal за комментарии и предложения.

ВЕБСАЙТЫ

1. http://www.aesnet.org
2. http://www.efa.org
3. http://www.pslgroup.com/epilepsy.htm
4. http://epilepsy.epilepsy.org
5. http://epilepsy.org/ctf/default.html

ЛИТЕРАТУРА

1. Engle J. Pedley TA: Epilepsy: A Comprehensive Textbook. Hagerstown, MD, Lippincott-Raven, 1997.
2. Wilner AN: Epilepsy in Clinical Practice. New York, Demos, 2000.
3. Wyllie E (ed): The Treatment of Epilepsy, 3rd ed. Baltimore, Williams &Wilkins, 2001.

Глава 21. НАРУШЕНИЯ СНА

James D. Frost, Merrill S. Wise

ОБЩИЕ ПРИНЦИПЫ

1. Что такое сон?

Сон – сложное физиологическое состояние, которое периодически возникает у большинства позвоночных, причем похожие состояния часто наблюдаются и у беспозвоночных организмов. Сон характеризуется относительным покоем, неподвижностью и выраженным снижением реакций на внешние стимулы. У млекопитающих выделяют две стадии сна: с быстрыми движениями глаз (БДГ) и без БДГ.

2. Опишите основные признаки сна с БДГ.

Сон с БДГ (быстрый сон) характеризуется выраженной мышечной атонией, фазическими подергиваниями и вспышками быстрых движений глаз. Во время этой фазы ЭЭГ регистрирует сравнительно низкоамплитудную активность, которая похожа на биоэлектрическую активность мозга у дремлющего человека, несмотря на то, что люди во время сна с БДГ внешне выглядят глубоко спящими. Во время этой фазы сна человек преимущественно видит сновидения.

3. Представляет ли собой сон без БДГ однородное состояние?

Нет. Сон без БДГ (медленный сон) подразделяют на стадии 1, 2, 3 и 4, которые характеризуются прогрессирующим увеличением амплитуды и снижением частоты биоэлектрической активности мозга на ЭЭГ. Мышечный тонус обычно выше, чем во сне с БДГ, отсутствуют и фазические движения.

4. Возникают ли различные стадии сна в случайном порядке в течение ночи?

Нет. Во время сна происходит закономерное периодическое чередование фазы без БДГ и фазы с БДГ, при этом продолжительность одного цикла составляет примерно 90 минут. Пробуждений отмечается относительно немного (обычно менее 10 за ночь). Соотношение различных стадий сна остается постоянным. Обычно у взрослого человека время сна делится следующим образом: 1 стадия – менее 5%, 2 стадия – 40–60%, 3 и 4 стадии – 10–20%, а сон с БДГ – 18–25%.

5. Какие области мозга отвечают за регуляцию сна?

По существу, весь мозг участвует в реализации сна. Хотя нет отдельного «центра сна», несколько зон играют ключевую роль в регуляции временных параметров сна и последовательности его стадий. Супрахиазмальная область гипоталамуса непосредственно регулирует циркадные циклы, которые определяют время наступления сна в течение суток. С другой стороны, группа ядер в понтомезэнцефальной области (включая голубоватое пятно, дорсальное ядро шва и несколько холинергических ядер) обеспечивают чередование сна с БДГ и сна без БДГ. Нейроны базальных отделов переднего мозга и передних отделов гипоталамуса также играют важную роль в контроле наступления сна.

6. Сколько патологических состояний проявляются нарушением сна?

В настоящее время 54 заболевания рассматриваются как первичные нарушения сна. Кроме этого, многие другие соматические, неврологические, психические заболевания вызывают вторичные нарушения сна.

7. Какие основные симптомы отмечаются при нарушениях сна?

Нарушения сна могут проявляться различным образом: затруднениями при засыпании и поддержании сна (инсомния), чрезмерной или неадекватной сонливостью (гиперсомния), атипичными двигательными или поведенческими феноменами, возникающими в четкой связи с определенными стадиями сна или переходом от сна к бодрствованию.

8. Как классифицируют нарушения сна?

Диссомнии характеризуются затруднениями при засыпании или поддержании сна либо чрезмерной сонливостью. Эта группа подразделяется на внутренние (эндогенные), внешние (экзогенные) и циркадные нарушения (табл. 21.1).

Парасомнии — двигательные, поведенческие или вегетативные феномены, которые возникают в специфической связи с процессом сна, но необязательно связаны с расстройством сна или чрезмерной сонливостью. Эта группа включает расстройства, связанные с пробуждением, расстройства перехода от сна к бодрствованию, расстройства, связанные со сном с БДГ, а также смешанную категорию (табл. 21.2).

Расстройства сна, вызванные психическими, неврологическими или соматическими заболеваниями относятся к вторичным нарушениям сна.

9. Можно ли считать объективными жалобы больных на чрезмерную сонливость в дневное время?

Люди с выраженной гиперсомнией иногда не отдают себе отчет, что засыпают в неподходящее время. Дорожно-транспортные происшествия могут приписываться «отключениям» или припадкам. Нарушение производительности труда может связываться со снижением памяти. При таких состояниях, как апноэ во сне или периодические движения конечностей, пациенты могут просыпаться буквально несколько десятков раз за ночь, у них уменьшается общая продолжительность сна, нарушается структура стадий сна, но при этом они могут говорить врачу, что каждую ночь быстро засыпают и крепко спят, не просыпаясь или просыпаясь редко.

10. Может ли врач быть уверен в том, что жалобы больного на бессонницу соответствуют истине?

У многих людей, жалующихся на тяжелую бессонницу, во время исследования сна в лаборатории обнаруживаются нормальная продолжительность сна и редкие

Таблица 21.1

Нарушения сна, классифицируемые как диссомнии

ВНУТРЕННИЕ РАССТРОЙСТВА	ВНЕШНИЕ РАССТРОЙСТВА	ЦИРКАДНЫЕ РАССТРОЙСТВА
Синдром обструктивных апноэ сна	Расстройство сна, вызванное приемом снотворных средств	Синдром смены часовых поясов
Синдром центральных апноэ во сне	Расстройство сна, вызванное отсутствием подходящих условий	Синдром отставленной фазы сна
Психофизиологическая инсомния	Синдром недостаточного сна	Расстройство сна, вызванное сменной работой
Идиопатическая инсомния	Неадекватная гигиена сна	Нерегулярный цикл сон–бодрствование
Нарколепсия	Расстройство сна, связанное с окружающими условиями	Синдром преждевременной фазы сна
Идиопатическая гиперсомния	Высотная инсомния	Цикл «сон–бодрствование», отличающийся от 24-часового
Периодические движения конечностей	Нарушение приспособляемости сна	
Синдром беспокойных ног	Инсомния, связанная с пищевой аллергией	
Синдром центральной альвеолярной гиповентиляции	Синдром ночного нарушения пищевого (питьевого) поведения	
Искаженное восприятие состояния сна	Расстройство сна, вызванные токсическими веществами	
Посттравматическая гиперсомния	Расстройство, связанное с наступлением сна	
Рецидивирующая гиперсомния	Расстройство сна, вызванное приемом психостимуляторов	
	Расстройство сна, вызванное приемом алкоголя	

Таблица 21.2

Состояния, классифицируемые как парасомнии

РАССТРОЙСТВА ПРОБУЖДЕНИЯ	ПАРАСОМНИИ, СВЯЗАННЫЕ СО СНОМ С БДГ	РАССТРОЙСТВА ПЕРЕХОДА СОН–БОДРСТВОВАНИЕ
Спутанность при пробуждении	Ночные кошмары	Ритмическое двигательное расстройство
	Сонный паралич	Вздрагивания во сне
Снохождение	Расстройство поведения во сне с БДГ	Споговорение
Ночные страхи	Остановка синусового узла во сне с БДГ	Ночные крампи в ногах
	Болезненная эрекция во сне	
	Нарушенние эрекции во сне	
	ДРУГИЕ ПАРАСОМНИИ	
Бруксизм	Ночная пароксизмальная дистония	Синдром внезапной младенческой смерти
Ночной энурез	Внезапная необъяснимая смерть во сне	Доброкачественная неонатальная ночная миоклония
Первичный храп	Центральная гиповентиляция	
Сонное апноэ у детей		Синдром нарушения глотания, связанный со сном

пробуждения. Поскольку этот феномен распространен, врач должен быть осторожен в оценке субъективной информации о состоянии сна и пытаться найти независимое подтверждение, если факты наводят на мысль о клинически значимом состоянии.

11. Сколько необходимо спать для оптимального самочувствия днем?

Большинству нормальных людей требуется 6–8 часов сна за ночь, но при этом существуют значительные индивидуальные вариации. За общее правило можно принять, что если дневная работоспособность значительно снижена из-за чрезмерной сонливости и это состояние сохраняется, несмотря на регулярный ночной сон, по меньшей мере, в течение 8 часов, необходимо тщательное обследование. Значительные изменения потребности во сне также могут быть признаком расстройства сна.

12. Является ли общая продолжительность сна единственным фактором, влияющим на способность поддерживать нормальный уровень активности в течение дня?

Нет. Структура (или архитектура) сна также важна для нормального бодрствования. Если сон фрагментирован из-за частых кратковременных пробуждений либо по тем или иным причинам нарушено распределение стадий сна, то может развиваться чрезмерная дневная сонливость, даже если общая продолжительность сна не снижена.

КЛЮЧЕВЫЕ ФАКТЫ: ОСНОВНЫЕ ФАКТОРЫ, ОКАЗЫВАЮЩИЕ ВЛИЯНИЕ НА КАЧЕСТВО СНА ✓

1. Общая продолжительность сна
2. Численность полных или частичных пробуждений
3. Распределение стадий сна

МЕТОДЫ ОБСЛЕДОВАНИЯ

13. Как можно объективно оценить количество и качество сна?

Самый важный диагностический метод у врача, занимающегося патологией сна, – полисомнография. Для получения объективной диагностической информации проводится мониторинг состояний сна и бодрствования в течение ночи с одновременной регистрацией нескольких физиологических параметров и постоянным наблюдением за поведением пациента. Параметры, оцениваемые при полисомнографии, представлены в табл. 21.3. Данные полисомнографии позволяют количественно оценить продолжительность сна, количество пробуждений, распределение стадий сна, выявить нарушения дыхания и сердечного ритма, аномальные движения, ночные эпилептические припадки, установить характер парасомний.

Таблица 21.3

Параметры, регистрируемые во время полисомнографии

Электрическая активность мозга (ЭЭГ)	Дыхательное усилие (грудная клетка, живот)
Движения глаз (электроокулограмма – ЭОГ)	Поток воздуха через нос и рот
Состояние мышц (электромиография – ЭМГ – с подбородочной мышцы)	Насыщение кислородом
Деятельность сердца (ЭКГ)	PCO_2 в конце вдоха и выдоха
Движения ног (ЭМГ или акцелерометр)	Положение тела
Храп или вокализации (аудиомониторинг)	Поведенческие (двигательные) феномены (видеомониторинг)

14. Можно ли объективно оценить дневную сонливость?

Да. Множественный тест сонной латенции (латентного периода сна), а также тест поддержания бодрствования (ТПБ) помогают выявить дневную сонливость и оценить ее выраженность. Эти процедуры предполагают использование полиграфического мониторирования (ЭЭГ, ЭОГ, ЭМГ и ЭКГ) во время 4–5 периодов, разделенных 2-часовым интервалом, в течение дня. В процессе проведения множественного теста сонной латенции (МТСЛ) пациенту предлагают попытаться заснуть несколько раз в течение суток. Этот тест позволяет получить информацию о среднем латентном периоде сна и нарушениях перехода сон–бодрствование. При выполнении ТПБ пациента, напротив, просят сохранять состояние бодрствования в течение несколько периодов регистрации; при этом регистрируется возникновение любых эпизодов засыпания. Эти тесты выполняются на следующий день после ночной полисомнографии, что является условием для достоверного анализа результатов.

15. Какой латентный период сна считается нормальным во время теста МЛПС?

У нормальных людей средний латентный период сна (время от момента, когда пытается заснуть до появления первых признаков любой стадии сна) составляет не менее 10 минут, если исследование проводится в естественном для пациента режиме сон–бодрствование.

16. Влияет ли прием лекарственных препаратов на результаты полисомнографии и МТСЛ?

Многие препараты (снотворные, седативные, транквилизаторы и психостимуляторы) значительно изменяют результаты МТСЛ и полисомнографии. Как период начала приема препарата, так и резкое прекращение его приема приводят к наибольшим изменениям характеристик сна, что может имитировать первичные расстройства сна, например нарколепсию. Поэтому по возможности не менее чем за две недели до исследования препараты, влияющие на ЦНС, следует отменить. Если это невозможно, такие препараты должны приниматься в стабильной дозе не менее двух недель перед полисомнографией и МТСЛ. Нельзя советовать пациенту просто отказаться от приема препарата в ночь исследования или в течение нескольких ночей до исследования, так как это приведет к недостоверным результатам.

17. Назовите основные показания для полисомнографии.

Полисомнография необходима для диагностики нарушений дыхания, связанных со сном, например обструктивных апноэ во сне, а также для подбора параметров назального постоянного положительного давления в дыхательных путях, применяемого для их лечения. Кроме того, полисомнографию проводят с целью диагностики нарколепсии или идиопатической гиперсомнии (в комбинации с МТСЛ) и связи со сном возбуждения, чреватого нанесением повреждений самому себе или окружающим. Полисомнографию проводят у пациентов с нервно-мышечными заболеваниями, имеющих симптомы, связанные со сном, а также для диагностики пароксизмальных пробуждений и периодических движений конечностей во сне.

ГИПЕРСОМНИИ

18. Какое заболевание чаще всего вызывает дневную сонливость и засыпание в неподходящее время?

Синдром обструктивных апноэ во сне. У таких пациентов наступление сна сопровождается увеличением сопротивления верхних дыхательных путей, при этом периодически возникает частичная или полная обструкция дыхательных путей. Больной обычно просыпается на короткое время из-за гипоксии или гиперкапнии, а также из-за повышенных усилий при попытке вдохнуть. Эти явления неоднократно повторяются в течение периода ночного сна, вызывая повторные пробуждения и приводят к фрагментации сна и в конечном итоге к дневной сонливости. Во время обструктивных эпизодов может возникать выраженное снижение кислородного насыщения крови, что бывает причиной опасных для жизни аритмий. Обструктивные апноэ во сне встречаются у 2–4% взрослых, но часто остаются не диагностированными. Полисомнография позволяет подтвердить диагноз этого состояния и оценить его тяжесть.

19. Какое лечение применяется при обструктивных апноэ во сне?

Лечение должно быть направлено на преодоление обструкции дыхательных путей (которая может быть результатом анатомических факторов или патологического расслабления мускулатуры ротоглотки). Создание постоянного положительного давления в дыхательных путях с помощью назальной маски в настоящее время используется наиболее часто. В некоторых случаях, если выявляются анатомические факторы, вызывающие обструкцию дыхательных путей, показано хирургическое вмешательство. У некоторых людей значительного улучшения можно добиться, если научить их избегать положения на спине во время сна. Применение интраоральных приспособлений, например удерживающих язык, эффективно в небольшом числе случаев при легких дыхательных расстройствах. У пациентов, страдающих ожирением, положительный эффект оказывает снижение массы тела.

Sanders MH, Redline S. Obstructive sleep apnea/hypopnea syndrome. Curr Treat Options Neurol 1:279–290, 1999.

20. В чем отличие синдрома обструктивных апноэ во сне у детей и взрослых?

У большинства взрослых с синдромом обструктивных апноэ во сне наблюдается дневная сонливость, в то время как у детей чаще развиваются нарушения поведения: невнимательность, отвлекаемость, раздражительность, гиперактивность. Наиболее частыми анатомическими причинами синдрома у детей являются увеличение миндалин или аденоидов, в то время как у большинства взрослых нет гипертрофии миндалин. У взрослых и подростков с обструктивными апноэ во сне часто имеется ожирение, тогда как у значительной части маленьких детей масса тела в пределах нормы или даже снижена. У детей чаще встречается обструктивное гипопноэ или гиповентиляция; у взрослых более вероятно развитие обструктивного апноэ. Ночной сон у взрослых отличается высокой степенью фрагментации, а у детей эпизоды пробуждения, связанные с дыхательными нарушениями, могут быть редкими.

21. Какие состояния предрасполагают к развитию обструктивных апноэ во сне у детей?

Гипертрофия миндалин и аденоидов – серьезные факторы риска данного синдрома у детей. Предрасположены к обструктивным апноэ больные с многими наследственными заболеваниями нервной системы, в том числе с синдромами Дауна и Прадера–Вилли, мышечной дистрофией и другими миопатиями, а также с аномалией Арнольда–Киари, другими структурными аномалиями ствола мозга, краниофациальными мальформациями, ахондроплазией. Как и у взрослых, у детей ожирение также представляет фактор риска обструктивных апноэ во сне.

22. Что такое классическая нарколептическая тетрада?

Нарколепсия – наиболее известное неврологическое заболевание, вызывающее засыпание в неподходящее время, хотя, возможно, что многие пациенты, у которых ранее была диагностирована нарколепсия, в действительности страдали обструктивными апноэ во сне или другими заболеваниями, нарушающими ночной сон. Классическая нарколептическая тетрада включает *дневную сонливость, катаплексию, сонный паралич* и *гипнагогические галлюцинации*. Полная тетрада наблюдается не более чем у 50% пациентов, отвечающих современным критериям диагностики нарколепсии, а у 90% отсутствует хотя бы один из основных симптомов.

23. Что такое катаплексия?

Катаплексия – состояние, характеризующееся внезапным развитием мышечной слабости или паралича без потери сознания, которое провоцируется эмоциональными реакциями, такими как смех, волнение или гнев. Эпизоды обычно длятся от нескольких секунд до нескольких минут и иногда заканчиваются непосредственным переходом в сон.

24. Что такое сонный паралич?

Это состояние, характеризующееся преходящей невозможностью совершать произвольные движения и возникающее во время засыпания или пробуждения. Сознание сохранено, и пациент может испытывать сильную тревогу. Кроме того,

КЛЮЧЕВЫЕ ФАКТЫ: НАРУШЕНИЯ СНА ✓

1. Очень частой причиной дневной сонливости или засыпания в неподходящее время служит синдром обструктивных апноэ во сне.
2. Оценка качественных и количественных характеристик сна самим пациентом часто бывает ненадежной. Полисомнография (исследование сна в лабораторных условиях) — единственный надежный метод, позволяющий получить объективную информацию о состоянии сна и подтвердить предполагаемое расстройство сна.
3. Для объективизации дневной сонливости требуется проведение МТСЛ, который проводят на следующий день после ночного полисомнографического исследования.
4. Достоверный диагноз нарколепсии требует объективно подтверждаемой дневной сонливости, наличия каталеплексии, выявления активности, свойственной сну с БДГ, в начале сна, отсутствия других заболеваний, которые могут вызывать тяжелые нарушения структуры ночного сна.
5. Нарушения сна значительно повышают риск травматизма, включая риск дорожно-транспортных происшествий и несчастных случаев на работе (в связи с дневной сонливостью), а также риск травм, связанных с падением или парасомниями.
6. Классическая нарколептическая тетрада включает: дневную сонливость, каталепсию, сонный паралич и гипнагогические галлюцинации.

у него могут отмечаться галлюцинаторные образы или сновидное изменение сознания. Движения глаз и дыхательные движения сохранены. Данное состояние прекращается спонтанно в течение нескольких секунд или минут и может быть прервано немедленно под воздействием внешних стимулов. Во время этих эпизодов возможен переход ко сну.

25. Является ли наличие сонного паралича патогномоничным для нарколепсии?

Нет. Хотя сонный паралич наиболее часто встречается как одно из проявлений нарколепсии, иногда он наблюдается как самостоятельное заболевание в отсутствие других признаков нарколепсии. Может встречаться как спорадическая, так и семейная форма сонного паралича. У некоторых людей этот феномен чаще возникает после депривации сна или при других нарушениях сна. Хотя выявление сонного паралича может быть основано на словах пациента, может потребоваться дополнительное обследование для исключения нарколепсии или другого расстройства сна, вызывающего сонный паралич за счет прерывания сна. Лечения обычно не требуется, но если паралич возникает часто или приводит к интенсивной тревоге, лечение может быть назначено. Трициклические антидепрессанты часто оказываются эффективными.

26. Возникают ли гипнагогические галлюцинации во время сна с БДГ?

Нет. Они встречаются во время перехода от сна к бодрствованию и наоборот, то есть при засыпании или пробуждении. Они могут затрагивать различные сенсорные модальности, но чаще имеют зрительный характер. Хотя гипнагогические галлюцинации обычно наблюдаются при нарколепсии, иногда они встречаются у здоровых людей.

27. Перечислите основные диагностические критерии нарколепсии?

Достоверный диагноз нарколепсии требует всех нижеперечисленных критериев: 1) повторяющихся эпизодов дневных засыпаний в неподходящее время, по меньшей мере, в течение трех месяцев; 2) катаплексии; 3) повышенной дневной сонливости по данным МТСЛ (средний латентный период сна сна менее 5 минут); 4) не менее двух эпизодов сна с БДГ, зарегистрированных во время МТСЛ; 5) нормальной (или только незначительно сниженной) общей продолжительности сна и относительно нормального распределения стадий сна во время ночной полисомнографии, непосредственно предшествующей МТСЛ.

Диагноз становится еще более вероятным при наличии сонного паралича, гипнагогических галлюцинаций и антигенов HLA-DQB1*0602 или HLA-DR2.

28. Известна ли причина нарколепсии?

Современные исследования показали, что в патогенезе нарколепсии играет роль нарушение синтеза гипокретина (орексина) в гипоталамусе. Исследования на животных продемонстрировали, что развитие нарколепсии может быть вызвано генетическими аномалиями, приводящими к снижению синтеза гипокретина (орексина) или его рецептора. Хотя аналогичные генетические аномалии очень редки у людей, страдающих нарколепсией, в нескольких исследованиях выявлена очень низкая или не определяемая концентрация указанного пептида в ЦСЖ у большинства пациентов с несомненным диагнозом нарколепсии. Это позволяет предположить, что нарколепсия может возникать, как результат приобретенной гибели нейронов гипоталамуса, синтезирующих гипокретин.

Nishino S: Narcolepsy. Biol Psychiatry 54:78–95, 2003.

29. Эффективно ли лечение нарколепсии?

Дневную сонливость можно контролировать с помощью психостимуляторов (например, метилфенидата, пемолина, декстроамфетамина или модафинила). Потребность в психостимуляторах может быть уменьшена при соблюдении режима дня, который предусматривает возможность для пациента 2–3 раза в течение дня заснуть на короткое время (менее чем на час). Для уменьшения катаплексии и сонного паралича применяют трициклические антидепрессанты (например, имипрамин или протриптилин) либо селективные ингибиторы обратного захвата серотонина (например, флуоксетин).

30. Назовите другие заболевания (помимо нарколепсии и обструктивных апноэ во сне), вызывающие дневную сонливость.

Как показано в таблице 21.4, множество различных заболеваний может сопровождаться дневной сонливостью и засыпанием в неподходящее время. Кроме того, дневная сонливость может быть осложнением многих других расстройств.

31. Помогает ли HLA-типирование в диагностике нарколепсии?

Его ценность очень ограничена. Почти у 100% пациентов с установленным диагнозом нарколепсии в нескольких исследованиях выявлены антигены HLA-DR2 и DQ1 (включая DR15 и DQ6). Маркер DQB1*0602 (подтип DQ6) описан как

Таблица 21.4

Заболевания, часто сопровождающиеся дневной сонливостью

Нарколепсия	Рецидивирующая гиперсомния (например, синдром Клейна–Левина)
Периодические движения конечностей	Обструктивные апноэ во сне
Центральные сонные апноэ	Аффективные расстройства (депрессия)
Синдром недостаточного ночного сна	Деменция
Нарушение циркадных ритмов	Трипаносомоз
Лекарственная или алкогольная зависимость	Идиопатическая гиперсомния
Расстройства сна, вызванные токсическими веществами	Посттравматическая гиперсомния
Поражение промежуточного мозга	Гидроцефалия
Дегенеративные заболевания головного мозга	

наиболее специфичный для нарколепсии среди различных этнических групп, причем тест на него почти всегда положителен при нарколепсии/каталепсии. Однако диагностическая ценность HLA-типирования ограничена в связи с тем, что 10–35% людей в популяции имеют эти маркеры. И, с другой стороны, отсутствие маркеров не полностью исключает нарколепсию, хотя эта ситуация при нарколепсии редка.

Mignot E: Genetic and familial aspects of narcolepsy. Neurology 50 (1):516–522, 1998.

32. Какие основные опасности угрожают пациентам с избыточной дневной сонливостью?

При гиперсомнии значительно повышен риск смерти или серьезной травмы вследствие дорожно-транспортного происшествия или несчастного случая на производстве.

33. Могут ли пациенты с гиперсомнией заниматься вождением и другими потенциально опасными видами деятельности без риска для своего здоровья?

Врач должен рекомендовать пациенту исключать подобные виды деятельности до тех пор, пока не будет уверен, что заболевание, послужившее причиной гиперсомнии, адекватно контролируется, а пациент добросовестно выполняет рекомендации врача. Это особенно важно в тех случаях, когда работа пациента связана с обеспечением безопасности других людей (например, пилоты, авиадиспетчеры, водители автобусов и грузовых автомобилей, лица, работающие с ядерным оружием и т. д.). Во многих случаях для оценки эффективности лечения может быть необходимо объективное исследование, включая повторную полисомнографию, МТСЛ или ТПБ.

ИНСОМНИИ

34. Что такое инсомния?

Инсомния (бессонница) — субъективный симптом, характеризующийся ощущением неудовлетворенности сном. Инсомния может характеризоваться снижением общей продолжительности сна, затрудненным засыпанием, частыми пробуждениями либо отсутствием ощущений отдыха или свежести после сна. Это распространенное состояние, которое может быть проявлением широкого спектра соматических и иных заболеваний, а также специфических расстройств сна.

35. Как проводят лечение психофизиологической инсомнии?

1. Установить фиксированное время отхода ко сну и пробуждения. Период сна должен быть достаточно длительным (обычно 8 часов для взрослого), но не дольше.

2. Избегать засыпаний в дневное время.

3. Поменьше беспокоиться о невозможности заснуть.

4. Установить регулярную ежедневную программу физической нагрузки, но не выполнять никаких упражнений непосредственно перед сном.

5. Предотвратить избыточное потребление кофеина и алкоголя и исключить эти вещества полностью вечером перед сном.

6. Убедиться, что окружающая обстановка во время сна оптимальна в отношении уровня шума и температуры.

7. Избегать применения препаратов для того, чтобы заснуть.

8. Применить поведенческую терапию (например релаксацию) при наличии показаний.

Kupfer DJ, Reynolds CD: Management of insomnia. N Engl J Med 336:341–346, 1997.

КЛЮЧЕВЫЕ ФАКТЫ: НАИБОЛЕЕ ЧАСТЫЕ ПРИЧИНЫ ИНСОМНИИ ✓

1. Психофизиологические факторы
2. Нарушение циркадных ритмов (синдром смены часовых поясов, сменная работа)
3. Соматические, неврологические или психические расстройства (например, тревога или депрессия)
4. Периодические движения конечностей во сне
5. Лекарственная или алкогольная зависимость
6. Неадекватные привычки, связанные со сном (нарушение гигиены сна)
7. Синдром апноэ во сне

36. Что такое синдром смены часовых поясов?

Данное состояние характеризуется инсомнией, сопровождающейся усталостью, повышенной утомляемостью в дневное время, различными соматическими симптомами, которые возникают сразу же после быстрого пересечения нескольких часовых поясов. Она возникает из-за нарушения синхронизации между эндогенной циркадной временной системой мозга и внешними сигналами из окружающей среды (в основном циклы дня и ночи).

37. Возможна ли профилактика синдрома смены часовых поясов?

Некоторые люди адаптируются без труда, тогда как у других (в основном у лиц старше 50 лет) возникает длительный период расстройства сна. Для профилактики появления симптомов или, по крайней мере, их уменьшения рекомендуются следующие меры.

1. Немедленно приспособить режим сна и бодрствования к новым условиям окружающей среды.

2. Не засыпать на длительное время сразу после прибытия на новое место. Легкая степень депривации сна в первый день улучшает адаптацию к новым условиям окружающей среды.

3. В первые несколько дней после прибытия проводить некоторое время вне помещения в условиях яркого дневного света. Это облегчает перенастройку циркадных часов.

4. Избегать избыточного приема кофеина и алкоголя.

5. Избегать применения снотворных препаратов.

ПАРАСОМНИИ

38. Опишите основные проявления ночных страхов.

Ночные страхи (pavor nocturnes) — эпизоды сильного страха, часто сопровождающегося плачем или криком, которые возникают при пробуждении из сна без БДГ (обычно из стадий 3 и 4). Во время подобных эпизодов отмечаются увеличение частоты сердечных сокращений и дыхательных движений, спутанность сознания и дезориентировка. Чаще всего эпизоды амнезируются, но некоторые пациенты описывают короткие сноподобные картины. Это состояние наиболее распространено у детей в возрасте от 4 до 12 лет, но может сохраняться и во взрослом возрасте. Обычно в лечении нет необходимости, но оно может быть показано, если эпизоды становятся частыми. В этих случаях обычнот прибегают к короткому курсу бензодиазепинов.

39. Назовите основные проявления периодических движений конечностей во сне.

Периодические движения конечностей во сне (ранее это расстройство называлось ночной миоклонией) характеризуется частыми кластерами движений в конечностях (обычно в ногах, но иногда руках), которые периодически повторяются во время сна с интервалами в 10–90 секунд. Эти движения могут вызывать пробуждения, что приводит к фрагментации сна и дневной сонливости. Пациент обычно не подозревает об имеющихся у него движениях конечностей во сне, однако это состояние легко распознается при полисомнографии, которая позволяет также количественно оценить его тяжесть.

40. Какое лечение проводится при периодических движениях конечностей во сне?

Периодические движения конечностей во сне часто резистентны к лечению, однако в нескольких исследованиях продемонстрировано уменьшение патологических движений конечностей во сне и выраженности дневных симптомов при приеме прамипексола и некоторых других дофаминергических препаратов (например, леводопы, бромокриптина и перголида), хотя при приеме этих препаратов часто возникают побочные эффекты, а со временем эффективность этих средств может снижаться. Клоназепам может уменьшать количество ночных пробуждений, связанных с движениями конечностей (даже если сами движения сохранятся на прежнем уровне). Кроме того, применяют другие бензодиазепины (например, диазепам, темазепам и триазолам), опиаты (например, кодеин, пропоксифен и оксикодон), карбамазепин и клонидин.

41. Какие расстройства сна, связанные с пароксизмальными эпизодами патологической двигательной активности, могут быть ошибочно приняты за эпилептические припадки?

1. Расстройство поведения во сне с БДГ.
2. Ночная пароксизмальная дистония.
3. Снохождение и другие расстройства пробуждения.
4. Ритмическое двигательное расстройство (качание головой).

42. Назовите основные клинические и полисомнографические признаки снохождения?

Снохождение характеризуется сложными поведенческими актами (больной ходит, садится в кровати, разговаривает и др.), которые возникают во время сна без БДГ (обычно на стадиях 3 и 4). Оно наиболее часто возникает в первые часы ночного сна, но может возникать и в другое время. Пациента трудно разбудить, он кажется дезориентированным и обычно амнезирует ночной эпизод. Наиболее часто снохождение встречается у детей (3–10 лет), но может возникать и у пожилых людей. Некоторые препараты или заболевания могут вызывать или усиливать снохождение. Поскольку снохождение может быть причиной серьезной травмы, пациенты всех возрастов должны быть защищены соответствующими мерами безопасности. Хотя лекарственное лечение обычно не требуется, бензодиазепины (например, диазепам или клоназепам) часто эффективны, особенно при кратковременном использовании.

43. Каковы причины пароксизмальной ночной дистонии?

Ночная пароксизмальная дистония – это расстройство неясной этиологии, характеризующееся повторяющимися эпизодами дистонического гиперкинеза во время или сразу после пробуждения из сна без БДГ или, реже, во время бодрствования. Эпизоды обычно продолжаются менее минуты, но бывают и более длительными (до 1 часа). Движения могут быть довольно интенсивными и приводить к травме пациента или спящего рядом партнера. Пациенты обычно не могут вспомнить, что произошло. Это состояние описано как у взрослых, так и у детей, и может быть клинически неотличимо от лобной эпилепсии, хотя, в отличие от эпилепсии, эти эпизоды не связаны с патологическими изменениями на ЭЭГ. Тем не менее возможность эпилептической природы дистонических приступов подтверждается эффективностью во многих случаях карбамазепина.

44. Какие признаки отличают расстройство поведения во сне с БДГ от других состояний, сопровождающихся атипичными ночными явлениями?

Расстройство поведения во сне с БДГ характеризуется эпизодами сложной, часто интенсивной двигательной активности, возникающими во время сна с БДГ, по-видимому, отражая сновидения. Причиной является утрата стволовых тормозных механизмов, в норме препятствующих осуществлению движений в этой фазе сна. Характерны беспорядочные движения рук и ног, пациенты могут спрыгивать с постели и бегать по спальне, наталкиваясь на мебель и стены. Часто возникают травмы как у самих пациентов, так и у спящих рядом партнеров. Хотя развернутые эпизоды встречаются нечасто, атипичные движения и патологическое увеличение тонической активности на ЭМГ у таких пациентов обычно присутствует во время всех периодов сна с БДГ, как показывает полисомнография. Пациенты часто помнят содержание сна после завершения эпизода.

45. Эффективно ли медикаментозное лечение расстройства поведения во сне с БДГ?

Клоназепам может устранять или значительно уменьшать частоту эпизодов. Кроме того, пациентам необходимо рекомендовать соблюдение мер предосторожности. Большинство случаев являются идиопатическими, но у части пациентов выявляются специфические неврологические заболевания (например, болезнь Паркинсона, цереброваскулярная болезнь, мультисистемная атрофия, рассеянный склероз, опухоль ствола мозга), что может потребовать дополнительных лечебных мер.

46. Что такое синдром беспокойных ног?

Синдром беспокойных ног характеризуется неприятными ощущениями в ногах (иногда в руках), которые появляются перед наступлением сна (а иногда и в другое время) и вызывают сильное желание совершать движения конечностями. У пациентов возникают ощущения зудящего, скребущего или ноющего характера, которые временно проходят, когда нижние конечности совершают движения, но в состоянии покоя возвращается через нескольких секунд. Симптомы продолжаются от нескольких минут до нескольких часов и могут значительно задерживать наступление сна, а иногда и лишая сна. У многих пациентов отмечаются также периодические движения конечностей во сне. Причина часто остается неизвестной, характерно хроническое течение, хотя иногда наблюдается постепенное улучшение.

Dhayon MM, Caulet M, Priest RG: Violent behavior during sleep. J Clin Psychiatry 58: 369–376, 1997.

47. Существует ли эффективное лечение синдрома беспокойных ног?

Эффективны дофаминергические средства (например, леводопа, пирибедил, прамипексол, бромокриптин и перголид), опиаты (например, кодеин, пропоксифен и оксикодон) и бензодиазепины (клоназепам, диазепам, триазолам, темазепам и нитразепам). Выделяют как идиопатическую (вероятно, наследственную), так и симптоматическую формы синдрома беспокойных ног. К наиболее частым причинам симптоматической формы относятся дефицит железа, беременность, метаболические расстройства (например, почечная недостаточность). Лечение основного заболевания может привести к уменьшению проявлений синдрома беспокойных ног.

Mahowald MW: Restless leg syndrome and periodic limb movements of sleep. Curr Treat Options Neurol 5:251–260, 2003.

48. Какие расстройства сна или связанные с ним проблемы часто встречаются во время беременности?

Синдром беспокойных ног и синдром обструктивных апноэ во сне с повышенной частотой встречается во время беременности. Инсомния (затруднение засыпания и поддержания сна) и гиперсомния также нередки во время беременности. Гиперсомния может быть вызвана разнообразными причинами или факторами.

49. С какими наиболее частыми медико-юридическими проблемами встречаются врачи при лечении пациентов с нарушениями сна?

У пациентов с гиперсомниями, такими как обструктивные апноэ во сне и нарколепсия, повышен риск травм (несчастных случаев), следовательно, необходимо таким пациентом рекомендовать исключить вождение и другие потенциально опасные виды деятельности во время периодов патологической сонливости. Необходимо проводить беседы с пациентами и членами их семей в отношении мер, необходимых для безопасности людей, страдающих снохождением, расстройством поведения по сне с БДГ, ритмическим двигательным расстройством. В некоторых случаях необходимо применение физических ограничений, а при расстройстве поведения во сне с БДГ может потребоваться, чтобы пациент спал отдельно от партнера.

ВЕБСАЙТ

American Academy of Sleep Medicine: www.aasmnet.org/overview.asp

ЛИТЕРАТУРА

1. Culebras A: Clinical Handbook ot Sleep Disorders. Boston, Butterworth-Heinemann, 1996.
2. International Classification of Sleep Disorders, Revised (ICSD-R). Rochester, MN, American Sleep Disorders Association, 1997.
3. Kryger MH, Roth T, Dement WC: Principles and Practice of Sleep Medicine, 3rd ed. Philadelphia, W.B. Saunders, 2000.
4. Poceta JS, Mitler MM: Sleep Disorders: Diagnosis and Treatment. Totowa, NJ, Humana Press, 1998.

Глава 22. НЕВРОЛОГИЧЕСКИЕ ОСЛОЖНЕНИЯ СИСТЕМНЫХ ЗАБОЛЕВАНИЙ

Ericka P. Simpson

БОЛЕЗНИ СЕРДЦА

1. Что является основным неврологическим осложнением заболевания сердца?

Наиболее частым неврологическим осложнением заболевания сердца является инсульт. При наличии заболевания сердца увеличивается риск возникновения эмболических, тромботических и геморрагических инсультов. Неклапанная мерцательная аритмия, далее ишемическая болезнь сердца и поражение клапанов сердца — наиболее частые причины кардиогенной эмболии, вызывающей ишемические инсульты. Инфекционный эндокардит чаще всего осложняется геморрагическим инсультом.

Vahedi K, Amareco P: Cardiac causes of stroke. Curr Treat Opinions Neurol 2:305–317, 2000.

2. Какова связь между транзиторной ишемической атакой (ТИА) и инфарктом миокарда?

У пациентов, перенесших ТИА, в последующие пять лет риск инфаркта миокарда выше, чем риск инсульта. Все пациенты, которые перенесли легкий инсульт или ТИА, должны подвергнуться тщательному кардиологическому обследованию как можно скорее.

Scheinberg P: Transient ischemic attacks: An update. J Neurol Sci 101:131–140, 1991.

3. Какова связь между сном, инфарктом миокарда и инсультом?

Во время сна с быстрыми движениями глаз (БДГ) происходят глубокие изменения центральной регуляции симпатической активности. Это приводит к увеличению артериального давления, частоты сердечных сокращений, изменению кожной проводимости, колебаниям мышечного тонуса, расширению сосудов кишечника и почек и сокращению сосудов скелетных мышц. В пожилом возрасте флуктуации симпатической активности, связанные со сном с БДГ, повышают риск аритмий и спазма коронарных сосудов. Это соответственно может увеличить риск эмболического инсульта и инфаркта миокарда.

Somers VK, Dyken ME, Mark AL, Abboud FM: Sympathetic nerve activity during sleep in normal subjects. N Engl J Med 328:303–307, 1993.

4. Какие другие (помимо инсульта) неврологические осложнения вызывают заболевания сердца?

Нарушения сердечного ритма (особенно синдром слабости синусового узла) могут привести к снижению сердечного выброса, вызывая синкопальные состояния и, редко, энцефалопатию. Мозговой кровоток может быть дополнительно снижен за счет нарушения церебральной ауторегуляции, вызванного патологической активностью блуждающего нерва, которая связана с заболеванием сердца. Длительное снижение мозговой перфузии может приводить к ламинарному некрозу коры мозга и гиппокампа, даже в отсутствие инсульта.

ЗАБОЛЕВАНИЯ ЖЕЛУДОЧНО-КИШЕЧНОГО ТРАКТА

5. Какие неврологические осложнения вызывают заболевания желудочно-кишечного тракта (ЖКТ)?

Большинство неврологических осложнений заболеваний ЖКТ представляют собой последствия мальабсорбции — нарушения всасывания основных питательных веществ и витаминов. Хорошо описаны последствия недостатка некоторых питательных веществ и витаминов, включая дефицит тиамина, фолиевой кислоты, цианокобаламина, никотиновой кислоты, витаминов D и E.

6. Каковы неврологические проявления целиакии?

Целиакия (глутеновая энтеропатия) вызывает хроническую мальабсорбцию на уровне тонкого кишечника, часто сопровождающуюся железодефицитной анемией, остеопорозом, остеомаляцией и гипоальбуминемией. У 10% пациентов возникают неврологические симптомы, наиболее заметным из которых является мозжечковая дисфункция, вызванная нарушением всасывания жиров. При целиакии возможно развитие тремора, межъядерной офтальмоплегии, энцефалопатии, подострой комбинированной дегенерации, эпилептических припадков, миопатии. Миопатия часто поддается лечению витамином D.

Beyeburg S, Scheid B, Decker-Schluter M, Lagreze HL: Chronic progressive leukoencephalopathy in adult celiac disease. Neurology 50:820–822, 1998.

7. Какова триада неврологических симптомов при болезни Уиппла?

Болезнь Уиппла — мультисистемная гранулематозная инфекция, вызываемая *Tropheryma whippeleii*. Неврологические нарушения развиваются у 10% больных с этим заболеванием. Типичная триада симптомов, характерная для болезни Уиппла, включает: глазодвигательные нарушения (офтальмопарез), статолокомоторную атаксию и деменцию. Возможны и другие нарушения: эпилептические припадки, миелопатия, менингоэнцефалит, вегетативная дисфункция, миопатия, невосприимчивая к стероидам. В лечение болезни Уиппла эффективна антибактериальная терапия, направленная против возбудителя этого заболевания. В отсутствие лечения большинство пациентов погибают в течение года после развития неврологических симптомов.

8. Какова триада неврологических симптомов при энцефалопатии Вернике?

Энцефалопатия Вернике возникает вследствие недостаточности тиамина. Характерная триада симптомов включает офтальмопарез, статолокомоторную атаксию, нарушения психического статуса. У половины пациентов возникает аксональная сенсомоторная полиневропатия; корсаковский синдром (грубая амнезия с конфабуляциями и иногда с деменцией) развивается непостоянно. Летальность при энцефалопатии Вернике превышает 10%, но чаще вызвана сопутствующими инфекциями и нарушением питания, чем неврологическими причинами.

9. Что известно о механизме поражения нервной системы при нарушении всасывания витамина B_{12}?

Снижение активности метионинсинтетазы из-за отсутствия ее кофактора (витамина B_{12}) ведет к накоплению гомоцистеина. Возникающее в результате нарушение синтеза ДНК приводит к мегалобластной анемии, характерной для дефицита витамина B_{12}, тогда как неврологические расстройства развиваются вследствие нарушения биосинтеза метионина.

10. Назовите неврологические проявления недостаточности витамина B_{12}.

Поражение нервной системы при недостаточности витамина B_{12} вызывает когнитивные и поведенческие расстройства, миелопатию и полиневропатию. У пациентов могут развиваться замедленность психической деятельности, амнезия, деменция, депрессия, делирий (с бредовыми нарушениями или без них). Реже встречаются обратимые маниакальные или шизофреноформные расстройства. Кроме того, для дефицита витамина B_{12} характерны подострая комбинированная дегенерация спинного мозга с вовлечением задних и боковых столбов и сенсомоторная полиневропатия.

So YT, Simon RP: Deficiency diseases of nervous system. In Bradley WG, Daroff RB, Fenichel G, Jankovic J (eds): Neurology in Clinical Practice, 3th ed. Boston, Butterworth-Heinemann, 2000, pp 1495–1509.

11. Недостаточность каких витаминов вызывает неодинаковые неврологические синдромы у детей и взрослых?

Нарушение всасывания витамина D в кишечнике ведет к рахиту у детей и остеомаляции у взрослых. У детей с рахитом неврологические проявления включают дрожание головы, нистагм и повышенную раздражительность, а при значительном падении концентрации кальция может развиваться синдром тетании. **Нарушение всасывания фолиевой кислоты** у детей ведет к задержке умственного развития, припадкам и атетозу, тогда как у взрослых основными проявлениями дефицита фолиевой кислоты являются полиневропатия и депрессия. **Недостаточность пиридоксина** у детей ведет к эпилептическим припадкам, а у взрослых – к сенсорной полиневропатии.

12. Нарушение всасывания каких витаминов приводит к повышенному риску субдуральной гематомы?

Нарушение всасывания витаминов C и K повышает кровоточивость и увеличивает риск кровоизлияния после травмы. Недостаток витаминов B_1, B_{12} и E вызывает атаксию, что повышает риск падений и черепно-мозговой травмы.

13. Нарушение всасывания или недостаток в рационе какого витамина (помимо тиамина) может вызывать синдром, напоминающий корсаковский психоз?

Недостаточность никотиновой кислоты приводит к пеллагре, основным, а иногда и единственным проявлением которой является психическое расстройство, напоминающее корсаковский психоз.

ЗАБОЛЕВАНИЯ ПЕЧЕНИ

14. Какие шесть неврологических синдромов связаны с нарушением функции печени?

1. Энцефалопатия.
2. Приобретенная гепатоцеребральная дегенерация.
3. Болезнь Вильсона (гепатолентикулярная дегенерация).
4. Синдром Рейе.
5. Внутричерепное кровоизлияние.

15. Каковы причины печеночной энцефалопатии?

Это осложнение может возникать при печеночной недостаточности или нарушении портального или печеночного кровообращения, которые вызываются острым или хроническим гепатитом, некрозом или циррозом печени, портокавальным анастомозом. Механизм развития мозговой дисфункции остается неясным. Предполагают, что энцефалопатия вызвана повышением уровня в крови аммиака, который способствует увеличению синтеза глутамина и гамма-аминомасляной кислоты (ГАМК). Другие неидентифицированные эндогенные токсины могут нарушать нейромедиаторную передачу в ЦНС, особенно в дофаминергической и ГАМК-ергической системах. Снижение сывороточной концентрации аммиака или введение центрально действующих антагонистов ГАМК могут временно уменьшать симптомы печеночной энцефалопатии, однако для полного восстановления необходимо устранение причин, вызвавших печеночную дисфункцию.

Lockwood AH: Hepatic encephalopathy. In Amonoff MJ (ed): Neurology and General Medicine, 2nd ed. New York, Churchill-Livingstone, 1995.

16. Как лечится печеночная энцефалопатия?

Неотложная терапия печеночной энцефалопатии требует удаления или блокады действия нейротропных токсинов, которые образуются в кишечнике. Основой лечения являются уменьшение потребления белка, а также терапия лактулезой, которая способствует увеличению экскреции аммиака и уменьшению его всасывания. Назначаемые внутрь антибиотики (например, неомицин) — средства второго ряда; они подавляют рост бактерий и образование аммиака в кишечнике. Долговременные результаты терапии печеночной энцефалопатии вариабельны, поскольку зависят от того, является ли повреждение печени обратимым, резидуальным или прогрессирующим. Наиболее эффективны методы лечения, направленные на коррекцию печеночной недостаточности. К ним относятся хирургические шунтирующие операции и трансплантация печени, проводимая в отдельных случаях.

Lockwood AH, Weissenborn R, Butterworth RF: An image of the brain in patients with liver disease. Curr Opin Neurol 10:525–533, 1997.

17. Что такое синдром Рейе?

Синдром Рейе — редкая острая невоспалительная энцефалопатия, которая встречается в основном у детей и подростков. Установлена связь заболевания с предшествующей вирусной инфекцией (особенно гриппом и ветряной оспой), по поводу которой применялись салицилаты. Однако в патогенезе данного состояния, возможно, играют роль и другие токсические, метаболические или гипоксические воздействия. Повреждение мозга может быть связано с гипераммониемией, гипогликемией, коагулопатией, гипоксией и отеком. Лечение носит поддерживающий характер, в тяжелых случаях для уменьшения внутричерепного давления прибегают к ИВЛ в режиме гипервентиляции и введению маннитола.

Smith TC: Reye's syndrome and the use of aspirin. Scott Med J 41:4–9, 1996

КЛЮЧЕВЫЕ ФАКТЫ: СОСТОЯНИЯ, СВЯЗАННЫЕ С ПОВЫШЕННЫМ РИСКОМ ИНСУЛЬТА ✓

1. Гематологические заболевания (серповидно-клеточная анемия, гемофилия, тромбоцитопатии)
2. Сахарный диабет
3. Заболевания сердца
4. Дефицит витаминов С и К
5. Болезни соединительной ткани и васкулиты центральной нервной системы
6. Беременность

18. При каких других заболеваниях (помимо печеночной энцефалопатии) наблюдается астериксис?

Для выявления астериксиса (порхающего тремора) пациента просят вытянуть вперед руки, при этом его кисти вначале быстро опускаются, а затем более медленно возвращаются в исходное положение. Астериксис обусловлен внезапным падением мышечного тонуса (негативная миоклония) с последующим активным сокращением мышц-разгибателей. Астериксис встречается при многих метаболических энцефалопатиях, в том числе при уремии, нарушениях питания, тяжелых заболеваниях легких, полицитемии.

19. Какие изменения на электроэнцефалограмме (ЭЭГ) наблюдаются при печеночной энцефалопатии?

Медленные трехфазные волны — характерный ЭЭГ-признак печеночной энцефалопатии, который нередко используется для подтверждения диагноза. Однако подобные изменения возможны при субдуральной гематоме, острой гипоксической энцефалопатии, уремии, электролитных нарушениях и тиреотоксикозе.

20. Назовите неврологические проявления гепатолентикулярной дегенерации.

Гепатолентикулярная дегенерация (болезнь Вильсона) — редкое заболевание, в основе которого лежит нарушение метаболизма меди с ее накоплением в печени, почках и ЦНС. Почти у половины пациентов с болезнью Вильсона выявляются неврологические нарушения, включающие тремор, дизартрию, дискоординацию в конечностях, слюнотечение и шаткость при ходьбе (в порядке снижения частоты). Психические расстройства (деменция, мания, депрессия, шизоформные проявления) могут доминировать у 20% больных. Роговичное кольцо Кайзера–Флейшера (отложение меди по периферии роговицы) выявляется с помощью щелевой лампы у 98% пациентов с неврологическими проявлениями. Неврологические нарушения всегда возникают вслед за поражением печени, даже если последнее протекает асимптомно и не распознается.

El-Youssef M: Wilson disease. Mayo Clin Proc. 78(9):1126–1136, 2003.

21. Как проводится лечение гепатолентикулярной дегенерации?

Ранняя диагностика и хелатирующая терапия (применение препаратов, образующих хелаты с медью и способствующих ее выведению) являются основой ведения больных. Средством выбора («золотым стандартом» лечения) остается назначаемый внутрь D-пеницилламин. D-пеницилламин должен применяться совместно с пиридоксином, чтобы предотвратить его недостаточность. Побочные эффекты D-пеницилламина включают сыпь, лихорадку, тромбоцитопению, относительную эозинофилию с тотальной лейкопенией, обратимый волчаночноподобный синдром, миастенический синдром. Альтернативной пеницилламину являются триентен и ацетат цинка, отличающиеся хорошей переносимостью. Трансплантация печени рекомендуется у пациентов с молниеносной печеночной недостаточностью, а также на конечных стадиях цирроза печени, но не показана при поражении нервной системы без тяжелого нарушения функции печени.

22. Каковы неврологические осложнения гемохроматоза?

Гемохроматоз – заболевание, связанное с накоплением железа и характеризующееся мультиорганной дисфункцией и фиброзом. Приобретенные случаи могут быть вызваны избыточным поступлением в организм железа, например при многочисленных переливаниях крови. Наследственный гемохроматоз обусловлен мутациями в гене, кодирующем белок, который тормозит всасывание и захват железа в кишечнике. Неврологические проявления (энцефалопатия, туловищная атаксия, мышечная ригидность) всегда возникают на фоне поражения печени (цирроза и недостаточности печени), которое, в свою очередь, связано с массивным отложением железа. Поражения периферических нервов может быть осложнением сахарного диабета, который сопровождает большинство случаев гемохроматоза, либо результатом локального отложения железа.

Лечение заключается в проведении повторных флеботомий (от четырех до шести раз в год). Флеботомии в настоящее время проводятся пожизненно, но разрабатываются новые методики, которые основываются на применении фактора роста, контролирующего выработку эритроцитов.

23. При каких формах порфирии возникают неврологические проявления?

Неврологические проявления возникают при острых печеночных порфириях, к которым относятся острая перемежающаяся порфирия (ОПП) и вариегатная (южно-африканская) порфирия. Их следует отличать от более редких эритропоэтических порфирий, которые проявляются кожными симптомами, но не вызывают поражения нервной системы. При ОПП симптомы развиваются во время обострений («кризов»), которые чаще всего провоцируются употреблением препаратов, влияющих на метаболизм порфиринов. Клинические проявления ОПП могут включать: 1) боль в животе с рвотой, запором или диареей (в анамнезе могут быть указания на предшествующие диагностические лапаротомии); 2) психические расстройства с сипмтомами, напоминающими истерию, депрессию, делирий или психоз; 3) полиневропатию с преимущественно моторными, а часто и с вегетативными проявлениями, которая может быть весьма тяжелой и даже фатальной и имитировать синдром Гийена–Барре; 4) церебральные нарушения, прежде всего синдром неадекватной секреции АДГ или эпилептические припадки.

Greer M: Neurologic manifestation of the porphirias. In Samuels MA, Feske S (eds): Office Practice of Neurology. New York, Churchill-Livingstone, 1996.

24. Хроническое поступление в организм какого вещества может вызвать состояние, сходное с ОПП?

Интоксикация свинцом вызывает состояние (называемое сатурнизм), которое напоминает ОПП не только клинически, но и биохимически. При свинцовой интоксикации, как и при ОПП, нарушается биосинтез гемма с накоплением дельта-аминолевулиновой кислоты.

Graeme KA, Pollack CV: Heavy metal toxicity. J Emerg Med 16:45–56, 1998.

25. Как проводится лечение приступов острой перемежающейся порфирии?

Лечение направлено на коррекцию метаболических нарушений, прежде всего на торможение избыточной продукции дельта-аминолевулиновой кислоты, оказывающей нейротоксическое действие, и устранение дефицита гема. Для этого внутривенно вводят гематин, который увеличивает количество доступного гема и подавляет гиперактивность начальных звеньев цепи биосинтеза гемма, приводящую к избыточному образованию дельта-аминолевулиновой кислоты. Предотвращение обострений – основная цель в лечении пациентов с ОПП. Информирование пациентов о факторах, способных спровоцировать обострения, может спасти им жизнь.

ЗАБОЛЕВАНИЯ ПОЧЕК

26. Каковы наиболее частые неврологические осложнения заболеваний почек?

Типичными неврологическими осложнениями заболеваний почек являются полиневропатия и метаболическая энцефалопатия.

27. Каковы особенности уремической полиневропатии?

Уремическая полиневропатия представляет собой симметричную дистальную сенсомоторную аксональную полиневропатию, которая практически всегда развивается у пациентов к тому времени, когда им требуется диализ. Заболевания, которые приводят к почечной недостаточности (сахарный диабет и васкулит) также могут быть причиной полиневропатии, поэтому симптомы невропатии могут быть вызваны несколькими разными причинами. Уремическая полиневропатия обратима, по крайней мере, частично при повторном диализе или трансплантации почки.

28. Как проявляется уремическая энцефалопатия?

У пациентов с уремией часто развивается метаболическая энцефалопатия. Механизмы развития энцефалопатии остаются неясными, но предположительно они связаны с задержкой неорганических и органических кислот, перераспределением жидкости между отсеками в клетках головного мозга, артериальной гипертензией, гипокальциемией, гиперкалиемией, гипернатриемией, гиперфосфатемией и гипохлоремией. Необычность уремической энцефалопатии заключается в сочетании признаков угнетения нейронов (оглушение, кома) и активации нейронов (возбуждение, крампи, миоклония, тетания, астериксис, эпилептические припадки).

29. Назовите три неврологических осложнения, связанных с диализом.

Диализный дисбаланс, диализная деменция и внутричерепные кровоизлияния.

30. Что такое синдром диализного дисбаланса?

Термином «диализный дисбаланс» обозначают отек мозга, вызванный слишком быстрым удалением при диализе мочевины и других осмолей и возникшим в результате нарушением осмотического равновесия между мозгом и кровью. Симптомы могут быть легкими (постоянная головная боль, усталость) или тяжелыми (эпилептические припадки, кома). Возможен летальный исход. Распознавание этого осложнения привело к изменению практики диализа с проведением более частых, но менее продолжительных процедур.

31. Что такое диализная деменция?

Диализная деменция – более редкое, но гораздо более серьезное осложнение диализа с необратимым прогрессирующим когнитивным снижением, сопровождающимся апраксией, дизартрией, оживлением рефлексов, миоклонией и мультифокальными припадками. Предполагают, что данное осложнение вызвано токсическим действием на ЦНС алюминия, присутствующего в диализате. Риск данного осложнения уменьшается при удалении алюминия перед процедурой диализа с помощью ионно-обменных смол.

32. Назовите причины внутричерепных кровоизлияний у пациентов, подвергающихся диализу.

Назначение антикоагулянтов при проведении диализа и длительная артериальная гипертензия, связанная с почечной недостаточностью, повышают риск внутричерепных кровоизлияний.

КЛЮЧЕВЫЕ ФАКТЫ: СОСТОЯНИЯ, ПРИ КОТОРЫХ НА ЭЭГ ВЫЯВЛЯЮТСЯ ТРЕХФАЗНЫЕ ВОЛНЫ ✓

1. Печеночная энцефалопатия
2. Уремическая энцефалопатия
3. Острая гипоксическая энцефалопатия
4. Тиреотоксикоз

33. Какие неврологические осложнения могут быть связаны с трансплантацией почек?

Неврологические осложнения трансплантации почек в основном связаны с иммуносупрессией. *Listeria monocytogenes, Cryptococcus* и *Aspergillus* ответственны за 90% случаев невирусных инфекционных поражений ЦНС у этих пациентов. Вирусные поражения ЦНС чаще вызываются цитомегаловирусной инфекцией, вирусами опоясывающего и простого герпеса. Причиной неврологических проявлений могут быть также злокачественные опухоли, например первичная лимфома ЦНС. Суммарный риск онкологических заболеваний после трансплантации почки составляет примерно 6%, он примерно в 100 раз выше, чем в общей популяции, не подвергавшейся иммуносупрессии.

Amato AA, Baroth RJ: Transplantation and immunosuppressive medication. In Rolak LA, Harati Y (eds): Neuro-Immunology for the Clinician. Boston, Butterworth-Heinemann, 1997, pp 341–376.

БОЛЕЗНИ ЛЕГКИХ

34. Назовите неврологические осложнения дыхательной недостаточности.

Неврологические проявления могут возникать при дыхательной недостаточности, сопровождающейся гипоксемией или острой гиперкапнией. Начальными симптомами могут быть ночная или ранняя утренняя головная боль, которые сопровождаются заторможенностью, сонливостью, невнимательностью, раздражительностью. Двигательные симптомы на этой стадии включают тремор и мышечные подергивания, вызванные гиперкапнической стимуляцией симпатической нервной системы. При более выраженной гипоксии развиваются оглушение, спутанность сознания и астериксис. Длительная тяжелая гипоксия приводит к коме и генерализованным эпилептическим припадкам. У 10% пациентов развивается отек дисков зрительных нервов, вероятно, вследствие повышения внутричерепного давления, вызванного гиперкапнией. Однако изолированная длительная гиперкапния с повышением PCO2 до 110 мм.рт.ст. может не сопровождаться какими-либо явными неврологическими симптомами.

35. Какие неврологические заболевания могут вызывать дыхательную недостаточность?

1. **Полушария/ствол головного мозга**
   - Вклинение
   - Мышечная дистрофия (центральные апноэ)
2. **Спинной мозг**
   - Повреждение верхнего шейного отдела спинного мозга (на уровне С6 или выше)
   - Заболевания нижних (периферических) мотонейронов (боковой амиотрофический склероз, последствия полимиелита, спинальная амиотрофия)
3. **Периферические нервы**

- Острая воспалительная полирадикулоневропатия (синдром Гийена–Барре)

4. **Нервно-мышечные синапсы**
   - Миастения
   - Ботулизм
   - Врожденные миастенические синдромы
5. **Мышцы**
   - Мышечная дистрофия (периферические/обструктивные апноэ)
   - Врожденная миопатия
   - Воспалительные миопатии (полимиозит, миозит с включениями)

КЛЮЧЕВЫЕ ФАКТЫ: УРОВНИ НЕРВНОЙ СИСТЕМЫ, ПОРАЖЕНИЕ КОТОРЫХ ВЫЗЫВАЕТ ДЫХАТЕЛЬНУЮ НЕДОСТАТОЧНОСТЬ ✓

1. Большие полушария головного мозга и ствол мозга
2. Спинной мозг
3. Периферические нервы
4. Нервно-мышечные синапсы
5. Мышцы

36. Опишите клинические проявления длительной гипервентиляции.

Тревожные пациенты с острой психогенной гипервентиляцией обычно жалуются на дурноту, одышку, парестезии в периоральной области и дистальных отделах конечностей, наличие фотопсий. При длительной гипервентиляции возникают нечеткость зрения, тремор, крампи, карпопедальные спазмы, боль в грудной клетке. Длительная гипервентиляция может иметь не только психогенную природу, но и быть следствием воздействия лекарственных препаратов, метаболического ацидоза, повреждения или отека головного мозга, теплового удара или физической перегрузки.

37. Что вызывает высотную болезнь? Как она лечится?

Высотная (горная) болезнь возникает вследствие гипоксии мозга в результате низкого парциального давления кислорода на больших высотах. Осмотические сдвиги в нейронах могут быть следствием недостаточности гликолиз-зависимых клеточных ферментов и переносчиков, таких как Na/K-насос. Физическая нагрузка при низкой температуре, типичной для большой высоты, усугубляет отек мозга за счет увеличения мозгового кровотока. Профилактическое назначение дексаметазона предотвращает большинство случаев высотной болезни. Назначение кислорода под высоким давлением, перемещение на малую высоту, прием ацетазоламида способствуют уменьшению симптомов высотной болезни.

Aminoff MJ: Neurologic complication of systemic disease In Bradley WG, Daroff RB. Fenichel GM, Jankovic J (eds). Neurology in Clinical Practice, 3rd ed. Boston, Butterworth-Heinemann, 2000, p 1020.

БОЛЕЗНИ КРОВИ

38. Назовите наиболее частые неврологические симптомы при анемии.

Наиболее частыми неврологическими симптомами у пациентов с анемией являются головная боль, головокружение и повышенная утомляемость.

39. Что является наиболее серьезным неврологическим осложнением серповидно-клеточной анемии?

Ишемический инсульт, часто поражающий пациентов в детском или подростковом возрасте — самое частое из серьезных осложнений сосудистого криза при серповидно-клеточной анемии. В развитии инсульта в бассейне крупных и средних артерий важное значение могут иметь гиперплазия интимы и стеноз проксимальных мозговых сосудов. К развитию инсульта у молодых больных предрасполагает гипервентиляция (с сопутствующей вазоконстрикцией). Частота повторных инсультов у пациентов с серповидно-клеточной анемией превышает 67%. Внутричерепные кровоизлияния также могут наблюдаться при серповидно-клеточной анемии. Их частой причиной бывает разрыв внутричерепной аневризмы.

Adams RJ, McKie VC, Hsu L, et al: Prevential trial in sickle cell anemia: Study results. N Engl J Med 339:5–11, 1998.

40. Назовите основные неврологические проявления синдрома повышенной вязкости крови.

Синдром повышенной вязкости крови — состояние, при котором количество эритроцитов, лейкоцитов или сывороточного белка повышены до такой степени, что создают препятствия кровотоку и доставке кислорода тканям. Неврологические проявления включают симптомы хронической или острой вертебрально-базилярной недостаточности (шум в ушах, головокружение, головная боль), парестезии, снижение когнитивных функций, нарушения зрения и слуха, эпилептические припадки, инсульт, сопор или кому.

41. Какие заболевания эритроцитов вызывают синдром повышенной вязкости крови?

Истинная полицитемия и «вторичная» («относительная») полицитемия увеличивают соответственно гематокрит или соотношение объемов эритроцитов и плазмы. Это увеличивает вязкость крови, приводя к появлению соответствующих симптомов. Стойкое уменьшение гематокрита с помощью флеботомии или резкое увеличение объема плазмы могут ослабить симптомы и снизить риск серьезных последствий.

42. Какие заболевания вызывают увеличение уровня сывороточного белка и приводят к синдрому повышенной вязкости крови?

Парапротеинемии могут впервые проявляться неврологическими симптомами. Множественная миелома и макроглобулинемия Вальденстрема относятся к числу наиболее частых причин синдрома повышенной вязкости сыворотки. Лечение требует проведения плазмафереза и терапии основного заболевания.

43. Назовите неврологические осложнения гемофилии.

Внутричерепное кровоизлияние — наиболее серьезное осложнение недостаточности VIII фактора свертывания крови. За несколько дней до появления симптомов субдурального кровоизлияния у пациента может отмечаться травма головы. Субарахноидальное и внутримозговое кровоизлияния вызывают более быстрое прогрессирование симптомов и несут повышенный риск летального исхода. Внутрипозвоночное кровоизлияние, хотя и наблюдается реже, может приводить к быстрому сдавлению спинного мозга и развитию параличей. Гематомы мягких тканей могут вызывать фокальные компрессионные невропатии.

44. Какие заболевания тромбоцитов вызывают неврологические осложнения?

Развитие неврологических проявлений на фоне тромбоцитопении может быть связано с первичной острой или хронической иммунной тромбоцитопенической пурпурой, диссеминированным внутрисосудистым свертыванием (ДВС), тромботической тромбоцитопенической пурпурой, дизиммунной тромбоцитопенией при ревматических заболеваниях (связана с антителами к кардиолипину) или синдроме повышенной вязкости крови, либо тромоцитопенией на фоне применения гепарина. Тромботическая тромбоцитопеническая пурпура вызывает микроангиопатическую гемолитическую анемию с выраженными неврологическими симптомами в виде головной боли, энцефалопатии и эпилептических припадков, тогда как ДВС и (менее часто) иммунная тромбоцитопеническая пурпура могут вызывать обширные внутримозговые кровоизлияния. При тромбоцитопении, вызванной применением гепарина или ДВС-синдромом, чаще возникает инсульт. Тромбоцитоз обычно возникает вследствие эссенциальной тромбоцитемии, которая вызывает проявления синдрома повышенной вязкости крови, если число тромбоцитов превышает 600 000–1 000 000/мкл. Цереброваскулярные осложнения — ТИА и инсульт — опасные осложнения этого заболевания.

45. Как антифосфолипидные антитела связаны с неврологическими расстройствами?

Антитела против фосфолипидов связаны с повышенной склонностью к тромбозам и с высокой частотой обнаруживаются у пациентов с тромбозом сосудов сетчатки, amaurosis fugax (мимолетной слепотой), ишемической невропатией зрительного нерва, инсультом, особенно в молодом возрасте. К наиболее часто выявляемым антителам относятся волчаночный антикоагулянт и антитела к кардиолипину. Вероятно, они индуцируют тромбоз за счет нескольких механизмов. Антифосфолипидные антитела с повышенной частотой выявляются у пациентов с мигренью, хореей, миелопатией и ортостатической гипотензией. К не-неврологическим признакам антифосфолипидного синдрома относятся спонтанные выкидыши, ретикулярное ливедо, легочная гипертензия. Патофизиология этих состояний недостаточно ясна.

Jacobs BS, Levine SR: Antiphospholipid antibody syndrome. Curr Treat Opinions Neurol 2:444–458, 2000

46. Как проводят лечение антифосфолипидного синдрома?

Проведено недостаточно контролируемых испытаний, поэтому нет единого мнения по поводу оптимального лечения антифосфолипидного синдрома. Большинство специалистов рекомендуют применять варфарин, но в тяжелых случаях все чаще используют плазмаферез в сочетании с иммуносупрессией и внутривенным иммуноглобулином. Внутривенный иммуноглобулин – средство выбора у беременных.

Valesni G, Pittoni V: Treatment of thrombosis associated with immunological risk factors. Ann Med 32(suppl 1):41–45, 2000.

ЭНДОКРИННЫЕ ЗАБОЛЕВАНИЯ

47. Какие эндокринные заболевания часто связаны с неврологическими осложнениями?

1. Сахарный диабет
2. Гипертиреоз
3. Гипотиреоз
4. Гиперпаратиреоз
5. Гипопаратиреоз
6. Акромегалия
7. Недостаточность надпочечников
8. Гиперкортицизм
9. Несахарный диабет

48. При каких эндокринных заболеваниях возникают припадки?

Припадки наиболее часто встречаются после острой эндокринной дисфункции и обычно являются результатом нарушения электролитного баланса. Они возникают более чем у половины пациентов с гипопаратиреозом и связаны с гипокальциемией. Хотя припадки чаще всего бывают генерализованными, при гипопаратиреозе возможны парциальные припадки или абсансы. Припадки не характерны для гиперпаратиреоза.

Припадки отмечаются у 20% пациентов с гипотиреозом, почти всегда являясь генерализованными. Нередко они бывают первым неврологическим проявлением заболевания. Напротив, при тиреотоксикозе припадки возникают лишь у 5–10% больных.

При аддисоновой болезни припадки возникают вслед за быстрым развитием гипонатриемии (< 115 мЭкв/л) и служат неблагоприятным прогностическим фактором (риск летального исхода превышает 50%). При несахарном диабете припадки развиваются только при быстром подъеме сывороточного натрия (обычно свыше 160 мЭкв/л). При несахарном диабете припадки часто бывают парциальными и могут возникать в результате дегидратации мозга с фокальным кровоизлиянием либо на фоне регидратации.

Припадки наблюдаются и при других эндокринных заболеваниях, вызывающих дегидратацию мозга, таких как при сахарном диабете (на фоне некетотического гиперосмолярного состояния). В этом случае у 25% пациентов возникают парциальные или генерализованные судорожные припадки. В этом случае возможно развитие epilepsia partialis continua или статуса генерализованных судорожных припадков. Припадки при сахарном диабете могут быть связаны с гипогликемией, наступающей в связи с введением инсулина, и довольно редко – с диабетическим кетоацидозом. Припадки обычно не связаны с болезнью Кушинга или акромегалией.

49. Какие эндокринные заболевания могут вызвать кому?

Кома – редкое угрожающее жизни осложнение гипотиреоза или тиретоксикоза. В последнем случае кома почти всегда возникает на фоне тиреотоксического криза. Кома может развиться при гиперпаратиреозе, если уровень кальция в сыворотке превышает 19 мг/дл, а также при гипофункции надпочечников (при тяжелой гипонатриемии) или сахарном диабете (в связи с гипогликемией, спровоцированной инсулином).

50. Какие неврологические осложнения гипотиреоза встречаются наиболее часто?

У 90% больных гипотиреозом возникают головная боль, быстрая утомляемость, замедленность речи и мышления, апатия, нарушение внимания, что на ранней стадии часто бывает поводом для ошибочной диагностики дистимии или депрессии. Обратимая нейросенсорная тугоухость с шумом в ушах или без него развивается у 75% пациентов с гипотиреозом. У 60% пациентов возникает обратимый птоз вследствие снижения симпатического тонуса. Апноэ во сне встречается у половины больных, обычно имеют обструктивный характер и связаны с ожирением или микседемой. Припадки возникают у 20% пациентов, часто как первый неврологический симптом. Замедленная релаксация мышц при вызывании глубоких сухожильных рефлексов может быть выявлена у многих пациентов с гипотиреозом, однако эти изменения не специфичны для данного заболевания.

Относительно редко при гипотиреозе наблюдаются мышечная слабость, атаксия конечностей, нистагм, синдром запястного канала, демиелинизирующая полиневропатия, невропатия зрительного нерва, офтальмопарез, псевдоопухоль мозга, невралгия тройничного нерва, паралич Белла, обратимая деменция и психоз («микседемное безумие»).

Abend WK, Tyler HR: Thyroid disease and the nervous system. In: Aminoff MJ: Neurology and General Medicine, 2nd ed. New York, Churchill-Livingstone, 1995, p333–348.

51. Какие неврологические осложнения гипотиреоза наиболее опасны?

Хотя микседемная кома развивается только у 1% пациентов с гипотиреозом, она несет реальную угрозу жизни. Для нее характерно быстрое нарастание симптомов: брадикардии, желудочковых аритмий, артериальной гипотензии, гипопноэ, гипотермии, гипогликемии, электролитных нарушений, припадков. Лечение носит поддерживающий характер и предполагает коррекцию метаболических нарушений, согревание, стабилизацию функции дыхательной и сердечно-сосудистой систем, заместительную терапию тироксином, введение кортикостероидов. В период беременности и новорожденности недиагностированный и нелеченный гипотиреоидизм ведет к кретинизму. Условием эффективности терапии является ранняя диагностика (желательно до развития выраженных симптомов) и адекватное заместительное лечение тиреоидным гормоном, начатое до развития необратимых изменений.

52. Назовите неврологические осложнения тиреотоксикоза.

Тиреотоксикоз может вызывать обратимые поведенческие и когнитивные нарушения, включая эмоциональную лабильность, эйфорию, раздражительность, манию и психоз. Делирий может наблюдаться как проявление тиреотоксического криза. Апатичный тиреотоксикоз может проявляться быстрой утомляемостью, симптомами депрессии или деменции. Другими возможными признаками тиреотоксикоза являются тремор рук, век, языка, хорея, спастичность (иногда с клонусами и рефлексом Бабинского), тиреотоксический периодический паралич и миопатия.

Неврологические расстройства обычно регрессируют после успешного лечения тиреотоксикоза, но тиреоидная офтальмопатия (орбитопатия) часто требует хирургической декомпрессии глазницы. Кроме того, бульбарный паралич и слабость мышц конечностей могут не восстановиться после коррекции тиреотоксикоза, если вызваны сопутствующим дизиммунным заболеванием, например миастенией.

53. Какие неврологические нарушения возникают при дисфункции паращитовидной железы?

До 25% пациентов с гиперпаратиреозом имеют выраженные психические симптомы, напоминающие манию, шизофрению или острое состояние спутанности. Кроме того, 50% пациентов с гиперпаратиреозом имеют симптомы депрессии. Примерно 80% пациентов с гипопаратиреозом также имеют признаки психического расстройства, напоминающего депрессию, деменцию, манию, шизофрению или токсический делирий.

При гиперпаратиреозе основными не-психическими расстройствами являются кома, вызванная гиперкальциемией, компрессия спинного мозга или корешков, вызванная разрушением декальцинированных позвонков. Нередким проявлением гиперпаратиреоза является миопатия. Напротив, гипопаратиреоз, вызывая гипокальциемию, более тесно связан с припадками и тетанией. Припадки зачастую трудно контролировать без коррекции электролитного дисбаланса. Скрытую тетанию, которая может проявляться, например, спазмом гортани, можно вызвать механической стимуляцией лицевого нерва (симптом Хвостека), гипервентиляцией или блокированием венозного возврата от руки, вызывающим карпопедальный спазм (симптом Труссо).

54. Как недостаточность надпочечников может привести к слабости?

До 50% пациентов с аддисоновой болезнью имеют реагирующую на стероиды миопатию с крампи. Недостаточность надпочечников приводит к снижению кровотока в мышцах, снижению метаболизма углеводов, нарушению функционирования Na/K – насоса и калиевого гомеостаза, с возникающими в результате этого уменьшением внутриклеточного уровня калия и нарушением сократимости мышцы. Снижение адренергической активности у пациентов с аддисоновой болезнью приводит также к снижению толерантности к нагрузкам и артериальной гипотензии при нагрузках. Нарушения калиевого гомеостаза могут, кроме того, приводить к эпизодической слабости конечностей, напоминающей гипокалиемический периодический паралич.

Horak H, Pourmand R: Endocrine myopathies. Neuril Clin 18:203–214, 2000.

55. За счет каких механизмов длительный избыток кортикостероидов приводит к мышечной слабости?

У большинства пациентов с болезнью Кушинга имеются слабость мышц, миопатические изменения на электромиографии и селективная атрофия волокон типа IIb при биопсии мышцы. При длительном лечении кортикостероидами, особенно фтор-содержащими препаратами, аналогичные изменения возникают у 10–20% пациентов.

Под действием кортикостероидов в мышечных волокнах развивается резистентность к инсулину, в результате чего нарушаются гликолитический (неокислительный) метаболизм углеводов и синтез белка. Наиболее уязвимыми оказываются волокна IIb типа, которые в минимальной степени способны к компенсации снижения гликолитического метаболизма.

56. Какие неврологические нарушения ассоциируются с избыточной продукцией гормона роста?

Стойкое повышение уровня гормона роста может быть непосредственной причиной миопатии. Избыток гормона роста нарушает гликолиз, увеличивает окисление жирных кислот, повышает синтез белка и уменьшает его распад. Мышечные волокна типов I и IIa с наиболее интенсивными окислительными процессами поражаются в первую очередь. Гипертрофия мышечных волокон вследствие аномального синтеза белка вызывает слабость мышц, несмотря на увеличение их размеров. Кроме того, могут отмечаться центральное апноэ во сне, вызываемое непосредственно избыточной продукцией гормона роста, обструктивное апноэ во сне, базилярная импрессия, миелопатия, компрессионные невропатии, которые связаны с гиперплазией костей, связок и мягких тканей.

57. Какие поражения периферической нервной системы встречаются при сахарном диабете?

Неврологические осложнения сахарного диабета преимущественно связаны с поражением периферической нервной системы. Наиболее частое проявление — симметричная дистальная сенсорная полиневропатия с преимущественным вовлечением тонких немиелинизированных или слабомиелинизированных волокон, которая часто вызывает жгучие боли и парестезии. В более тяжелых случаях страдают крупные волокна, проводящие глубокую чувствительность, что может быть одним из факторов развития сустава Шарко. Повреждение вегетативной нервной системы вызывает атрофию кожи, импотенцию, ортостатическую гипотензию, аритмии, гастропарез, недержание мочи. При вовлечении двигательных волокон развивается симметричная слабость в дистальных отделах, особенно нижних конечностей. Фокальное поражение нервов выражается в развитии краниальной невропатии, диабетической радикулоплексопатии (амиотрофии), торакоабдоминальной невропатии.

НАРУШЕНИЯ ВОДНО-ЭЛЕКТРОЛИТНОГО БАЛАНСА

58. Назовите наиболее частые неврологические осложнения гипокалиемии и гиперкалиемии.

Снижение уровня калия в сыворотке до 2,5–3,0 мЭкв/л вызывает миалгии и слабость мышц. Длительная гипокалиемия менее 2,5 мЭкв/л приводит к рабдомиолизу, миоглобулинурии и сердечным аритмиям.

Гиперкалиемия (>6,0 мЭкв/л) также вызывает структурные и функциональные изменения мышц, клинически проявляющиеся слабость мышц с нарушением сердечного ритма. Асистолия или фибрилляция желудочков являются угрожающими жизни осложнениями и обычно развиваются задолго до появления неврологических симптомов. Ранее сообщалось о развитии при гипокалиемии сонливости, апатии и комы, но на самом деле эти явления были результатом сопутствующих нарушения кислотно-щелочного баланса.

59. Как влияют на нервную систему изменения концентрации натрия в крови?

Поскольку объем внеклеточной жидкости напрямую зависит от общего содержания натрия в организме, при гипонатриемии обычно развивается гипоосмолярность, тогда как при гипернатриемии развивается гиперосмолярность. Неврологические проявления изменения уровня натрия в основном являются результатом дегидратации или отека мозга, а степень этих изменений зависит от уровня натрия и скорости его изменения.

60. Назовите самые частые неврологические осложнения гипонатриемии и гипернатриемии.

Изменение психического статуса — частое неврологическое осложнение гипонатриемии. Оно может возникать после резкого падения концентрации натрия в крови ниже 130 мЭкв/л или при стойком снижении его концентрации менее 115 мЭкв/л. Генерализованные припадки отмечаются при резком падении концентрации натрия в крови ниже 125 мЭкв/л. Они служат неблагоприятным прогностическим фактором: уровень летальности при них превышает 50%. Коррекция гипонатриемии проводится путем ограничения введения жидкости, при тяжелой гипонатриемии — путем прямого возмещения дефицита натрия, однако в последнем случае при слишком быстром повышении концентрации натрия в результате резких осмотических сдвигов возможно развитие миелинолиза **(центрального понтинного или экстрапонтинного)**. У пациентов, предрасположенных к этому осложнению (например, страдающих алкоголизмом или заболеваниями почек), оно возможно даже на фоне медленной коррекции гипонатриемии и тщательном мониторинге уровня натрия.

Гипернатриемия (>160 мЭкв/дл) приводит к угнетению сознания вплоть до комы и эпилептическим припадкам. В результате разрыва паренхиматозных сосудов или мостовых вен возможно внутримозговое кровоизлияние, которое может проявляться различными неврологическими симптомами, в том числе гемипарезом, ригидностью мышц, тремором, миоклонией, мозжечковой атаксией, хореей. Кроме того, могут развиться субарахноидальное кровоизлияние и субдуральная гематома.

61. Назовите неврологические осложнения гиперкальциемии и гипокальциемии.

Гиперкальциемия (> 12 мг/дл) приводит к прогрессирующей энцефалопатии и коме, реже к эпилептическим припадкам или поражению кортикобульбарных, кортикоспинальных или церебеллоспинальных путей. Повышенный уровень сывороточного кальция может также привести к мышечной слабости за счет снижения возбудимости мембран на уровне нервно-мышечного синапса, а также бывает причиной обратимой миопатии.

Гипокальциемия может проявляться припадками или деменцией. У некоторых пациентов на фоне длительной гипокальциемии развивается паркинсонизм. Повышенная возбудимость на уровне нервно-мышечного синапса при снижении концентрации кальция в крови может проявляться тетанией.

62. Назовите наиболее частые неврологические осложнения гипомагнезиемии и гипермагнезиемии.

Поскольку магний, как и калий, является внутриклеточным ионом и его внутриклеточная концентрация жестко контролируется, наличие неврологических осложнений может не коррелировать с внеклеточной концентрацией магния. Тем не менее гипомагнезиемия может вызывать те же симптомы, что и гипокальциемия. Поскольку при гипомагнезиемии концентрация ионизированного кальция в крови уменьшена, некоторые из этих симптомов на самом деле могут быть связаны с гипокальциемией.

Гипермагнезиемия приводит к угнетению ЦНС и параличу мышц. Механизм угнетения ЦНС остается невыясненным, а паралич мышц может быть связан с прямой нервно-мышечной блокадой.

РЕВМАТИЧЕСКИЕ ЗАБОЛЕВАНИЯ

63. Назовите неврологические проявления системной красной волчанки (СКВ).

Неврологические проявления обнаруживаются у 50% больных СКВ. Симптомы центральной дисфункции включают такие психические изменения, как деменция, психоз, спутанность сознания (самое частое церебральное проявления СКВ). Очаговые неврологические симптомы включают гемипарез, хорею, тремор, мозжечковую атаксию, краниальную невропатию, неврит зрительного нерва, поперечный миелит. Возможно также развитие асептического менингита, припадков, признаков внутричерепной гипертензии. Средняя 5-летняя выживаемость у больных СКВ с неврологическими нарушениями на 30% ниже, чем без неврологических проблем. Основной причиной этого различия является васкулит, приводящий к кровоизлияниям в ЦНС.

Поражение периферической нервной системы может быть представлено связанными с васкулитом мононевропатией или множественной мононевропатией, а также симметричной дистальной сенсомоторной полиневропатией. Миозит встречается у 25% пациентов с СКВ, но к серьезным последствиям приводит только при вовлечении миокарда.

Boumpas DT, Austin HA, Bessler BJ, et al: Systemic lupus erythematosus: Emerging concepts. Ann Intern Med 122:940–948, 1995.

64. Назовите неврологические проявления ревматоидного артрита (РА).

Основные последствия РА ограничены поражением периферической нервной системы, непосредственной причиной которого могут быть сдавление нервов в области воспаленных суставов, воспаление периневрия, демиелинизация сенсорных волокон, а также деструкция крупных нервов в результате васкулита с развитием асимметричной сенсомоторной невропатии. Диффузный узелковый полимиозит встречается у 30% пациентов с РА, однако классический полимиозит наблюдается редко (5%). Фокальный ишемический миозит – результат воспалительного поражения сосудов мышц.

Клинические проявления со стороны ЦНС встречаются редко и могут объясняться васкулитом с поражением церебральных сосудов или синдромом повышенной вязкости крови (вызывают фокальное ишемическое или геморрагическое поражение ЦНС), а также ревматоидным поражением шейного отдела позвоночника с развитием миелопатии (чаще всего на уровне C_4–C_5). Компрессия или разрыв спинного мозга могут быть результатом смещения или подвывиха тел или дужек одного или нескольких позвонков. При поражении шейного отдела позвоночника возможно и сдавление сосудов, прежде всего передней спинальной артерии, что приводит к ишемической деструкции центрального серого вещества, задних столбов и кортикоспинальных путей.

Aki M, Amos RS: Rheumatoid arthritis: Clinical features and diagnosis. Brit Med J 310:587–591, 1995.

65. При каких ревматических заболеваниях обнаруживается невропатия тройничного нерва?

Изолированная невропатия тройничного нерва может быть первым неврологическим симптомом у 10% больных склеродермией, а в целом выявляется у 4–5% больных склеродермией. Фиброз тканей с развитием туннельной компрессии является наиболее вероятной причиной этой и других краниальных невропатий при прогрессирующем системном склерозе. Повреждение тройничного нерва вследствие васкулита может наблюдаться при СКВ, реже при смешанном заболевании соединительной ткани.

66. Что является самым частым неврологическим проявлением болезни Бехчета?

Поражение ЦНС обнаруживается у 10–30% пациентов с этим заболеванием. Первоначально неврологические проявления чаще всего отражают развитие фокального менингоэнцефалита с рецидивирующе-ремиттирующим течением, который преимущественно поражает ствол. При этом могут страдать как черепные нервы, так и проводящие пути. В конечном итоге возможно развитие спастической тетраплегии и псевдобульбарного синдрома. Описаны также подкорковая деменция, псевдоопухоль мозга, васкулит с инфарктом мозга, поражение периферических нервов.

Siva A, Izzet F: Behşet's disease. Curr treat Options Neurol 2:435–448, 2000.

ВАСКУЛИТЫ

67. Какие сосуды поражаются при первичном васкулите?

Хотя при васкулитах могут страдать любые сосуды, разные формы васкулита затрагивают различные типы сосудов. Аорта избирательно поражается при артериите Такаясу, тогда как гигантоклеточный артериит чаще поражает височные, позвоночные и сонные артерии. Интрацеребральные мышечные артерии среднего диаметра поражаются при узелковом полиартериите, аллергическом гранулематозе и гранулематозном ангиите, тогда как мелкие мышечные артерии чаще тромбируются при гранулематозе Вегенера. Гиперсенситивный васкулит избирательно поражает капилляры и венулы, не затрагивая артериальную систему.

68. Назовите неврологические проявления узелкового полиартериита.

Половина пациентов с диагностированным узелковым полиартериитом имеют признаки поражения периферических нервов. Выделены пять синдромов поражения периферической нервной системы: 1) множественный мононеврит, поражающий сенсорные и моторные волокна в составе отдельных нервов; 2) перекрывающаяся (расширенная) форма множественного мононеврита с выраженной мышечной слабостью и снижением чувствительности, преимущественно дистальных отделов; 3) изолированное поражение мелких кожных сенсорных нервов; 4) дистальная симметричная сенсомоторная полиневропатия и 5) радикулопатия. Миалгии, обычно сопровождающиеся мышечной слабостью, выявляются у 25% пациентов. Поражение периферической нервной системы относится к числу самых частых и ранних проявлений узелкового полиартериита.

Симптомы поражения ЦНС, связанные с васкулитом мозговых сосудов, выявляются у 40–45% пациентов. Поражение ЦНС может принимать форму энцефалопатии, эпилептических припадков (40%), инфаркта мозга (50%). У 15% пациентов выявляется поражение черепных нервов (чаще всего страдают II, III и VIII черепные нервы). Симптомы внутричерепной гипертензии с застойным диском зрительных нервов и внутримозговыми кровоизлияниями выявляются у 10% пациентов, они часто представлены острой спутанностью сознания и могут предвещать неблагоприятный прогноз. Осложнения со стороны ЦНС нередко развиваются поздно, спустя два-три года после установления диагноза.

69. Вызывает ли синдром Черджа–Строс поражение нервной системы?

У двух третей пациентов с аллергическим гранулематозом (синдром Черджа–Строс) имеются симптомы поражения ЦНС, сходные с таковыми при узелковом периартериите. У больных синдромом Черджа–Строс могут возникать энцефалопатия, эпилептические припадки, кома. В большинстве случаев возникает множественный мононеврит. Кровоизлияние при этом заболевании встречается чаще, чем при узелковом полиартериите, но основное клиническое различие между двумя этими заболеваниями основано на практически облигатном присутствии при синдроме Черджа–Строс поражения легких с астматическими приступами, эозинофилии и повышенного уровня в крови IgE.

70. Назовите неврологические проявления гранулематоза Вегенера.

Гранулематоз Вегенера проявляется триадой, которая включает фокальный сегментарный гломерулонефрит, гранулематоз дыхательных путей и некротизирующий васкулит. Неврологические осложнения возникают у 25–50% пациентов. Наиболее частое проявление — множественный мононеврит, связанный с васкулитом. Проявления со стороны ЦНС чаще всего бывают результатом гранулематозной инвазии из придаточных пазух носа или носовых ходов. Возможно развитие экзофтальма, поражения гипофиза, базального менингита с краниальной невропатией. Примерно у 5% пациентов развиваются внутричерепные кровоизлияния, представляющие собой следствие фокального васкулита или кровоизлияния в гранулему.

Nishino H, Rubino FA, DeRemee RA, et al: Neurological involvement in Wegener's granulomatosis: An analysis of 324 consecutive patients at the Mayo Clinic. Ann Neurol 33:4–8, 1993.

71. Назовите триаду клинических признаков, часто обнаруживаемых при височном артериите.

Головная боль, клаудикация («перемежающая хромота») нижней челюсти (боль в жевательных мышцах, возникающая при движениях челюсти и вынуждающая временно прекратить их) и общие («конституциональные») симптомы составляют триаду клинических симптомов, характерных для височного артериита. Головная боль обычно носит сверлящий, пульсирующий или простреливающий характер, распространяющаяся от одного или обоих висков в шею, челюсть, язык или затылок. Начиная с ранней стадии присутствуют лихорадка, недомогание, ночные поты, анорексия с потерей веса. Пациенты с височным артериитом обычно старше 50 лет. У половины из них имеются признаки сопутствующей ревматической полиартралгии. Множественный мононеврит выявляется у 10% пациентов. В отсутствии лечения у одной трети пациентов развиваются amaurosis fugax («мимолетная слепота»), более стойкая монокулярная или бинокулярная слепота, двоение или офтальмоплегия. Инфаркты мозга или транзиторные ишемические атаки — частые осложнения заболевания на поздней стадии.

72. Как диагностируется и лечится височный артериит?

Диагноз подтверждают повышенная СОЭ (>60 мм/час по методу Вестергрена), характерные воспалительные изменения при биопсии височной артерии, но биопсия часто бывает негативной (в 70% случаев специфические изменения обнаруживаются только после двусторонней биопсии). Лечение височного артериита стероидами следует начинать не дожидаясь результатов биопсии (тем не менее биопсию целесообразно провести не позднее первых нескольких дней после начала лечения). Прием кортикостероидов внутрь должен продолжаться, как минимум, два года. Ориентир эффективности лечения — СОЭ.

73. При каких четырех васкулитах поражение ограничивается ЦНС?

Синдром Когана вызывает вестибулярную и/или слуховую дисфункцию с эпизодическим острым интерстициальным кератитом, склеритом или эписклеритом. **Синдром Илза** — изолированный периферический ретинальный васкулит.

Оба этих редких синдрома преимущественно поражают молодых лиц. **Артериит спинного мозга** – это диагноз исключения, так как многие заболевания проявляются клиникой миелопатии. Среди этих заболеваний и **гранулематозный ангиит нервной системы**, наиболее тяжелый изолированный васкулит ЦНС.

74. Как проявляется гранулематозный ангиит нервной системы?

Гранулематозный ангиит нервной системы называют также изолированным ангиитом ЦНС. Люмбальная пункция выявляет повышенное давление у 30% пациентов. При исследовании ЦСЖ у 65% пациентов выявляется плеоцитоз, а у 80% пациентов – повышение уровня белка. Церебральная ангиография и биопсия головного мозга выявляют соответствующие изменения в 50% случаев. Дифференциальный диагноз следует проводить с другими васкулитами, туберкулезом, рассеянным склерозом, эмболическими инсультами, саркоидозом, сифилисом, лаймской болезнью, васкулопатией ЦНС, вызванной употреблением наркотиков, опухолями и лимфоматоидным гранулематозом.

Goldberg JW: Primary angiitis of the central nervous system. In: Rolak LA, Harati Y (eds): Neuro-immunology fo the Clinician. Boston. Buttenwrt-Heinemann, 1997, pp 177–186.

БЕРЕМЕННОСТЬ

75. Какой неврологический симптом чаще всего обнаруживается во время беременности?

Головная боль – самый частый неврологический симптом при беременности. Головная боль, впервые проявившаяся во время беременности, должна рассматриваться как основание для исключения ряда серьезных заболеваний, которые встречаются при беременности с повышенной частотой. К ним относятся субарахноидальное кровоизлияние, быстро растущая опухоль, тромбоз корковых вен, псевдоопухоль мозга, листериозный менингит, преэклампсия и эклампсия. Анамнез и неврологический осмотр обычно позволяют исключить серьезные проблемы. Впервые проявиться при беременности может и мигрень, хотя у значительной части женщин ее течение во время беременности бывает более благоприятным. Доброкачественная двусторонняя боль немигренозного характера в лобных областях также может наблюдаться при беременности, особенно в третьем триместре. Послеродовая головная боль встречается часто (примерно у 40% женщин), но обычно самостоятельно проходит.

Shaner DM: Neurological problems of pregnancy. In: Bradley WG, Daroff RB. Fenichel GM, Marsden CD. Neurology in Clinical Practice, 3rd ed. Boston, Butterworth-Heinemann, 2000, pp 2257–2268.

76. Что такое эклампсия?

Эклампсия – состояние, которое характеризуется неврологическими осложнениями в виде припадков и/или комы и проявляется у беременных с преэклампсией (т. е. с признаками артериальной гипертензии и протеинурии с отеками или без них). Она встречается в 0,05–0,2% случаев беременности, развивающихся свыше 20-й недели. Припадки или кома возникают у 50% пациентов с эклампсией перед началом родов, а у 25% — во время родов. Оставшиеся 25% случаев развиваются после родов, обычно в течение 24 часов. Дифференциальный диагноз эклампсии включает цереброваскулярные заболевания, острую гипертоническую энцефалопатию, эпилепсию, опухоли и абсцесс мозга, менингит и энцефалит, метаболические расстройства, такие как гипогликемия или гипокальциемия.

Fox MW, Harms RW, Davis DH: Selected neurologic complications of pregnancy. Mayo Clin Proc 65:1595–1618, 1990.

77. Какова причина смертности при эклампсии?

В настоящее время материнская летальность при эклампсии составляет 14%, а смерть плода наблюдается в 28%. Материнская смерть от эклампсии вызвана осложнениями длительной внутричерепной и артериальной гипертензии. Смерть может наступать вследствие кровоизлияния, вазоспазма, отека легких, диссеминированного внутрисосудистого свертывания, отрыва плаценты, синдрома HELLP (от англ. *Hemolysis, Elevated Liver enzymes, Low Platelet count*: гемолиз, повышение уровня печеночных ферментов, снижение числа тромбоцитов), почечной или печеночной недостаточности вследствие снижения органной перфузии. Смерть плода происходит вследствие снижения маточно-плацентарной перфузии.

78. Как лечится эклампсия?

Основная цель лечения — уменьшение артериального давления без нарушения маточно-плацентарной или почечной перфузии. При наличии признаков энцефалопатии или комы обычно присутствует внутричерепная гипертензия, поэтому у таких пациентов необходимо проведение мониторинга внутричерепного давления, интубации и ИВЛ в режиме гипервентиляции. Для диагностики внутричерепного кровоизлияния и церебрального отека требуется КТ.

Поскольку судороги при эклампсии определяют высокую летальность плода и способствуют дальнейшему увеличению внутричерепного давления, необходимо их активное лечение. Для предупреждения судорог назначают диазепам в сочетании с фенитоином или фенобарбиталом. Эффективно и введение сульфата магния.

Радикальным методом лечения эклампсии, возникающей до родов, является прерывание беременности. Риск повторных припадков снижается в течение 24 часов после родов. Долговременная профилактика припадков после эклампсии не нужна. Артериальная гипертензия разрешается медленнее, нормализация артериального давления происходит в первую неделю после родов.

79. Увеличивается ли при беременности риск инсульта?

Цереброваскулярные ишемические события встречаются в 13 раз чаще у беременных, чем у небеременных женщин того же возраста. Заболеваемость инсультом у беременных составляет один случай на 3000. Инсульт во время беременности или раннем послеродовом периоде ответственен за 10% материнских смертей и составляет 35% от всех случаев инсульта у женщин в возрасте от 15 до 45 лет. Атеросклероз мозговых сосудов реже бывает причиной инсульта у этих пациентов, чем артериальная эмболия и тромбоз мозговых вен (рис. 22.1).

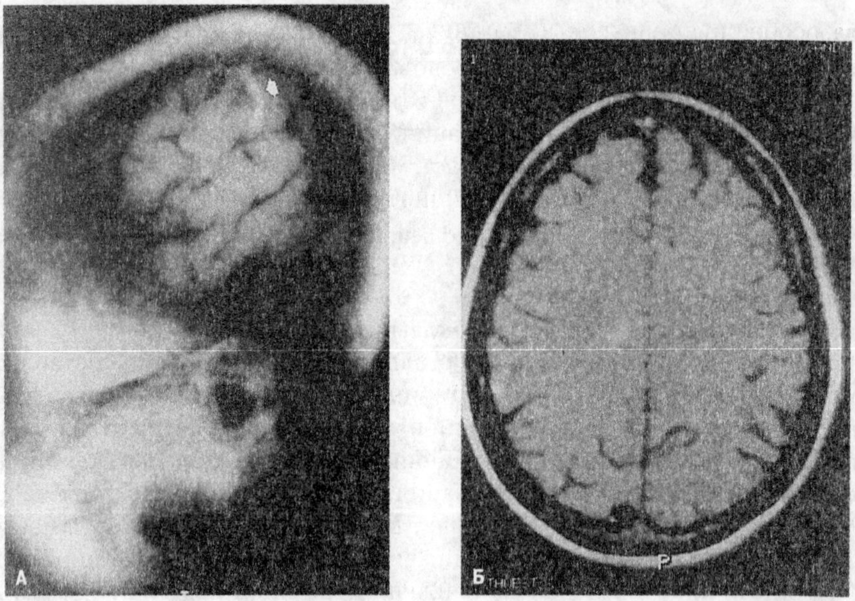

Рис. 22.1. T_1-взвешенное изображение поверхностных слоев теменной коры, показывающее тромбоз мозговой вены (А, стрелка). Аксиальное T_1-изображение (Б) показывает маленький геморрагический инфаркт, вызванный венозным тромбозом

80. Как врач может клинически отдифференцировать тромбоз мозговых вен от тромбоза мозговых артерий в раннем послеродовом периоде?

Центральный венозный тромбоз обычно возникает в первые три недели после родов и часто проявляется головной болью, фокальными или генерализованными припадками, угнетением сознания вплоть до комы, транзиторными очаговыми нарушениями и признаками повышенного внутричерепного давления. Относительно редко встречается тромбоз верхнего сагиттального синуса, который проявляется нижней параплегией, нарушением чувствительности в ногах, дисфункцией мочевого пузыря, а также тромбоз роландовой вены, который вызывает чувствительные и двигательные нарушения в ноге, бедре и плече, не затрагивающие лицо и дистальные отделы руки. Летальность при тромбозе сагиттального синуса достигает 40%, но может быть снижена до 20% при интенсивной поддерживающей терапии, к которой в некоторых случаях добавляют антикоагулянты. У выживших пациентов восстановление обычно бывает полным.

Артериальный тромбоз встречается реже, чем артериальная эмболия или венозный тромбоз. Он чаще возникает во втором или третьем триместрах, нежели после родов и обычно проявляется стойкими очаговыми нарушениями, например гемипарезом, в отсутствие угнетения сознания, припадков или признаков внутричерепной гипертензии.

Согласно данным последних исследований, значительная часть случаев венозного и артериального тромбозов при беременности вызвана дизиммунными механизмами. В подобных случаях необходимо исследование на антифосфолипидные антитела, особенно при наличии в анамнезе указаний на предшествующие выкидыши или преэклампсию.

81. Перечислите возможные причины припадков во время родов?

Причиной припадков могут быть **эклампсия**, **HELLP синдром** и **тромботическая тромбоцитопеническая пурпура**, признаки которых часто появляются в третьем триместре беременности. **Эмболия амниотической жидкостью**, **водная интоксикация**, **вегетативная дисфункция у пациентов с повреждением верхней части спинного мозга**, **токсическое действие местных анестетиков** могут быть причиной припадков, проявившейся во время родов. **Тромбоз мозговых вен** также бывает причиной припадков, но обычно развивается после родов.

Субарахноидальное кровоизлияние может быть причиной припадков в любое время в течение беременности, но разрыв аневризмы чаще приходится на третий триместр, а риск повторного кровотечения максимален в послеродовом периоде. Разрыв артериовенозных мальформаций наиболее вероятен во втором триместре, а повторное кровоизлияние – во время родов или при последующей беременности. **Эпилепсия** может проявляться в любое время до, во время или после беременности и может потребовать пожизненного лечения. Однако таких пациентов необходимо отличать от пациентов с **гестационной эпилепсией**, которая требует лечения только во время беременности.

82. Как должна меняться терапия эпилепсии во время беременности?

Так как все противоэпилептические препараты обладают тератогенным действием и могут нанести вред плоду, во время беременности предпочтительнее монотерапия в минимальной эффективной дозе.

В результате физиологических изменений во время беременности изменяется фармакокинетика противоэпилептических препаратов. Уже в первом триместре уровень препарата в крови может резко падать в результате изменений абсорбции препарата, его метаболизма и связывания с белком. Это особенно верно для фенитоина с его нелинейной кинетикой. Вместе с тем целевая концентрация препаратов в крови во время беременности должна по возможности оставаться прежней. Для ее поддержания дозу препарата приходится повышать. В частности, доза фенитоина может быть увеличена на 50–100%. В связи с этим уровень препарата в крови желательно измерить, как только установлена беременность, а затем исследование повторяют каждый триместр или чаще, если ухудшается контроль припадков или есть данные о предшествующем изменении концентрации препарата во время беременности. Так как клиренс препарата возвращается к показателю, который был до беременности, в течение 3–6 недель после родов, в этот период дозу антиконвульсантов возвращают к исходной величине, которая была до беременности.

Все женщины детородного возраста, страдающие эпилепсией, должны принимать фолиевую кислоту в дозе до 4 мг/сут для снижения риска пороков развития нервной трубки у плода, вероятность которых в этой популяции повышена. Фолиевая кислота должна быть немедленно назначена при первом подозрении на беременность.

83. Какие поражения периферических нервов характерны для беременности и родов?

В предродовом периоде наиболее часто возникает **синдром запястного канала**, который обычно лечится консервативно (путем шинирования запястья). После родов синдром запястного канала обычно регрессирует в течение трех месяцев. **Парестетическая мералгия** (онемение или дизестезии по переднелатеральной поверхности бедра вследствие сдавления латерального кожного нерва бедра вблизи передней верхней подвздошной кости или в запирательном канале). Этот синдром возникает при увеличении размеров плода и обычно проходит в течение трех месяцев после родов. У беременных женщин чаще, чем в среднем по популяции, наблюдается паралич Белла. По вопросу использования кортикостероидов во время беременности для лечения паралича Белла нет единого мнения.

Травматическая мононевропатия обычно возникает во время родов. Травма запирательного нерва может быть результатом его сдавления головкой плода, неверно наложенными щипцами или гиперфлексией в положении для литотомии. Во время родов также были описаны компрессионные повреждения бедренного, общего малоберцового и седалищного нервов. Послеродовой парез стопы – один из важных примеров травматической невропатии, как правило, с хорошим прогнозом. Он особенно часто наблюдается у низкорослых первородящих при больших размерах плода.

ЯТРОГЕННЫЕ (ЛЕКАРСТВЕННО-ИНДУЦИРОВАННЫЕ) ОСЛОЖНЕНИЯ

84. Какие факторы повышают риск развития припадков в процессе медикаментозной терапии?

Высокие дозы лекарственных препаратов при подоболочечном или внутривенном введении, повышенная проницаемость гематоэнцефалического барьера, указание на эпилепсию в анамнезе жизни или в семейном анамнезе, предшествующее заболевание головного мозга или системное заболевание (с вовлечением печени или почек), резкая отмена лекарственного препарата.

85. Прием каких лекарственных препаратов в терапевтической дозе при терапевтическом уровне препарата в крови связан с повышенным риском припадков?

Трициклических антидепрессантов (1%), алифатических производных фенотиазина, например хлорпромазина (аминазина) или прохлорперазина (1–2%), тетрациклических антидепрессантов.

86. Прием каких лекарственных препаратов провоцирует развитие псевдоопухоли головного мозга (идиопатической внутричерепной гипертензии)?

Клинические проявления псевдоопухоли головного мозга включают головную боль, отек дисков зрительных нервов, диплопию, нарушение зрения вследствие повышения внутричерепного давления, вероятно, в результате нарушения всасывания ЦСЖ. К лекарственным средствам, способным спровоцировать развитие псевдоопухоли головного мозга, относятся оральные контрацептивы, эстрогены, препараты тетрациклинового ряда, налидиксовая кислота, нитрофураны, кетамин, закись азота, витамин А, миноциклин, даназол, ампициллин, амиодарон, этретинат и тироксин. Отмечено развитие псевдоопухоли головного мозга у детей при внезапной отмене кортикостероидов.

87. Какие лекарственные препараты индуцируют развитие экстрапирамидных расстройств?

Большинство классов психотропных препаратов, антипаркинсонические средства, трициклические антидепрессанты могут индуцировать развитие непроизвольных движений (гиперкинезов) или изменения мышечного тонуса и позы, что обычно связано с воздействием этих препаратов на дофаминергическую передачу.

88. Какие экстрапирамидные расстройства могут быть вызваны лекарственными препаратами?

Острая дистоническая реакция, акатизия, поздняя дискинезия, хорея или хореоатетоз, лекарственный паркинсонизм, злокачественный нейролептический синдром, тремор, тики и миоклония.

89. Какие классы лекарственных препаратов провоцируют развитие нервно-мышечных заболеваний или ухудшают их течение?

Полиневропатии

- Антимикробные средства (изониазид, этамбутол, дапсон)
- Антинеопластические средства (винкристин)
- Антиревматические средства (хлорохин, препараты золота, D-пеницилламин)
- Сердечно-сосудистые средства (амиодарон)
- Другие средства (колхицин)

Нарушения нервно-мышечной передачи (*вызывает ухудшение миастении или провоцирует проявление симптомов миастении)

- Антимикробные средства (аминогликозиды)*
- Антиконвульсанты (фенитоин)
- Антиревматические средства (D-пеницилламин, хлорохин)
- Сердечно-сосудистые средства (хинидин, пропранолол)*
- Психотропные средства (литий, хлорпромазин)*
- Миорелаксанты*

Поражения мышц (*рабдомиолиз, **злокачественный нейролептический синдром, †крампи/миалгия, ‡миопатия)

- Амфотерицин В*
- Антиревматические средства (препараты золота†, D-пеницилламин†, стероидные гормоны*)
- Психотропные средства (литий*, галоперидол**, флуфеназин**)
- Седативные средства (барбитураты, диазепам)*
- Анальгетики (героин, морфин, салицилаты, кодеин)*

- Сердечно-сосудистые средства (статины‡, клофибрат*, лабеталол†, каптоприл†)
- Миорелаксанты (суксаметоний*)

ВЕБСАЙТЫ

1. http://www.wilsonsdisease.org
2. http://www.sjogrens.com
3. http://www.neuropathy.org

ЛИТЕРАТУРА

1. Aminoff MJ: Neurology and General Medicine, 2nd ed. New York, Churchill-Livingstone, 1995.
2. Bradley WG, Daroff RB. Fenichel GM, Marsden CD. Neurology in Clinical Practice, 3rd ed. Boston, Butterworth-Heinemann, 2000.
3. Rosenbaum RB, Campbell SM, Rosenbaum JT: Clinical Neurology of Rheumatic Diseases. Boston, Buttenwrt-Heinemann, 1996.
4. Samuels MA, Feske S (eds): Office Practice of Neurology. New York, Churchill-Livingstone, 1996.

Глава 23. ИНФЕКЦИОННЫЕ ЗАБОЛЕВАНИЯ

Maria E. Carlini, Richard L. Harris

БАКТЕРИАЛЬНЫЕ ИНФЕКЦИИ

1. Какие клинические признаки отличают менингит от энцефалита?

У пациентов с менингитом выявляются ригидность мышц шеи, головная боль, светобоязнь и лихорадка. Для энцефалита характерны нарушение психического статуса в виде угнетения сознания, дезориентации, поведенческих и речевых нарушений, очаговые неврологические симптомы, в том числе парциальные припадки или гемипарез. На практике большинство инфекций вызывают комбинацию признаков энцефалита и менингита, которая обозначается как менингоэнцефалит. Тем не менее в соответствии с классическими представлениями, бактериальный менингит преимущественно характеризуется изменениями в мозговых оболочках и проявляется менингеальными симптомами, тогда как герпетический энцефалит преимущественно вызывает церебральную симптоматику.

Whitley RJ: Viral encephalitis. N Engl J Med 323:242–250, 1990.

2. Когда при бактериальной инфекции результаты исследования ЦСЖ аналогичны асептическому менингиту?

Асептический менингит часто вызывается вирусной инфекцией и обычно характеризуется лимфоцитарным плеоцитозом, нормальным уровнем глюкозы, умеренным повышением уровня белка, негативным окрашиванием по Грамму и отсутствием роста бактерий при посеве. Сходные изменения ЦСЖ встречаются при частично леченых бактериальных менингитах и параменингеальных очагах инфекции (например, при эпидуральном, субдуральном или внутримозговом абсцессах).

3. Самой частой причиной снижения уровня глюкозы в ЦСЖ (гипогликоррахии) является бактериальный менингит. При каких других заболеваниях может выявляться гипогликоррахия?

1. Криптококковый менингит
2. Туберкулезный менингит
3. Сифилитический менингит
4. Нейросаркоидоз
5. Карциноматоз мозговых оболочек

4. У пациента картина вероятного острого бактериального менингита, но вы не можете получить информированного согласия на проведение люмбальной пункции (ЛП) до выполнения компьютерной томографии (КТ). Вы благоразумно решаете немедленно начать антибактериальную терапию, не дожидаясь ЛП. Какие тесты вы можете выполнить для идентификации возбудителя?

1. Посев крови должен быть произведен до введения антибиотиков. Примерно у 50% пациентов с бактериальным менингитом посев крови дает положительные результаты.

2. Серологические исследования, в том числе латекс-агглютинация или контриммуноэлектрофорез (КИЭ) на *Streptococcus pneumoniae*, *Neisseria meningitidis*, *Haemofilus influenzae* и *Listeria monocytogenes* могут быть положительными в крови, моче и ЦСЖ (даже после начала антибактериальной терапии).

3. Посев ЦСЖ, даже после начала введения антибиотиков, может давать положительные результаты в течение нескольких часов.

5. Кто должен получить профилактическое лечение после контакта с больным менингитом?

Профилактика зависит от возбудителя и возраста человека, находившегося в контакте.

1. **Гемофильная палочка, тип В** – все дети, которые находились в тесном контакте с больным и не были вакцинированы.

2. **Менингококк** – все лица, находившиеся в тесном контакте с больным, независимо от возраста.

Рифампицин – средство выбора для профилактического лечения. В этом случае эффективны и хинолоны, такие как ципрофлоксацин.

6. Какие грамотрицательные бактерии чаще всего вызывают менингит после неонатального периода?

Клебсиелла, кишечная и синегнойная палочки вызывают 75–90% случаев грамотрицательного бактериального менингита после неонатального периода. Восемьдесят процентов случаев грамотрицательного менингита возникают на фоне черепно-мозговой травмы или нейрохирургических вмешательств.

7. Какие микроорганизмы чаще всего вызывают менингит после нейрохирургических вмешательств?

Самыми частыми возбудителями являются грамотрицательные палочки и стафилококки, но фактически любая разновидность бактерий и даже грибов (например *Candida*) могут получить доступ в субарахноидальное пространство.

Morris A, Lowe DE: Nosocomial bacterial meningitis, including central nervous system shunt infections. Infect Dis Clin North Am 13:735–750, 1999.

8. Назовите самого частого возбудителя бактериального менингита у пациентов с вентрикуло-атриальным или вентрикуло-перитонеальным шунтами.

Коагулаза-негативные стафилококки ответственны более чем за 50% случаев менингита у больных с вентрикулярными шунтами, за ними следуют *Staphylococcus aureus*, *Propionibacterium acnes*, грамотрицательные палочки и энтерококки.

9. Какая бактерия является наиболее частой причиной менингита у больных с ликвореей?

Стрептококк *(S. pneumoniae)*.

Durand ML, Calderwood SB, Weber DJ, et al: Acute bacterial meningitis in adults. N Engl J Med 328:21, 1993.

10. Назовите самого частого возбудителя менингита после закрытой черепно-мозговой травмы?

Стрептококк (*S. pneumoniae*).

11. Назовите самые частые причины абсцесса мозга.

1. Контактное распространение инфекции из прилегающего очага (средний отит или синусит).
2. Гематогенное распространение из удаленного очага.
3. Проникающая черепно-мозговая травма или нейрохирургические процедуры.
4. Криптогенные абсцессы мозга (20% случаев).

Mathisen GE, Johnson JP: Brain abscess. Clin Infect Dis 25:763–781, 1997.

12. Опишите клиническую картину абсцесса мозга.

Абсцесс мозга часто вызывает симптомы, напоминающие проявления опухоли мозга, но прогрессирующие быстрее. Наиболее частые проявления – головная боль, очаговая симптоматика, зависящая от локализации поражения, признаки повышенного внутричерепного давления. Лихорадка и лейкоцитоз в крови встречаются не часто.

13. Как выглядит абсцесс на КТ?

Абсцесс выглядит как гиподенсивная зона, окруженная накапливающим контраст кольцом. Тонкостенное кольцо чаще встречается при абсцессе, тогда как толстостенное неравномерное кольцо более характерно для опухоли.

14. Какой бактериальный возбудитель чаще всего вызывает спинальный эпидуральный абсцесс?

Золотистый стафилококк (*S. aureus*) ответственен примерно за 62% случаев; аэробные грамотрицательные палочки – за 18%, аэробные стрептококки – за 8%, а *Staphylococcus epidermidis* и анаэробы – примерно за 2% случаев каждый. Неизвестные или иные микроорганизмы являются причиной оставшихся случаев (1%). Эмпирически назначаемая антибактериальная терапия должна включать препарат, действующий на стафилококки. Препараты, действующие на грамотрицательную флору, следует включать в схему лечения пациентов, перенесших вмешательство на позвоночнике или недавнюю желудочно-кишечную или мочеполовую инфекцию, а также злоупотребляющих внутривенно вводимыми наркотическими веществами. Антибактериальная терапия проводится в течение 4–6 недель, кроме того, может потребоваться срочное хирургическое дренирование.

Wheeler D, Keiser P, Rigamonti D, Keasy SL: Medical management of spinal epidural abscesses. Clin Infect Dis 15:22, 1992.

15. Опишите клиническое течение нелеченного спинального эпидурального абсцесса.

Первым симптомом обычно бывает локальная боль в позвоночнике, которая сменяется корешковой болью, затем присоединяются нарушения двигательных, чувствительных и тазовых функций, наконец, развивается пара- или тетраплегия.

16. Какие состояния предрасполагают к рецидивированию бактериального менингита?

1. Анатомическое сообщение с придаточными пазухами носа, носоглоткой, средним ухом, наружной поверхностью (например, врожденные срединные кожные синусовые ходы) или искусственные приспособления, такие как вентрикулоперитонеальные шунты.

2. Параменингеальные очаги могут либо дренироваться в подоболочечное пространство, либо вызывать повторяющиеся воспалительные реакции с менингеальными симптомами.

3. Снижение иммунитета, например, при гипогаммаглобулинемии, спленэктомии, лейкозах и лимфомах, серповидно-клеточной анемии и других гемоглобинопатиях, недостаточности комплемента.

17. Назовите состояния, которые предрасполагают к полимикробным менингитам (вызванным смешанной флорой).

1. Контактно распространяющаяся инфекция.

2. Опухоли, располагающиеся вблизи ЦНС.

3. Фистульные ходы.

4. Диссеминированный стронгилоидоз (кишечные паразиты, способные попадать из кишечника через системный кровоток в субарахноидальное пространство).

18. 72-летний мужчина госпитализирован неделю назад по поводу инсульта. У него правосторонняя гемиплегия с недержанием мочи и кала. Сегодня развилась лихорадка до 38,3°C с потрясающим ознобом. Какова наиболее вероятная причина?

Причиной лихорадки, вероятно, является госпитальная (нозокомиальная) инфекция. Инфекция нижних мочевыводящих путей наиболее вероятна, если у пациента стоял катетер Фолея или кондомный катетер, а также в отсутствие полного опорожнения при нейрогенном мочевом пузыре. Другие возможные причины – пневмония (особенно аспирационная) или инфицирование через внутривенный катетер.

19. У пожилого мужчины, длительно принимавшего кортикостероиды по поводу заболевания легких, отмечаются симптомы менингита и впервые развившиеся эпилептические припадки. Лаборатория сообщает, что предварительное исследование ЦСЖ показало наличие «дифтероидов» при окраске по Граму. Какой микроорганизм может быть возбудителем инфекции в данном случае?

Листерия может быть ошибочно принята за дифтероиды при окраске по Граму, поскольку и тот и другой микроорганизм являются грамположительными палочками. Листериозная инфекция часто встречается у пациентов с иммунодефицитом. К факторам риска относятся цирроз печени, онкологические заболевания, почечная недостаточность, беременность, длительное лечение стероидами, очень молодой и очень пожилой возраст. В классических случаях возбудитель передается при контакте с животными; некоторые вспышки были связаны с алиментарным механизмом заражения. Цитоз, количество белка и глюкозы в ЦСЖ вариабельны и не позволяют отдифференцировать листериозную инфекцию от других форм менингита. Моноцитоз встречается редко. Лечение чаще всего проводят ампициллином и аминогликозидом. Цефалоспорины не эффективны.

Mylonakis E, Hohman E, Caldewood B: Central nervous system infection with *Listeria monocytogenes*. Medicine 77:313–316, 1998.

20. У 14-летнего мальчика, которого ранее беспокоила лишь угревая сыпь, возникли двоение, светобоязнь, правосторонний периорбитальный отек. Неврологическое обследование выявило справа средних размеров ареактивный зрачок, снижение чувствительности в верхней части лица, офтальмоплегию и отек диска зрительного нерва. Что произошло?

Эти симптомы указывают на инфекционный тромбоз правого кавернозного синуса, возникший, вероятнее всего, вследствие выдавливания угрей. Нелеченный тромбоз может приводить к прогрессирующему экзофтальму, утрате роговичного рефлекса, кровоизлиянию в сетчатку и потере зрения. Поскольку инфекция может распространяться на противоположный пещеристый синус, сходные находки могут выявиться на другом глазу. Поражаются III, IV, V и VI черепные нервы, поскольку они проходят через кавернозный синус.

21. У 57-летнего больного, страдающего сахарным диабетом, возникли с правой стороны лицевой паралич, оталгия и оторея. Какой возбудитель наиболее вероятен?

Наиболее вероятный возбудитель—синегнойная палочка *(Pseudomonas aeruginosa)*, вызывающая некротизирующий («злокачественный») наружный отит.

22. В каком случае при инфекции ЦНС необходимо введение кортикостероидов?

1. Ребенок раннего возраста с менингитом, вызванным гемофильной палочкой.
2. Взрослый пациент с тяжелым туберкулезным менингитом.
3. Пациент с нейроцистицеркозом и повышенным внутричерепным давлением.

ТОКСИЧНОСТЬ АНТИБИОТИКОВ

23. Каковы проявления токсического эффекта чрезмерных доз бета-лактамных антибиотиков?

Токсический эффект может проявляться спутанностью сознания, дрожью, миоклоническими подергиваниями, эпилептическими припадками.

24. Какие другие препараты, помимо аминогликозидов, обладают ототоксичностью?

1. Этакриновая кислота (вероятно, наивысший риск).
2. Фуросемид.
3. Эритромицин (потеря слуха вызывается высокими дозами и обычно обратима).

4. Ванкомицин (обычно упоминается как ототоксичный препарат, но данный эффект, если и встречается, то редко).

25. Какие состояния предрасполагают к развитию полиневропатии у пациентов, принимающих изониазид?

Полиневропатия особенно вероятна у пациентов, являющихся медленными ацетиляторами, получающих плохое питание или уже имеющих полиневропатию, вызванную диабетом, уремией или алкоголизмом. Введение пиридоксина (витамина B_6) совместно с изониазидом может предотвратить полиневропатию.

ТОКСИНЫ

26. Какие три бактерии продуцируют экзотоксин, прямо или опосредованно поражающий периферические нервы?

1. Субъединица В дифтерийного токсина связывается с клеточными мембранами и позволяет субъединице А проникать в нервы, где она тормозит синтез белка и вызывает невоспалительную демиелинизацию. Черепные нервы поражаются чаще, чем периферические.

2. Столбнячный токсин транспортируется вверх по аксону и связывается с пресинаптическими окончаниями на мотонейронах передних рогов спинного мозга. Блокируя тормозное воздействие, он приводит к мышечным спазмам.

3. Токсин ботулизма связывается с пресинаптической мембраной нервно-мышечного синапса, препятствуя высвобождению ацетилхолина и вызывая вялый паралич.

27. Каковы проявления сигватеры? Как человек приобретает это заболевание?

Сигватеру вызывает попадающий в организм при употреблении в пищу крупной плотоядной рифовой рыбы (например, морского окуня или люциана) сигуатоксин, продуцируемый жгутиковым паразитом Gambierdiscus toxicus. В течение примерно шести часов развиваются желудочно-кишечные симптомы (тошнота, рвота, диарея, кишечные колики). Неврологические симптомы могут появляться до или после желудочно-кишечных расстройств и регрессируют в течение 24–48 часов. Неврологические проявления включают онемение или покалывание в области губ и конечностей, инверсию ощущений тепла и холода, зубную боль. Парестезии могут не соответствовать границам дерматомов. Отмечаются также головокружение, нечеткость зрения, тремор, атаксия и кома.

28. Какое заболевание вызвано употреблением в пищу иглобрюха?

Симптомы интоксикации возникают в течение трех часов после употребления в пищу некоторых видов рыб и морских животных (иглобрюха, рыбы-дикобраза, океанского солнечника, осьминога с голубыми кольцами, разновидностей тритона и саламандры), которые содержат тетродотоксин. У пациента появляются сонливость, парестезии, неукротимая рвота, слюнотечение, мышечная слабость, атаксия, дисфагия. Может возникать восходящий паралич, дыхательная недостаточность, артериальная гипотензия и брадикардия. Диагноз основывается на клинических данных. Лечение носит поддерживающий характер. Прибегают к очищению желудка, введению активированного угля и ингибиторов антихолинэстеразы.

29. Каковы симптомы скомброидного отравления?

Симптомы скомброидного отравления возникают в течение минут или часов после употребления в пищу токсичной рыбы. Обычно это рыбы семейства скумбриевых *(Scombridae)*, такие как тунец, макрель или щука, но описаны случаи отравления и при употреблении других рыб. Больные испытывают ощущения прилива к голове, чувство «ошпаренности» кожи, головную боль, головокружение, ощущение жжения во рту и горле, сердцебиение. Возможны тошнота, диарея и иногда рвота. Появляются кожные изменения, похожие на солнечный ожог. В тяжелых случаях могут развиваться бронхоспазм, сердцебиение, наджелудочковые аритмии, умеренная артериальная гипотензия. Диагноз основывается на клинических данных. Лечение – поддерживающее. Летальные случаи не описаны.

30. Что такое скомбротоксин?

Скомбротоксин образуется, когда поверхностные бактерии (протей или клебсиелла) размножаются в рыбе из-за ее недостаточной заморозки. Свободный гистидин, присутствующий в повышенных количествах в рыбе с темным мясом, разрушается бактериями до гистамина. Точная роль гистамина неясна, потому что принятый внутрь гистамин разрушается в желудочно-кишечном тракте, но гистаминоподобное вещество, такое как саурин, вызывает клинические проявления. Другое вещество, содержащееся в рыбе, может предотвратить разрушение или способность увеличению абсорбции гистамина.

Clark RF, Williams SR, Nordt SP, Manoguerra AS: A review of selected seafood poisonings. Udersea Hyperbar Med 26(3):175–185, 1999.

СПИРОХЕТОЗЫ

31. Какие серологические тесты используются в диагностике сифилиса? Как интерпретировать их результаты?

Используются два основных типа тестов: нетрепонемные и трепонемные. Нетрепонемные тесты основаны на измерении уровня антител в крови с помощью экстракта нормальных тканей (например, коровьего кардиолипина) в качестве антигенов. Наиболее распространенные нетрепонемные тесты – это тест на быстрый плазменный реагин и тест Исследовательской лаборатории венерических заболеваний (Venereal Disease Research Laboratory – VDRL). Оба становятся положительными на стадии первичного сифилиса и почти всегда положительны на стадии вторичного сифилиса. Однако на поздних стадиях болезни эти реакции могут становиться отрицательными. Ложноположительные результаты нетрепонемных тестов возможны при аутоиммунных заболеваниях, малярии, инфекционном мононуклеозе, беременности и других состояниях. Таким образом, нетрепонемные тесты должны использоваться как скрининговые, а их результаты должны подкрепляться более специфичными трепонемными тестами. Нетрепонемные тесты позволяют также проследить реакцию на лечение – после успешной терапии они со временем негативируются. Трепонемные тесты используют в качестве антигенов (для обнаружения трепонемных антител) живые или убитые бледные трепонемы *(Treponema pallidum)*. Наиболее распространенными трепонемными тестами являются реакция микрогемагглютинации на антитела к *T. pallidum* (microhemagglutination test for antibody to *T. pallidum* – MHA-TP) и тест абсорбции флюоресцирующих трепонемных антител (Fluorescent treponemal antibody absorption test – FTA-ABS). Эти тесты остаются положительными даже после успешного лечения.

Если у пациента резко положительны нетрепонемные и трепонемные тесты при исследовании крови, а симптомы соответствуют нейросифилису, большинство экспертов сходятся во мнении, что пациенту следует по возможности выполнить люмбальную пункцию. Положительные результаты VDRL и/или MHA-TP при исследовании ЦСЖ подтверждают диагноз и необходимость лечения нейросифилиса. Следует учитывать, что при исследовании ЦСЖ возможны ложно отрицательные результаты. Поэтому при обоснованном клиническом подозрении большинство клиницистов проводят курс лечения нейросифилиса и в этом случае. Получение документов о предшествующем лечении сифилиса имеет важное значение, так как позволяет значительно сократить обследование.

32. Как часто встречаются изменения ЦСЖ у пациентов с первичным или вторичным сифилисом?

У 15–40% пациентов с первичным или вторичным сифилисом находят изменения в ЦСЖ, которые обычно не сопровождаются клиническими проявлениями.

Musher DM. Hamill RJ. Baughan RE: Effects of human immunodeficiency virus (HIV) infection on the course of syphilis and on the response to treatment. Ann Intern Med 113:872–881,1990.

33. На какой стадии сифилиса (на стадии первичного, вторичного или третичного сифилиса) развивается поражение нервной системы?

Нейросифилис может возникать на любой стадии сифилиса. Бледные трепонемы проникают примерно у одной трети пациентов с первичным и вторичным сифилисом.

Simon RP: Neurosyphilis. Neurology 44:2228, 1994.

34. Какие факторы предрасполагают к раннему нейросифилису?

Неадекватное лечение раннего сифилиса и ВИЧ-инфекция предрасполагают к раннему нейросифилису.

Musher DM, Hamill RJ, Baughan RE: Effects of human immunodeficiency virus (HIV) infection on the course of syphilis and on the response to treatment. Ann Intern Med 113:872–881, 1990.

35. Какие черепные нервы наиболее часто поражаются при сифилитическом менингите?

Чаще всего при сифилисе поражаются седьмой и восьмой черепные нервы (40%), реже – второй, третий и четвертый (25%).

36. Каковы неврологические осложнения лаймской болезни?

На ранней стадии инфекции могут возникать менингит, краниальный неврит, паралич Бела, моторный или сенсорный радикулоневрит, подострый энцефалит, множественный мононеврит, миелит, хорея или мозжечковая атаксия. На более поздней стадии возможно развитие энцефалита, спастического парапарєза, локомоторной атаксии, аксональной полиневропатии, легких мнестических расстройств или деменции, которые приобретают хроническое течение.

Halperin JJ: Nervous system Lyme disease. Neural Sci 133(2):189–191,1998.

Pfister HW, Wilske B, Weber K: Lyme borreliosis: Basic science and clinical aspects. Lancet 393:1013, 1994.

37. Каково наиболее характерное проявление инфекции Borrelia burgdorferi (лаймской болезни)?

10-сантиметровая кольцевидная эритема с просветлением в центре на спине пациента. Наличие типичного следа от укуса клеща – более надежное указание на инфекцию, чем серологические тесты или клинические проявления (часто неспецифичные).

38. Назовите клинические проявления лептоспироза.

Лептоспироз часто развивается после туристического похода и может проявляться серозным менингитом (при нормальном уровне глюкозы в ЦСЖ), конъюнктивитом, эритематозной сыпью, лимфоаденопатией, гепатоспленомегалией, почечной недостаточностью.

ГРИБКОВЫЕ, ПАРАЗИТАРНЫЕ И ДРУГИЕ ЗАБОЛЕВАНИЯ

39. Опишите клинические проявления амебиаза.

Амебиаз может вызываться амебами Acantamoeba или Naegleria. В обоих случаях после купания в пресноводном водоеме развивается тяжелая стойкая головная боль в лобной области.

40. Какие неврологические проявления встречаются при церебральной малярии? Какие изменения выявляются в ЦСЖ?

Неврологические проявления включают нарушения сознания и другие общемозговые симптомы, в том числе эпилептические припадки, а также менингизм и, редко, очаговые неврологические расстройства. Люмбальная пункция обычно выявляет повышение ликворного давления при нормальном составе ЦСЖ. Изредка повышено содержание белка в ЦСЖ. Встречается легкий плеоцитоз, но гипогликоррахия не характерна. Лечение проводится хинином, хлорохином и дексаметазоном.

41. Какова эпидемиология нейроцистицеркоза?

Инфицирование яйцами свиного ленточного червя *Taenia soleum* может привести к нейроцистицеркозу. На промежуточной стадии паразит обозначается как *Cysticercus cellulosae* (таким образом, *T. soleum* и *C. cellulosae* — один и тот же паразит). Инвазия развивается по следующей схеме: употребление в пищу зараженного мяса (обычно свинины) → кишечный ленточный червь (симптомы часто отсутствуют) → выделение яиц с калом → фекально-оральное заражение человека → попадание яиц в ЖКТ и пенетрация кишечной стенки → онкосферы → инкапсулирующиеся личинки → нейроцистицеркоз. Лечение проводится празиквантелом в дозе 50 мг/кг в течение 15–30 дней.

Клинические проявления нейроцистицеркоза зависят от количества и локализации цист. Обычно развиваются эпилептические припадки. Возможны головная боль, нарушение сознания или симптомы гидроцефалии. Заболевание может быть активным или неактивным. Это различие определяет дальнейшее обследование и лечение.

White AC Jr: Neurocysticercosis: Updates on epidemiology, pathogenesis, diagnosis and management. Annu Rev Med 51:187–206, 2000.

42. Студент-археолог, 21 год, предъявляет жалобы на головную боль, лихорадку, сонливость и неспособность сконцентрироваться при учебных занятиях. Два месяца назад, сразу же после возвращения с раскопок в Аризоне, перенес кратковременное заболевание, проявлявшееся лихорадкой, артралгией, кашлем и мокротой. Затем чувствовал себя хорошо, пока две недели назад не появились настоящие симптомы. Назовите вероятный диагноз. Какое лечение должно проводиться?

Наиболее вероятный диагноз — кокцидиомикозный менингит. Он требует подоболочечного введения амфотерицина В, а также внутривенного введения малых доз амфотерицина. Лечение должно быть длительным, так как часто возникают рецидивы. Возможно также применение флюконазола и итраконазола.

43. Какие противогрибковые средства способны проникать через гематоэнцефалический барьер и могут применяться при грибковых поражениях ЦНС?

Гематоэнцефалический барьер проницаем для амфотерицина В и флюконазола, тогда как кетоконазол плохо проникает в ЦНС.

44. Назовите побочные эффекты амфотерицина?

Амфотерицин может вызвать лихорадку, озноб, артериальную гипотензию, тошноту, головную боль и учащение дыхания во время введения или вскоре после введения. Премедикация антипиретиками и дополнительная внутривенная гидратация могут уменьшить эти эффекты. Меперидин используется для уменьшения дискомфорта, связанного с тяжелым ознобом. Может возникать нарушение функции почек, проявляющееся снижением скорости клубочковой фильтрации и увеличением уровня в крови мочевины и креатинина. Результатом почечной дисфункции, в частности тубулярного ацидоза, могут также явиться гипокалиемия и гипомагнезиемия. Адекватная гидратация ослабляет токсическое действие препарата на почки.

45. Опишите клиническую картину туберкулезного менингита.

Симптомы обычно развиваются постепенно, при этом поведенческие изменения могут предшествовать другим, более классическим симптомам, таким как головная боль, рвота, эпилептические припадки и поражение черепных нервов. Туберкулезное поражение может выявляться в другом органе. Менингит возникает вследствие прорыва субэпендимальных очагов (очаги Рича) в субарахноидальное пространство. Характерны поражение оболочек на основании мозга (базальный менингит) с вовлечением черепных нервов, а также тяжелый артериолит с последующим тромбозом (обычно в бассейне средней или передней мозговой артерии).

При исследовании ЦСЖ выявляется повышение уровня белка, снижение уровня глюкозы, увеличение давления ЦСЖ, плеоцитоз от 50 до 1000 (на ранней стадии могут преобладать нейтрофилы, позднее – лимфоциты). Результаты окрашивания на кислотоустойчивые бактерии и посева на соответствующие среды нередко бывают ложно отрицательными. При обоснованном клиническом подозрении должно быть начато лечение противотуберкулезными препаратами. Мнения о необходимости одновременного назначения кортикостероидов в начале лечения – противоречивы.

46. У пациента, которого вы собираетесь лечить высокими дозами кортикостероидов, обнаруживается положительный туберкулиновый тест (размер эритемы 17 мм). Известно, что год назад тест был отрицательным. Что необходимо сделать до начала лечения кортикостероидами?

Пациенту необходимо выполнить рентгенографию грудной клетки, чтобы исключить активный легочный туберкулез. Если рентгенография грудной клетки выявляет признаки туберкулезной инфекции, необходима соответствующая терапия. Если признаки активной инфекции отсутствуют, то с учетом недавнего виража туберкулиновой пробы и иммуносупрессии, которую вызовет прием стероидов, данному пациенту показано назначение изониазида для профилактики активации туберкулезной инфекции.

47. У 82-летней женщины отмечаются лихорадка, потливость, боли во всем теле, сильная головная боль и потеря веса. Кроме того, она предъявляет жалобы на периодический кашель, боли в жевательных мышцах при пережевывании пищи. При исследовании крови выявлены анемия, повышение активности щелочной фосфатазы и скорости оседания эритроцитов. Каков диагноз?

Височный артериит. Этот гранулематозный артериит часто имитирует инфекционное заболевание.

48. Пациентка, у которой вы ранее диагностировали височный артериит, на фоне лечения в течение года чувствовала себя хорошо. Но затем она обратилась с жалобами на дисфагию и потерю веса. Что вам следует заподозрить?

Инфекционный эзофагит. Наиболее вероятными его возбудителями у пациента, длительно принимающего кортикостероиды, являются грибы *Candida* или вирус простого герпеса.

49. Что такое синдром Фогта–Коянаги–Харады?

Этот синдром характеризуется сочетанием подострого менингоэнцефалита с тяжелым хроническим гранулематозным увеитом и депигментацией кожи. Причина неизвестна, но, по-видимому, она не носит инфекционного характера. Неинфекционные серозные (лимфоцитарные) менингиты могут также развиться при болезни Бехчета и васкулитах ЦНС.

50. Что такое злокачественный нейролептический синдром (ЗНС)?

ЗНС – это неинфекционная причина лихорадки, характеризующаяся также вегетативной и экстрапирамидной дисфункцией. Он возникает как осложнение лечения нейролептиками (галоперидолом, хлорпромазином, флуфеназином и др.). Основные клинические проявления: лихорадка, оживление рефлексов, учащение дыхания, профузное потоотделение, нарушение психического статуса, лабильность артериального давления, тремор, ригидность. Лабораторные изменения включают повышение уровня креатинфосфокиназы (КФК), лейкоцитоз, миоглобинурию и метаболический ацидоз. Лечение заключается в немедленном прекращении приема нейролептиков и применении дантролена и бромокриптина.

Caroff SN, Mann SC: Neuroleptic malignant syndrome. Med Clin North Am 77:185–202, 1993.

51. Что такое болезнь Уиппла? Назовите проявления со стороны ЦНС.

Болезнь Уиппла – системное заболевание, вызываемое грамположительной палочкой *Tropheryma whippeli*. Основные симптомы связаны с дисфункцией желудочно-кишечного тракта (потеря веса, диарея, мальабсорбция). Кроме того, могут присутствовать артралгии, плевральный выпот и лихорадка. Поражение ЦНС проявляется пирамидными знаками, гипоталамической дисфункцией, парезом взора, когнитивными и психиатрическими нарушениями. Признаки поражения ЦНС крайне редко возникают в отсутствие симптомов системного заболевания, тем не менее, такие случаи описаны.

Haywood AM: Transmissible spongiform encephalopathies. N Engl J Med 337:1821–1827, 1997.

ПРИОНЫ

52. Что такое прион? Какова его роль при неврологических заболеваниях?

Прион – мельчайшая белковая инфекционная частица, которая не поддается инактивации с помощью процедур, разрушающих нуклеиновые кислоты. Концепция инфекционного агента, не требующего для своей репликации ДНК или РНК, является сравнительно новой. Этот инфекционный агент вызывает скрепи, болезнь Крейтцфельдта–Якоба и куру.

53. У 45-летнего мужчины отмечаются миоклония и деменция, которые быстро прогрессируют в течение шести месяцев. Состав ЦСЖ не изменен. Назовите вероятный диагноз. Какие изменения можно ожидать со стороны ЭЭГ?

У пациента симптомы, характерные для болезни Крейтцфельдта–Якоба. Характерны быстрое прогрессирование деменции на протяжении нескольких месяцев и летальный исход в течение года. ЭЭГ часто (но не всегда) выявляет периодические, двух- или трехфазные высокоамплитудные острые волны. ЦСЖ обычно остается нормальной, но иногда обнаруживается умеренное повышение белка.

54. Какие патоморфологические изменения обнаруживаются при болезни Крейтцфельдта–Якоба?

Патоморфологически выявляется спонгиоформная (губчатая) энцефалопатия со снижением численности нейронов, пролиферацией астроцитов, глиозом, набуханием и интрацитоплазматической вакуолизацией нейрональных и астроглиальных отростков.

55. Какие меры предосторожности необходимо соблюдать у пациентов с болезнью Крейтцфельдта–Якоба?

Кровь, мозг, роговица, внутренние органы и ЦСЖ – инфицированы. Автоклавирование в течение одного часа при температуре 120°C и давлении 105 кРа, обработка 1N или 0,1N раствором натрия гидроксида при комнатной температуре в течение одного часа или 0,5% раствором гидрохлорита натрия убивают инфекционного агента. Известно, что инфекционный агент не разрушается кипячением, ультрафиолетовым облучением, ионизирующей радиацией, 70% этиловым спиртом, формальдегидом, глутаральдегидом или 10% формалином. Нет необходимости изолировать пациента, но в отношении его крови и жидкостей необходимо соблюдать предосторожность.

56. Что такое «коровье бешенство»?

Коровье бешенство – название спонгиоформной энцефалопатии коров, варианта болезни Крейтцфельдта–Якоба, описанной недавно у ряда молодых пациентов в Великобритании. Считается, что заболевание передается при употреблении в пищу зараженной говядины. Проводятся исследования для оценки масштаба опасности и мер по ее сдерживанию.

Weihl C, Ross R: Creutzfeldt-Jakob disease, new variant Creutzfeldt-Jakob disease, and bovine spongiform encephalopathy. Neural Clin 17:835–854, 1999.

57. Что такое куру? Как она передается?

Куру – еще одно заболевание, вызываемое прионами. Оно передается при каннибализме. Болезнь развивается у аборигенов Новой Гвинеи, практикующих поедание умерших кровных родственников (в том числе их мозг) в качестве траурного ритуала. Клинически куру проявляется как прогрессирующая фатальная деменция с тяжелой атаксией.

ВИРУСНЫЕ ИНФЕКЦИИ

58. Когда асептический менингит может быть ошибочно принят за бактериальный? Как предотвратить ошибку?

На ранней стадии вирусного менингита в ЦСЖ могут преобладать нейтрофилы, при этом окрашивание по Граму бывает отрицательным, а уровень глюкозы в ЦСЖ остается в пределах нормы. Поскольку преобладание нейрофилов быстро сменяется на преобладание лимфоцитов, повторная люмбальная пункция через 6–12 часов решает проблему.

59. Какие рутинные методы исследования (помимо бактериологического) полезны в дифференциальной диагностике туберкулезного и вирусного менингита (например, вызванного вирусом ЕСНО)? Что означает термин ЕСНО?

Наиболее полезен тест на определение уровня глюкозы в ЦСЖ. Содержание глюкозы при туберкулезной инфекции снижается, а при вирусной инфекции остается нормальным. Название ЕСНО происходит от англ. *«enteric cytopathic human orphan»* — кишечная цитопатогенная человеческая «сиротка» [вирус].

60. Какова наиболее частая в мире причина эпидемического энцефалита?

Японский энцефалит типа В — самая частая форма эпидемического энцефалита за пределами Северной Америки. Это одна из основных медицинских проблем в Китае, Юго-Западной Азии и Индии.

61. Какой спорадический энцефалит наиболее распространен в Соединенных Штатах?

Наиболее часто энцефалит вызван вирусом простого герпеса.

Whitley RJ: Viral encephalitis. N Engl J Med 323:242–250, 1990.

62. Какие вирусные энцефалиты, передающиеся членистоногими, распространены в Соединенных Штатах?

1. **Энцефалит Сан-Луи** встречается в центральных, западных и южных штатах и преимущественно поражает пожилых людей.

2. **Энцефалит Ла-Кросс** — разновидность калифорнийского энцефалита, самый частый энцефалит в Соединенных Штатах, передающийся членистоногими, преимущественно поражает в основном детей. Смертность < 1%, остаточные явления редки.

3. **Венесуэльский конский энцефалит** встречается на Юге, поражает взрослых, характеризуется низкой смертностью и редкостью последствий.

4. **Западный конский энцефалит** встречается на Западе и Среднем западе, поражает самых юных и самых пожилых лиц. Смертность — 5–15%, а остаточные явления чаще встречаются у детей раннего возраста, чем у пожилых.

5. **Восточный конский энцефалит** поражает детей на Востоке, Юге, а также в северной части побережья Мексиканского залива. Смертность — 50–75%. У 80% выживших наблюдаются остаточные явления.

63. Каковы основные различия между западным, восточным и венесуэльским конскими энцефалитами?

1. **Восточный** энцефалит преимущественно возникает в летнее время, за год отмечается менее 15 случаев, но смертность составляет 50–75%. Он встречается преимущественно в штатах, расположенных на побережье Мексиканского залива и Атлантического океана.

2. **Венесуэльский** энцефалит встречается в виде эпидемий, которые поражают десятки тысяч людей, но летальность составляет лишь 0,6%; летальный исход преимущественно отмечается в Центральной и Южной Америке.

3. **Западный** энцефалит также встречается в летние месяцы, обычно в штатах, находящихся к западу от Миссисипи. За год возникает от 0 до 200 случаев. Наиболее чувствительны к нему дети. Наибольший риск – в сельских районах. Летальность 3–5%.

64. Что такое энцефалит Западного Нила?

Энцефалит Западного Нила вызывается флавивирусом, эндемичным для Африки, западной Азии и ближнего Востока. Он родственен энцефалиту Сан-Луи. Недавно случаи энцефалита Западного Нила были описаны в США, а вирус был выделен в местной популяции москитов. Симптомы обычно выражены умеренно и включают головную боль, лихорадку и миалгии, но встречаются и тяжелые формы заболевания.

Centers for Disease Control and Prevention: Update: West Nile activity in the Northeastern United States. MMWR 49(31):714–718, 2000.

Madden K: West Nile virus and its neurological manifestations. Clin Med Res 1 (2):83–88,2003.

65. У пациента развились афазия, правосторонний гемипарез, лихорадка, спутанность сознания. При исследовании ЦСЖ выявлены 400 эритроцитов в 1 мм^3, 30 лейкоцитов в 1 мм^3 (преимущественно лимфоциты), уровень глюкозы составил 70 мг/дл, а уровень белка – 60 мг/дл. ЭЭГ выявила периодическую высокоамплитудную пик-волновую активность в левой височной области. Назовите наиболее вероятный диагноз.

Энцефалит, вызванный вирусом простого герпеса. Основным доводом в пользу герпетической природы энцефалита является фокальность поражения, особенно с вовлечением височной доли.

66. Назовите типичные изменения ЦСЖ при герпетическом энцефалите?

При энцефалите, вызванном вирусом простого герпеса (ВПГ), иногда наблюдаются нормальный цитоз и нормальный биохимический состав ЦСЖ. Но чаще в ЦСЖ отмечаются преимущественно лимфоцитарный плеоцитоз, повышение уровня белка и наличие эритроцитов. В большинстве случаев ВПГ не удается выделить из ЦСЖ. Диагноз подтверждается полимеразной цепной реакцией (ПЦР), выявляющей ДНК вируса герпеса в ЦСЖ.

67. Какие патогистологические изменения характерны для герпетического энцефалита?

Включения Каудри типа А (эозинофильные внутриядерные частицы).

68. Какое лечение рекомендуется при энцефалите, вызванном ВПГ?

Ацикловир, 10 мг/кг каждые 8 часов, как минимум, в течение 14 дней. Поскольку ацикловир выводится почками, требуется коррекция дозы при почечной недостаточности, а пациенты с нормальной функцией почек должны ежедневно выпивать более значительное количество чистой воды.

КЛЮЧЕВЫЕ ФАКТЫ: ИНФЕКЦИОННЫЕ ЗАБОЛЕВАНИЯ ✓

1. Антибактериальную терапию у пациентов с менингитом следует начинать немедленно, не дожидаясь результатов других обследований
2. Сифилис может поражать нервную систему на любой стадии. Нейросифилис в настоящее время наблюдается редко, за исключением пациентов с ВИЧ-инфекцией
3. Коровье бешенство — вариант болезни Крейтцфельдта — Якоба, вызванный прионом — белком, которому для своего размножения и инфицирования не требуется ДНК или РНК
4. Вирус простого герпеса — наиболее частая причина спорадического энцефалита, который часто вызывает фокальное повреждение мозга, поэтому в этом случае необходимо агрессивное лечение ацикловиром
5. У пациентов с синдромом приобретенного иммунодефицита (СПИД) неврологические симптомы могут развиваться вследствие воздействия самого вируса, используемых лекарственных препаратов или оппортунистической инфекции

69. У 32-летней женщины возникли болезненные везикулезные высыпания в области гениталий, задержка мочи, интенсивная головная боль. При исследовании ЦСЖ выявлен лимфоцитарный плеоцитоз. В остальном данные неврологического обследования – без особенностей. Каков наиболее вероятный диагноз?

Менингит, вызванный вирусом простого герпеса типа II. Поражение гениталий обычно рецидивирует, а менингит – нет. Неврологический прогноз благоприятен. Эта доброкачественная форма асептического менингита не должна быть перепутана с потенциально летальной некротизирующей формой вирусного энцефалита, вызванной ВПГ I.

70. Что такое синдром Рамсея Ханта?

Инфекция вирусом опоясывающего герпеса, затрагивающая VII и VIII черепные нервы. В клинической картине отмечаются головокружение, ипсилатеральные снижение слуха и паралич мимической мускулатуры, везикулы в наружном слуховом проходе.

71. Назовите наиболее важные неврологические осложнения ветряной оспы?

1. Синдром Рейе (острая невоспалительная энцефалопатия, характеризующаяся жировым гепатозом, гипогликемией и повышенным внутричерепным давлением); летальность достигает 20%. Развитие синдрома Рейе у детей связано с применением аспирина при ветряной оспе и гриппе.

2. Асептический менингит.

3. Поперечный миелит.

4. Синдром Гийена–Барре.

5. Мозжечковый энцефалит (церебеллит); у детей проявляется атаксией, тошнотой, ригидностью, но в большинстве случаев завершается полным восстановлением; у взрослых вызывает нарушение сознания, эпилептические припадки, очаговые нарушения, летальность достигает 35%.

72. Какие два вируса вызывают энцефалит, проникая в ЦНС интраневрально?

Вирусы простого герпеса и бешенства проникают в ЦНС по периферическим интранейрональным путям. Одним из возможных путей проникновения ВПГ в головной мозг является обонятельный тракт.

73. Кому необходима постконтактная профилактика бешенства?

Постконтактная профилактика бешенства рекомендуется всем укушенным или оцарапанным дикими или домашними животными, которые могут быть переносчиками болезни, а также тем, у кого открытая рана или слизистые оказались загрязнены слюной или другим потенциально инфицированным материалом бешеного животного. Она также рекомендуется людям, которые сообщали о возможном тесном контакте с человеком, зараженным бешенством. К животным, которые могут быть заражены бешенством, относятся кошки, собаки, скунсы, еноты, лисы, летучие мыши и др.

74. Какие инфекции могут вести к постинфекционному энцефаломиелиту?

Аутоиммунное воспаление ЦНС, возникающее как осложнение инфекции и иногда называемое острым рассеянным энцефаломиелитом, обычно проявляется мультифокальной демиелинизацией головного и спинного мозга, которая напоминает рассеянный склероз. Это демиелинизирующее заболевание наиболее часто встречается после инфекций, вызванных вирусами ветряной оспы, гриппа и кори.

Johnson R: Acute encephalitis. Clin Infect Dis 23:219–226, 1996.

75. Какие клинические признаки характеризуют постполиомиелитический синдром?

Основными проявлениями постполиомиелитического синдрома являются вновь возникшая мышечная слабость, боль и утомляемость, которые развиваются спустя после перенесенного острого полиомиелита. Поражаются около 25% лиц, перенесших полиомиелит. ЭМГ и биопсия мышцы выявляют признаки как хронической, так и недавней денервации. Однако эти изменения неспецифичны и выявляются даже у асимптомных людей, перенесших полиомиелит.

76. Какой вирус является самой частой причиной паралича Бела?

Недавние исследования свидетельствуют о том, что причиной паралича Белла может быть инфекция вирусом простого герпеса. В некоторых исследованиях показано, что при назначении ацикловира и преднизолона эффективность лечения выше, чем при применении одного преднизолона, но в других исследованиях данный результат не был подтвержден.

Adour KK, Ruboyianes JM, Von Doersten PG, et al: Bell's Palsy: Treatment with acyclovir and prednisone compared with prednisone alone: A double blind randomized, controlled trial. Ann Otol Rhinol Laryngol 15:371=780, 1996.

СПИД

77. Какой антиретровирусный препарат может вызвать миопатию и миозит?

Зидовудин может вызвать миопатию и миозит, особенно при длительном лечении. Часто трудно отличить эту миопатию от миопатии, которая вызвана непосредственно самим ВИЧ, но лекарственные каникулы обычно помогают в дифференциальной диагностике. Кроме того, при зидовудиновой миопатии биопсия мышцы демонстрирует изменения митохондрий.

78. Какие препараты, использующиеся для лечения ВИЧ, могут вызвать полиневропатию?

D4T, ddI, ddC и 3TC могут вызывать полиневропатию. Токсичность может повышаться при совместном использовании первых трех препаратов.

79. Каков наиболее распространенный тип периферической невропатии у пациентов с ВИЧ-инфекцией?

Наиболее часто встречается хроническая дистальная преимущественно сенсорная симметричная полиневропатия. Она проявляется дизестезиями, онемением и парестезиями. Слабость мышц и вегетативная дисфункция встречаются менее часто. Изредка развиваются острая или хроническая воспалительная демиелинизирующая полиневропатия.

80. Как отличить острую воспалительную демиелинизирующую полиневропатию при ВИЧ-инфекции от синдрома Гийена–Барре?

При ВИЧ-инфекции плеоцитоз в ЦСЖ варьирует от 10 до 50 клеток в 1 мм^3 и сопровождается увеличением уровня белка. При синдроме Гийена–Барре плеоцитоз обычно не встречается.

81. Какие изменения ЦСЖ вы ожидаете у пациента с серозным менингитом, вызванным ВИЧ-инфекцией?

Как и другие причины вирусного менингита, ВИЧ-инфекция приводит к развитию лимфоцитарного плеоцитоза от 20 до 300 клеток в 1 мл и увеличению уровня белка в диапазоне от 50 до 100 мг/дл. Кроме того, отмечаются менингеальные знаки, головная боль, лихорадка и поражения черепных нервов, особенно пятого, седьмого и восьмого.

Hollander H, McGuire D, Burack JH: Diagnostic lumbar puncture in HIV-infecterJ patients: Analysis of 138 cases. Am J Med 96:223–228, 1994.

82. Каковы наиболее частые причины припадков при ВИЧ-инфекции?

Токсоплазмоз, ВИЧ-энцефалопатия, криптококкоз и лимфома.

83. У пациента, много лет принимавшего фенитоин, припадков не наблюдалось до тех пор, пока не было начато лечение ВИЧ. Какой препарат он, вероятно, получает?

Зидовудин может снижать сывороточный уровень фенитоина, поэтому для достижения терапевтической концентрации теперь необходима большая доза препарата.

84. Какой клинический признак отличает СПИД-деменцию от болезни Крейтцфельдта–Якоба?

При СПИД-деменции нормальный уровень сознания обычно сохраняется даже на поздних стадиях заболевания, если не возникают другие системные проявления заболевания. При болезни Крейтцфельдта–Якоба обратная ситуация, но в остальном она похожа на СПИД-деменцию.

Simpson DM, Tagliati M: Neurologic manifestations of HIV infection. Ann Intern Med 121:769–785, 1994.

85. Пациент с установленным СПИДом жалуется на снижение остроты зрения. Какие инфекционные причины наиболее вероятны?

Цитомегаловирусный (ЦМВ) ретинит является наиболее частой причиной, она встречается примерно у 30% пациентов со СПИДом. Токсоплазмоз является, вероятно, второй наиболее частой ретинальной инфекцией, вызывающей только 4% случаев ретинита. Глазной сифилис может манифестировать как иридоциклит, нейроретинит, зрительный периневрит и ретробульбарный неврит. ВИЧ-инфекция сама может вызвать появление «ватных» участков, которые обычно визуально незначимы. Редкой причиной ретинита является туберкулез.

De Smet MD, Nussenbatt RB: Ocular manifestations of AIDS. JAMA 266:3019–3022, 1991.

86. Каковы диагностические признаки токсоплазменного энцефалита у пациентов со СПИДом?

У большинства пациентов выявляется повышенный титр IgG-антител к токсоплазме. Отсутствие токсоплазменного IgG у пациента с подозрением на токсоплазменный энцефалит значительно противоречит такому диагнозу. Рутинные исследования ЦСЖ могут не выявлять патологии. КТ с контрастным усилением демонстрирует узловые или кольцевые, накапливающие контраст повреждения у 90% пациентов. Лечением выбора являются высокие дозы пириметамина и сульфадиазина.

87. Что такое ПМЛ? Как она проявляется?

Прогрессирующая мультифокальная лейкоэнцефалопатия (ПМЛ) вызывается условно патогенным полиомавирусом (JC вирусом). Она развивается у ВИЧ-инфицированных пациентов и других пациентов со сниженным иммунитетом. Характеризуется множеством мозаичных зон демиелинизации в белом веществе полушарий мозга. Клинические проявления различны, отражают мозаичность демиелинизации и быстро прогрессируют. Встречаются мышечная слабость, изменения личности, деменция, атаксия и корковая слепота, в итоге может развиться кома. Выживаемость после установления диагноза часто менее шести месяцев.

88. Как проявляется криптококковый менингит у ВИЧ-положительных пациентов?

Наиболее частые проявления включают лихорадку, нарушение памяти, головную боль и менингизм. Отек дисков зрительного нерва может быть результатом повышения внутричерепного давления. Клеточный состав и биохимические показатели ЦСЖ изменены минимально. Тест на криптококковые антигены — наиболее информативен. Окраска тушью в целом может быть положительна, но имеет высокую частоту ложноотрицательных и ложноположительных результатов. Начальное лечение проводится амфотерицином В с флюцитозином или без него. Длительная иммуносупрессивная терапия может быть продолжена флюконазолом. Часто развиваются рецидивы.

89. У некоторого количества пациентов со СПИДом аллергия на сульфаниламиды. Как в этом случае лечить токсоплазменный энцефалит у пациентов?

Клиндамицин 600 мг внутривенно каждые шесть часов, плюс пириметамин, 200 мг, затем 75–100 мг внутрь, плюс фолиевая кислота, как минимум 10 мг в день внутрь.

Dannemann B, McCutchan A. Israelski D, et al: Treatment of toxoplasmic encephalitis in patients with AIDS. Ann Intern Med 116:33–43, 1992.

90. Каковы наиболее распространенные проявления нейросифилиса у пациентов с ВИЧ-инфекцией?

1. Острый менингит
2. Невропатия черепных нервов:
   - оптический неврит
   - паралич восьмого черепного нерва
3. Менинговаскулярные проявления, вызывающие инсульты.

91. Как ВИЧ-инфекция влияет на диагноз сифилиса?

Пациенты с ВИЧ-инфекцией, особенно с очень низким количеством CD4-лимфоцитов, могут терять реактивность к трепонемным тестам на сифилис. И FTA-ABS и MHA-TP тесты могут быть отрицательными у пациентов с предшествующей сифилитической инфекцией и ВИЧ-инфекцией.

Haas JS, Bolan G, Larsen SA, et al: Sensitivity of treponemal tests for detecting prior treated syphilis during human immunodeficiency virus infection. J Infect Dis 162:862–866, 1990.

92. Как ВИЧ-инфекция влияет на течение сифилиса?

ВИЧ-инфекция может привести к отсутствию ответа на лечение в течение ожидаемого срока, повышенной частоте ложноотрицательных серологических тестов, рецидивам инфекции после лечения и более частому возникновению раннего нейросифилиса. Традиционные дозы пенициллина могут оказаться недостаточными. Для лечения первичной или вторичной инфекции рекомендованы три дозы бензатин-пенициллина по 2,4 миллиона единиц с недельным интервалом. Альтернативно рекомендуются амоксициллин (до 6 г/день) либо дополнительные три дозы бензатин-пенициллина с приемом внутрь пенициллина или амоксициллина в течение 2–3 недель, либо цефтриаксон, назначаемый в дозе 500–1000 мг ежедневно или через день в течение 5–10 дней.

Musher DM, Hamill RJ, Baughn RE: Effect of human immunodeficiency virus (HIV) infection on the course of syphilis and on the response to treatment. Ann Intern Med 113:872–881, 1990.

ЛИТЕРАТУРА

1. Mandell Gl, Douglas RG, Burnett JE: Principles and Practice of Infectious Disease, 5th ed. New York, Churchill Livingstone, 2000.
2. Price RW: Neurological complications of HIV infection. Lancet 348:445–452, 1996.
3. Samuels MA, Feske S (eds): Office Practice of Neurology, 2nd ed. Philadelphia, Churchill Livingstone, 2003.

Глава 24. ДЕТСКАЯ НЕВРОЛОГИЯ

Angus A. Wilfong

РОСТ И РАЗВИТИЕ НЕРВНОЙ СИСТЕМЫ

1. Помимо обычных вопросов, которые задают при сборе неврологического анамнеза, какие дополнительные вопросы следует задать для получения полной информации о развитии нервной системы в детском возрасте?

1. Антенатальный анамнез и факторы риска
2. Перинатальный анамнез и факторы риска
3. Неонатальный анамнез и осложнения
4. Основные этапы развития

2. Перечислите приемы обследования новорожденных и детей, которые не используются у взрослых.

1. Измерение окружности головы.
2. Пальпация черепных швов и родничков (если они открыты).
3. Аускультация черепа и глаза.
4. Выявление асимметрии конечностей и мальформаций (включая изменения дерматоглифики).
5. Выявление изменений кожи.
6. Оценка младенческих рефлексов.

3. Перечислите основные младенческие рефлексы. В какие сроки их можно выявить?

См. табл. 24.1.

Таблица 24.1

Основные младенческие рефлексы

РЕФЛЕКС	ПОЯВЛЯЕТСЯ	ИСЧЕЗАЕТ
Боковое изгибание туловища	с рождения	1–2 месяца
Поисковый рефлекс	с рождения	3 месяца
Рефлекс Моро	с рождения	5–6 месяцев
Тонический шейный рефлекс	с рождения	5–6 месяцев
Ладонный хватательный рефлекс	с рождения	6 месяцев
Перекрестное приведение	с рождения	7–8 месяцев
Подошвенный хватательный рефлекс	с рождения	9–10 месяцев
Разгибательные подошвенные рефлексы	с рождения	6–12 месяцев
Парашютная реакция	8–9 месяцев	сохраняется
Рефлекс Ландау	10 месяцев	24 месяца

4. Какова средняя окружность головы новорожденного? Какова скорость роста в течение первого года?

Средняя окружность головы новорожденного 35 см. Средняя скорость роста окружности головы – 2 см в месяц в первые три месяца, 1 см в месяц в следующие три месяца, 0,5 см в месяц в последние шесть месяцев.

ПРЕНАТАЛЬНЫЕ ЗАБОЛЕВАНИЯ И ДЕФЕКТЫ РАЗВИТИЯ

5. Что такое шкала Апгар?

Шкала Апгар – это клиническая шкала, оценивающая жизнеспособность новорожденных с целью установить риск неонатальных осложнений. Шкала названа в честь американского анестезиолога Вирджинии Апгар. Таким образом Апгар – эпонимическое обозначение, но это слово также используют как акроним (табл. 24.2).

Новорожденные обычно оцениваются через одну и пять минут после рождения. Дальнейшая оценка может быть сделана через 10 и 20 минут, если были обнаружены отклонения.

Таблица 24.2

Шкала Апгар

ПРИЗНАК		БАЛЛ		
		0	1	2
A (appearance)	Внешний вид (окраска кожных покровов)	Синюшний, бледный	Акроцианоз (туловище розовое)	Равномерная розовая окраска
P (pulse)	Пульс (частота сердцебиений)	Отсутствует	< 100/мин	> 100/мин
G (grimace)	Гримасы (рефлекторная возбудимость в ответ на аспирацию из полости носа)	Реакция отсутствует	Гримаса	Крик
A (activity)	Активность (мышечный тонус)	Отсутствует	Незначительные сгибания в конечностях	Активные движения
R (respiration)	Дыхание (дыхательные движения)	Отсутствует	Медленные и нерегулярные	Громкий крик

6. Как классифицируется неонатальное внутрижелудочковое кровоизлияние (НВК)?

См. рис. 24.1.

I степень. Локализованное субэпендимальное кровоизлияние в зародышевый матрикс.

II степень. Субэпендимальное кровоизлияние с распространением в желудочки (менее 50% объема желудочков заполнено кровью).

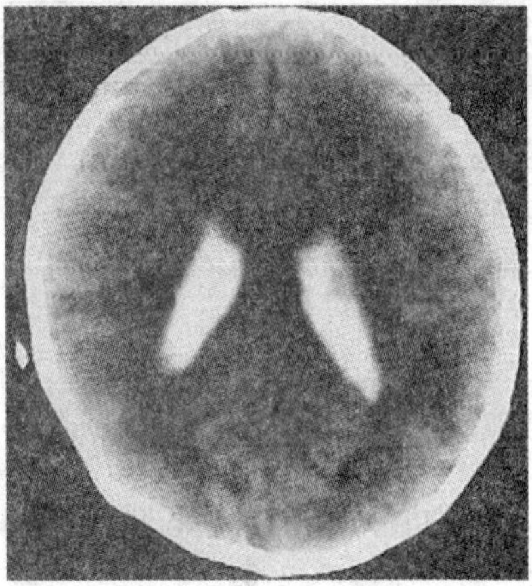

Рис. 24.1. Аксиальная КТ без контрастирования: НВК III степени у недоношенного новорожденного (срок беременности 32 недели). Обратите внимание на острое расширение желудочков кровью, заполняющей более 50% объема желудочков. Паренхиматозного распространения кровоизлияния нет

III степень. Субэпендимальное кровоизлияние с распространением в желудочки и острым расширением желудочков (более 50% объема желудочков заполнено кровью) (рис. 24.1).

IV степень. Субэпендимальное интравентрикулярное кровоизлияние, распространяющееся на прилегающее вещество мозга.

7. Назовите факторы риска НВК.

Наиболее важным фактором риска развития НВК является недоношенность. Примерно у 40–50% новорожденных, весящих менее 1500 г, развивается НВК. Другие факторы риска включают искусственную вентиляцию, пневмоторакс, быстрое увеличение объема циркулирующей крови (массивная или быстрая внутривенная инфузия), резкие или значительные колебания артериального давления, гипоксически-ишемическое повреждение, гипернатриемия и гиперосмолярность, введение определенных препаратов, таких как индометацин.

8. Назовите осложнения НВК.

Наиболее частые осложнения НВК включают постгеморрагическую гидроцефалию, эпилептические припадки, поражение вещества мозга при кровоизлияниях IV степени.

9. Зависит ли прогноз от степени НВК?

Длительные наблюдения показали, что после НВК выживают 40% детей, причем у 60% имеются неврологические отклонения. Примерно у 30% формируется резидуальная энцефалопатия (детский церебральный паралич), у 30% – гидроцефалия (обычно требующая шунтирующей операции), у 30% – ограничена жизнедеятельность в результате сочетания слепоты, парезов, спастичности, задержки развития тонких двигательных и речевых навыков, гидроцефалии, тугоухости, эпилептических припадков. I и II степени НВК являются относительно доброкачественными, для III степени характерно развитие гидроцефалии и эпилептических припадков, при НВК IV степени наиболее высок риск развития тяжелых неврологических последствий, таких как спастический тетрапарез, слепота и задержка умственного развития.

10. Каковы наиболее распространенные причины синдрома вялого (гипотоничного) ребенка? Какие его причины встречаются реже всего?

Значительно более частыми являются центральные причины, связанные с поражением мозжечка, ствола мозга, базальных ганглиев и больших полушарий. Наиболее редко гипотония раннего детского возраста вызвана поражением периферических нервов.

11. В чем разница между макроцефалией и мегалэнцефалией?

Макроцефалия характеризуется увеличением размеров головы, мегалэнцефалия – увеличением размеров головного мозга.

12. Каков дифференциальный диагноз макроцефалии у детей?

1. Гидроцефалия (обструктивная или сообщающаяся).
2. Экстрааксиальные скопления жидкости (например, субдуральная гигрома).
3. Утолщение костей черепа.
4. Мегалэнцефалия.

13. Каков дифференциальный диагноз мегалэнцефалии?

1. Токсическая энцефалопатия (отек мозга вследствие отравления свинцом).
2. Поражения белого вещества (болезнь Канавана, болезнь Александера).
3. Нейродермальные заболевания (нейрофиброматоз, туберозный склероз).
4. Генетические заболевания (церебральный гигантизм – синдром Сотоса, синдром ломкой Х-хромосомы).
5. Семейная мегалэнцефалия.

14. Какие вопросы нужно задать при обследовании ребенка с микроцефалией?

Является ли микроцефалия врожденной или приобретенной? Важное значение имеет измерение размеров головы в динамике. Продолжается ли уменьшение размеров головы (синдром Ретта у девочек), возвращаются ли размеры к норме (догоняющий рост после серьезного заболевания или недоношенности) или остаются на том же самом перцентильном уровне (резидуальное состояние)? Следует проанализировать антенатальный анамнез с целью выявления возможных признаков внутриутробной инфекции. Выглядел ли здоровым ребенок при рождении? Отмечались ли инфекции или травма ЦНС в постнатальном периоде? Имеется ли семейный анамнез микроцефалии?

15. Какие параклинические исследования показаны у ребенка с микроцефалией?

Рентгенография черепа позволяет выявить преждевременное закрытие швов черепа. Компьютерная томография или ультразвуковое исследование (до закрытия родничков) выявляют признаки мальформаций ЦНС, внутримозговой кальцификации (которая может быть проявлением токсоплазмоза, краснухи, цитомегаловирусной инфекции, инфекции вирусом простого герпеса или предшествовавшего гипоксически-ишемического поражения). Магнитно-резонансная томография дает более детальную картину головного мозга, но редко бывает необходимой при таких обстоятельствах. Кроме того, показаны определение титров антител для

КЛЮЧЕВЫЕ ФАКТЫ: ПРИЧИНЫ ВНУТРИУТРОБНОЙ ИНФЕКЦИИ

1. Токсоплазмоз
2. Краснуха
3. Цитомегаловирусная инфекция
4. Инфекция вирусом простого герпеса

подтверждения инфекционных заболеваний или хромосомный анализ для исключения наследственных заболеваний.

16. Какие меры необходимы у новорожденного со spina bifida?

Прежде всего необходим тщательный неврологический осмотр для оценки уровня поражения спинного мозга и спинномозговых корешков, включая исследование функции кишечника и мочевого пузыря. Краниальная нейровизуализация (ультразвук, КТ, МРТ) показана для исключения других часто встречающихся патологических состояний ЦНС. Рентгенография позвоночника оценивает протяженность костного дефекта.

Немедленно после рождения грыжевой мешок должен быть обложен стерильными марлевыми салфетками, пропитанными солевым раствором. Ребенка следует транспортировать в специализированный центр, тщательно следя за сохранностью грыжевого мешка.

17. Какие осложнения часто обнаруживаются при менингомиелоцеле на пояснично-крестцовом уровне?

См. рис. 24.2.

1. Аномалия Арнольда–Киари II типа, которая приводит к гидроцефалии
2. Инфекции ЦНС (встречаются часто и бывают тяжелыми).
3. Почечная недостаточность вследствие хронических и рецидивирующих инфекций мочевых путей и обструктивной уропатии.
4. Эпилептические припадки.
5. Прогрессирующие спастичность и парезы в нижних конечностях, нарушение функции кишечника и мочевого пузыря, прогрессирующий сколиоз, нарастающие боли в пояснице и ограничение подвижности позвоночника при синдроме жесткой терминальной нити.

18. Как классифицируют аномалию Арнольда–Киари?

I тип. Характеризуется смещением вниз мозжечка и удлинением продолговатого мозга с нисхождением миндалин мозжечка через большое затылочное отверстие.

II тип. Связано с миеломенингоцеле на пояснично-крестцовом уровне и другими многочисленными аномалиями развития нервной системы.

1. Маленькая задняя черепная ямка.
2. Смещение миндалин мозжечка вниз через большое затылочное отверстие.
3. Удлинение и истончение продолговатого мозга.
4. Клювовидная изогнутость пластинки четверохолмия.

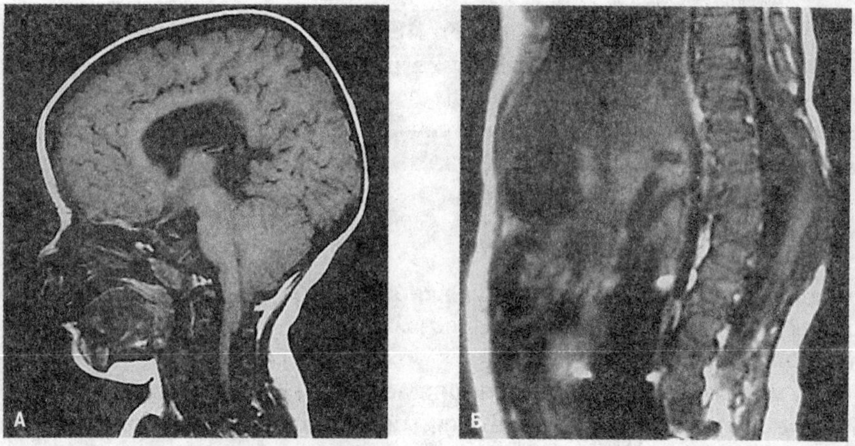

Рис. 24.2. А – Срединное сагиттальное T_1-взвешенное МРТ изображение головного мозга без контрастирования. Мальчик 6 месяцев с аномалией Арнольда–Киари II типа. Обратите внимание на смещение вниз миндалин мозжечка через большое затылочное отверстие до уровня позвонка С2 и связанная с ней обструктивная гидроцефалия. Б – Срединное сагиттальное T_1-взвешенное МРТ изображение пояснично-крестцового отдела позвоночника без контрастирования: менингомиелоцеле на тораколюмбальном уровне, связанное у мальчика с аномалией Арнольда–Киари на рис. А. Обратите внимание на кифоз, отсутствие задних элементов позвонков, плохо сформированный спинной мозг на уровне дефекта. Выше дефекта в спинном мозге выявляется маленькая полость

5. Гидроцефалия.
6. Сирингомиелия, редко сирингобульбия.
7. Переплетение извилин вдоль межполушарной щели.

III тип. Энцефалоцеле в затылочной области с внедрением тканей мозжечка в грыжевой мешок.

IV тип. Изолированная гипоплазия мозжечка, не связанная с другими аномалиями развития нервной системы.

19. Перечислите основные аномалии развития коры головного мозга.

1. Лиссэнцефалия
2. Голопрозэнцефалия
3. Шизэнцефалия
4. Полимикрогирия
5. Пахигирия
6. Синдром удвоения коры (ламинарная гетеротопия)
7. Перивентрикулярная узловая гетеротопия
8. Фокальная дисплазия коры

20. Что такое синдром Дауна?

Хромосомная аномалия, характеризующаяся трисомией по 21-й хромосоме. Характеризуется выраженной мышечной гипотонией в раннем детском возрасте, гипермобильностью суставов, умственным недоразвитием, брахицефалией с плоским затылком, раскосыми глазными щелями, поздним закрытием родничков, уплощенной переносицей, складками эпиканта, пятнистостью радужки (пятна Брушфильда), помутнением хрусталика, маленькими ушами, гипоплазией зубов, короткой шеей, брахидактилией с клинодактилией пятых пальцев, обезьяньими складками с дистальным аксиальным трирадиусом, широким промежутком между первым и вторым пальцами ног, врожденным заболеванием сердца (40%) и гипогонадизмом.

21. Что подразумевают под термином «ограничение способности к обучению»?

Ограниченная способность к обучению констатируется, когда у ребенка с нормальным общим интеллектом выявляются трудности в приобретении навыков, необходимых для выполнения специфических когнитивных задач. Наиболее распространенным примером ограниченной способности к обучению является дислексия, характеризующаяся затруднениями при обучении чтению, несмотря на адекватное преподавание, сохранный интеллект и социально-культурные предпосылки.

22. Ребенок школьного возраста направлен для исключения абсансов из-за постоянного «мечтательного» состояния и ухудшающихся оценок в школе. Мать и учителя рассказывают о неспособности к длительной концентрации внимания на занятиях (но не при просмотре телевизора или занятиях видеоиграми), легкую отвлекаемость, импульсивность, необходимость постоянного контроля для полного выполнения домашнего задания, безрассудное, рискованное поведение и постоянную физическую активность («как будто внутри постоянно работает мотор»). Назовите наиболее вероятный диагноз.

Это обычные симптомы дефицита внимания с гиперактивностью. У некоторых детей отмечается только дефицит внимания без гиперактивности. Больные дети способны поддерживать внимание лишь в течение очень короткого промежутка времени и просто физически не способны концентрировать внимание более чем в течение нескольких минут, на любой активности, за исключением той, что специально привлекает внимание или доставляет удовольствие. Их постоянная отвлекаемость и мечтательность могут быть ошибочно приняты за абсансы.

23. Каковы клинические проявления детского аутизма?

1. Проявляется начиная с конца первого года жизни.
2. Регресс социального и речевого развития, относительный недостаток общения.
3. Двигательное развитие, как правило, не нарушено.
4. Очень ограниченное взаимодействие с другими людьми.
5. Раздражение даже при любом изменении окружающей обстановки, например при изменении порядка книг на полке.
6. Повторяющееся самостимулирующее поведение, заключающееся в раскачивании, биении головой о стену или стол, вращении на одном месте, хлопании руками перед лицом.
7. Ограниченный спектр интересов и деятельности.

Prater CD, Zylstra RG: Autism: A medical primer. Am Farm Physician 66(9):1667–1674, 2002.

НЕЙРОДЕГЕНЕРАТИВНЫЕ ЗАБОЛЕВАНИЯ

24. Назовите общие проявления нейродегенеративных заболеваний, поражающих белое вещество.

Утрата двигательных навыков, спастичность и атаксия.

25. Назовите общие проявления нейродегенеративных заболеваний, поражающих серое вещество.

Утрата интеллектуальных навыков (деменция), эпилептические припадки и слепота.

26. Какая лейкодистрофия практически всегда связана с эндокринной дисфункцией?

См. рис. 24.3. Адренолейкодистрофия – Х-сцепленное рецессивное заболевание, относящееся к числу пероксисомных болезней. Характерно нарушение бета-окисления жирных кислот с очень длинной цепью (С26), что ведет к их накоплению. Кроме того, возникает недостаточность коры надпочечников. Заболевание обычно развивается на 4–6 годах жизни. Взрослая форма заболевания, называемая адреномиелоневропатия, характеризуется прогрессирующим спастическим парапарезом и полиневропатией.

27. Как часто встречается рассеянный склероз у детей?

Примерно у 3–5% всех пациентов с рассеянным склерозом (РС) симптомы развиваются в детстве. Большинство заболевших детей (более 90%) – старше 10 лет, но описаны случаи РС у детей моложе трех лет.

Gadoth N: Multiple sclerosis in children. Brain Dev 25(4):229–232, 2003.

28. Что такое вишнево-красное пятно?

Это ярко красный внешний вид центральной ямки сетчатки, который наблюдается при офтальмоскопии у детей с определенными болезнями накопления, поражающими серое вещество, прежде всего при болезни Тея–Сакса. Так как накапливающийся материал концентрируется в слое нервных волокон, сетчатка становится

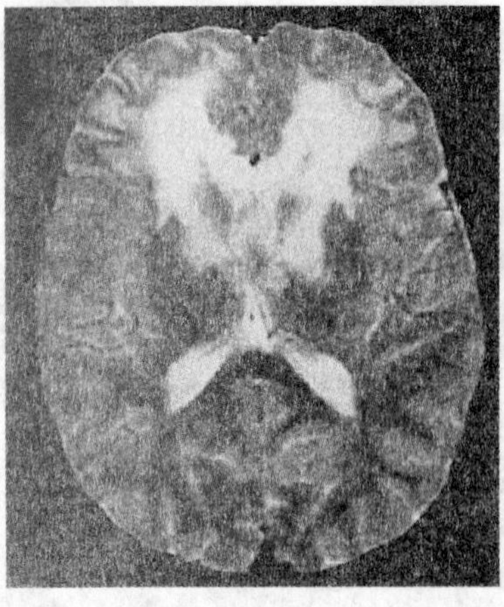

Рис. 24.3. T_2-взвешенное МРТ изображение без контрастирования. 9-летний мальчик с адренолейкодистрофией. Обратите внимание на обширную область демиелинизации, захватывающую переднюю часть семиовального центра, субкортикальное белое вещество, колено мозолистого тела и внутреннюю капсулу. Кора, базальные ганглии и таламус не затронуты

серовато-белой. Так как лишь немногочисленные волокна пересекают центральную ямку, она сохраняет свой нормальный цвет и продолжает отражать подлежащее ярко красное сосудистое сплетение.

29. Что такое нейрональный цероидный липофусциноз (НЦЛ)?

НЦЛ — группа аутосомно-рецессивных заболеваний, характеризующихся избыточным накоплением в нейронах липидных пигментов цероида и липофусцина. Это классический пример заболевания серого вещества с трудно купируемыми эпилептическими припадками, прогрессирующей деменцией и слепотой.

30. Какое эндокринное заболевание может приводить к дегенерации серого вещества, если пропущено при неонатальном скрининге?

Врожденный гипотиреоз (кретинизм) исключительно трудно диагностировать клинически при рождении. Более того, диагноз можно не заподозрить до тех пор, пока не будет утрачена возможность эффективной заместительной терапии. В отсутствие лечения у детей развиваются длительная желтуха, вздутие живота, пупочная грыжа, крупные роднички, мышечная гипотония, нарушение развития костей, гипертрофированный язык, задержка психомоторного развития, эпилептические припадки, спастичность, атаксия и глухота.

31. Что такое «рваные красные волокна»?

При некоторых митохондриальных цитопатиях митохондрии скапливаются под сарколеммой скелетных мышечных волокон. При световой микроскопии препарата, окрашенного с помощью модифицированного трихромового красителя Гомори, скопления митохондрий придают мышечным волокнам прерывистый вид — отсюда название «рваные красные волокна».

НЕЙРОДЕРМАЛЬНЫЕ СИНДРОМЫ

32. Какой нейродермальный синдром — самый распространенный? Каковы его клинические проявления?

Нейрофиброматоз (НФ) I типа (заболеваемость 1 случай на 3000–4000 населения в год). Наследование — аутосомно-доминантное, а частота спонтанных мутаций (на хромосоме 17) очень высока (30–50%). Клинические проявления включают пятна кофейного цвета, нейрофибромы, веснушки в подмышечных и паховых областях, глиомы зрительных нервов, мегалэнцефалию, задержку умственного развития, эпилептические припадки, характерные костные аномалии.

Kandit RS: Tuberous sclerosis complex and neurofibromatosis type 1: The two most common neurocutaneous diseases. Neurol Ciin 20(4):941–964, 2002.

33. Какой нейродермальный синдром связан с инфантильными спазмами и гипсаритмией на ЭЭГ?

Туберозный склероз (ТС) — аутосомно-доминантное генетически гетерогенное заболевание (сходные фенотипы развиваются при мутациях на хромосомах

9 или 16). Заболеваемость 1 случай на 10 000 в год. Характерна высокая частота спонтанных мутаций. Клинические проявления включают задержку умственного развития, эпилептические припадки, аденомы сальных желез, пятна в виде листа ясеня, шагреневые и кофейные пятна, подпаховые и околопаховые фибромы (опухоли Конена), фибромы десен, трещины зубной эмали, опухоли сетчатки (тутовая опухоль диска зрительного нерва), кардиальный рабдомиоматоз, почечный ангиомиолипоматоз, корковые бугорки в ЦНС, субэпендимальные гамартомы, которые кальцифицируются.

Crino PB, Henske EP: New developments in the neurobiology of the tuberous sclerosis complex. Neurology 53:1384–1390, 1999.

34. При каком из частых нейродермальных синдромов тип наследования не ясен?

Синдром Штуге–Вебера (энцефалофациальный ангиоматоз), который встречается реже чем нейрофиброматоз или туберозный склероз. Пациенты имеют врожденное пятно цвета портвейна (невус) на лице, обычно одностороннее, в зоне иннервации V_1 ветви тройничного нерва. Невус может захватывать сосудистую оболочку глаза, вызывая глаукому. Ангиография выявляет обширную артериовенозную мальформацию, вовлекающую твердую оболочку ипсилатерального полушария.

35. Какой нейродермальный синдром характеризуется, помимо поражения головного мозга и кожи, иммунологическими отклонениями и склонностью к развитию злокачественных новообразований?

Атаксия-телангиэктазия – аутосомно-рецессивное заболевание (заболеваемость 1 на 100 000 в год). У пораженных лиц к 2–4 годам на незащищенных участках кожи и конъюнктиве развиваются телангиэктазии. Прогрессирующая мозжечковая атаксия начинается на первом году жизни. Выявляется снижение уровня или отсутствие IgA и IgE, снижение уровня IgG2 и IgG4. Нарушенная репарация клеточной ДНК ведет к увеличению численности спонтанных и вызванных радиацией хромосомных аберраций, что ведет к различным неоплазиям.

Spacey SO, Gatti RA, Bobb G: The molecular basis and clinical management of ataxia-telangiectasia. Can O Neurol Sci 27:184–191, 2000.

ИНФЕКЦИИ И ИНВАЗИИ

36. Назовите наиболее частых бактериальных возбудителей менингита в разном возрасте.

Неонатальный период

1. Гемолитические стрептококки группы В
2. *Escherichia coli*
3. *Listeria monocytogenes*
4. *Klebsiella pneumoniae*

Детский возраст

1. Haemofilus influenzae тип B

2. Streptococcus pneumoniae

3. Neisseria meningitides

37. Назовите признаки неонатального менингита.

1. Сонливость
2. Раздражительность
3. Гипотермия или гипертермия
4. Плохой аппетит
5. Выбухание родничков
6. Эпилептические припадки

38. Назовите признаки менингита у ребенка более старшего возраста.

1. Лихорадка
2. Головная боль
3. Нарушение психического статуса
4. Ригидность мышц шеи
5. Тошнота и рвота
6. Эпилептические припадки

39. У ребенка из Центральной Америки произошел затяжной парциальный моторный припадок. Неврологический осмотр на следующий день не выявил очаговых симптомов, но при офтальмоскопии отмечены застойные диски зрительных нервов. КТ головного мозга выявила рассеянные вдоль границы серого и белого вещества больших полушарий небольшие кальцифицированные очаги. Каков наиболее вероятный диагноз, как его подтвердить?

Свиной цепень *(Taenia solium)* эндемичен для Центральной Америки. Когда человек (вместо свиньи) становится промежуточным хозяином цепня, у него

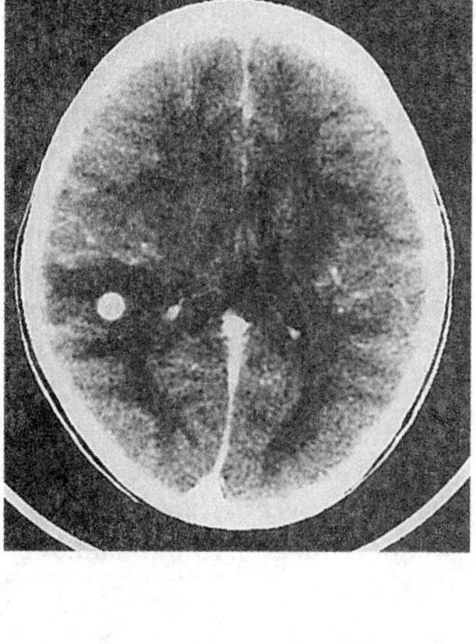

Рис. 24.4. КТ с контрастированием: нейроцистицеркоз у 7-летней девочки. Обратите внимание на одиночный очаг, гомогенно накапливающий контраст, с перифокальным отеком

может развиться цистицеркоз. Это происходит, когда проглоченное яйцо *T. solium* частично переваривается, высвобождая онкосферы, которые проникают в кровоток и разносятся по организму. В подкожных тканях, мышцах и головном мозге они превращаются в личинок (цистицерки), в большинстве своем умирают и подвергаются кальцификации. Диагноз можно подтвердить, выявляя в крови или ЦСЖ антитела и антигены, а в некоторых случаях при помощи биопсии (рис. 24.4).

Carpil A: Neurocysticercosis: An update. Lancet Infect Dis 2(12)751–762, 2002.

СОСУДИСТЫЕ ЗАБОЛЕВАНИЯ

40. Какая гемоглобинопатия чаще всего вызывает сосудистое поражение мозга?

Приблизительно у одной четверти пациентов с серповидно-клеточной анемией, преимущественно у детей, возникает сосудистое поражение мозга. У взрослых чаще возникают кровоизлияния, у детей — инфаркты. Развитие инсультов вызвано не только окклюзией мелких сосудов серповидными эритроцитами, но эндотелиальной пролиферацией.

ОПУХОЛИ

41. Назовите наиболее частую локализацию опухолей мозга у новорожденных, детей и взрослых.

У младенцев до года преобладают супратенториальные опухоли. У детей старше года более распространены субтенториальные опухоли. У взрослых супратенториальные опухоли вновь встречаются более часто.

Mainprize TG, Taylor MD, Ruta JT: Pediatric brain tumors: A contemporary prospectus. Clin Neurosurg 47:259–302, 2000.

42. Что такое примитивная нейроэктодермальная опухоль (ПНЭО)?

Это высоко злокачественная небольшая голубоватоклеточная опухоль. Если ПНЭО полностью недифференцирована и располагается в задней черепной ямке по средней линии, ее часто называют медуллобластомой. ПНЭО может состоять из разных типов клеток (глиальных, эпендимальных, клеток эпифиза, нейронов), имеющих различную степень дифференцировки (рис. 24.5).

43. Ребенок школьного возраста жалуется на частые головные боли и недавно развившиеся полиурию и полидипсию. Обследование выявляет битемпоральную гомонимную гемианопсию и застойные диски зрительных нервов. Лабораторные тесты соответствуют несахарному диабету. Где локализовано поражение?

Очаг должен располагаться в параселлярной области. Дефект поля зрения вызван компрессией перекреста зрительных нервов. Несахарный диабет вызван компрессией ножки гипофиза (рис. 24.6).

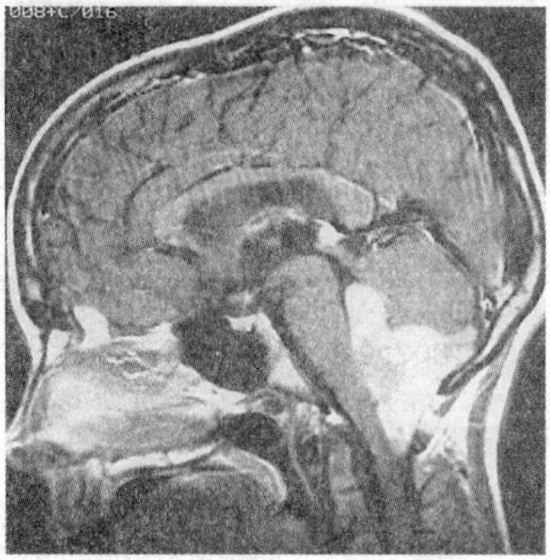

Рис. 24.5. Срединное сагиттальное T_1-взвешенное МРТ изображение с контрастированием у 5-летнего мальчика выявляет примитивную нейроэктодермальную опухоль задней черепной ямки. Обратите внимание на светлую, накопившую контраст опухолевую массу, распространяющуюся вверх через четвертый желудочек в сильвиев водопровод и вниз через большое затылочное отверстие. Отмечаются компрессия продолговатого мозга и выраженное смещение мозжечка. Рано развивается обструктивная гидроцефалия

44. Каков дифференциальный диагноз параселлярных опухолей у детей?

1. Краниофарингиома
2. Герминативная опухоль (в том числе тератома)
3. Аденома гипофиза
4. Глиома зрительного нерва
5. Гипоталамическая глиома
6. Хордома ската

45. При большинстве опухолей задней черепной ямки у детей прогноз неблагоприятен. Однако одна из редких опухолей задней черепной ямки имеет благоприятный прогноз. Какая именно?

Ювенильная мозжечковая волосовидная астроцитома имеет практически 100% 50-летнюю выживаемость. Эта опухоль развивается в полушариях мозжечка у детей школьного возраста. Гистологически опухолевые клетки напоминают волос (пилоциты). Опухоль хорошо отграничена, неинвазивна. Ее обычно удается полностью удалить, и рецидивы очень редки.

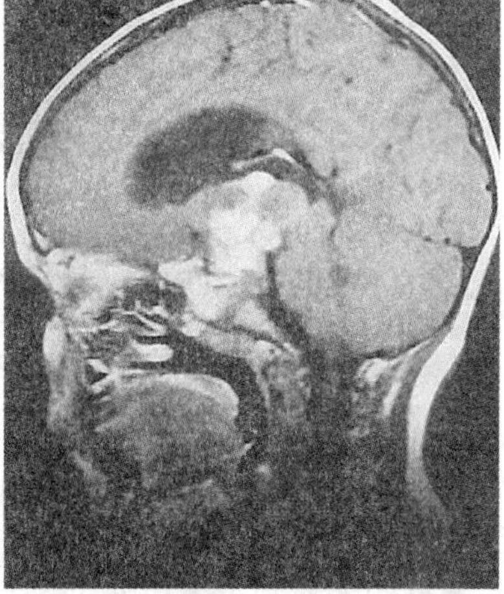

Рис. 24.6. Срединное сагиттальное T_1-взвешенное МРТ изображение с контрастированием у 3-летней девочки выявляет краниофарингиому. Обратите внимание на большую мультилобарную опухоль, распространяющуюся от параселлярной области через средний мозг. В опухоли имеются светлые, накопившие контраст солидные участки и заполненные жидкостью кисты. Выявляется также обструктивная гидроцефалия

46. Ребенку с резистентными к лечению сложными парциальными припадками выполнена МРТ, которая выявила частично кальцифицированный объемный очаг в правой средней височной доле без перифокального отека. Каков наиболее вероятный диагноз?

Ганглиоглиома, олигодендроглиома или дизэмбриопластическая нейроэпителиальная опухоль — медленно растущие доброкачественные опухоли, единственным симптомом которых могут быть припадки, не поддающиеся противоэпилептической терапии.

Duchowny M: Recent advances in candidate selection for pediatric epilepsy surgery. Semin Pediatr Neurol 7(3):178–186, 2000.

ПОВРЕЖДЕНИЯ ФИЗИЧЕСКИМИ ФАКТОРАМИ И ТРАВМА

47. Должен ли учитываться возраст при решении вопроса о лучевой терапии у больных с онкологическими заболеваниями?

У детей, которым проводилась лучевая терапия (ЛТ) до трех лет, показатели интеллекта оказываются значительно ниже, чем у сверстников.

48. Какие другие осложнения краниальной ЛТ возможны у детей?

1. Транзиторная сонливость, головные боли и анорексия часто возникают в течение 6–8 недель после начала ЛТ.

2. Лучевой некроз (радионекроз) может возникать спустя 1–3 года после завершения ЛТ. Этот тип поражения может вызывать масс-эффект, и его бывает трудно отличить от рецидива опухоли. Патоморфологически выявляется гиалиноз сосудов с массивным ишемическим некрозом мозга.

3. Гипоталамо-гипофизарная дисфункция обычно заключается в снижении продукции гормона роста и ТТГ.

4. Развитие катаракты, если глаза подвергались действию излучения.

5. Индукция вторичной злокачественной опухоли, которая проявляется годы спустя.

Duffner PK, Cohen ME: The long-term effects of central nervous system therapy on children with brain tumors. Neurol Clin 9:479–495, 1991.

49. 6-месячный ребенок госпитализирован в состоянии оглушения с недавно появившимися эпилептическими припадками. При осмотре отмечены отсутствие лихорадки, незначительное выбухание переднего родничка, угнетение сознания, гипотония. При офтальмоскопии выявлены обширные двусторонние ретинальные кровоизлияния и легкие застойные изменения дисков зрительных нервов. Каков ваш диагноз?

Следует прежде всего исключить жестокое обращение с ребенком, а именно синдром «встряхнутого» ребенка. Из-за интенсивного встряхивания тела и головы у детей могут возникать субарахноидальные и ретинальные кровоизлияния. Это часто сопровождается припадками и развитием корковых инфарктов вследствие спазма церебральных сосудов.

50. Что такое растущий перелом черепа?

Это редкое осложнение линейных переломов черепа, обычно встречающееся у детей до трех лет. Из-за пульсации мозга и ЦСЖ противоположные костные края вдоль линии перелома не срастаются. Вследствие резорбции кости вдоль краев костный дефект прогрессивно увеличивается, формируя «растущий перелом черепа».

ЭПИЛЕПТИЧЕСКИЕ ПРИПАДКИ И ДРУГИЕ ПАРОКСИЗМАЛЬНЫЕ РАССТРОЙСТВА

51. Что такое осложненный фебрильный припадок?

Припадок, имеющий фокальные проявления, длящийся более 15 минут или повторяющийся в течение 24 часов, а также возникающий у детей до 6 месяцев или старше 5 лет.

КЛЮЧЕВЫЕ ФАКТЫ: ПРОСТОЙ ФЕБРИЛЬНЫЙ ПРИПАДОК ✓

1. Генерализованный тонический или тонико-клонический припадок
2. Возникает у детей в возрасте от 6 месяцев до 5 лет
3. Температура тела более 38°C в отсутствие признаков инфекции ЦНС
4. Продолжается менее 15 минут, отсутствуют фокальные проявления, не повторяется в течение 24 часов
5. Отсутствуют постиктальные неврологические нарушения

52. Увеличивают ли простые фебрильные припадки риск последующего развития эпилепсии (то есть повторяющихся афебрильных припадков)?

Да, риск развития эпилепсии несколько возрастает, примерно до 1–2%, что в два раза превышает риск в общей популяции.

Knudson FU: Febrile seizures: Treatment and prognosis. Epilepsia 41:2–9, 2000.

53. 18-месячный ребенок направлен по поводу предполагаемой эпилепсии. Мать рассказывает о нескольких приступах за прошедший месяц. Приступы заключались в покраснении, а затем посинении лица, после чего ребенок терял сознание и наблюдались несколько судорожных подергиваний конечностей. Перед каждым приступом ребенок пугался или расстраивался и начинал плакать. Каков возможный диагноз?

Это типичные проявления для так называемых «цианотичных приступов с задержкой дыхания» (респираторно-аффективных приступов), одной из форм синкопальных состояний у детей раннего возраста. Приступы с задержкой дыхания встречаются у 4–5% детей; положительный наследственный анамнез имеется в 25% случаев. У двух третей отмечаются цианотичные («синие») приступы с задержкой дыхания, у 20% — нецианотичные («бледные») приступы с задержкой дыхания, а у остальных — смешанные формы. Приступы чаще всего возникают между 1 и 2 годами жизни и проходят к 6 годам. Приступы следуют за малейшей травмой, испугом или огорчением.

DiMauro FJ Jr: Breath-holding spells in childhood. Am J Dis Child 146:125–131, 1992.

ГОЛОВНАЯ БОЛЬ

54. Каковы клинические особенности мигрени у детей?

1. Мигрень широко распространена среди детей.

2. Приблизительно у 50% страдающих мигренью людей приступы головной боли появились до 20-летнего возраста.

3. До пубертатного периода чаще страдают мальчики, после этого заболеваемость мигренью значительно выше у девочек.

4. У детей младшего возраста диффузная, бифронтальная или битемпоральная головная боль встречается чаще, чем гемикрания, которая более характерна для старшего детского возраста и взрослых.

5. Часто выражен дискомфорт в животе с тошнотой, иногда рвотой.

6. Во время приступа мигрени ребенок часто выглядит бледным, прекращает все виды деятельности и ложится в постель.

7. Обычно отмечаются свето- и звукобоязнь.

8. Если ребенок засыпает, головная боль практически никогда не возобновляется после пробуждения.

9. Семейный анамнез мигрени положителен в 70–90% случаев.

Maytal J, Young M, Shechter A, Lipton RB: Pediatric migraine and the International Headache Society Criteria. Neurology 48:602–607, 1997.

55. Назовите варианты мигрени у детей.

1. **Мигрень без ауры** (ранее простая мигрень) – выявляется в трех четвертях всех мигренозных приступов. Клинические проявления – те же, что перечислены в предыдущем ответе.

2. **Мигрень с аурой** (ранее классическая мигрень) – та же, что и описанная выше, за исключением того, что головной боли предшествует аура.

3. **Осложненная мигрень** – мигрень, связанная с различными преходящими неврологическими феноменами. Она включает гемиплегическую мигрень, офтальмоплегическую мигрень, базилярную мигрень, мигрень с острой спутанностью сознания.

4. **Мигренозные варианты или эквиваленты** – доброкачественное пароксизмальное головокружение у детей, пароксизмальная кривошея и циклическая рвота у детей, как полагают, являются вариантами мигрени.

56. Какие основные подходы используют в лечении мигрени?

Методы биологической обратной связи и релаксации эффективны у некоторых пациентов. Кроме того, может быть полезен отказ от отдельных продуктов питания, которые провоцируют приступы у небольшого числа больных (шоколад, продукты, содержащие кофеин, нитриты, мононатриевый глутамат, острые сыры). Однако основой лечения являются лекарственные препараты.

57. Какие лекарственные средства используют в лечении мигрени?

1. **Симптоматическое лечение:** анальгетики, которые специфически не действуют на механизм развития мигренозной головной боли (аспирин, ибупрофен,

ацетаминофен, кодеин и меперидин). По возможности следует избегать длительного применения наркотических препаратов.

2. **Купирующая терапия:** вазоактивные средства, которые действуют на сосуды таким образом, что головная боль прекращается не достигая полного развития: препараты эрготамина, изометептена мукат, агонисты серотониновых рецепторов (триптаны).

3. **Профилактическое лечение:** препараты, которые пациент принимает каждый день для предупреждения головной боли — нестероидные противовоспалительные препараты (аспирин), бета-блокаторы, антагонисты кальция, противоэпилептические препараты (вальпроат натрия), трициклические антидепрессанты (амитриптилин), антагонисты серотонина (ципрогептадин и метисергид), селективные ингибиторы обратного захвата серотонина (сертралин).

Silberstein SD, Goodsby PJ, Lipton RB: Management of migraine: An algorithmic approach. Neurology 55:546–552, 2000.

КЛЮЧЕВЫЕ ФАКТЫ: ГОЛОВНАЯ БОЛЬ ВСЛЕДСТВИЕ ВНУТРИЧЕРЕПНЫХ ОБЪЕМНЫХ ПОРАЖЕНИЙ ✓

1. Вновь возникшая головная боль или изменение характера привычной головной боли
2. Головная боль, которая будит пациента или развивается утром при пробуждении
3. Развитие головной боли на фоне изменения психического статуса, тошноты, сужения полей зрения, очаговых неврологических симптомов

НЕРВНО-МЫШЕЧНЫЕ ЗАБОЛЕВАНИЯ

58. Что является продуктом гена на участке p21 X-хромосомы?

Продуктом гена является белок, называемый дистрофином. Дистрофин — структурный белок, который выполняет важную функцию в нескольких тканях, включая скелетные мышцы, сердечную мышцу и мозг. Мутации этого гена, приводящие к полному прекращению продукции дистрофина, ведут к мышечной дистрофии Дюшенна. Другие мутации делают возможным продукцию некоторого количества дистрофина и вызывают менее тяжелую и развивающуюся позднее мышечную дистрофию Бекера.

59. Каковы клинические проявления мышечной дистрофии Дюшенна?

На первом году жизни отклонений от нормы не возникает. Первым признаком заболевания может быть более позднее начало ходьбы, но явные признаки мышечной слабости обращают внимание лишь на 3–4 годах жизни. Слабость мышц тазового пояса появляется первая и лежит в основе характерного признака Говерса. Со временем слабость мышц быстро становится все более выраженной и распространенной. У большинства больных к концу первого десятилетия жизни утрачивается способность к самостоятельному передвижению. Как только пациент оказывается прикованным к инвалидному креслу, развиваются сгибательные контрактуры и прогрессирующий сколиоз. Поражение сердца наблюдается у всех пациентов. Легкое интеллектуальное снижение также весьма распространено. Смерть наступает к 30 годам от легочной инфекции, дыхательной или сердечной недостаточности.

60. Каковы наиболее частые врожденные миопатии?

1. Болезнь центрального стержня.
2. Центронуклеарная миопатия.
3. Немалиновая миопатия.
4. Миопатия с минимальными изменениями.
5. Врожденная диспропорция типов волокон.

61. Каковы клинические проявления миотонической мышечной дистрофии?

1. Аутосомно-доминантное заболевание, вызванное мутацией на хромосоме 19.
2. Клинические проявления обычно начинаются в подростковом или юношеском возрасте и включают мышечную слабость в дистальных отделах и миотонию.
3. Гипотрофия мышц лица и грудино-ключично-сосцевидной мышцы в сочетании со слабостью мимической мускулатуры приводит к формированию характерного продолговатого лица с выступающими скулами и резко очерченным носом.
4. Часто отмечаются полуптоз, лебединая шея, увеличение придаточных пазух носа, раннее облысение по мужскому типу у лиц обоих полов.
5. Катаракта, нарушение проводимости сердца, гипогонадизм с атрофией яичек, нарушение толерантности к глюкозе.

Thorton CA, Ashizawa T: Getting a grip on the myotonic dystrophies. Neurology 52:12–13, 1999.

62. Какое частое и потенциально опасное для жизни осложнение может возникать у новорожденных, рожденных матерями с миотонической мышечной дистрофией?

У некоторых новорожденных с унаследованным от матери геном миотонической дистрофии возникает тотальная мышечная слабость с вовлечением дыхательной и бульбарной мускулатуры, требующая эндотрахеальной интубации и искусственной вентиляции легких. Летальность достигает 30–40%. В случае выживания новорожденного слабость спонтанно регрессирует. Возникновение неонатального синдрома не влияет на тяжесть проявления болезни у взрослых.

63. Какие два типа миастении возможны в раннем детском возрасте?

1. **Транзиторная неонатальная миастения.** Поражает новорожденных, рожденных матерями с аутоиммунной миастенией. У новорожденных возникают преходящие слабость и гипотония мышц, которые тем не менее могут быть тяжелыми и угрожать жизни. Эти проявления возникают вследствие трансплацентарного переноса материнских антител к ацетилхолиновым рецепторам.

2. **Неаутоиммунные врожденные миастенические синдромы.**

64. Какие типы миастении не связаны с выработкой антител к ацетилхолиновым рецепторам?

1. Синдром, вызванный нарушением синтеза или высвобождения ацетилхолина.

2. Синдром, вызванный недостаточностью ацетилхолинэстеразы концевой пластинки.

3. Синдром медленных каналов.

4. Синдром, вызванный недостаточностью ацетилхолиновых рецепторов концевой пластинки.

65. У ребенка школьного возраста в течение нескольких дней развивается нарастающая мышечная слабость в ногах. «Восходящий паралич» начался со стоп, а в последующем распространился на мышцы бедер. Какие заболевания необходимо учесть при дифференциальной диагностике?

1. Синдром Гийена–Барре.
2. Острое поражение спинного мозга.
3. Паралич вследствие укуса клеща.
4. Инфекция вирусом Западного Нила.
5. Полиомиелит (обычно асимметричная слабость).
6. Периодический паралич.
7. Острая мозжечковая атаксия.
8. Миастения.
9. Ботулизм.

ЛИТЕРАТУРА

1. Behrman RE, Kliegman RM, Jenson HB (eds): Nelson's Textbook of Pediatrics, 17th ed. Philadelphia, W.B. Saunders, 2003.
2. Berg BO (ed): Principles of Child Neurology. Columbus, OH, McGraw-Hill, 1996.
3. Dubowitz V: Muscle Disorders in Childhood, 3rd ed. Philadelphia. W.B. Saunders, 2001.
4. Fenichel GM: Clinical Pediatric Neurology: A Signs and Symptoms Approach, 4th ed. Philadelphia, W.B. Saunders, 2001.
5. Jones KL: Smith's Recognizable Patterns of Human Malformation, 5th ed. Philadelphia, W.B. Saunders, 1997.
6. Menkes JH, Sarnat HB (eds): Child Neurology, 6th ed. Philadelphia, Lippincott Williams & Wilkins, 2000.
7. Silberstein SD, Lipton RB, Dalessio DJ (eds): Wolff's Headache and Other Head Pain, 7th ed. New York Oxford University Press, 2001.
8. Swaimann KF, Ashwal S (eds): Pediatric Neurology: Principles and Practice, 3rd ed. St. Louis, Mosby, 1999.
9. Volpe JJ: Neurology of the Newborn, 4th ed. Philadelphia, W.B. Saunders, 2001.

Глава 25. ЭЛЕКТРОЭНЦЕФАЛОГРАФИЯ

Richard A. Hrachovy

1. Что считается источником электрической активности, регистрируемой электродами на поверхности головы в виде электроэнцефалограммы (ЭЭГ)?

Наиболее обосновано положение, что электрическая активность, записываемая с поверхности головы, является результатом внеклеточного электрического тока, возникающего вследствие суммации возбуждающих и тормозных постсинаптических потенциалов.

2. В каких частотных диапазонах регистрируется электрическая активность на ЭЭГ?

Регистрируются четыре частотных диапазона: дельта (<4 Гц), тета (4–7 Гц), альфа (9–13 Гц) и бета (>13 Гц).

3. Каковы особенности ЭЭГ бодрствования у нормального взрослого?

На ЭЭГ выявляется доминантный ритм в затылочных отведениях с обеих сторон. Частота этого ритма у большинства взрослых людей находится в пределах от 9 до 11 Гц. Этот ритм называют по-разному: затылочный доминантный ритм, затылочный доминантный альфа-ритм или просто альфа-ритм. Затылочный доминантный ритм наиболее четко регистрируется при закрытых глазах в состоянии расслабленного бодрствования. Этот ритм обычно ослабляется при открытых глазах. В передних областях альфа-активность также присутствует, но она ниже по амплитуде и, как правило, менее постоянна, чем в задних областях. В передних отведениях также присутствует низкоамплитудная активность частотой 18–22 Гц (рис. 25.1).

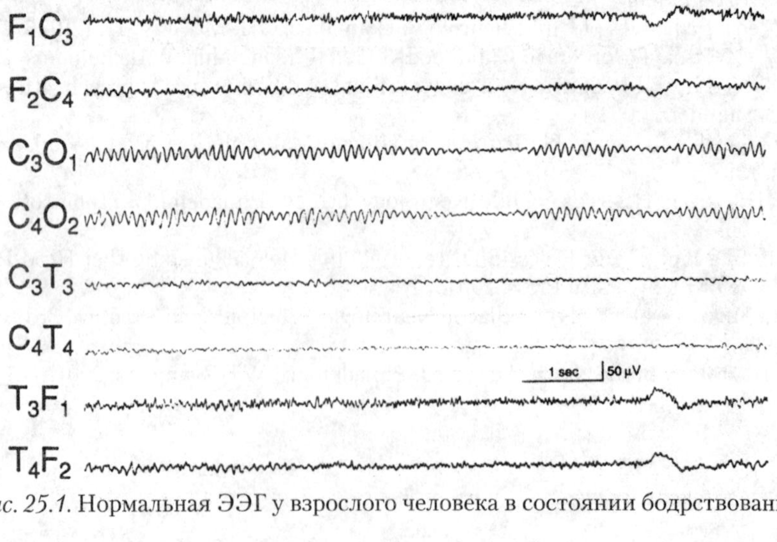

Рис. 25.1. Нормальная ЭЭГ у взрослого человека в состоянии бодрствования

4. Каковы особенности ЭЭГ в различных стадиях сна у взрослого человека?

Сон без быстрых движений глаз (БДГ).

Стадия 1. Первым изменением на ЭЭГ засыпающего человека является исчезновение затылочного доминантного альфа-ритма, сменяющегося нарастающей тета-активностью во всех отведениях. Во время первой стадии на ЭЭГ также появляются острые двухфазные волны, особенно выраженные в области макушки («вертексные переходные потенциалы») (рис. 25.2 А).

Стадия 2. Наступление второй стадии сна без БДГ характеризуется появлением сонных веретен. Сонные веретена представляют собой вспышки активности 12–14 Гц, максимально выраженные над центральными областями головы. Эти вспышки у взрослых продолжаются, как правило, менее двух секунд. Фоновая активность во время второй стадии сна состоит из относительно низкоамплитудной фоновой ЭЭГ активности смешанной частоты и дельта-активности, составляющей менее 20% периода сна (рис. 25.2 Б)

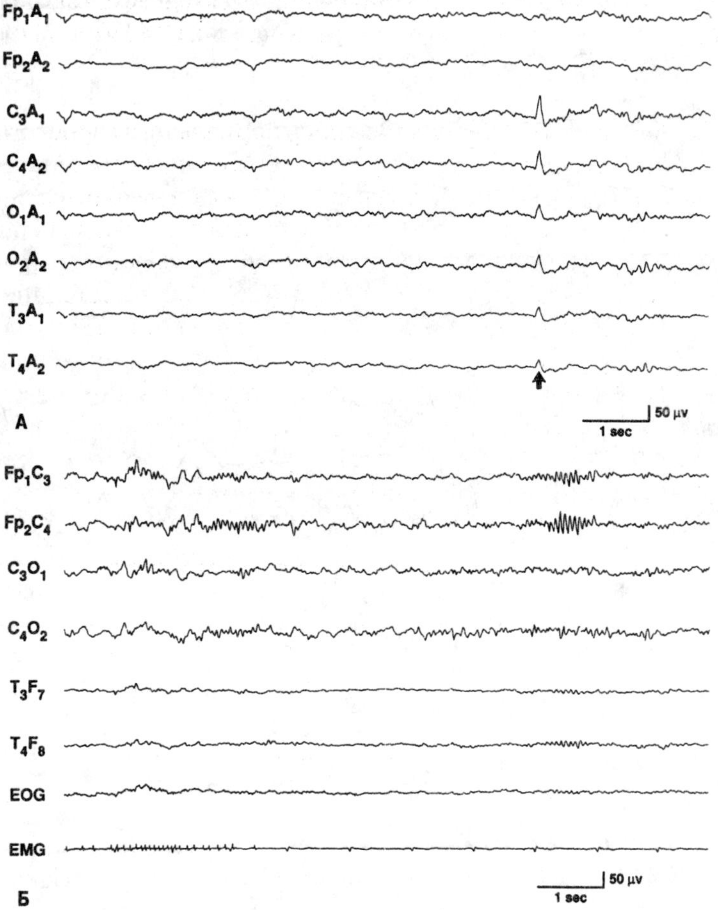

Рис. 25.2. А – первая стадия сна без БДГ. Стрелкой показан вертексный переходный потенциал; Б – вторая стадия сна без БДГ

Стадия 3. С наступлением более глубокого сна без БДГ представленность и амплитуда дельта-активности нарастает. Во время третьей стадии сна без БДГ дельта-активность занимает от 20 до 50% записи. Сонные веретена присутствуют и в третьей стадии сна (рис. 25.2 В).

Стадия 4. Во время четвертой стадии сна без БДГ дельта-активность занимает более 50% записи. Веретена присутствуют и в четвертой стадии сна без БДГ (рис. 25.2 Г).

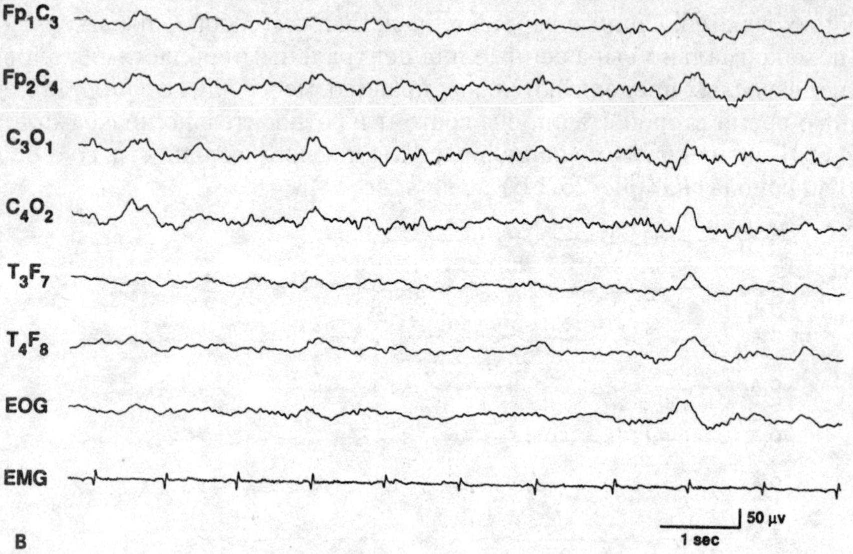

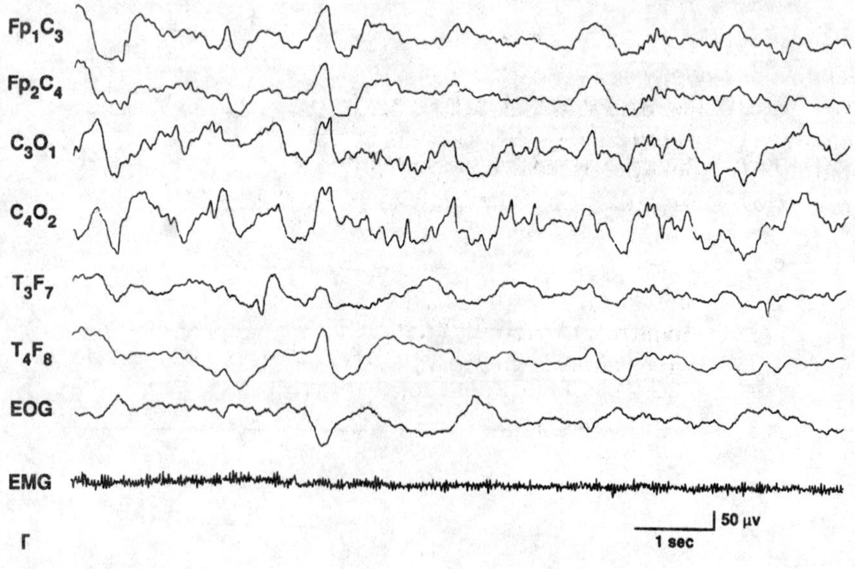

Рис. 25.2 (продолжение). В – третья стадия сна без БДГ; Г – четвертая стадия сна без БДГ

Сон с БДГ

Это состояние называют также парадоксальным сном. ЭЭГ во время сна с БДГ выявляет в целом низкоамплитудную активность, сходную с таковой на первой стадии сна без БДГ. Но у некоторых людей в затылочных отведениях могут встречаться периоды альфа-активности, идентичные той, что наблюдается при записи во время бодрствования. Во время этой стадии сна у человека имеются спонтанные быстрые движения глаз, а тоническая мышечная активность подавлена (рис. 25.2 Д).

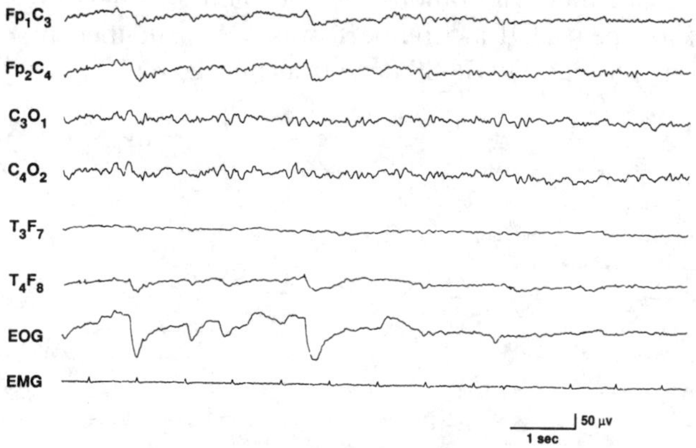

Рис. 25.2 (продолжение). Д — сон с БДГ

5. Что такое К-комплекс?

К-комплекс — высокоамплитудная двухфазная медленная волна, которая может предшествовать веретенам (либо сменять их) и максимально выражена в лобно-центральных областях с обеих сторон. К-комплексы возникают спонтанно во время сна, но могут быть вызваны внезапными сенсорными стимулами, такими как громкие звуки (рис. 25.3).

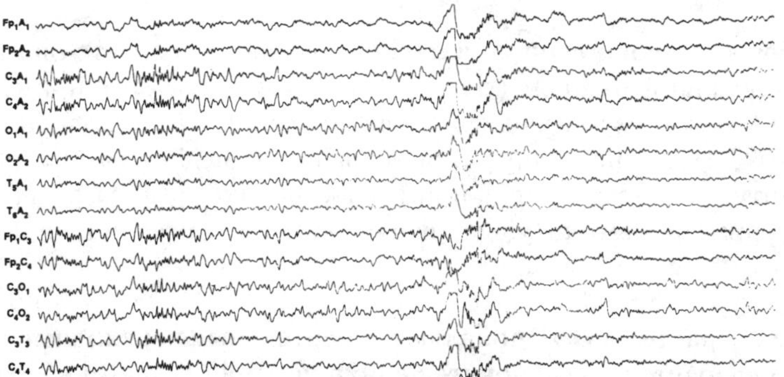

Рис. 25.3. К-комплекс (стрелка) во время второй стадии сна без БДГ

6. Что такое «прерывистый паттерн»?

Прерывистый паттерн на ЭЭГ (trace discontinue) наблюдается у недоношенных новорожденных. Когда электрическая активность мозга появляется впервые, она непостоянна, с длительными периодами покоя или уплощения. Вначале она присутствует как во сне, так и во время бодрствования. При глубокой недоношенности (26–28 недель) периоды уплощения электрической активности могут длиться 20–30 секунд. Со временем периоды инактивности укорачиваются, и к 30 неделям беременности ЭЭГ активность становится постоянной во время сна с БДГ. К 34 неделям ЭЭГ активность становится постоянной и в состоянии бодрствования. В последнюю очередь ЭЭГ активность становится непрерывной во сне без БДГ (медленном сне) – примерно к 37–38 неделям (рис. 25.4).

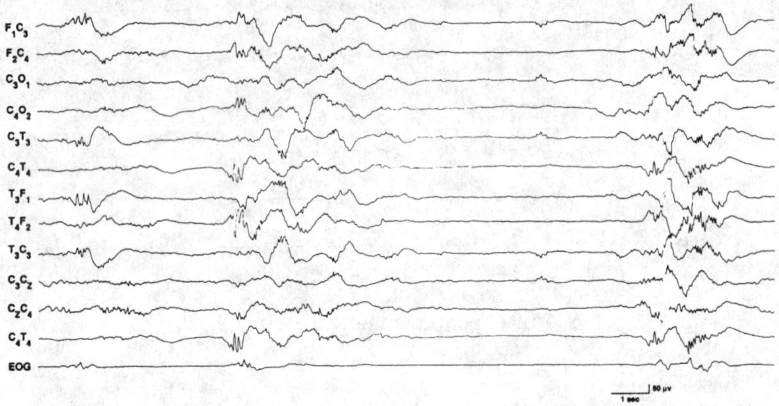

Рис. 25.4. Прерывистый паттерн ЭЭГ у недоношенного новорожденного

7. Что показывает ЭЭГ у бодрствующего доношенного младенца?

Типичная картина ЭЭГ в состоянии бодрствования у ребенка характеризуется смесью альфа-, бета-, тета- и дельта-активности и часто обозначается как «поличастотная кривая» (рис. 25.5).

8. Что такое «альтернирующий паттерн»? В каком возрасте он наблюдается?

Альтернирующий паттерн (trace alternant) наблюдается примерно с 37–38 недель беременности до 5–6 недель после рождения. Этот паттерн возникает во время сна без БДГ и характеризуется вспышками медленных волн, смешанных с низкоамплитудной островолновой активностью, которые разделены эпизодами диффузного снижения амплитуды длительностью 3–15 секунд, но не полным покоем (рис. 25.6).

9. В каком возрасте на ЭЭГ появляются вертексные переходные потенциалы? В каком возрасте они становятся синхронными? В каком возрасте они становятся симметричными?

Вертексные переходные потенциалы впервые появляются на ЭЭГ на 6–8 неделе после родов. Они являются синхронными и симметричными с самого начала.

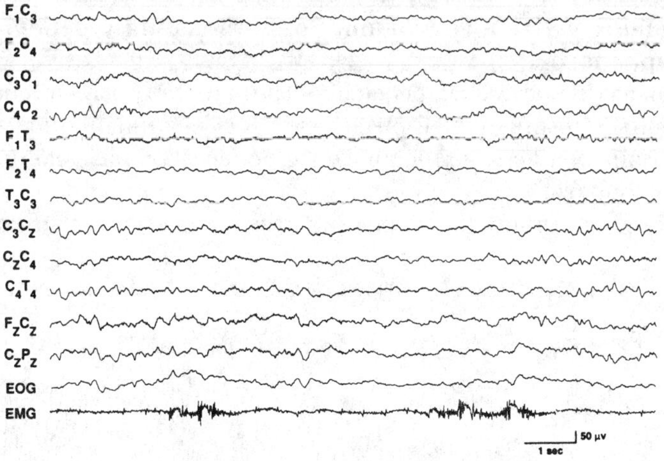

Рис. 25.5. ЭЭГ в состоянии бодрствования у доношенного младенца

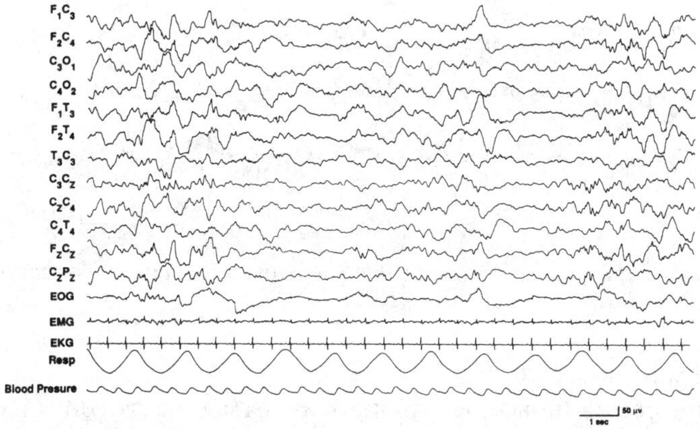

Рис. 25.6. Альтернирующий паттерн у доношенного младенца

10. В каком возрасте на ЭЭГ впервые появляются сонные веретена? В каком возрасте они становятся синхронными? В каком возрасте они становятся симметричными?

Как и вертексные переходные потенциалы, сонные веретена впервые появляются на ЭЭГ на 6–8 неделях после родов. С момента своего первого появления они симметричны, но синхронными становятся лишь начиная с 12-месячного возраста.

11. В каком возрасте впервые появляется затылочный доминантный ритм? В каком возрасте частота затылочного доминантного ритма становится равной 8 Гц?

Примерно в три месяца ритм, который блокируется открыванием глаз и исчезает при засыпании, появляется в затылочных отведениях с обеих сторон. Частота этого ритма, когда он появляется впервые, составляет 3–4 Гц. К одному году частота затылочного доминантного ритма составляет примерно 6 Гц. Она становится равной 8 Гц в возрасте трех лет.

12. Чем отличается ЭЭГ в состоянии бодрствования у ребенка и подростка от ЭЭГ взрослого?

- Фоновая активность ЭЭГ ребенка обычно имеет более высокую амплитуду.
- Затылочный доминантный ритм у детей смешанный, он включает медленные наслаивающиеся волнообразные колебания, называемые медленными волнами юности.
- У детей тета-активность в передних отведениях более выражена (рис. 25.7).

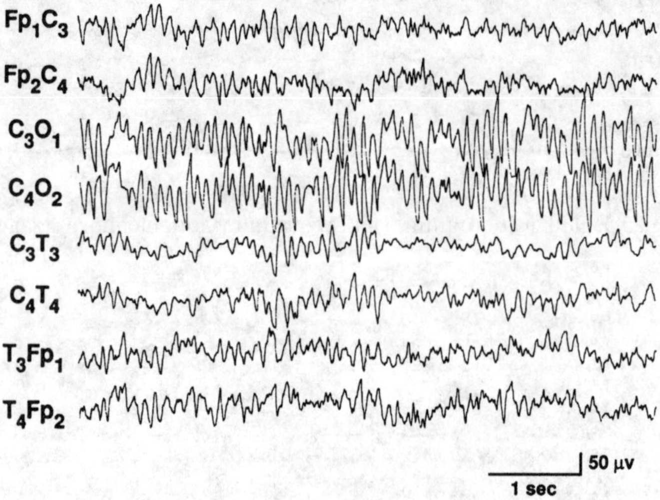

Рис. 25.7. Нормальная ЭЭГ 9-летнего ребенка в состоянии бодрствования

13. Что такое мю-ритм?

Мю-ритм – нормальный центральный ритм с частотой альфа-активности (в диапазоне 8–10 Гц), который встречается во время бодрствования. Ритм обнаруживается примерно у 20% молодых людей и реже встречается у пожилых и детей.

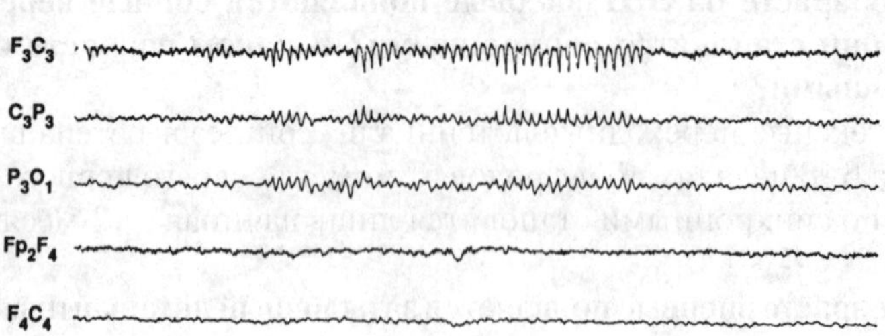

Рис. 25.8. Мю-ритм

Мю-ритм блокируется или ослабляется движением и даже мыслью о движении противоположной конечности (рис. 25.8).

14. Чем характеризуется ритм в области дефекта черепа?

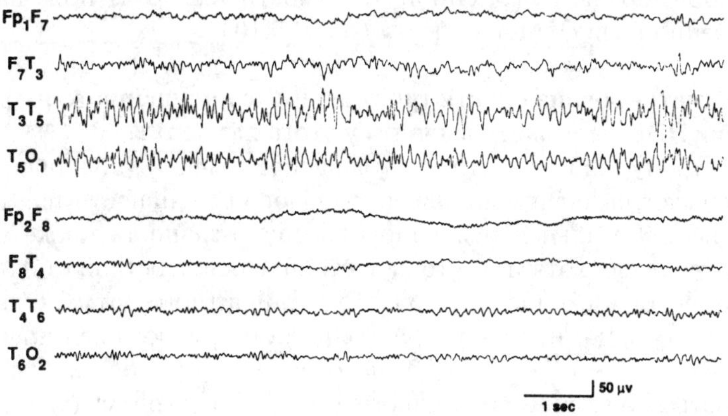

Рис. 25.9. Ритм над дефектом черепа в левой задней височной области (T5)

Ритм над областью дефекта черепа характеризуется высокоамплитудной островолновой активностью. Важно понимать, что это усиленный физиологический ритм, и он не должен рассматриваться как фокальная аномалия (рис. 25.9).

15. Какие изменения выявляются при псевдоопухоли мозга?

Хотя при псевдоопухоли мозга возможны неспецифические изменения, в большинстве случаев ЭЭГ остается нормальной.

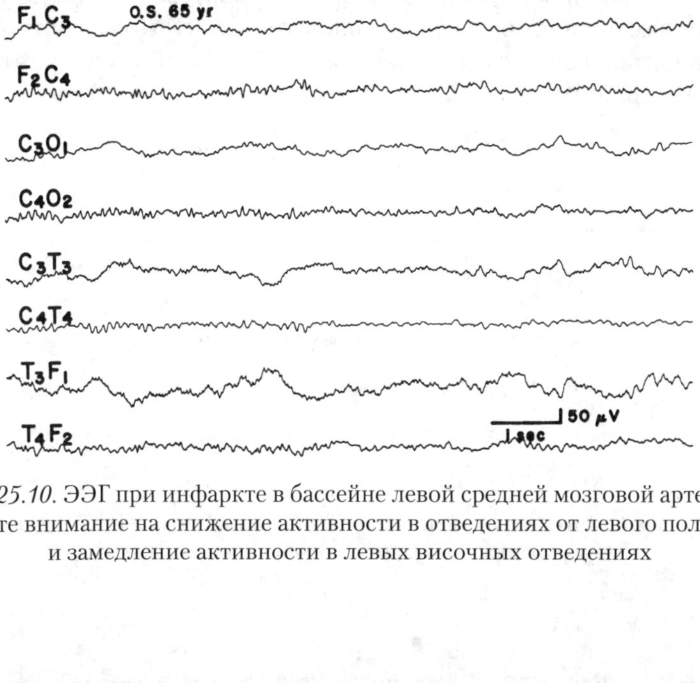

Рис. 25.10. ЭЭГ при инфаркте в бассейне левой средней мозговой артерии. Обратите внимание на снижение активности в отведениях от левого полушария и замедление активности в левых височных отведениях

16. Если бы вы записывали ЭЭГ во время развития инфаркта в бассейне средней мозговой артерии, какую последовательность изменений вы ожидали бы увидеть?

Начальное изменение, следующее за ишемическим эпизодом – это угнетение фоновых ритмов над ипсилатеральным полушарием, сменяющееся появлением постоянной полиморфной медленной активности над этим полушарием, максимально выраженной в височной области (рис. 25.10).

17. ЭЭГ зарегистрирована спустя три года после полушарного инфаркта. Какие изменения ЭЭГ вы можете выявить у этого пациента?

Как и в острой стадии, спустя три года после развития полушарного инфаркта на ЭЭГ продолжает выявляться снижение фоновой активности над ипсилатеральным полушарием. Фокальная медленноволновая активность также может определяться ипсилатерально, хотя и не столь постоянно, как в острой стадии. На стороне инфаркта возможно снижение затылочного доминантного ритма. Однако у многих пациентов амплитуда доминантного ритма, регистрируемого над ипсилатеральным полушарием, возвращается к норме. У некоторых пациентов на стороне инфаркта может наблюдаться усиление затылочного доминантного ритма (так называемое парадоксальное усиление альфа-ритма). У небольшого числа пациентов ипсилатерально могут регистрироваться фокальные пики. В конечном итоге, спустя годы после полушарного инфаркта, у большего числа пациентов регистрируется нормальная ЭЭГ.

18. Каковы типичные изменения ЭЭГ при лакунарном инфаркте?

Лакунарные инфаркты обычно не вызывают изменений в фоновой ЭЭГ. ЭЭГ при таких инфарктах обычно остается нормальной.

19. Какие типы ЭЭГ изменений могут наблюдаться при субдуральной гематоме?

Снижение фоновой активности над ипсилатеральным полушарием или фокальная медленноволновая активность над ипсилатеральным полушарием – наиболее частые изменения при субдуральной гематоме. Может встречаться эпизодическая бифронтальная медленная активность. Важно помнить, что ЭЭГ может оставаться нормальной.

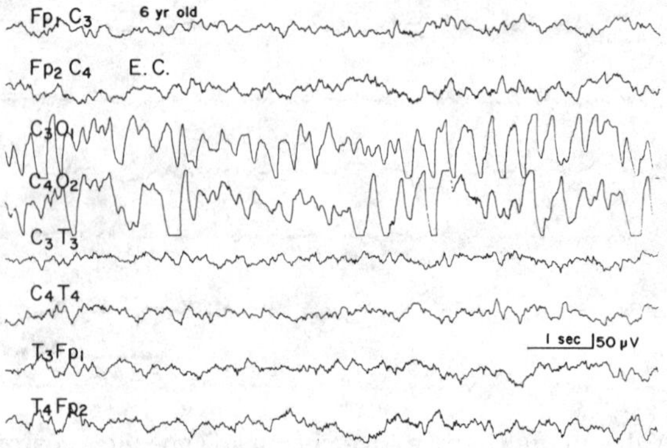

Рис. 25.11. Ритмичная медленная активность в затылочной области у ребенка с опухолью задней черепной ямки

20. У 6-летнего ребенка отмечаются головная боль и атаксия. Врач подозревает опухоль задней черепной ямки. Какие изменения ЭЭГ подтверждают этот диагноз?

Наиболее частой находкой на ЭЭГ при опухолях задней черепной ямки является пароксизмальная биокципитальная дельта-активность (рис. 25.11).

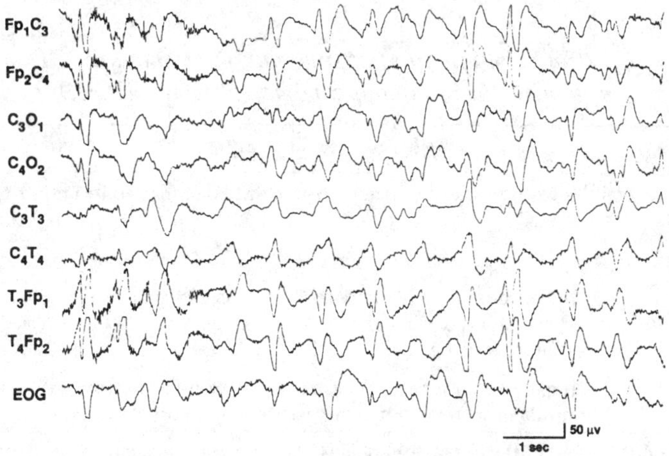

Рис. 25.12. ЭЭГ при метаболической энцефалопатии, в лобной отмечаются трехфазные волны

21. Какова диагностическая значимость трехфазных волн на ЭЭГ?

Трехфазные волны обычно появляются на ЭЭГ, когда на ней отмечается диффузное замедление фонового ритма. Хотя трехфазные волны могут наблюдаться при энцефалопатиях различного генеза (например, инфекционной, токсической, постаноксической), чаще всего они вызваны метаболическими энцефалопатиями, особенно печеночной или почечной (см. рис. 25.12).

22. Какова взаимосвязь между клиническим улучшением и улучшением ЭЭГ у детей с различными энцефалопатиями?

Несмотря на то, что у пожилых людей с различными типами энцефалопатий клиническое улучшение и улучшение ЭЭГ обычно происходят одновременно, у детей клинический статус может улучшаться быстрее, нежели картина ЭЭГ.

23. Как обычно нарастают изменения ЭЭГ при болезни Альцгеймера (БА)?

На ранних стадиях БА ЭЭГ может быть нормальной. По мере прогрессирования заболевания на ЭЭГ вначале выявляется замедление затылочного доминантного ритма, затем увеличивается представленность тета-активности, а следом за этим появляется бифронтальная, а у некоторых пациентов биокципитальная дельта-активность. Иногда у больных с выраженной деменцией в передних и задних отведениях могут появляться острые волны, однако они никогда не носят периодического характера в отличие от болезни Крейтцфельдта–Якоба. Выраженная асимметрия фоновой активности и фокальная медленноволновая активность не характерны для БА.

24. Каковы основные различия между периодической активностью при болезни Крейтцфельдта–Якоба и подостром склерозирующем панэнцефалите (ПСПЭ)?

См. табл. 25.1 и рис. 25.13 А и Б.

Таблица 25.1

Сравнительная характеристика изменений ЭЭГ при болезни Крейтцфельдта–Якоба и ПСПЭ

	БКЯ	ПСПЭ
Морфология комплексов	Двух- или трехфазные острые волны	Медленные волны или группы медленных волн, которые могут иметь острый компонент
Длительность периода	1 сек	4–14 сек
Распространение	Диффузные изменения, но могут начинаться фокально или с одного из полушарий	Обычно диффузные изменения, но наиболее выражены в лобных отведениях
Фоновая активность	Диффузно замедлена, когда комплексы появляются впервые	Может быть нормальной при первом появлении комплексов

Примечание. БКЯ — болезнь Крейтцфельдта–Якоба, ПСПЭ — подострый склерозирующий панэнцефалит.

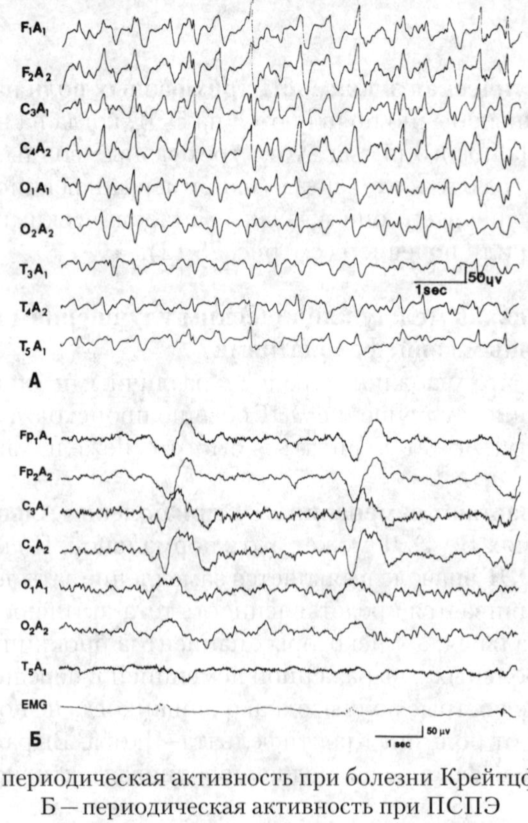

Рис. 25.13. А – периодическая активность при болезни Крейтцфельдта–Якоба; Б – периодическая активность при ПСПЭ

25. При каком другом заболевании возможна периодическая активность, сходная с той, что наблюдается при болезни Крейтцфельдта–Якоба?

Периодическая активность, состоящая из генерализованных высокоамплитудных двухфазных и трехфазных острых волн, повторяющихся с периодичностью в одну секунду, весьма характерна для болезни Крейтцфельдта–Якоба. Тем не менее картина, практически не отличимая от этой, может наблюдаться при постаноксической энцефалопатии и интоксикации литием.

26. Какова диагностическая значимость периодических латерализованных эпилептиформных разрядов (ПЛЭР)? Какова их наиболее частая причина?

ПЛЭР указывают на обширное деструктивное поражение, захватывающее одно полушарие. Они могут наблюдаться при различных типах поражения, включая опухоли, абсцессы, гематомы и герпетический энцефалит. Но самой частой причиной ПЛЭР является острый инфаркт мозга (рис. 25.14).

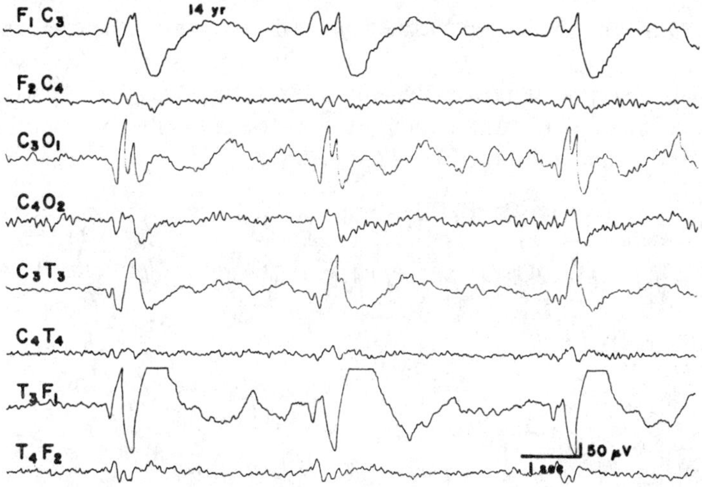

Рис. 25.14. Периодические латерализованные эпилептиформные разряды (ПЛЭР)

27. Какие препараты в терапевтических дозах приводят к повышению амплитуды бета-активности на ЭЭГ?

Из лекарственных средств к увеличению быстрой активности на ЭЭГ чаще всего приводят седативные, анксиолитические препараты, стимуляторы ЦНС и антигистаминные средства. Антидепрессанты в терапевтических дозах могут увеличить представленность бета-активности на ЭЭГ, но одновременно приводят и к увеличению представленности тета-активности (рис. 25.15).

28. Что такое гипсаритмия?

Гипсаритмия – это межприступный паттерн, обычно наблюдаемый у детей с инфантильными спазмами. Она характеризуется случайно распределенными высокоамплитудными медленными волнами, смешанными с высокоамплитудными

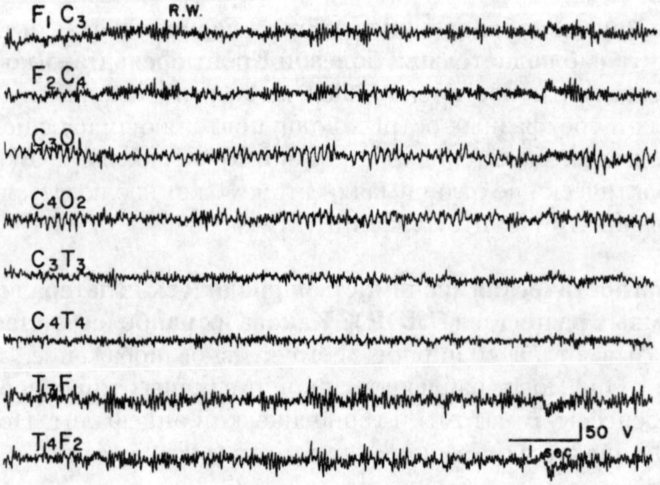

Рис. 25.15. Усиленная бета-активность на фоне приема бензодиазепина

пиками и острыми волнами, которые возникают всех областях коры. Триада, включающая инфантильные спазмы, гипсаритмию и задержку умственного развития, часто определяется как синдром Веста (рис. 25.16).

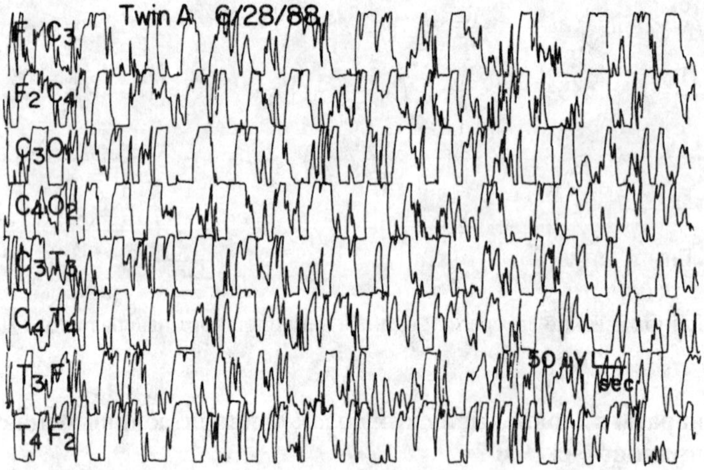

Рис. 25.16. Гипсаритмия

29. Каковы характеристики паттерна пик-медленная волна частотой 3 в секунду?

Это двусторонний симметричный паттерн, обычно максимально выраженный во фронтоцентральных областях. Тем не менее у некоторых пациентов вспышки пик-медленная волна частотой 3 в секунду бывают ограничены затылочными отведениями или максимально выражены в затылочных областях. Разряды появляются и исчезают внезапно. Частота комплексов пик-волна может немного колебаться во время вспышек. Первые несколько комплексов вспышек могут возникать с частотой 3,5–4 Гц, тогда как последние могут замедляться до 2,5 Гц. Как только вспышки пик-волна частотой 3 Гц прекращаются, картина ЭЭГ сразу же возвращается к виду, характерному для межприступного периода без послеприпадочного подавления или замедления (рис. 25.17).

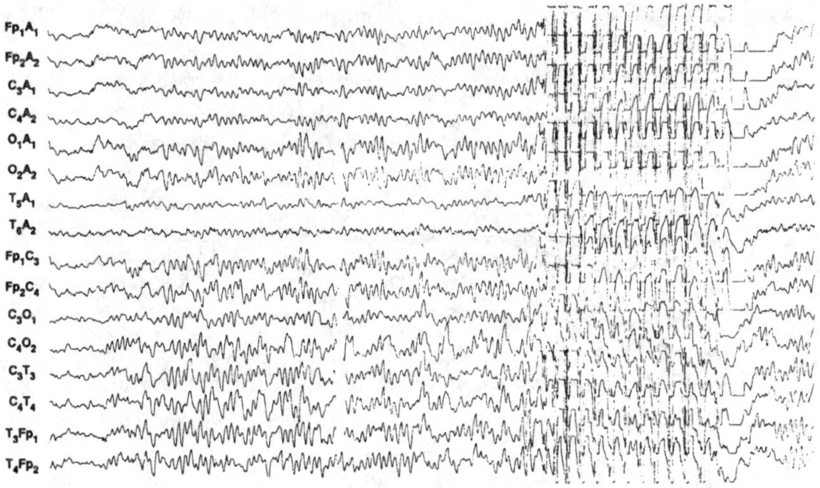

Рис. 25.17. Пик-волновая активность частотой 3 Гц у ребенка с абсансами

30. 10-летняя девочка с эпизодами застывания взгляда направлена на ЭЭГ. Какие рутинные методы провокации должны быть выполнены у этой пациентки?

К наиболее часто применяемым провоцирующим методам, обычно применяемым при подозрении на эпилептические припадки, относятся гипервентиляция, фотостимуляция и сон. Генерализованная пик-волновая активность может быть спровоцирована любой из этих трех провоцирующих процедур, тогда как фокальные пики обычно активируются только сном.

31. Какие два нормальных паттерна часто путают с генерализованной пик-волновой активностью у детей?

Первый – гипнагогическая гиперсинхрония. Этот паттерн появляется к 3–4 месяцам и сохраняется до 10–12-летнего возраста. Он включает пароксизмальную активность частотой 3–5 Гц, максимально выраженную в центральных и фронтоцентральных областях. Эта активность может образовывать длительные периоды, но может проявляться в виде коротких пароксизмов. Более быстрые компоненты могут быть смешаны с пароксизмальной более медленной активностью. Второй паттерн, который часто ошибочно принимают за генерализованную пик-волновую активность – это нормальная гипервентиляционная реакция. У детей, особенно в возрасте между 5 и 15 годами, часто выявляется увеличение высокоамплитудной генерализованной активности частотой 3–4 Гц, которая преобладает в лобной области. Эта высокоамплитудная ритмичная медленная активность может быть длительной или возникать в виде пароксизмов во время, когда ребенок глубоко дышит. Этот паттерн неопытным функциональным диагностом может быть легко принят за пик-волновой паттерн частотой 3Гц, который также может встречаться во время гипервентиляции у детей (рис. 25.18 А и Б).

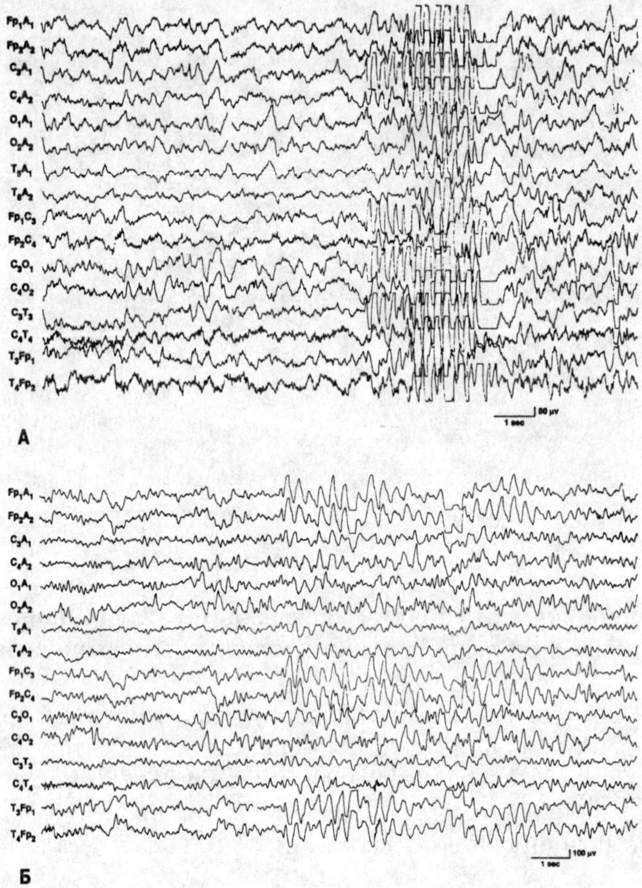

Рис. 25.18. А – гипнагогическая гиперсинхронность электрической активности;
Б – гипервентиляционная реакция ребенка

32. Каковы особенности фокальных эпилептиформных пиков?

Пик – это острый потенциал на ЭЭГ продолжительностью менее 70 мс. Данный потенциал может возникать в отрыве от других изменений, но чаще его сменяет медленная волна, формируя комплекс пик-волна. Продолжительность медленной волны может составлять 150–350 миллисекунд. Пики могут быть монофазными или полифазными. Полярность большинства фокальных эпилептиформных пиков, записанных с поверхности головы, отрицательная. Поверхностные положительные пики редко встречаются у пациентов с эпилепсией (рис. 25.19).

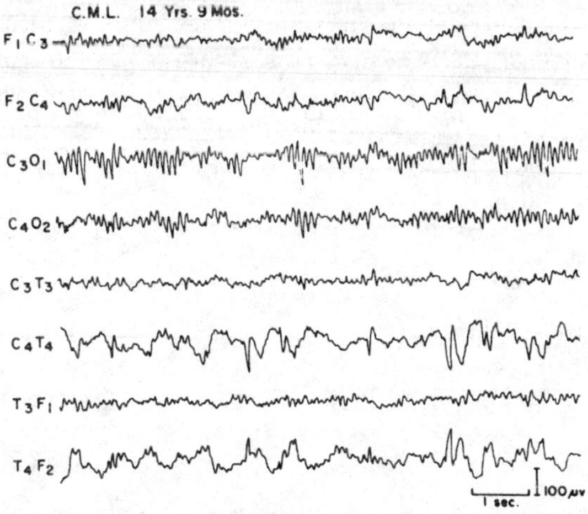

Рис. 25.19. Правосторонние височные пики, смешанные с медленными волнами у ребенка со сложными парциальными припадками

КЛЮЧЕВЫЕ ФАКТЫ: ЭЛЕКТРОЭНЦЕФАЛОГРАФИЯ ✓

1. ЭЭГ здорового взрослого человека в состоянии расслабленного бодрствования с закрытыми глазами характеризуется циклической активностью частотой 9–11 Гц в задних отделах мозга (затылочные доли), называемой альфа-ритмом
2. Каждая стадия сна имеет характерную ЭЭГ-картину
3. Периодические латерализованные эпилаптиформные разряды (ПЛЭР) на ЭЭГ свидетельствуют об остром обширном повреждении, захватывающем одно полушарие (например, инсульте или фокальном энцефалите)
4. Комплекс пик-медленная волна (три в секунду) на ЭЭГ обычно наблюдается при абсансах
5. ЭЭГ признаком, в наибольшей степени свидетельствующим о пациальной эпилепсии, является очень короткий (менее 70 мс) разряд, который называется пиком
6. ЭЭГ — одно из наиболее важных исследований для подтверждения смерти мозга

33. Какие три нормальных паттерна ЭЭГ могут быть ошибочно приняты за фокальные эпилептиформные пики на ЭЭГ?

1. Вертексные переходные потенциалы — синхронные двухфазные острые волны, которые регистрируются в области макушки.

2. Лямбда-волны — многофазные пики, которые появляются в затылочных отведениях при открытых глазах и связаны с саккадическими движениями глаз при рассматривании геометрических фигур.

3. Положительные затылочные острые переходные потенциалы сна представляют собой положительные острые волны, которые появляются в затылочных отведениях во время сна без БДГ (рис. 25.20 А–В).

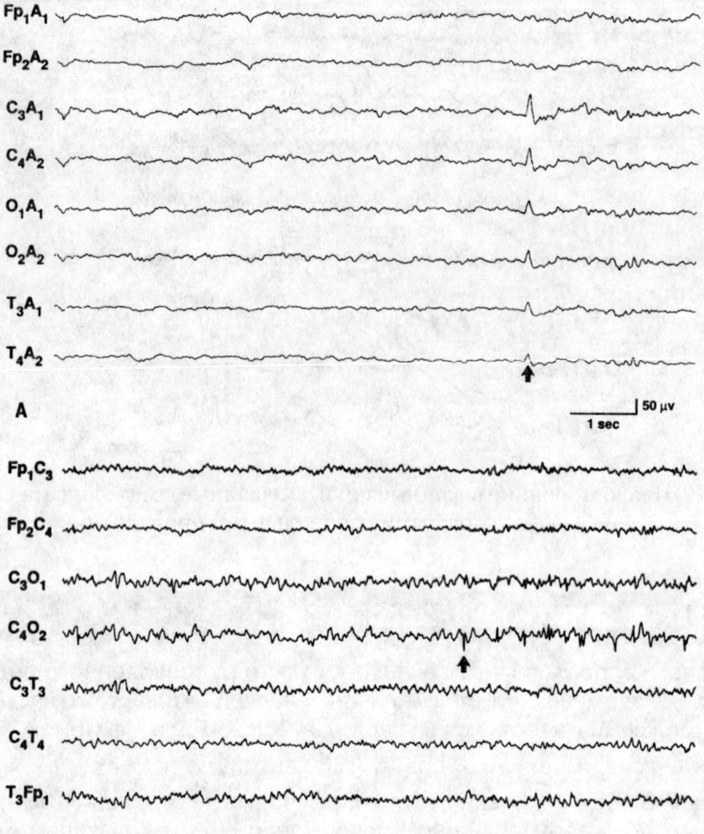

Рис. 25.20. А – стадия 1 сна без БДГ. Стрелка указывает на вертексный переходный потенциал; Б – лямбда-волны (стрелка) в затылочных отведениях у человека, рассматривающего геометрическую фигуру; В – положительные затылочные пики сна

34. Каковы типичные клинические проявления у пациентов, ЭЭГ у которых выявляет вспышки генерализованных комплексов пик-медленная волна частотой 2 Гц?

Для этих пациентов характерны различные степени задержки психомоторного развития. У них отмечаются множественные типы припадков, наиболее часто атонические, тонические припадки, атипичные абсансы, генерализованные тонико-клонические припадки. Возможны и парциальные припадки. Эти припадки обычно резистентны к противоэпилептической терапии, в силу чего пациенты часто получают политерапию. Эта совокупность клинических и ЭЭГ-признаков часто определяется как синдром Леннокса–Гасто, или синдром медленных пиков и медленных волн (рис. 25.21).

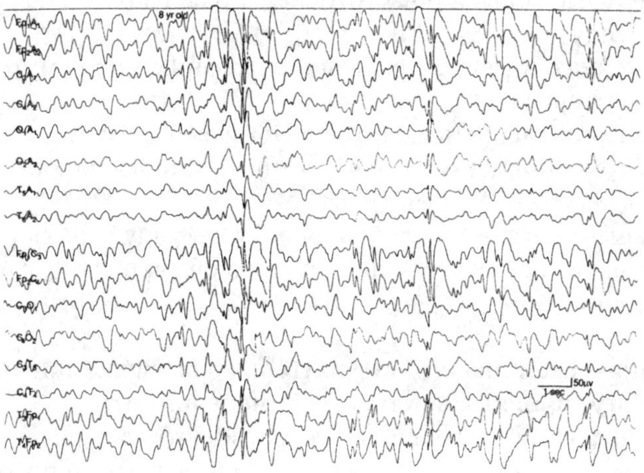

Рис. 25.21. Комплексы пик-медленная волна частотой 2 Гц у пациента с синдромом Леннокса–Гасто

35. Как влияет сон без БДГ и с БДГ на межприпадочные генерализованные или фокальные эпилептиформные разряды?

Как правило, сон без БДГ, особенно первый эпизод ночного сна без БДГ, значительно увеличивает частоту межприпадочной генерализованной пик-волновой или фокальной пиковой активности. С другой стороны, сон с БДГ обычно связан со значительным подавлением или полным исчезновением эпилептиформной активности.

36. Какие типы изменений ЭЭГ могут наблюдаться после эпилептического припадка?

Сразу же после генерализованного тонико-клонического припадка отмечается выраженное снижение фоновой активности во всех областях, которое сменяется повышением амплитуды и частоты фоновой активности и постепенным возвращением к исходному состоянию. Фокальное замедление также может возникать после приступа у пациента, который перенес генерализованный тонико-клонический припадок. После парциальных припадков на ЭЭГ часто отмечается регионарное или полушарное снижение фоновой активности над ипсилатеральным полушарием и/или фокальная медленно-волновая активность над ипсилатеральным полушарием. Продолжительность послеприпадочных изменений ЭЭГ очень вариабельна. Как правило, чем длительнее припадок, тем дольше сохраняются послеприпадочные изменения. Это особенно характерно для детей, у которых диффузные или фокальные послеприпадочные изменения могут сохраняться в течение нескольких дней после затяжного приступа или эпилептического статуса.

37. Какие четыре эпилептиформных паттерна ЭЭГ относят к паттернам с неопределенной диагностической значимостью?

1. Положительные вспышки частотой 14 и 6 Гц (положительные пики частотой 14 или 6 в секунду).

2. Ритмичные височные тета-вспышки, связанные с дремотой (психомоторный вариантный паттерн).

3. Пик-волновая активность частотой 6 Гц (фантомный пик-волновой паттерн).

4. Малые острые пики (доброкачественные эпилептиформные переходные потенциалы сна).

Положительные вспышки частотой 14 и 6 в секунду характерны для детского и юношеского возраста, оставшиеся три паттерна обычно наблюдаются у взрослых (рис. 25.22 А–Г).

38. Какова клиническая значимость паттерна «вспышка-подавление»? Какие состояния могут проявляться такими изменениями?

Паттерн «вспышка-подавление» включает короткие пароксизмы активности, возникающих между периодами минимальной или нерегистрируемой электрической активности. Вспышки представляют собой альфа-, тета- или дельта-активность либо острые волны. Паттерн «вспышка-подавление» указывает на наличие тяжелых

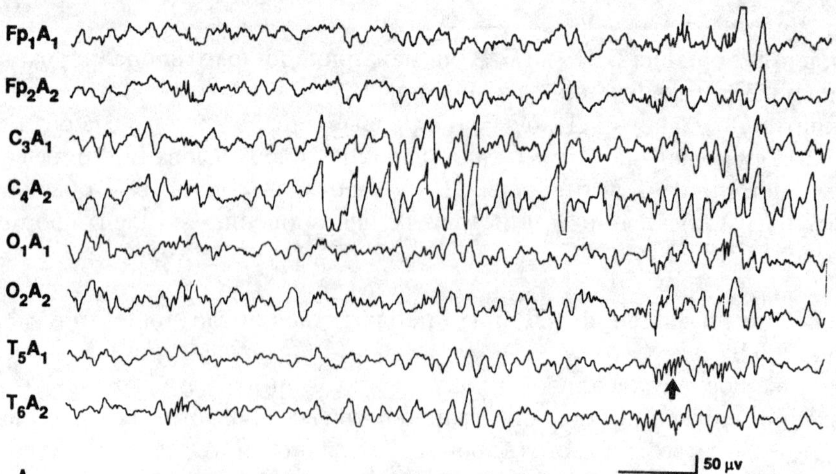

Рис. 25.22. А — положительные пики частотой 14 и 6 в секунду

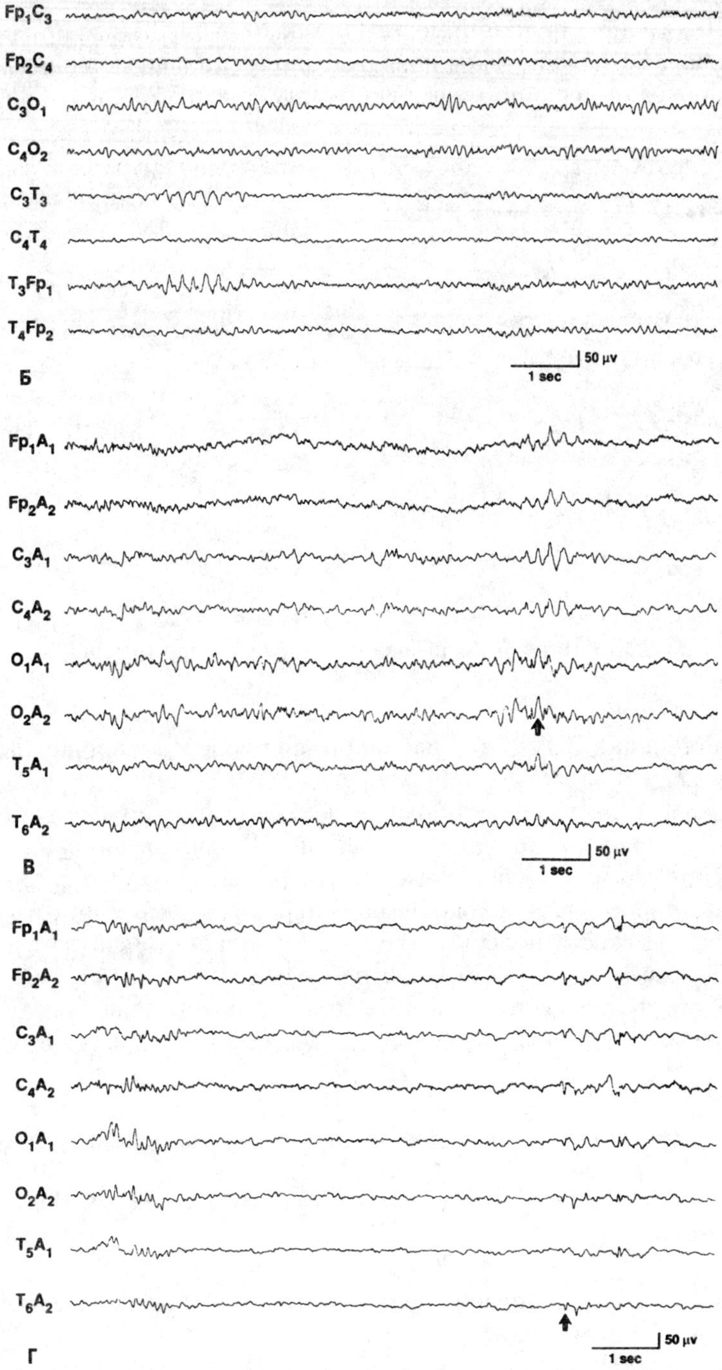

Рис. 25.22 (продолжение). Б — психомоторный вариантный паттерн; В — фантомный пик-волновой паттерн; Г — малые острые пики

диффузных расстройств функций мозга. Он может наблюдаться при различных состояниях, включая гипоксическое повреждение мозга, передозировку лекарственных средств, тяжелую черепно-мозговую травму (рис. 25.23).

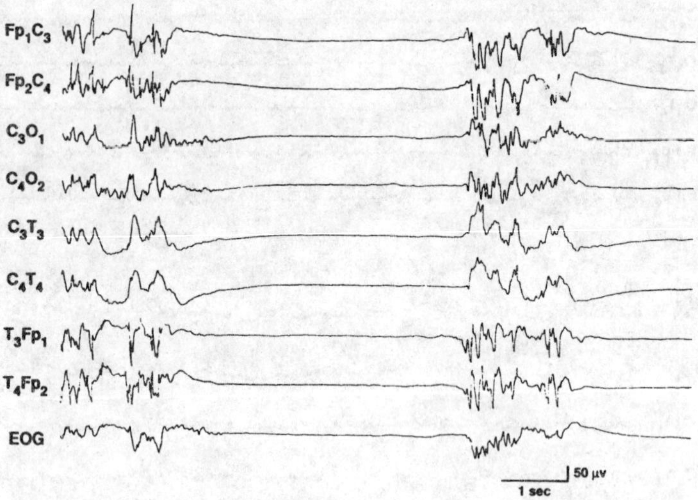

Рис. 25.23. Паттерн «вспышка-подавление» у пациента в коме

39. Какие изменения ЭЭГ могут наблюдаться после гипоксического повреждения мозга?

В зависимости от степени гипоксического повреждения и времени, прошедшего от момента повреждения до регистрации ЭЭГ, наблюдаются различные типы изменений. При умеренном повреждении мозга на ЭЭГ могут регистрироваться нормальная активность или только легкое диффузное замедление активности. По мере увеличения тяжести повреждения увеличивается степень замедления фонового ритма. Кроме того, при постгипоксическом состоянии могут выявляться периодические двухфазные и трехфазные острые волны, наложенные на медленный фоновый ритм, паттерн, характерный для альфа-комы, либо паттерн «вспышка-подавление».

40. Назовите три паттерна ЭЭГ, наблюдающихся при стволовой коме? Какой из них прогностически более благоприятен?

Альфа-кома, кома с веретенами, тета-кома. Прогностически более благоприятна кома с веретенами (рис. 25.24 А–В).

41. Каковы основные требования при проведении ЭЭГ для подтверждения предполагаемой смерти мозга?

- Должны использоваться как минимум восемь скальповых электродов и ушные референтные электроды.
- Межэлектродное сопротивление должно быть менее 10 000 Ом, но выше 100 Ом.

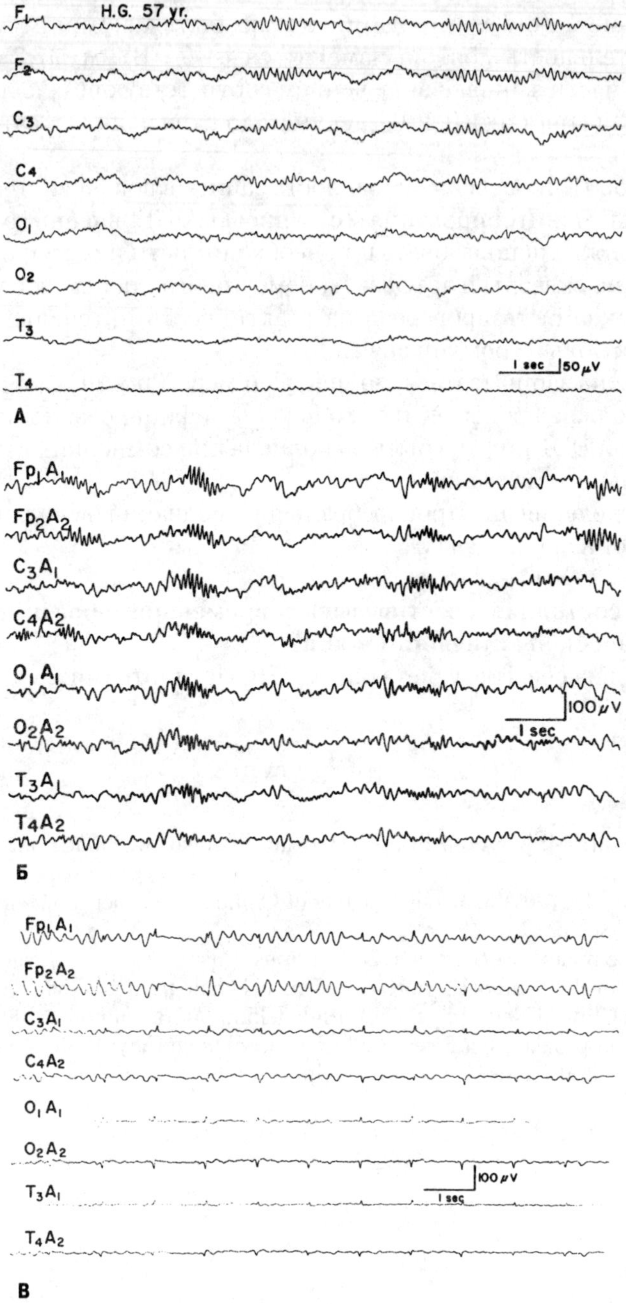

Рис. 25.24. А — альфа-кома у пациента, перенесшего стволовой инфаркт. Обратите внимание на альфа-активность в лобных отведениях; Б — кома с веретенами после ушиба среднего мозга; В — тета-кома у пациента, перенесшего остановку сердца и дыхания. Периодические низкоамплитудные острые волны являются артефактом

- Расстояние между электродами должно, быть как минимум, 10 см.
- Чувствительность должна изменяться от 7 мВ/мм до 2 мВ/мм во время большей части записи с включением соответствующих калибровок.
- Временная константа 0,3–0,4 секунды должна использоваться во время части записи.
- Должна быть проверена исправность записывающей системы.
- Методика мониторирования (с записью ЭКГ, внешнего шума, дыхания и т. д.) должна использовать при необходимости идентифицировать физиологические сигналы и артефакты немозгового происхождения.
- ЭЭГ должна быть проверена на реактивность интенсивной стимуляцией, такой как боль и громкий звук.
- ЭЭГ должна записываться, по меньшей мере, 30 минут.
- Запись должна производиться только квалифицированными специалистами.
- Повторная ЭЭГ должна быть выполнена при сомнениях в наличии электроцеребрального молчания.
- Для определения электроцеребрального молчания не должна использоваться телефонная передача ЭЭГ.

42. Какие два состояния могут вызывать временное, обратимое исчезновение биоэлектрической активности мозга?

Передозировка средств, угнетающих ЦНС, и гипотермия.

ЛИТЕРАТУРА

1. Blume WT, Kaibara M: Atlas of Adult Electroencephalopathy. Philadelphia, Lippincott-Raven, 1995.
2. Daly DO, Pedley TA (eds): Current Practice of Clinical Electroencephalography, 2nd ed. New York, Raven Press, 1990.
3. Fisch B (ed): Spehlman's EEG Primer, 2nd ed. Amsterdam, New York, Elsevier, 1991.
4. Hrachovy RA: Development of the normal electroencephalogram. In Levin KH, LOders HO (eds): Comprehensive Clinical Neurophysiology. Philadelphia, W.B. Saunders, 2000, pp 387–413.
5. Niedermeyer E, Lopes da Silva F (eds): Electroencephalography: Basic Principles, Clinical Application, and Related Fields, 4th ed. Philadelphia, Lippincott Williams & Wilkins, 1999.

Глава 26. ЭЛЕКТРОМИОГРАФИЯ

James M. Killian

1. Что такое электромиограмма? Как она записывается?

Электромиограмма представляет собой результат регистрации электрической активности мышц в покое и при произвольном движении. Она передается с игольчатого электрода через предусилитель и усилитель на громкоговоритель, осциллограф или цифровой дисплей. При проведении электромиографии (ЭМГ) как часть общего электрофизиологического исследования определяется также скорость проведения возбуждения по нервам.

2. Назовите показания к проведению ЭМГ.

ЭМГ назначается с целью установления локализации и степени тяжести нейрогенных нарушений и проведения дифференциальной диагностики с миогенными нарушениями. Определение локализации фокальных нейрогенных поражений проводится по тем же принципам, что и при клиническом исследовании мышц, но оказывается более точным, так как учитывает и субклинические поражения нервов, еще не приведшие к явной слабости мышц. Миогенные заболевания по результатам исследования могут быть отнесены к воспалительным (миозиты) и невоспалительным (миопатии).

3. Дайте характеристику нормальных произвольных потенциалов двигательных единиц.

В норме мышечные потенциалы имеют форму волны, состоящей из 2–4 фаз, общей длительностью 5–15 мс и амплитудой 0,5–3 мВ (в зависимости от размеров двигательной единицы и типа игольчатых электродов).

4. Что такое полифазные потенциалы двигательных единиц? Когда они выявляются при ЭМГ?

Это потенциалы двигательных единиц, имеющие более четырех фаз. Они наблюдаются как при нейрогенной, так и при миогенной патологии.

5. Назовите особенности патологических произвольных потенциалов двигательных единиц.

Патологические произвольные потенциалы двигательных единиц отличаются при нейрогенных и миогенных заболеваниях. Для патологических потенциалов двигательных единиц при нейрогенных заболеваниях характерны большая, чем в норме, продолжительность, более высокая амплитуда и полифазность. При миопатиях патологические потенциалы двигательных единиц, наоборот, характеризуются меньшей длительностью и амплитудой в сравнении с нормой. Они также обычно бывают полифазными.

6. Назовите электромиографические характеристики потенциалов фасцикуляций.

Фасцикуляция — результат непроизвольного разряда одного мотонейрона и всех иннервируемых им мышечных волокон. На ЭМГ фасцикуляции проявляются в виде единичных потенциалов двигательных единиц. При осмотре фасцикуляции могут быть видны при сокращении поверхностно расположенных волокон как короткие неритмичные мышечные подергивания.

7. Каково клиническое значение фасцикуляций? В каких случаях они не носят патологический характер?

Фасцикуляции развиваются при поражении клеток передних рогов или двигательных корешков. Тем не менее они могут возникать и в отсутствие признаков какого-либо нейрогенного или миогенного заболевания. В таких случаях их называют «доброкачественными фасцикуляциями».

8. Назовите электромиографические характеристики потенциалов фибрилляций.

Фибрилляции — непроизвольные сокращения отдельных мышечных волокон, которые нельзя увидеть под кожей при визуальном осмотре. При ЭМГ они выявляются в виде коротких, низкоамплитудных потенциалов действия, которые могут быть ритмичными или беспорядочными. На слух они воспринимаются как разряды статического электричества или характерное потрескивание жарящегося бекона. Фибрилляции всегда являются признаком патологии и свидетельствуют о нарушении иннервации отдельных мышечных волокон, которое может быть обусловлено различными причинами.

9. Каково клиническое значение активности введения?

Активность введения представляет собой единичные разряды отдельных мышечных волокон во время введения игольчатого электрода и не является признаком патологии. Эти разряды на ЭМГ выглядят как потенциалы фибрилляций. Повышенная активность мышечных волокон при введении может свидетельствовать об их повышенной возбудимости и наблюдается, в частности, на ранних стадиях денервационного процесса, однако в большинстве случаев она не имеет диагностического значения.

10. Что такое положительные острые волны?

Положительные острые волны представляют собой спонтанные разряды, исходящие от групп денервированных мышечных волокон. Они имеют большие размеры, чем потенциалы фибрилляции, но являются признаком той же патологии (денервации). На ЭМГ-мониторе они выглядят как монофазные нисходящие волны, которые имеют положительную полярность, отсюда и их название.

11. Какая электрическая активность может быть зарегистрирована с концевой пластинки?

Если игольчатый электрод введен в область концевой пластинки мышечного волокна или рядом с ней, выявляются высокочастотные короткие по длительности потенциалы. Они называются активностью (или шумом) концевой пластинки. Этот тип активности не является патологическим, но его можно перепутать с потенциалами фибрилляций.

12. Назовите два типа миотонии. Опишите их ЭМГ признаки.

Миотония характеризуется замедленным расслаблением мышцы после ее сокращения или введения игольчатого электрода. Существуют два типа миотонии: истинная и ложная (псевдомиотония). Истиная миотония наблюдается при миотонической дистрофии и врожденной миотонии. При ЭМГ она выявляется в виде варьирующих по частоте и амплитуде мышечных потенциалов действия, при этом через громкоговоритель слышен звук, напоминающий шум пикирующего бомбардировщика. Псевдомиотония характеризуется более стабильной частотой разрядов, которые на слух воспринимаются как звук самолета при ровном полете, который резко обрывается. Псевдомиотония возникает как при миогенных, так и при нейрогенных заболеваниях, включая миозиты, гликогенозы, гиперкалиемический периодический паралич, поражения корешков и клеток передних рогов.

13. Каковы ЭМГ признаки миопатий?

Для миопатии типичны более низкоамплитудные и короткие потенциалы двигательных единиц, что объясняется уменьшением размеров мышечных волокон. Частота разрядов двигательных единиц остается неизменной; поэтому на ЭМГ мониторе при произвольном напряжении мышцы наблюдается полная картина мышечной активности («интерференционный паттерн»).

14. Каковы ЭМГ признаки денервации мышцы?

Через 7–14 дней после начала аксональной денервации мышцы появляются потенциалы фибрилляции и положительные острые волны, выявляемые в покое. При произвольном сокращении частично денервированной мышцы клинически выявляемому снижению силы на ЭМГ соответствует уменьшение параметров разрядов двигательных единиц, пропорциональное степени аксонального поражения.

15. Когда появляются изменения ЭМГ после перерезки нерва?

После перерезки нерва произвольное сокращение мышцы сразу же становится невозможным, поэтому при попытке мышечного сокращения на ЭМГ отсутствуют потенциалы двигательных единиц. Через 7–10 дней от момента повреждения нерва на ЭМГ появляется спонтанная патологическая активность, состоящая из потенциалов фибрилляций и положительных острых волн, которая достигает максимальной степени выраженности приблизительно к 14–21 дню.

16. Меняется ли проведение возбуждения по дистальному участку нерва после перерезки нерва?

После перерезки проксимального сегмента нерва проведение по его дистальному участку сохраняется в течение 3-х дней, но затем в связи с быстрым развитием валлеровской дегенерации спустя 3–5 дней проведение импульсов прекращается.

17. Чем отличается картина рекрутирования в нормальных мышцах, при миопатиях и нейрогенных заболеваниях?

Интерференционный паттерн при произвольном мышечном напряжении в здоровых мышцах и при миопатиях не различаются, поскольку все двигательные единицы интактны и нормально разряжаются. При нейрогенных заболеваниях в связи с выпадением двигательных единиц рекрутирование ослабляется пропорционально степени утраты моторных волокон.

18. Перечислите показания к проведению исследования скорости проведения возбуждения по нерву.

Исследование скорости проведения возбуждения по нерву показано с целью выявления фокального или генерализованного поражения периферических моторных или сенсорных нервных волокон, оценки тяжести выявляемой патологии и дифференциации аксональных и демиелинизирующих поражений нервов.

19. Каковы нормальные показатели скорости проведения возбуждения по нервам?

Нормальная скорость проведения по моторным волокнам руки — выше 50 м/с, ноги — выше 42 м/с. Показатели дистальной латенции, как и скорость проведения по сенсорным волокнам, зависят от исследуемого нерва.

20. Что представляет собой нормальный суммарный моторный потенциал действия?

Суммарный моторный потенциал действия регистрируется при сокращении мышцы в результате стимуляции двигательного нерва и зависит от числа функционирующих моторных аксонов в данном нерве. Амплитуда этого потенциала варьирует в зависимости от стимулируемой мышцы, в руке она превышает 6 мВ, в ноге — 1 мВ.

21. Что представляет собой нормальный потенциал действия сенсорного нерва?

Потенциал действия сенсорного нерва позволяет оценить проведение по сенсорным волокнам после стимуляции нерва, при этом скорость проведения в руках аналогична скорости проведения по моторным волокнам (50 м/с), а в ногах скорость проведения по сенсорным волокнам ниже, чем по моторным (35 м/с). Амплитуда потенциала действия сенсорного нерва зависит от размера исследуемого нерва и может варьировать от 10 до 100 μВ, что значительно ниже, чем амплитуда суммарного моторного потенциала действия.

22. Что такое Н-рефлекс? Каково его клиническое значение?

Н-рефлекс представляет собой электрический эквивалент ахиллова рефлекса. Его исследование позволяет получить информацию о состоянии афферентной и эфферентной частей рефлекторной дуги, замыкающейся на уровне S1. Н-рефлекс удлиняется или отсутствует при невропатиях, радикулопатиях S1 и поражении седалищного нерва.

23. Что такое F-волна? Каково ее клиническое значение?

F-волна представляет собой поздний моторный потенциал действия, который следует за начальным суммарным мышечным потенциалом действия (М-волной). Ретроградное (антидромное) распространение импульса по стимулированным моторным волокнам вызывает разряд мотонейронов спинного мозга, что, в свою очередь, приводит к отсроченной активации дистальной мускулатуры. F-волна обычно исследуется при стимуляции срединного, локтевого, малоберцового и большеберцового нервов. Оценка F-волны дает информацию о проводимости как проксимальных, так и дистальных сегментов нерва и имеет важное значение в диагностике острых и хронических демиелинизирующих невропатий.

24. Что такое повторная стимуляция нерва? Каково ее клиническое значение?

Повторная стимуляция нервов позволяет оценить реакцию мышц на низкочастотную стимуляцию моторных волокон. Этот метод важен для диагностики миастении и миастенического синдрома Ламберта–Итона.

25. Что выявляет повторная стимуляция нерва при миастении?

Приблизительно у 65–85% больных миастенией выявляется декремент (затухание) моторного ответа на 10% и более при низкочастотной стимуляции двигательного нерва (с частотой 2–3 Гц). Наиболее четкие изменения выявляются при исследовании проксимальных групп мышц, в частности, в трапециевидной мышце (при стимуляции добавочного нерва на шее). Таким же образом можно оценивать состояние мимической мускулатуры при стимуляции лицевого нерва, однако получение результатов этого исследования сопряжено с техническими трудностями, так как вызывает дискомфорт у пациентов. При длительной нервно-мышечной блокаде у пациентов, находящихся в отделении интенсивной терапии, выявляются те же изменения, что и при миастении.

26. Что выявляет повторная стимуляция нерва при синдроме Ламберта–Итона?

Повторная стимуляция при синдроме Ламберта–Итона до произвольного сокращения мышцы выявляет низкоамплитудные суммарные мышечные потенциалы действия в дистальных мышцах вследствие сниженного высвобождения ацетилхолина в двигательном пресинаптическом нервном окончании. Мышечные потенциалы удваиваются или утраиваются после нагрузки вследствие повышенного высвобождения ацетилхолина в двигательном нервном окончании (постнагрузочное облегчение). Декремент мышечных ответов, аналогичный наблюдаемому при миастении, часто накладывается на процесс облегчения двигательных единиц. При ботулизме могут выявляться те же изменения, что и при синдроме Ламберта–Итона.

27. Каково диагностическое значение ЭМГ одиночных мышечных волокон?

ЭМГ одиночного мышечного волокна позволяет выявить разницу в передаче возбуждения к двум отдельным мышечным волокнам, входящим в одну и ту же двигательную единицу («джиттер»). Задержка возбуждения, называемая удлиненным джиттером, указывает на нарушение нервно-мышечной передачи на уровне двигательной концевой пластинки. Для проведения исследования необходимы специальные иглы и записывающее оборудование. ЭМГ одиночного мышечного волокна используется, главным образом, в диагностике ранней стадии миастении, при которой ее точность составляет 90–95%. Тем не менее результаты данного метода не специфичны, изменения могут выявляться при болезни двигательных нейронов и других нейрогенных заболеваниях.

28. Что такое невропраксия и блок проведения? Чем эти нарушения отличаются от аксонального повреждения?

Невропраксия – обратимое повреждение нерва, часто наблюдаемое после травмы. В случае фокального поражения сохраняется проведение импульса по дистальному участку нерва, однако проксимальнее уровня повреждения оно отсутствует или замедлено в течение 4–6 недель. При аксональном поражении период восстановления более длительный, так как из-за валлеровской дегенерации волокон оно требует реиннервации. **Блок проведения** возникает вследствие локального повреждения миелина. На ранних стадиях блок проведения выявляется лишь как снижение амплитуды двигательного ответа при стимуляции проксимального участка нерва, в сравнении с амплитудой двигательного ответа при стимуляции дистального участка. Блок проведения характерен для демиелинизирующих невропатий различной этиологии, а также для фокальной травмы нерва.

29. Как можно с помощью ЭМГ и исследования проведения возбуждения по нерву отличить демиелинизирующую полиневропатию от аксональной?

При демиелинизирующих полиневропатиях выявляются умеренное или выраженное замедление проведения по моторным волокнам, временная дисперсия суммарного мышечного потенциала действия, нормальная амплитуда мышечного ответа при стимуляции дистального участка нерва и снижение его амплитуды при стимуляции проксимальной части нерва (блок проведения), увеличение дистальной латенции. При аксональных полиневропатиях отмечаются незначительное замедление скорости проведения или нормальная скорость проведения, низкая амплитуда суммарного мышечного потенциала действия при стимуляции как проксимальных, так и дистальных участков нерва вследствие утраты аксонов. При аксонопатиях ЭМГ выявляет признаки денервации уже на ранней стадии, в то время как при демиелинизирующих полиневропатиях эти нарушения обнаруживаются на поздних стадиях, когда начинается дегенерация аксонов.

30. Что выявляет ЭМГ при полимиозите?

Классическая триада изменений, выявляемых на ЭМГ при полимиозите, включает изменения потенциалов, двигательные единицы, характерные для миопатии, потенциалы фибрилляций, признаки псевдомиотонии.

31. Можно ли с помощью ЭМГ провести дифференциальный диагноз между миозитом с включениями и полимиозитом?

При обоих состояниях нарушения, характерные для полимиозита, выявляются в проксимальных отделах. Однако при миозите с включениями патологические изменения наиболее выражены в сгибателях предплечья и четырехглавой мышце бедра.

32. Какие изменения на ЭМГ характерны для спастического пареза (поражения верхних мотонейронов)?

При сохранности клеток передних рогов и корешков патологические изменения отсутствуют. При максимальном мышечном сокращении выявляется ослабление ЭМГ паттерна в результате выпадения контроля верхних мотонейронов, однако сами по себе эти изменения не имеют диагностического значения.

33. Какие изменения ЭМГ подтверждают диагноз бокового амиотрофического склероза (болезнь двигательных нейронов)?

Данный диагноз подтверждают ЭМГ признаки распространенной денервации в проксимальных и дистальных отделах с наличием потенциалов фасцикуляциями и гигантских потенциалов двигательных единиц по крайней мере в двух конечностях плюс признаки денервации в языке или грудных паравертебральных мышцах. Аналогичные изменения в конечностях могут наблюдаться при шейном или поясничном спондилезе, но в этих случаях изменения в языке и паравертебральных мышцах отсутствуют.

34. Какие изменения выявляются при ЭМГ и исследовании проведения по нерву при синдроме Гийена–Барре? Какова их прогностическая значимость?

На ранних стадиях синдрома Гийена–Барре при ЭМГ выявляется лишь ослабление паттернов возбуждения двигательных единиц, зависящее от степени паралича. На 14–21 день спонтанная денервационная активность (потенциалы фибрилляций и положительные острые волны) указывает на валлеровскую дегенерацию (гибель аксонов). ЭМГ обладает прогностическим значением, так как выявление более выраженной дегенерации аксонов предполагает более длительное восстановление. При исследовании скорости проведения по моторным волокнам, начиная с 3–5 дня от начала заболевания, в проксимальных и дистальных сегментах нервов отмечается выраженное замедление проведения по нервам и другие признаки, характерные для демиелинизации. Выраженное замедление проведения может появляться позже, спустя 7–14 дней. При исследовании скорости проведения по сенсорным нервам, как правило, показатели остаются в пределах нормы, но ранним признаком может являться снижение амплитуды сенсорного потенциала действия при исследовании срединного нерва в сравнении с аналогичным показателем при исследовании икроножного нерва.

35. Какова диагностическая ценность ЭМГ при поражении плечевого сплетения?

Основное значение ЭМГ заключается в определении наличия и степени денервации в соответствующих мышцах руки. Это позволяет выявить локализацию поражения (корешки, стволы, пучки или дистальные ветви плечевого сплетения). При диффузной плексопатии исследование скорости проведения по моторным и сенсорным волокнам верхней конечности выявляет выраженные изменения.

36. Какова роль ЭМГ и исследования скорости проведения по нервам при обследовании пациентов с радикулопатией вследствие поражения шейного или поясничного межпозвонкового диска?

ЭМГ может подтвердить корешковое распределение мышечной слабости, выявленное клинически, и дать информацию о состоянии мышц, которые не удалось

КЛЮЧЕВЫЕ ФАКТЫ: ЭЛЕКТРОМИОГРАФИЯ ✓

1. Фасцикуляции (непроизвольные разряды одиночных двигательных единиц) часто бывают доброкачественными
2. Миотония — задержка расслабления после сокращения мышцы — чаще всего встречается при мышечных дистрофиях, но может наблюдаться при многих других состояниях
3. ЭМГ при первичном мышечном заболевании выявляет полное сокращение всех мышц, но потенциалы двигательных единиц остаются низкоамплитудными и короткими
4. ЭМГ при поражениях периферических нервов выявляет выпадение или редукцию мышечных сокращений с удлиненными и укрупненными потенциалами двигательных единиц и потенциалами фибрилляций
5. Нормальная скорость проведения по нерву — 40 и более метров в секунду
6. У пациентов с миастенией при повторной стимуляции мышц выявляется декремент двигательного ответа
7. Самая частая компрессионная невропатия — синдром запястного канала, характеризующийся сдавлением срединного нерва на уровне запястья

полностью обследовать из-за боли или ограничения подвижности. В отсутствие множественного поражения шейных или поясничных корешков исследование проведения возбуждения по нерву имеет ограниченную ценность, но тем не менее позволяет исключить другие фокальные поражения периферических нервов.

37. Что такое синдром запястного канала?

Синдром запястного канала чаще проявляется парестезиями в кистях в ночное время и связан с компрессией срединного нерва на уровне запястья утолщенным удерживателем сгибателей, возможно, на фоне врожденного сужения запястного канала или, в редких случаях, других патологических состояний, приводящих к утолщению срединного нерва.

38. Какое электрофизиологическое исследование наиболее информативно при синдроме запястного канала?

Латенция потенциала действия сенсорных волокон срединного нерва увеличивается в два раза — так же, как и моторная дистальная латенция. Электрофизиологически синдром запястного канала диагностируется по увеличению латенции проведения по сенсорным волокнам от указательного пальца или средних отделов ладони до уровня запястья. Наиболее чувствительным методом является определение латенции при стимуляции ладони. Игольчатая ЭМГ имеет ограниченное диагностическое значение, но на поздней стадии выявляет признаки денервации в мышцах возвышения большого пальца.

39. Какие другие патологические состояния связаны со сдавлением срединного нерва на уровне запястья?

Дифференциальный диагноз при синдроме запястного канала проводят со следующими состояниями: 1) задержкой жидкости при беременности; 2) гипотиреозом;

3) сахарным диабетом; 4) амилоидозом; 5) наследственными гипертрофическими невропатиями (болезнью Шарко–Мари–Тута IA типа и наследственной невропатией со склонностью к параличам от сдавления).

40. Как лечить синдром запястного канала?

Фиксация запястья на ночь может быть эффективной мерой при наличии легкой и умеренной степени поражения, когда нарушение проведения отмечается лишь при исследовании сенсорных волокон. В более тяжелых или длительных случаях необходимо проведение хирургического иссечения поперечной связки запястья (удерживателя сгибателей), чтобы произвести декомпрессию нерва вплоть до уровня дистального края связки в верхнем отделе ладони.

41. Каковы наиболее частые причины компрессии локтевого нерва на уровне локтя?

Внешнее сдавление нерва, проходящего в неглубокой борозде, смещение нерва на поверхность медиального надмыщелка при сгибании, а также компрессия локтевого нерва в месте его вхождения под апоневроз локтевого сгибателя запястья (синдром локтевого канала) могут привести к повреждению локтевого нерва на уровне локтя. Более редкими причинами являются артрит, развивающийся как отдаленное последствие перелома (поздняя невропатия локтевого нерва), а также поражение локтевого сустава в результате ревматоидного артрита.

42. Какова роль ЭМГ и исследования скорости проведения по нерву в диагностике компрессионной невропатии локтевого нерва на уровне локтя?

Исследования скорости проведения по моторным и сенсорным волокнам позволяют подтвердить поражение локтевого нерва на уровне локтя в 60–80% случаев. ЭМГ позволяет оценить распространенность и степень выраженности денервации мышц кисти и предплечья, иннервируемых локтевым нервом.

43. Какой диагностический тест является наилучшим для выявления компрессии локтевого нерва на уровне локтя?

В данной ситуации наиболее полезно исследование скорости проведения как по моторным, так и по сенсорным волокнам. Исследование проведения по моторным волокнам может выявлять задержку или блок проведения на уровне локтя уже на ранней стадии патологического процесса. Амплитуда сенсорных потенциалов действия и скорость проведения по сенсорным волокнам могут быть изменены в большей степени, чем скорость проведения по моторным волокнам. На ранней стадии результаты исследования могут быть нормальными.

44. Какой метод лечения компрессионной невропатии локтевого нерва на уровне локтя является наилучшим?

Выбор метода лечения определяется причиной, вызвавшей поражение нерва. При легкой или умеренной степени компрессии показаны локтевые протекторы. В случае хронического течения или при тяжелом поражении показано оперативное лечение. Хирургическая декомпрессия может включать рассечение апоневроза сгибателя пальцев при синдроме локтевого канала или медиальную эпикондилэктомию в случае дислокации нерва при сгибании, а также при поздней невропатии локтевого нерва. Изредка проводится транслокация нерва к мышцам предплечья.

45. Как отличить поражение корешка C8 от поражений плечевого сплетения и локтевого нерва?

1. При радикулопатии C8 ЭМГ может выявлять признаки денервации в следующих мышцах: 1) локтевом разгибателе кисти (лучевой нерв); 2) короткой мышце, отводящей большой палец (срединный нерв); 3) первой задней межкостной мышце, мышце, отводящей мизинец, и локтевом сгибателе кисти (локтевой нерв); 4) паравертебральных мышцах, иннервируемых корешком C8. Скорость проведения по моторным и сенсорным волокнам локтевого и срединного нервов остается в пределах нормы, если в патологический процесс не будет вовлечено несколько корешков.

2. Поражение плечевого сплетения (нижнего ствола или медиального пучка) приводит к денервации всех перечисленных мышц, за исключением паравертебральных мышц, иннервируемых корешком C8, которые остаются интактными. Выявляются отклонения при исследовании проведения по сенсорным волокнам локтевого нерва и медиального кожного нерва предплечья. Скорость проведения по моторным волокнам сохраняется в пределах нормы или снижается в незначительной степени, если нет выраженной атрофии.

3. При поражениях локтевого нерва ЭМГ не выявляет патологии в мышцах, иннервируемых лучевым нервом и волокнами корешка C8, идущими в составе срединного нерва, но показывает денервацию мышц кисти и предплечья, иннервируемых локтевым нервом. Исследование проведения по моторным и сенсорным волокнам локтевого нерва также выявляет отклонения, но медиальный кожный нерв предплечья сохранен.

46. Назовите ключевую мышцу, позволяющую дифференцировать поражение лучевого нерва от радикулопатии C7.

Это лучевой сгибатель запястья, который иннервируется волокнами срединного нерва, идущими от корешков C7–C8.

47. Чем отличаются поражения лучевого нерва и заднего пучка плечевого сплетения?

При вовлечении заднего пучка плечевого сплетения развивается картина поражения не только мышц, иннервируемых лучевым нервом, но и дельтовидной мышцы.

48. Чем отличается поражение надлопаточного нерва и радикулопатия C5–C6?

При поражении надлопаточного нерва нарушается функция подостной и надостной мышц, при этом дельтовидная, двуглавая и ромбовидная мышцы остаются интактными.

49. Опишите различия в клинической картине поражения длинного грудного нерва и радикулопатии C5–C6.

Для вовлечения длинного грудного нерва характерно наличие крыловидной лопатки, которая формируется в результате слабости передней зубчатой мышцы, при этом мышцы плеча и руки, иннервируемые корешками C5–C6 (в частности, дельтовидная, двуглавая и надостная), остаются интактными. Исследование передней зубчатой мышцы, как правило, не входит в рутинную процедуру ЭМГ. Спустя три дня от начала заболевания выявляются либо снижение скорости, либо отсутствие проведения по длинному грудному нерву.

50. Как отличить поражение малоберцового нерва от радикулопатии L4–L5?

При поражении корешков L4–L5 нарушается вращение стопы наружу (задняя большеберцовая мышца).

51. Как отличить поражение бедренного нерва от радикулопатии L3?

При радикулопатии L3 нарушается функция мышц, приводящих бедро, а также четырехглавой мышцы бедра.

52. Чем отличаются поражения бедренного нерва в полости таза и паховой области?

При поражении бедренного нерва в полости таза развивается паралич не только четырехглавой, но и подвздошно-поясничной мышцы.

53. Какова диагностическая ценность исследования скорости проведения по моторным волокнам при параличе Белла?

Исследование скорости проведения по лицевому нерву, проведенное через 3–5 дней от момента дебюта заболевания, имеет важное прогностическое значение. Нормальные показатели латенции и амплитуды потенциала действия на пятый день позволяют прогнозировать хорошее восстановление. Нарушение проводимости по нерву свидетельствует о начале развития валлеровской дегенерации, при этом можно предполагать неполное восстановление или отсутствие такового.

54. Какова роль ЭМГ и исследования скорости проведения у пациентов отделения интенсивной терапии с внезапно развившейся мышечной слабостью?

Эти исследования позволяют различить полиневропатию критических состояний от миопатии критических состояний и пролонгированной нервно-мышечной блокады.

55. Чем отличаются полиневропатия критических состояний от миопатии критических состояний (острой тетраплегической миопатии)?

Полиневропатия критических состояний — аксональная полиневропатия, связанная с сепсисом. Исследование нервов показывает нарушение проведения по сенсорным и моторным волокнам. ЭМГ выявляет дистальную денервацию, более выраженную в ногах, нежели в руках. Результаты прямой мышечной стимуляции и повторной стимуляции нерва — нормальные. Миопатия критических состояний связана с патологией мышечных мембран при использовании недеполяризующих миорелаксантов и кортикостероидов. Возможности проведения ЭМГ ограничены вследствие тяжелой мышечной слабости, при исследовании проводимости по моторным волокнам и прямой стимуляции мышц мышечный ответ отсутствует.

56. Какие методы диагностики нервно-мышечной блокады применяются в условиях отделения интенсивной терапии?

Пролонгированная нервно-мышечная блокада возникает у пациентов с нарушением функции почек, которым вводят недеполяризующие миорелаксанты. Повторная стимуляция нервов выявляет декремент, сходный с таковым при миастении, что позволяет отличить это состояние от полиневропатии или миопатии критических состояний.

57. Укажите препараты, длительное назначение которых может привести к развитию миопатических изменений на ЭМГ.

Миопатические изменения на ЭМГ могут развиться в результате длительного лечения стероидами, статинами и другими холестерин-снижающими средствами, хлорохином, амиодароном и колхицином. Изменения, как правило, умеренные. Они мало чем отличаются от изменений при других типах миопатии, но медленно подвергаются обратному развитию после прекращения приема препарата.

ЛИТЕРАТУРА

1. Bertorini TE: Clinical Evaluation and Diagnostic Tests for Neuromuscuiar Disorders. Boston, Butterworth-Heinemann, 2002.
2. Johnson EW, Pease WS: Practical Electromyography, 3rd ed. Philadelphia, Lippincott Williams & Wilkins, 1997.
3. Preston DC, Shapiro BF, Barber E: Electromyography and Neuromuscuiar Disorders. Boston, Butterworth-Heinemann, 1998.

Глава 27. НЕЙРОВИЗУАЛИЗАЦИЯ

Jonathan N. Levine

1. Как формируется изображение на компьютерной томограмме?

КТ изображение зависит от того, какая часть исходного пучка рентгеновских лучей достигает детектора. КТ измеряет ослабление рентгеновских лучей в единицах, которые называются единицами Хаунсфилда и представляет его в оттенках серого цвета. Ткани с высокой плотностью (вызывающие более значительное ослабление) выглядят светлее, а ткани с низкой плотностью (меньшее ослабление) — темнее.

2. Какова нормальная плотность тканей на КТ?

Плотность нормального белого вещества — 25–30 единиц Хаунсфилда, нормальное серое вещество выглядит немного ярче (35–40 единиц). Темнее (чернее), чем паренхима мозга, выглядят цереброспинальная жидкость (около 0 единиц) и жир (около (–)100 единиц). Ярче, чем вещество головного мозга, выглядит свежая кровь (80–85 единиц) и кость (+100 единиц).

3. Как формируется изображение на магнитно-резонансной томограмме?

Получение изображения основано на взаимодействии градиентов магнитного поля с атомами водорода (протонами). Это осуществляется при помощи колебаний магнитного поля в радиочастотном диапазоне, которые заставляют атомы водорода высвобождать энергию.

4. Как воздействуют на энергию протонов для получения МР изображения?

1. Время эхо (ТЕ): изображение получают изменяя интервал между инициирующими радиочастотными колебаниями и измерением высвобождаемого сигнала. При коротком ТЕ интервал 10–40 мс, при длинном — 30–200 мс.

2. Время повторения (TR): изображение получают изменяя интервал между повторяющимися последовательностями. При коротком TR интервал 300–600 мс, при длинном — 2000–4000 мс.

5. Какие МР последовательности используются чаще всего?

1. Т1-взвешенные изображения: короткие TR и ТЕ. Хорошо подходит для оценки анатомических деталей.

2. Т2-взвешенные изображения: длинные TR и ТЕ. Хорошо подходит для выявления большинства патологических процессов.

3. Изображения, взвешенные по протонной плотности: длинное TR и короткое ТЕ.

4. С подавлением сигнала от жидкости (Fluid –attenuated inversion recovery – FLAIR): это по сути T_2-взвешенное изображение, измененное таким образом, чтобы

подавить сигнал от воды (цереброспинальной жидкости) и сделать ее изображение темнее. Этот режим чувствителен к тканевым аномалиям и большинству патологических процессов.

5. Диффузно-взвешенные изображения: эта техника особенно чувствительна к диффузии воды, поэтому используется для выявления отека.

6. Градиент-эхо: эта последовательность чувствительна к потоку жидкости, поэтому используется при МР ангиографии

6. Каково значение контрастного усиления?

Контрастное усиление выявляет области с нарушенным гематоэнцефалическим барьером. Таким образом, оно особенно полезно при выявлении опухолей, инфекций, воспалительных заболеваний и поздних изменений, возникающих вследствие инсульта или гематомы.

Контрастирование усиливает также изображение кровеносных сосудов, поэтому оно полезно в диагностике сосудистых мальформаций и аневризм.

7. Изображение каких структур в норме усиливается при контрастировании на КТ?

1. Гипофиз
2. Срединные структуры (воронки, серый бугор и самая задняя область – area postrema)
3. Придаточные пазухи и слизистая оболочка носа
4. Наружные мышцы глаза
5. Кровеносные сосуды, включая венозные синусы
6. Сосудистые сплетения

8. В каких случаях КТ должна быть выполнена до МРТ?

1. Время обследования при КТ значительно меньше, чем при МРТ, к тому же поместить пациента в компьютерный томограф физически легче, чем в магнитно-резонансный. Поэтому КТ предпочтительна в тех случаях, когда необходимо очень быстро обследовать пациента. Таким образом, КТ может выполняться вместо МРТ или до МРТ у больных с инсультом, субарахноидальным кровоизлиянием, черепно-мозговой травмой или опухолью.

2. Если основной целью является оценка размера желудочков (гидроцефалия), то КТ предпочтительнее, так как хорошо решает эту задачу и при этом является более быстрым и дешевым методом.

3. Костная патология. Переломы черепа и другие патологические изменения костей зачастую лучше видны на КТ.

4. Патология придаточных пазух носа.

9. Когда МРТ противопоказана?

Существует некоторое количество пациентов, которым не может быть выполнена МРТ. Противопоказаниями являются:

1. Водитель сердечного ритма или другие имплантированные устройства, которые могут быть перепрограмированы или выключены сильными магнитными полями.

2. Металлические объекты в теле, которые могут сдвинуться под воздействием магнитного поля.

3. Тяжелая клаустрофобия, из-за которой пациенты не могут находиться в ограниченном пространстве МР томографа.

4. Большой избыточный вес (обычно более 130 кг), из-за которого пациента невозможно поместить в томограф.

10. Что такое «гауссов кардит»?

Это необычный термин, обозначающий размагничивание магнитной полоски на кредитной карте при слишком близком ее поднесении к сильному магнитному полю МР томографа. Карл Гаусс, немецкий математик, умерший в 1855 году, проделал большую теоретическую работу по магнетизму, которая в конечном итоге привела к изобретению МРТ.

ТИПИЧНЫЕ ПРИМЕРЫ НЕЙРОВИЗУАЛИЗАЦИИ

Мы постарались включить в эту книгу примеры изображений при наиболее частых неврологических заболеваниях. Они расположены в соответствующих разделах, но специально указаны здесь, чтобы облегчить их поиск. Ссылки на соответствующие изображения даны с указанием главы и страницы.

Сосудистые заболевания

1. Тромбоз верхнего сагиттального синуса	гл. 29, стр. 553
2. Тромбоз поверхностных корковых вен	гл. 22, стр. 466
3. Стволовой ишемический инсульт: синдром Валленберга	гл. 9, стр. 187
4. Расслоение позвоночной артерии	гл. 9, стр. 187
5. Внутримозговое кровоизлияние	гл. 12, стр. 274
6. Ишемический инсульт в бассейне передней мозговой артерии	гл. 17, стр. 352
7. Контрастирование гадолинием при инфаркте мозга	гл. 18, стр. 366
8. Стеноз внутренней сонной артерии	гл. 17, стр. 353
9. Артериовенозная мальформация	гл. 17, стр. 361
10. Субарахноидальное кровоизлияние	гл. 17, стр. 362

Заболевания спинного мозга

1. Поперечный миелит	гл. 8, стр. 172
2. Сирингомиелия	гл. 8, стр. 176
3. Астроцитома спинного мозга	гл. 8, стр. 173
4. Нейрофиброма спинного мозга	гл. 8, стр. 176
5. Шейный спондилез	гл. 7, стр. 162
6. Грыжа поясничного диска	гл. 7, стр. 162
7. Миеломенингоцеле	гл. 24, стр. 496

Демиелинизирующие заболевания

1. Рассеянный склероз	гл. 13, стр. 293
2. Адренолейкодистрофия	гл. 24, стр. 498
3. Поперечный миелит	гл. 8, стр. 172

Злокачественные новообразования

1. Невринома слухового нерва	гл. 10, стр. 212
2. Примитивная нейроэктодермальная опухоль	гл. 24, стр. 503
3. Краниофарингиома	гл. 24, стр. 503
4. Краниофарингиома (кистозная)	гл. 18, стр. 370
5. Мультиформная глиобластома	гл. 18, стр. 366
6. Опухоль яремного гломуса	гл. 18, стр. 371
7. Метастаз мелкоклеточного рака легкого	гл. 18, стр. 372
8. Астроцитома спинного мозга	гл. 8, стр. 173
9. Нейрофиброма спинного мозга	гл. 8, стр. 176
10. Лимфома ЦНС	гл. 18, стр. 370

Аномалии развития

1. Аномалия Арнольда–Киари 1 типа	гл. 8, стр. 176
2. Аномалия Арнольда–Киари 2 типа	гл. 24, стр. 496
3. Сирингомиелия	гл. 8, стр. 176
4. Миеломенингоцеле	гл. 24, стр. 496

Другие заболевания

1. Цистицеркоз	гл. 24, стр. 501
2. Неонатальное внутрижелудочковое кровоизлияние	гл. 24, стр. 493
3. Абсцесс головного мозга	гл. 23, стр. 473

Глава 28. НЕОТЛОЖНЫЕ СОСТОЯНИЯ В НЕВРОЛОГИИ

Loren A. Rolak

Ряд состояний, развивающихся в результате поражения нервной системы, могут привести к инвалидизации или даже летальному исходу. Они часто имеют острое начало и требуют неотложной терапии. Эти состояния обсуждаются в данной книге в соответствующих разделах, однако в данной главе мы приводим их список, чтобы облегчить поиск необходимой информации по особо важным неотложным неврологическим состояниям. Ниже приведены ссылки с указанием главы и номера страницы.

1. Кома — гл. 9, стр. 199
2. Печеночная энцефалопатия — гл. 22, стр. 446–447
3. Микседема — гл. 22, стр. 456–457
4. Синдром Рейе — гл. 23, стр. 486
5. Дыхательная недостаточность — гл. 22, стр. 451–452
6. Ботулизм — гл. 5, стр. 128
7. Миастенический криз — гл. 5, стр. 125
8. Синдром Гийена–Барре — гл. 6, стр. 147–150
9. Полиневропатия критических состояний — гл. 6, стр. 141
10. Эпилептический статус — гл. 20, стр. 422–424
11. Эклампсия — гл. 22, стр. 464–465
12. Кровоизлияние в мозжечок и вклинение — гл. 10, стр. 211–213
13. Субарахноидальное кровоизлияние — гл. 17, стр. 361–365
14. Бактериальный менингит — гл. 23, стр. 471–474
15. Энцефалит, вызванный вирусом простого герпеса — гл. 23, стр. 484–486
16. Компрессия спинного мозга — гл. 8, стр. 171–174
17. Злокачественный нейролептический синдром — гл. 23, стр. 482

Глава 29. ЗАНИМАТЕЛЬНАЯ НЕВРОЛОГИЯ

Loren A. Rolak

В главе представлены вопросы, которые вам могут часто задавать преподаватели. Они не играют важной роли в понимании научных основ или в ведении больных, тем не менее знать ответы на них для вас желательно.

1. Кто впервые выполнил люмбальную пункцию?

Вероятно, это был врач Э. Винтер, который в 1891 г. проводил дренирование цереброспинальной жидкости у детей, страдающих туберкулезным менингитом. Врач Г. Квинке в том же году разработал методику проведения люмбальной пункции и инструменты для ее выполнения, которые применяются и сейчас.

Frederiks JAM, Koehler PJ: The first lumbar puncture. J Hist Neurosci 6:147–153, 1997.

Gorelick PB, Zych D: James Leonard Corning and the early history of spinal puncture. Neurology 37:672–674, 1987.

2. Кто первым страдал постпункционной головной болью?

Впервые постпункционная головная боль была описана в 1899 г. врачом Августом Байером у самого себя после люмбальной пункции, выполненной его ассистентом при исследовании спинальной анестезии. Судьба ассистента неизвестна.

3. Как правильно произносить фамилию Жоржа Гийена – французского невролога, который участвовал в описании синдрома Гийена–Барре?

Как писал Джозеф Рогофф в Journal of the American Medical Association, «неправильное произношение имени Жоржа Гийена (Guillain) англо-говорящими врачами беспокоит его много лет. Даже в медицинских словарях (в частности, в словаре Дорланда) приводится вариант «гий-ян», который является неправильным. Я проходил экстернатуру у доктора Guillain в 1939 г. и никогда не слышал, чтобы его называли иначе, чем «ги-лэйн» (с назализацией последнего слога «лэйн»). Если сам Guillain считал этот вариант произношения своей фамилии правильным, зачем нам настаивать на его изменении?»

4. Какое минимальное количество света способен воспринять человеческий глаз?

Зрительный аппарат человека содержит 125 миллионов палочек, фоторецепторная мембрана каждой из которых содержит 1000 складок, при этом в каждой из них заключено по миллиону молекул фоторецептора. Эта уникальная световоспринимающая система может различать один фотон, которому соответствуют 10^{-11} ватт. Это не может не поражать!

5. Что означает слово «миелин»?

«Миелин» — греческое слово, означающее «мозг, сердцевина», оно стало употребляться в те времена, когда верили, что белое вещество является сердцевиной головного мозга, подобно тому как внутренним содержимым костей является костный мозг.

6. Что такое «Балтийский миоклонус»?

Это другое название болезни Унферрихта–Лундборга. Помогло? Это вариант прогрессирующей миоклонической эпилепсии.

7. Почему зигзагообразные, мерцающие вспышки света, которые обычно предшествуют классическому приступу мигрени, называются «фортификационным призраком»?

Они именуются «фортификационным призраком», так как напоминают очертания крепостных укреплений звездчатой или зигзагообразной формы, которые воздвигались в Европе во времена эпохи Возрождения с целью защиты городов и военных объектов (рис. 29.1).

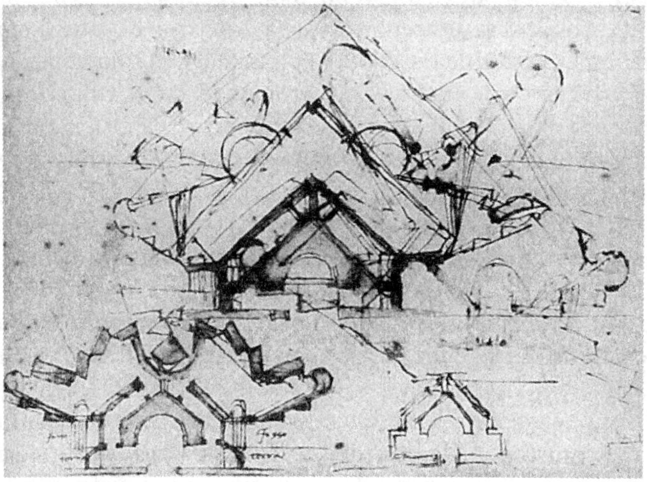

Рис. 29.1. Рисунок, выполненный Микеланджело, представляющий собой проект укреплений, который иллюстрирует треугольную и зигзагообразную форму защитных сооружений

8. В случае повреждения половины поперечника спинного мозга развивается синдром Броун-Секара, для которого характерны слабость и утрата глубокой чувствительности на стороне поражения и утрата поверхностной чувствительности на противоположной стороне. Кто же такие были Броун и Секар?

На самом деле это вопрос, вводящий в заблуждение, так как Броун-Секар — это одно и то же лицо — Чарльз Эдвард Броун-Секар. Его отец был американским моряком, а мать имела французское происхождение, будучи родом с острова Маврикий. Он решил оригинальным образом совместить материнскую и отцовскую фамилии.

Броун-Секар является одним из самых выдающихся неврологов XIX века, который в разное время занимал профессорские должности в Америке, Англии и Франции.

9. Что происходило с Чарльзом Эдвардом Броун-Секаром, когда он ел шоколад?

При употреблении шоколада у него усиливалось потоотделение и его бросало в пот.

Gooddy W: Charles Edward Brown-Sequard. In Rose FC, Bynum WF (eds): Historical Aspects of the Neurosciences. New York, Raven Press, 1985, pp 371–378.

10. Известно, что Жюль Дежерин был выдающимся современником знаменитого французского невролога Шарко и в конечном счете стал его преемником в клинике Сальпетриер. Он описал синдром Дежерина (медиальный инфаркт продолговатого мозга) и совместно с другими сотрудниками Шарко — синдромы Ландузи–Дежерина (мышечная дистрофия), Дежерина–Русси (таламическая боль), Дежерина–Тома (оливопонтоцеребеллярная атрофия) и Дежерина–Сотта (невропатия в сочетании с тремором). Однако кто такой Клюмпке, чье имя упоминается в названии синдрома Дежерина-Клюмпке (плексопатия нижней части плечевого сплетения)?

Простите, но это не тот Дежерин. Когда Августа Клюмпке вышла замуж за Жюля Дежерина, она стала писать свою девичью фамилию через дефис после фамилии мужа, как это сейчас принято у некоторых современных женщин. Таким образом, ее фамилия стала двойной. Августа сама была врачом, и синдром поражения плечевого сплетения был назван ее фамилией, а не фамилией мужа. Как и Броун-Секар, Дежерин-Клюмпке — один человек.

11. Менингиома ольфакторной ямки по мере своего роста может привести к аносмии, а также сдавлению зрительного нерва, атрофии одного зрительного нерва и отеку диска другого зрительного нерва. Совокупность этих симптомов известна как синдром Фостера Кеннеди. Кто такие были Фостер и Кеннеди?

Это также вопрос, задаваемый с целью ввести в заблуждение. Фостер Кеннеди — это имя и фамилия выдающегося американского невролога первой половины XX века, который в определенный период был президентом Американской неврологической ассоциации. Еще большую путаницу вносит тот факт, что на самом деле его первым именем был Роберт, но сам он никогда не называл себя этим именем. Использование в эпонимическом обозначении и имени, и фамилии встречается редко, но еще более сбивающим с толку является эпоним «зрачок Маркуса Гунна», который происходит от второго имени знаменитого шотландского врача Роберта Маркуса Гунна. Как именно используются имена для названий болезней — это одна из неразгаданных тайн медицины.

12. Кто первым стал использовать слово «неврология»?

Это слово впервые упоминается в 1664 г. в английском переводе книги Томаса Виллизия *«Анатомия головного мозга»*. Кстати, Виллизий собрал вокруг себя исследовательскую группу, состоящую из величайших умов того времени: Кристофера

Врена, Роберта Гука, Роберта Бойла, Исаака Ньютона и Уильяма Гарвея. В определенном смысле эти люди образовали первый «виллизисв круг».

13. Что было первым описанием неврологического заболевания?

Первое описание неврологического заболевания встречается в папирусе Смита, который считается самым древним медицинским текстом. Этот старинный папирус, переведенный Эдвардом Смитом, состоит из нескольких «историй болезни» разных заболеваний, которые были представлены и обсуждались неизвестным египетским автором. Папирус относится приблизительно к 3300 г. до нашей эры. В нем приводится история заболевания пациента с черепно-мозговой травмой, которая и является самым ранним описанием неврологического заболевания.

14. Неврология, в отличие от большинства других специальностей, изобилует эпонимами и благозвучными фразами, от которых «заворачивается» язык. Например, что означает torcular herophili?

Термином torcular herophili (сосуд Герофила) обозначается место слияния прямого, латерального и сагиттального венозных синусов, в которые оттекает большая часть венозной крови из головного мозга. Torcula — это цистерна или резервуар, который использовали для сбора вина, вытекающего из-под пресса, а Герофил (335–280 до н. э.) — древнегреческий анатом, который описал эту структуру в мозге (рис. 29.2).

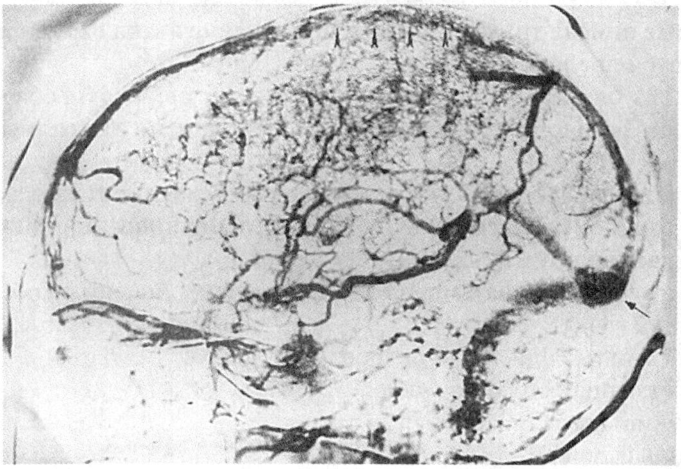

Рис. 29.2. Ангиограмма головного мозга, венозная фаза: показан отток венозной крови в сосуд Герофила (указан стрелкой в правой части рисунка). Кроме того, у данного пациента имеется тромбоз верхнего сагиттального синуса (малые стрелки)

15. Болезнь Рефсума представляет собой наследственную полиневропатию с атаксией, пигментным ретинитом, в основе которых лежит накопление фитановой кислоты. Что такое фитановая кислота?

Фитановая кислота — это 3,7,11,15-тетраметил-гексадекановая кислота.

16. Если положить человеческий череп на землю и надавить на него сверху, какой вес необходимо приложить, чтобы он треснул?

При медленном нарастании прилагаемой нагрузки череп человека может выдержать три тонны. Правда, удивительно?

17. Что означает слово «каротидный»?

Оно является производным греческого слова, означающего «укладывать спать». Такое название сонных артерий связано с тем, что при надавливании на них возможна потеря сознания (о чем знает каждый любитель Всемирной федерации рестлинга).

18. Какова функция головного мозга по мнению Аристотеля?

Охлаждение сердца.

19. В 1909 г. Корбиниан Бродман разделил поверхность коры головного мозга на 47 цитоархитектонически различных областей и присвоил каждой из них «бродмановский номер». Что находится в полях 13–16?

Ничего. По какой-то причине Бродман не использовал номера 13–16, которые отсутствуют на его картах коры (см. рис. 2.12 и 2.13). Объяснение этому до сих пор не найдено.

Gorman DG, Unutzer J: Brodmann's missing numbers. Neurology 43:226–227, 1993.

20. Кто впервые описал транзиторные ишемические атаки (ТИА) и заметил, что они являются предвестником инсульта?

Первым ТИА описал Гиппократ, при этом заметив, что «необычные эпизоды онемения и анестезии являются признаком надвигающегося паралича».

21. Назовите пять диагнозов, сообщить пациентам о которых врачам-неврологам наиболее трудно (согласно результатам недавно проведенного опроса практикующих неврологов)?

Наиболее трудно сообщать пациенту следующие диагнозы (расположены по убыванию трудности).

1. Боковой амиотрофический склероз
2. Злокачественная опухоль головного мозга
3. Посттравматическая параплегия
4. Рассеянный склероз
5. Эпилепсия

22. Назовите четыре лекарственных препарата, которые наиболее часто назначаются американскими неврологами.

1. Ацетаминофен
2. Аспирин
3. Фенитоин
4. Амитриптилин

23. Сколько килограммов аспирина ежегодно потребляется в США?

Американцы поглощают более 13 миллионов килограммов аспирина в год.

24. Почему Рене Декарт считал, что душа находится в шишковидной железе?

Он был убежден, что это единственная непарная структура головного мозга, которая расположена в самом его центре.

25. Как звали Жиль де ля Туретта?

Жорж.

26. Кого Жиль де ля Туретт считал величайшим неврологом своего века?

Самого себя. Он скончался в возрасте 47 лет от прогрессивного паралича в состоянии крайне выраженной мании величия.

Guilly P: Gilles de la Tourette. In Rose FC, Bynum WF (eds): Historical Aspects of the Neurosciences. New York, Raven Press, 1985, pp 397–413.

27. Какой процент от общего числа обращений к врачу составляют посещения невролога?

Один процент от всех обращений к врачу приходится на посещение невролога, что объяснимо, так как в Америке неврологи составляют 1% от общего числа врачей.

28. Кому принадлежит первое описание рефлекса, и какой это был рефлекс?

В 1662 г. Рене Декарт впервые приводит описание мигательного рефлекса, который заключался в зажмуривании век при дуновении, направленном в сторону глаз. Слово «рефлекс» происходит от латинского *reflexus* (отраженный) и связано с представлениями о рефлексе как отражении в головном мозге приближающегося объекта.

29. Почему инфаркт головного мозга называют инсультом?

Согласно *Оксфордскому словарю английского языка*, внезапное необъяснимое цереброваскулярное поражение впервые было связано с «ударом руки Господа» в 1599 году. Связь инфаркта мозга с Божьим действием существует и в других культурах: греческое слово *«plesso»* означает «наносить удар, бить», от производного слова *«plegia»* произошел термин «гемиплегия».

Dirckx JH: Stroke. Stroke 17:559, 1986.

30. Рефлекс Бабинского вызывается штриховым раздражением латеральной части стопы, при этом наблюдают за наличием или отсутствием разгибания большого пальца стопы. Что называл симптомом Бабинского сам Бабинский?

В медицине, наверное, нет более помпезной картины, чем старший врач на обходе, педантично рассуждающий о предполагаемом оксюмороне «отрицательный симптом Бабинского» и восхваляющий термин «разгибательный подошвенный ответ». На самом деле в своих статьях Бабинский называл свой симптом «феноменом пальцев», а на обходах со своими учениками настаивал, что он должен называться «симптомом большого пальца». Симптомом же Бабинского сам Бабинский называл неспособность к сокращению подкожной мышцы шеи на стороне гемипареза.

Babinski J: Sur le reflexe cutane plantiare dans certaines affections organiques du system nerveux central. C R Soc Biol (Paris) 48:207–208, 1896.

Babinski J: Du phenomene des orteils et de sa valeur semiologique. Semaine Medicale 18:321–322, 1898.

31. Существует множество модификаций симптома Бабинского, как правило, бесполезных, большинство из которых имеет эпонимические названия, данные честолюбивыми неврологами (например, симптомы Чаддока, Оппенгейма и т. д.). Но в некоторых случаях при поражении пирамидного тракта возникает гиперактивное подошвенное сгибание пальцев стопы – движение, противоположное симптому Бабинского. Сколько вариантов этого рефлекса вы сможете назвать?

См. рис. 29.3.

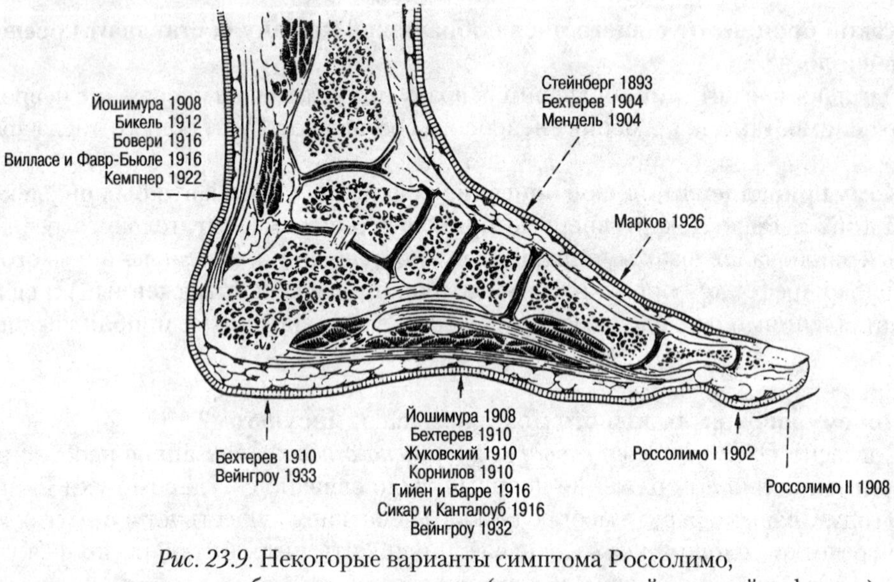

Рис. 23.9. Некоторые варианты симптома Россолимо, заключающегося в сгибании пальцев стопы («хватательный стопный рефлекс»), которые характерны для поражения пирамидного тракта

32. Что такое крокодиловы слезы?

После повреждения лицевого нерва, в частности при параличе Белла, в процессе регенерации нервные волокна могут прорастать в неверном направлении. В результате импульсы к мышцам рта и губ стимулируют слезную железу, и при пережевывании пищи пациент начинает плакать. Выражение «крокодиловы слезы» происходит из произведений старого африканского фольклора, в которых крокодилы чувствовали жалость и угрызения совести по отношению к своей добыче и плакали от горя, когда ее пожирали.

33. Первым успешным средством лечения эпилепсии явились препараты брома. Почему первым человеком, который рекомендовал их использовать, был акушер?

В середине XIX века считалось, что избыточная сексуальная активность, особенно занятия мастурбацией, приводят к развитию эпилепсии. Поскольку было известно, что бромиды вызывают импотенцию, сэр Чарльз Локок, личный акушер королевы Виктории, в 1857 г. предположил, что подавляя сексуальную активность (и менструации) они приведут и к подавлению эпилептической активности. Он оказался прав, но объяснение было неверным.

Scott DR: The discovery of anti-epileptic drugs. O Hist Neurosci 1:111–118, 1992.

34. Синдром проклятия Ундины возникает при поражении продолговатого мозга или верхней части шейного отдела спинного мозга, разрушающем проводящие пути, которые обеспечивают автоматическое (непроизвольное) ритмичное дыхание, что вынуждает пациента дышать произвольно. Кем была Ундина и в чем заключается ее проклятие?

Никем и ничем. «Ундина» — это всего лишь французское слово, обозначающее русалку и относящееся к безымянной героине сказки Ганса Христиана Андерсена «Русалочка» в ее французском варианте. В этой истории, основанной на древних немецких легендах, русалки могли принимать человеческий облик, но лишь как часть договора или сделки (но не проклятия), согласно которому они должны были вернуться в океан, если их избранник окажется неверным. Ошибочный термин «проклятие Ундины» взят из пьесы «Ундина», созданной в 1939 г. французским драматургом Жеаном Жироду, который приукрасил сюжет тем, что злополучный избранник русалки был наказан за его измену лишением способности автоматически поддерживать жизненно важные функции (не только дыхание). Ундина (русалка) любила (а не проклинала) своего земного принца и сохраняла ему верность. Так что не было никакой Ундины, никакого проклятия, как, впрочем, никто и не переставал дышать.

Giraudoux J: Ondine. New York, Random House, 1954.

35. Что такое финские снежки?

Это осмофильные шаровидные внутриклеточные включения, определяемые при электронной микроскопии у больных нейрональным цероидным липофусцинозом. На самом деле они не имеют ничего общего с финскими снежками.

36. Какой минимальный звук способно различать человеческое ухо?

По шкале децибелл за 0 принимается наименее слышимый звук, который представляет собой энергию вибрации, ударяющую в барабанную перепонку с интенсивностью 0,0002 дин на квадратный сантиметр. Этот диапазон вибрации вряд ли превышает размер нескольких атомов.

37. Назовите самых низших представителей животного мира, которые способны ко сну.

Некоторые насекомые способны ко сну. Причина, по которой животным необходим сон, его эволюционное или приспособительное значение для выживаемости остаются неизвестными. Существует множество теорий, пытающихся объяснить необходимость сна, однако ни одна из них не дает убедительных объяснений.

38. У большинства людей ярко выражена доминантность одной руки (обычно правой). Назовите самых низших представителей животного мира, у которых имеются такие признаки доминантности функций. Почему большинство людей являются правшами?

Самым низшим типом, у которого наблюдаются убедительные признаки латерализации или доминантности функций, являются птицы. У них в левом полушарии имеются популяции нейронов, которые ответственны за регуляцию пения. Причина доминантности, ее эволюционное или приспособительное значение для выживаемости остается неизвестной. Существует множество теорий, пытающихся объяснить причину существования доминантности, но ни одна из них не дает убедительных объяснений.

39. Какая минимальная концентрация вещества необходима для различения запаха человеческим носом?

Обонятельные чувствительные рецепторы представляют собой более 10 миллионов специализированных нейроэпителиальных клеток, которые могут различать определенные вещества, в частности мускус, при концентрации $1 \cdot 10^{-12}$ моль, которая едва ли превышает размер нескольких молекул.

40. Какие движения можно заметить у умерших людей?

Симптом Лазаруса представляет собой быстрое сгибание обеих рук и приведение их к подбородку, которое наблюдается у больных со смертью мозга. Возможно, данный симптом возникает вследствие активации нейронов шейного отдела спинного мозга в результате гипоксии.

Ropper AH: Unusual spontaneous movements in brain-dead patients. Neurology 34:1089–1092, 1984.

Предметный указатель

Страницы, выделенные **жирным** шрифтом, обозначают главу, в которой подробно рассматривается данная тема

Б

Ж, З

И

Л

Р

С

Ю, Я

Научное издание

Лоран А. Ролак

Секреты неврологии

Перевод с английского под редакцией
профессора, докт. мед. наук О. С. Левина

Зав. редакций канд. биол. н. *Е. В. Мосткова*
Корректор *Р. В. Воробьева*
Компьютерная верстка *Р. Б. Камальдинов*
Оформление *С. О. Мясникова*

ISBN 978-5-9518-0234-7

Подписано в печать 22.01.2012 г.
Формат 70×100 1/16. Бумага офсетная. Печать офсетная.
Гарнитура Петербург. Печ. 36,5 л.
Доп. тираж 1000 экз. Заказ № 27134.

Издательство БИНОМ
127473 Москва, ул. Краснопролетарская, д. 16
e-mail: info@binom-press.ru

Отпечатано по технологии CtP в ОАО «Первая Образцовая типография»,
обособленное подразделение «Печатный двор».
197110, Санкт-Петербург, Чкаловский пр., 15.